欧洲食物安全：

食物和膳食中化学物的危险性评估

Food Safety in Europe（FOSIE）
Risk Assessment of Chemicals in Food and Diet

主译　肖　颖　李　勇
主审　陈君石

北京大学医学出版社
国际生命科学学会

OUZHOU SHIWU ANQUAN:
SHIWU HE SHANSHI ZHONG HUAXUEWU DE
WEIXIANXING PINGGU

图书在版编目（CIP）数据

欧洲食物安全：食物和膳食中化学物的危险性评估/肖颖，李勇主译. —北京：北京大学医学出版社，2005
Food Safety in Europe（FOSIE）
Risk Assessment of Chemicals in Food and Diet
ISBN 7-81071-685-9

Ⅰ. 欧… Ⅱ. ①肖…②李… Ⅲ. 食品卫生—评估—欧洲—文集 Ⅳ. R155—53

中国版本图书馆 CIP 数据核字（2004）第 104975 号
北京市版权局著作权合同登记号 图字：01—2005—4633

欧洲食物安全：食物和膳食中化学物的危险性评估

主　　译： 肖　颖　李　勇
出版发行： 北京大学医学出版社（电话：010-82802230）
地　　址：（100083）北京市海淀区学院路 38 号　北京大学医学部院内
网　　址： http://www.pumpress.com.cn
E - mail： booksale@bjmu.edu.cn
印　　刷： 莱芜市圣龙印务书刊有限责任公司
经　　销： 新华书店
责任编辑： 赵　莳　　**责任校对：** 金彤文　　**责任印制：** 张京生
开　　本： 889mm×1194mm　1/16　**印张：** 22　**字数：** 635 千字
版　　次： 2005 年 8 月第 1 版　2005 年 8 月第 1 次印刷
书　　号： ISBN 7-81071-685-9/R·685
定　　价： 69.00 元

译 者 名 单

主　　译：肖　颖　李　勇

主　　审：陈君石

审　　校：张玉梅　柴巍中　严卫星　许雅君

译　　者：方典敏　李　颜　段雪英　齐　智　尹喜玲

宋晓明　唐云安　李卫新　佘增丽　王军波

王洪源　许雅君　任　涛　蒋建军　张玉梅

本书由
国际生命科学学会
北京大学医学部科学出版基金
资助出版

序

危险性评估（也称为风险评估）作为毒理学范畴的一门技术，最早应用于新药的安全性评定；近二十年来，逐步应用于食物安全领域，先是评估食物中化学物（如，食品添加剂、污染物等）的安全性，最近几年则又发展到评估食物中致病微生物（如，蛋中沙门菌）的危险性。就食物中化学物而言，近年来又从食品添加剂、农药、兽药、重金属、真菌毒素、环境污染物等发展到评估全食品（whole food）和营养素（如，矿物质、维生素）的安全性。此外，在职业性危害和环境中有害因素方面的应用也日益加强和扩大。可以说，危险性评估在预防医学和公共卫生领域的应用不但有了飞速的发展，而且已奠定了坚实的技术基础。

无论是制定危险性管理措施（如，法律、法规、标准等），或是评价这些措施的有效性，都需要以危险性评估作为手段。世界贸易组织（WTO）的卫生与植物卫生措施应用（SPS）协定明确规定“世界各国有权制定自己的 SPS 措施，但必须建立在危险性评估的基础上”，“一个国家可以不遵守 SPS 协定认定的国际标准，但必须提供以危险性评估为基础的理由”。WTO 认定作为仲裁标准的国际食品法典（CAC）标准的制定，也十分明确地以危险性评估为基础。危险性评估之重要性和作用在 WTO 的贸易争端解决中体现得最为清楚，尽管在其他领域中还不足以领略其重要作用。约十年前欧盟与美国、加拿大以激素牛肉案对簿公堂这一著名案件可作为这一方面的一个典型例子。案件的缘由是欧盟禁止美国、加拿大用添加激素的饲料喂养的牛的肉进口。出于一般人意料的是 WTO 最终裁决这场官司是欧盟输，而美国、加拿大赢。其主要原因是欧盟不能拿出按 SPS 协定根据危险性评估的结果来表明这种牛肉对欧共体消费者健康有害。官司输了固然要挨罚，官司的赢家也损失了数十万美元的打官司费用。正因为如此，各国政府在保护消费者健康和保证食品公平贸易方面都十分重视运用危险性评估这一技术手段。也正因为如此，联合国粮农组织和世界卫生组织共同组织了国际危险性评估专家组，如 JECFA，负责评估食品添加剂、污染物和兽药残留；JMPA 负责评估农药残留。这些权威性的评估结果成为国际食品法典标准和各国国家标准的重要科学依据。

危险性评估作为一门技术，尽管历史不长，但近十年来有了长足的发展。特别是在食品中化学物的评估方面已建立了一套比较完整的框架、原则和程序。为了向世人系统地介绍食品中化学物的危险性评估，国际生命科学学会（ILSI）欧洲分会在欧洲委员会（EC）的支持下，组织了数十位欧洲著名毒理学家经过两年的努力完成了包括危险性评估四个组成部分（危害识别、危害特征描述、暴露评估和危险性特征描述）的 7 个主题报告，分别于 2002 和 2003 年发表于 Food and Chemical Toxicology。这些文章组合在一起成为一个体系，覆盖了当前食品中化学物危险性评估的各方面的最新科学信息，特别是在评估方法方面信息量很大，对于从事这方面工作的专业工作者具有重要的指导意义。有些新的概念和方法（如，基准剂量 benchmark dose）近年来已有了新的发展和应用，说明作者们的远见卓识。总之，这些系列文章是食物中化学物危险性评估领域的一部内容最全面和学术水平最高的著作。译者选中这些文章是很有见地的。

随着世界卫生组织/联合国粮农组织、世界贸易组织、食品法典委员会等机构对食品中化学物危险性评估的大力推荐，并见诸于具有法律效用的文件，世界各国政府均将危险性评估作为制定食品安全法规、标准、控制措施的科学依据。我国近几年来在制（修）订食品卫生标准中已开始应用危险性评估这一手段，特别是暴露评估。因为，危害特征描述这一步往往可由国际专家评估组完成，如 JECFA 提出的食品添加剂的 ADI，是适用于世界各国各类人群的；作为发展中国家没有可能，也没有必要重复这一工作。而暴露评估则由于各国食品生产和消费习惯的不同，而必须各自进行。我国的食品生产和消费习惯与西方发达国家不尽相同，必须开展中国居民的暴露评估才能开展适合于我国情况的危险性特征描述。但总体而言，我国开展危险性评估还刚刚起步，经验也不足，需要加强学习理论和其他国家的经验。

北京大学公共卫生学院的教授和老师们花了不少心血将本书译成中文出版。相信本书的出版对于我国政府部门、学术界和企业界开展危险性评估将有重要的指导作用，对于高等院校的学生和研究生不失为良好的教材。

陈君石
中国疾病预防控制中心
营养与食品安全所
2005 年 5 月 25 日

原 著 序

“欧洲食物安全：食物和膳食中化学物的危险性评估”共同行动，受到多方面的支持，包括欧洲委员会、DG 研究所、生活质量和生活资源管理纲要（QoL）以及第五届研究纲要的一部分 —— 关于食物、营养和健康的关键法案 1。

生活质量和生活资源管理纲要围绕六个特殊的关键法案制定，这些法案旨在提高欧洲公民生活质量和欧洲工业竞争力。关于食物、营养和健康的关键法案 1，其目的是为了更好地理解消费者的需求并提高欧洲食品工业的竞争力，确保供应健康、安全和高质量的食物，增强消费者对食物供应安全和卫生健康方面的信心以及营养对于健康安全作用的理解。动员进行多学科的研究来广泛汇集专家的意见。

因此，“欧洲食物安全：食物和膳食中化学物的危险性评估”共同行动有食物安全领域的相关专家的积极参与，具有多学科研究的广泛性，它对确保当前欧洲以及世界范围的危险评估的一致性作出了巨大的贡献；正因为如此，它还对理解和运用食物安全领域研究计划的成果，发挥着不可替代的重要宣传作用。这个行动对食物安全基准方法进行均匀的、逐条的概括作出了积极贡献，甚至可以被称为迈向定量危险评估的一个里程碑。总而言之，它充分诠释了欧洲的食物安全政策。

Achim Boenke
欧洲委员会，DG 研究
E 生命科学董事会：生物技术
农业和食品研究
E. 2 单位－健康、食物和环境
布鲁塞尔，比利时

国际生命科学学会及欧洲分会介绍

国际生命科学学会（International Life Sciences Institute，ILSI）是一个非赢利性国际公共基金组织，成立于1978年，其目的是促进人们对营养、食物安全、毒理和环境有关科学议题方面的理解。ILSI联合了来自学术界、政府、企业和公众组织的科学家，寻求用一种平衡的方法来解决与大众利益广泛相关的问题。ILSI作为一个非政府性机构，隶属于世界卫生组织（WHO），并与联合国粮农组织（FAO）保持专门的顾问关系。ILSI总部设在美国华盛顿特区，在阿根廷、澳大利亚、巴西、欧洲、印度、日本、韩国、墨西哥、北非及海湾地区、北美、北安第斯、南非、南安第斯山区、东南亚及泰国设有分会，并且在中国设立了办事处。现在，ILSI已得到了大约300家公司的支持，并与全世界的科学家形成网络。

国际生命科学学会欧洲分会（ILSI Europe）成立于1986年，旨在为企业以及学术界、医学界和公共研究机构的专家提供一个中立性论坛，在整个欧洲范围内探讨与健康、营养、食品和环境安全有关的问题，以促进对该领域科学问题的理解和解决。ILSI欧洲分会通过组织相关的研究、会议、研讨会以及出版物来实现其目标。

目　录

欧洲食物安全（FOSIE）：食物和膳食中化学物危险性评估：概论

1 引言

欧盟的食物安全政策是基于在整个食物链（从农田到餐桌）中进行综合和完整的危险性分析（EC，2000a）。危险性分析有三个主要部分，即危险性评估（科学建议和资料分析）、危险性管理（法规和控制）及危险性信息交流。

危险性评估是危险性分析的科学基础，是一个“识别存在的不确定性，以及对暴露于危险因素的特定情况下，对人类或环境产生不良影响的可能性和严重程度的评估过程”。

危险性评估是由危害识别、危害特征描述、暴露评估和危险性特征描述几部分组成。为保证本项目中术语使用的一致性，采用了 EC2000b 术语表中列出的术语（见附录Ⅰ）。

欧洲委员会的科学指导委员会认识到，人类与环境危险评估程序逐渐协调一致的巨大益处，这种协调基于以下的科学见解：

- 提高危险性评价程序的质量；
- 不同的科学委员会评价同样的或类似的危险来源时，应达到更大程度的一致性；
- 提高透明度，加强危险性信息交流；
- 使欧盟在进行所有关于保护人类健康和环境的危险性评价时，能够向外界展示一致的、高质量的科学方法。

世界贸易组织（WTO）已认识到协调一致的、以科学为基础的危险性评价的重要性。WTO 的“卫生和植物卫生措施应用协议”（SPS 协议）特别将国际食品法典委员会（Codex）标准、指南和建议作为反映有关保护人类健康免于食源性危害的要求的国际共识。

因此，这个审议和更新食物中化学物危险性评估的项目是一项非常及时的行动，在项目进行中，考虑了以下几个方面：

- 正在进行的 WTO 的国际间协调工作；
- 建立欧洲食品管理局；
- 为欧盟第六个框架分配研究经费提出一些关键课题。

为回应上述发展，国际生命科学学会欧洲分会向欧洲协调一致行动（European Action）准备了一个项目建议书，以认真审议和进一步发展危险性评价的方法学。

2 现有的危险性评价方法面临的挑战

当前应用的危险性评价程序在保护人类健康方面起着很好的作用。但是，与任何一个科学领域一样，危险性评价程序也需要重新评价和逐步改进。两个主要的原因是：

i. 新的科学方法和知识的发展；

ii. 需要对新的食物和食物成分，如宏量营养素以及完整食物进行安全性评价。

在列举了当前的危险性评价方法后，下面对这些议题进行简要讨论。

目前的危险性评价方法主要是针对食物中存在的或食物中添加的低分子量化学物质（如食品添加剂）而建立的。危险性评价的大多数毒理学数据来自动物实验，同时用体外实验加以补充，解释实验结果的机制。这类研究有必要应用国际上普遍接受的，并经过验证的实验程序和方法进行。这里所讲的经过验证的包括几个方面，其中之一就是测试系统对于特定目的应当是有效的，比如说，该测试系统应能够预测可能对人体产生的特殊影响。另一方面，实验本身也需要经过验证（即在不同实验室进行这一实验时的准确性和精确性）。

体内实验应既可识别受试物的主要毒性作用，也能确定不产生不良作用的摄入水平，即无可观察到的不良作用水平（NOAEL）。通过 NOAEL 和应用不确定因子（有时称安全因子）即可制订每日允许摄入量（ADI）。不确定因子既包括了从动物结果外推到人的不确定性，也包括了人体之间的不确定性。ADI 是终身每日摄入该化学物而不出现明显健康危险（理论上的零危险）的估计摄入量。一般对于那些对公众健康的危险性可忽略不计的物质，可不必进行定量的危险性评价来制订 ADI 值。

上述策略要求体内实验所用的剂量或摄入水平明显高于人体可能的接触水平。这对于在食物中随意加入的低剂量的成分（如食品添加剂）是可行的。但体内实验研究膳食中宏量营养素时，营养素的高剂量在技术上来讲就比较难以进行，因为这将引起由于受试动物饲料营养不平衡而引起的毒性反应。因此，在这种情况下，就需要有新的方法。

体外实验有助于进行危害识别和阐明体内实验结果的作用机制。然而，为了充分满足有效的危险性评估所需的信息，应该综合考虑体内实验和体外实验（Hugget et al.，1996）。危险性评估面临多种挑战，如分析技术的灵敏度大大增加，以致可以检测和测定食物中未知毒理学意义的低水平的化学物质。

直到现在，该领域内所应用的人体（流行病学）资料极为有限，目前面临的挑战是如何将人体数据应用于危险性评估。

在危险性评估中应用的一个重要工具是生物学标志物（反映生物系统与环境因素的相互作用的指标），作为测量接触、效应和易感性的替代指标。Bottrill（1998）扩展了暴露生物学标志物的定义，包括了外剂量、内剂量和生物学有效剂量的标志物，而效应生物学标志物包括早期效应和亚临床疾病的标志物。生物学标志物有各种不同的定义和分类（COST Action B15 report 2000），该项目中用的是 Bottrill 的定义。虽然在毒理学评价中应用生物学标志物不是新鲜的，但困难是将其扩展用于致癌实验的可靠性和可接受性。

对基因组学的认识及应用基因组学和蛋白组学技术的进展为改善危险性评估的质量提供了很好的机会。然而，与其他科学进展一样，必须做进一步的工作对结果进行有效的解释，以便有助于危险性评估。例如，必须了解所检测到的信号是反映一种有害的变化，还是仅仅反映一种没有毒理学意义的适应性反应。

对食物化学物危险性评估的高要求越来越多，但必须权衡使用动物实验研究的三 R 原则（改进，减少和替代）。这提出一个伦理道德上的问题，但是同时也要从实际出发，考虑危险性评估资源的有限性。因此，就有必要建立一致的、客观的方案来评估食物化学物。所制订的方案既要保证科学上的最高标准和保护消费者的利益，又要使有限的资源得到最佳利用。要做到这一点，需要更好地利用现有的知识（例如，应用生物信息学），以避免毒理学研究中不必要的重复。

3 本项目的目的

欧洲食物安全：食物和膳食中化学物的危险性评估（缩写为 FOSIE）项目是一项欧盟第五个框架资助的欧盟联合行动。该项目的目的是建立一个多学科的欧洲网络，以便认真检查和进一步发展进行食源性危害评估所需的定性和定量的方法。

本项目的具体目的归纳如下：

1. 探索改进对天然毒素、食品添加剂和食物链中的污染物进行危险性评估的应用原理和科学基础。探索食物中化学物之间的相互作用及食物基质的作用。

2. 识别可能会导致对毒理学和暴露资料的不同解释的知识上的差距以及减少这些差距所需要开展的研究。

3. 研究根据化学物的性质、在膳食中的使用水平和人群中的暴露水平（包括新食品和营养素补充剂）来确定安全性评价所需要的实验和检测水平。

4. 在把危险性评估的原理、术语和方法统一起来的国际活动中作出欧洲的贡献。

5. 为在危险性评估科学上的透明性和公正性方面达成公识作出贡献。

6. 帮助危险性管理者建立合适的、有依据的保护消费者安全的食物标准的同时，允许食物生产和加工的革新。

虽然，目前对危险性评估中所包含的阶段有一个大致的统一意见；但是，对于在实际情况中如何进行危险性评估，每一阶段的要求或者如何运用总体资料中的部分信息，还存在分歧。

本项目成立了若干专题小组（ITGs）来评估目前的状况，为新的危险性评估方法建立科学基础，并且判断现有知识的缺陷以及能填补这些缺陷的研究需求。我们要求专题小组运用注重实效的方法来探讨危险性评估中所涉及的所有步骤。然而，现在已经认识到，以危险性评估步骤为基础的这样一种主观分隔不应该限制对重叠的科学问题的探讨；因此，在某些情况下，ITGs 所涵盖的内容要比其标题所指的范围更加广泛。各 ITGs 组如下：

危害识别：

ITG：通过动物毒理学实验进行危害识别

ITG：体外毒理学方法

危害特征描述：

ITG：剂量-反应关系、机制和外推问题

ITG：数学模拟和定量方法

暴露评估：

ITG：对膳食摄入量的估计

ITG：流行病学的贡献

最后，各 ITG 的以上结果，被综合起来进行危险性特征描述和定量评价

危险性特征描述：

ITG G：危险性的特征描述和定量

本项目的重点是建立综合的方法来改善危险性评估的质量。采用的方法不仅能描述需解决的问题的特征，而且还能确定有助于解决问题所需的方法及研究。

4 项目所涉及的内容

本项目的标题中的“化学物”（chemical）一词具有广泛的含义，包括食物中的天然化学物（如植物毒素、藻类毒素和真菌毒素）、有意引入食物链中的化学物（如食品添加剂，农药，其他农业化学物，饲料添加剂和兽药），以及那些食物中被非有意加入的化学物（污染物）。

本项目各 ITGs 负责的食物分类如下：

a. 低分子量化学物（如食品添加剂）

b. 微量营养素和营养补充剂

c. 宏量营养素

d. 完整食品（全食品）

e. 新食物

f. 食品加工方法

本项目不包括以下两项热门和重要的食物安全问题：

1. 转基因生物（GMO）和食物中转基因组分的危险性评估。另一项欧盟资助项目“ENTRANSFOOD”专门研究这个问题。

2. 可传播性海绵状脑病（TSEs 或朊病毒病）的危险性评估，这是在许多哺乳动物（包括人）发生的一种致命性脑病。例如，牛的可传播性海绵状脑病疯牛病（BSE）和人新克雅病（vCJD）。尽管对危险性评估来说，这是一个非常重要的问题，但是，对于这种疾病的传播机制，我们几乎一无所知。FOSIE 项目小组成员没有合适的专业知识来有效地阐明这一问题。目前欧盟的科学指导委员会正积极建立牛的可传播性海绵状脑病（疯牛病）的危险性评估方法（http：//europa. eu. int/comm/food/fs/bse/index _ en. html）。

本项目（FOSIE）中不考虑危险性评价（危险和效益）。效益分析是与危险性评估不同的一种单独的领域，因此它不在此项目的研究范围之内。在一些特殊食物成分（例如，一种新的食品添加剂）的危险性评估中，其本身就要考虑一定的危险和效益，如考虑一种新的食品添加剂的工艺需求。另外，对一些污染物可使用“可以达到的最低水平”的方法来权衡这种污染物的风险与多样化食物供给的益处。（“可以达到的最低水平”是指一种污染物在食物中的浓度很低，除非弃去整个食物或严重破坏该食物的可利用性，才能去除该浓度的污染物）

然而，权衡危险和益处不仅是一个科学范畴的问题，而且需要危险（益处）管理者在危险性评估者的指导下作出社会性决策。

5 FOSIE 的工作方式

本项目的建议书得到批准之后，工作组就组织了第一次全体会议，邀请危险性评估过程不同阶段的专家出席会议。各个专题都在指定主席的主持下进行了热烈的讨论。对每一小组的人员组成和工作计划达成了一致意见。在全体会议上讨论了工作计划，以确保在各专题间没有空白点和不必要的重叠。

为保证完成工作计划的制定和写出报告，每个 ITG 都召开了 2～3 次会议。

为了保证方法的一致性并能涵盖所有的相关问题，各 ITG 的报告在各 ITG 组间交叉审议。然后，召开第二次全体会议讨论 ITG 报告（会议邀

请没参加该项目的危险性评估专家参加讨论）。在这种严格的审议过程之后，有了前言之后的各篇文章。

6 危险性特征描述

各个危害识别、危害特征描述和暴露评估ITG工作的最后阶段，第7个ITG（危险性特征描述）才开始工作。这一ITG将评价前6个ITG的工作结果，并将它们汇总成危险性特征描述的一个完整的建议。其结果涉及如何处理变异和不确定性，并对如何对不确定性进行最好的特征描述提出建议，以便帮助危险性管理者作出决策。关于危险性特征描述的报告和建议将在FOSIE项目最后的全体会议上进行讨论，其结果将在科学期刊上发表。在发表后的一年左右，将正式发表危险性特征描述的报告。

致 谢

参考文献

EC, 2000a. EC White Paper on Food Safety 12 January 2000 Comm(1999)719final.

EC, 2000b. Glossary of terms — report of EC Scientific Steering Committee's Working Group on Harmonisation of Risk Assessment procedures in Scientific Committees.

Hugget, A.C., Schilter, B., Roberfroid, M., Antignac, E., Koeman, J.H., 1996. Comparative methods of toxicity testing. Food and Chemical Toxicology 34, 183–192.

Bottrill, K., 1998. The use of biomarkers as alternatives to current animal tests on food chemicals. ATLA 26, 421–480.

COST Action B15 Report, 2000. Report of Expert meeting "Mechanism-based PK/PD modelling as the basis for the development and validation of biomarkers", Leiden, April 27–28.

Maurice Smith
Unilever, The Netherlands
Chair of the Steering Committee
On behalf of the FOSIE Steering Committee

用动物毒理学方法进行危害识别

S.M. Barlow[a], J.B. Greig[b], J.W. Bridges[c], A. Carere[d], A.J.M. Carpy[e], C.L. Galli[f], J. Kleiner[g,*], I. Knudsen[h], H.B.W.M. Koëter[i], L.S. Levy[a], C. Madsen[i], S. Mayer[j], J.F. Narbonne[k], F. Pfannkuch[l], M.G. Prodanchuk[m], M.R. Smith[n], P. Steinberg[o]

[a]*MRC Institute for Environment and Health, University of Leicester, 94 Regent Road, Leicester LE1 7DD, UK*
[b]*Independent Consultant, UK*
[c]*University of Surrey, European Institute of Health and Medical Sciences, Sterling House Campus, Sterling Road, Surrey Research Park, Guildford GU2 5RF, UK*
[d]*Laboratorio di Tossicologia, Istituto Superiore di Sanita, Viale Regina Elena 299, I-00161 Rome, Italy*
[e]*Université de Bordeaux, Laboratoire de Physico & Toxico-Chimie des Systèmes Naturels, 351 Cours de la Libération, F-33405 Talence Cedex, France*
[f]*University of Milan, Department of Pharmacological Sciences, Via G. Balzaretti, 9, I-20133 Milan, Italy*
[g]*ILSI Europe, Av. E. Mounier 83, B-1200 Brussels, Belgium*
[h]*Danish Veterinary and Food Administration, Institute of Food Safety and Toxicology, Mørkhøj Bygade 19, DK- 2860 Søborg, Denmark*
[i]*OECD, Environment, Health & Safety Division, F-75775 Paris Cedex 16, France*
[j]*Red Bull GmbH, Brunn 115, A-5330 Fuschl am See, Austria*
[k]*Université de Bordeaux, Laboratoire de Physico & Toxico-Chimie des Systèmes Naturels, Avenue des Facultés, F-33405 Talence Cedex, France*
[l]*Roche Vitamins Ltd, Human Nutrition and Health—Safety (Toxicology), Building 72/Room 49a, CH-4070 Basel, Switzerland*
[m]*Ministry of Health, Institute of Ecohygiene and Toxicology, 6, Heroiv Oborony str., UA-252022 Kiev, Ukraine*
[n]*Unilever Research, Laboratory Vlaardingen, Olivier van Noortlaan 120, 3133 AT Vlaardingen, The Netherlands*
[o]*University of Potsdam, Institute of Nutrition Research, Arthur-Scheunert-Allee 114-116, D-14558 Bergholz-Rehbrücke, Germany*

摘 要

本文是由国际生命科学会（ISLI）欧洲分会组织的欧洲委员会协调行动项目——“欧洲食物安全：食物和膳食中化学物的危险性评估（FOSIE）”项目中的一部分。FOSIE项目的目的是应用四阶段危险性评估的方法，即危害识别、危害特征描述、暴露评估和危险性特征描述，对食物和膳食中化学物危险性评估的研究现状进行综述。本文论述了动物毒理学实验方法在食物和膳食中化学物危害识别中的作用，并且强调首先应用现有技术和化学知识来进行食物中化学物安全性检测程序设计的重要性。本文还介绍现有和普遍应用的包括急性毒性、重复给药毒性、生殖和发育毒性、神经毒性、遗传毒性、致癌性、免疫毒性和食物过敏反应的手段和检测方法，并讨论这些方法是否适用于食物中化学物的评价以及能否检测出食物中已知的或预期的危害。确定现有知识与未来研究需要之间的差距，对这些差距进行研究将有助于改进食物中化学物危害识别方法。文中也讨论一些新技术和毒理学中出现的新问题对食物中化学物危害识别产生的潜在影响，例如新的检测方法、转基因动物的应用、激素平衡评定以及利用人类常见疾病模型进行研究的可能性。

目 录

1 引言

1.1 内容

进行全面的安全性评估的关键主要取决于第一个步骤——即危害识别的质量。用于食物中化学物危害识别的科学手段涉及从经典的动物毒性实验研究到最新的分子生物学技术等多种方法。为了进一步加强危险性评估的科学依据，需要重新评价传统方法的有效性，并采纳有效的、恰当的新方法。

本文在动物实验方法的基础上，探讨了当前的研究现状、现有知识和认识上存在的差距以及将来为完善危害识别需要进一步开展的工作。内容涵盖了目前使用的并被普遍认可的各种毒理学研究终点，包括神经毒性研究和免疫毒性研究的终点，但是这些终点需要更深入的研究探讨使其成为标准方法。本文不涉及通过基因修饰技术得到的新食品的危害识别，因为这个问题已在欧盟第五个构架项目（ENTRANS-FOOD-QLRT-1999-01182）中做了详细的陈述；同时，该项目也对混合物的危害识别和宏量成分的检测进行详细陈述（Dybing et al.，2002）。

1.2 研究设计和把握度

危害识别中动物实验资料的可靠性部分取决于研究的把握度，即能找出与处理有关的效应和使危险性评估者能排除与处理无关效应的能力。单项研究的把握度主要取决于实验所用动物数和使用合理的统计学设计。然而，在这一过程中，一方面要尽可能减少不能检测到真实效应的几率，另一方面又要从动物保护出发而减少受试动物数，这两者之间需要达到平衡。从这方面来讲，公众对这一问题的关注往往是矛盾的，即一方面要保证供应食物的安全性，另一方面又要减少动物实验。考虑到在可以预见的将来，动物实验方法仍是人类危险性评估中危害识别的重要部分，本文重点探讨用最少的实验动物来获取最多的信息。

将实验动物数减少至大家一致认同的最小量，并不意味着会影响危害识别过程的完整性，因为可以通过许多其他的方法提高危害识别的完整性，如应用不同类型和不同周期的实验研究（研究时相覆盖动物的整个生命周期以评估某些交叉反应的一致性）；或应用一种以上的动物种属；或应用高于人体膳食暴露的不同剂量。发现有害作用的，可在实验过程中增加使用其他的毒性测定方法，以进一步提高研究效力。同时，选用有效、恰当的统计方法进行资料分析也是十分重要的（Dybing et al.，2002）。

1.3 种属选择

虽然在人体危险性评估过程中，用动物来代替人体进行危害识别远非一种理想的方法，但目前仍然认为动物实验是现有的方法中最好的一种。虽然已知其他哺乳动物与人类在一般的生物学和毒理学特性方面具有相关性，但危害识别时，在实验动物种属的选择上往往考虑的是可行性（如易操作、背景资料容易获得等），而并不强调考虑该种属对这种化学物的反应与人体相关的程度。因此，研究化学物在受试动物体内的毒物动力学和代谢过程，并将动物实验的结果与人类进行比较，是对动物毒性实验研究得出的危害识别资料外推到人体时的相关性作出可靠解释的必要前提。然而，有关食物化学物的人群资料很少，并且有时动物实验资料也很难得到。

在毒理学的文献中，常常提到种属特异性反应的发生率，其原因一方面是由于毒代动力学上的差异，另一方面是敏感性上的差异，这也表明应慎重考虑所识别的危害的性质、危害发生的潜在机制和病理生理改变机制。这些问题都将在下面进一步讨论。

1.4 剂量选择

对于检测单一食品化学物的适宜剂量选择方法已经比较完备，与人体治疗性药物检测不同的是，它一般倾向于基于化学物的推荐剂量进行选择，可以包括高于膳食预期暴露剂量若干倍的最高耐受剂量（MTD）。而化学物在高剂量暴露时产生的一些毒性反应可能与人体关系很小或无关，但是在机制不明的情况下，危险性评估者和法规制定者仍然需要考虑这些资料（Dybing et al.，2002）。在实验早期，毒物动力学和代谢研究资料对识别正常代谢途径在什么剂量下会超饱和很有帮助。这些资料将是选择更合适剂量的基础，或者至少能很好地解释那些只有在很高剂量时才出现的反应。

多数危害识别研究是为了阐明有害作用的本质，并得出发生有害作用和无作用的剂量水平，其中未观察到有害作用的剂量水平（NOAEL），是制订每日允许摄入量或耐受量的关键。目前有人提倡计算基准剂量（benchmark dose，BMD）来代替 NOAELs（Crump，1984），这点已另有文献进行更详细的讨论（Edler et al.，2002）。对大多数研究来说，这些方法都需要选用若干个剂量水平。

有关食品中宏量成分检测的剂量选择的方法尚很不完备。由于体积、口感和不良的营养作用等原因，与人类可能经口摄入的量相比，在实验中能给予的数量是有限的。因此，进行宏量成分危害识别的方法与单一化学物应有所区别，应该更多地强调介于营养作用和毒性作用边缘的一些问题，更多地依靠上市前的人体研究，如口感、耐受量和营养作用等，同时也依靠为确保安全而进行的上市后监测。在对新食品进行安全性评价时，其宏量成分与现有宏量成分的近似程度（实质等同“substantial equivalence”）是至关重要的一点（Dybing et al.，2002）。

1.5 给药途径

为了更好地模拟人的实际摄入方式，动物实验时最理想的给药途径是经饲料给予食物化学物。而对那些仅在饮料中存在的化学物，经饮水给予更加合理，但是这种方式能给予的剂量上限受到限制。经口灌胃是另一种可以接受的给药方式，也是目前经常采用的一种方式，例如，用在发育毒性研究中，但对周期较长的实验，操作不太方便。灌胃给予的方式有许多优点，它可以给予受试物的剂量较高，还可避免因味道不佳使动物产生厌恶反应而造成的后果，而且特别适用于给予微量营养素和用作食物补充剂的其他物质，因为这些物质一般是以片剂或胶囊的形式摄入。然而，很重要的一点是我们应该注意经灌胃给予化学物时的毒代动力学可能不同于经饲料给予，因此灌胃给予有可能重复不出经饲料给予相同的日摄入量所产生的某些效应。所以，在选择受试物的给予方式时，不仅需要认真考虑与识别潜在危害有关的因素，而且还需考虑食物化学物危险性评估的要求，包括人体暴露的性质和程度。

1.6 效应生物标志物

在前面提到的各种生物学标志物中，与实验动物毒性相关性最强是效应生物标志物（Smith，2002；Dybing et al.，2002；Elder，2002）。

效应生物标志物可以反映出动物的病理改变。此外，这些标志物既可以是各种化学物引起变化的共同指标，也可以是某种特殊物质的特异性指标。在具体研究中，生物标志物的意义大小主要取决于所用动物的种类、该生物标志物表示的特异或非特异性生理紊乱的程度、出现的时间和持续的时间。尽管一种特定的生物标志物可能与一种毒性反应的机制并没有明确的关联，但如果它是反映动物早期变化的敏感指标，那么使用这种标志物就非常有意义。

最终，在统一的实验原则下，效应生物标志物在毒性实验过程中可能会被用作识别食物化学物和食物成分危害的终点指标。在本文中有单独的章节将会涉及一些实际和可能应用的生物标志物的例子。

1.7 数据质量

危害识别结果的可靠性依赖于研究实施的完整性。遵循国际认可的原则，例如经济合作与发展组织（OECD，1987a）颁布的原则，并依照良好的实验室操作规范（GLP），为在过去 20 多年中所开展研究的完整性提供了可靠的保证。然而，早期的或非常规的一些研究虽然不符合 GLP 原则的要求，但仍能提供有助于危害识别的实验结果。这样的研究应根据它们自身的特点进行评价。同样，如果采用一些没有经过验证的方法进行机制研究，所得结果在危险性评估中也可以考虑应用，但应当慎用。

与数据质量有关的其他因素还包括动物的变异和健康状况、对所用种属的实验室经验、饲料的营养是否充足和标准化。实验室所能承担的研究与该类研究相似的程度以及参加研究人员的工作经验与资质也非常重要，特别是在观察非预期变化或轻微变化时。

实验数据分析和报告的质量及详细程度也影响正确识别危害的可能性。

1.8 动物实验方法的预测性

目前普遍认为动物实验方法可以很好地预测对人类健康的危害。但是，与对体外实验所做的验证工作相比，多年来人们并未对验证动物实验方法给予较多的关注（Eisenbrand et al.，2002）。对于致癌性和发育毒性来说，通过比较人类和动物对某些已知致癌物和致畸物的反应，可以确定动物实验方法的可靠性。但对于其他毒性，则难以验证动物实验方法的可靠性；尤其是对于食物化学物，因为人群对食物化学物暴露发生毒性反应的可能性远比对药物发生毒性反应的可能性低得多。动物种属特异毒性反应（Dybing et al.，2002）常在深入研究之后才能被发现，所以我们对这种反应的了解是有限的。同时，对于动物模型不敏感性的认识大部分来自对人群中偶发的非预期毒性反应的事后研究，但是这种案例主要涉及药物的副作用，而不是食品中的化学物。

对动物实验预测性需要进一步考虑的是暴露的内剂量问题。对于食物中化学物来说，虽然很少监测人和动物体内的暴露剂量，但暴露内剂量可为动物实验模型对人类健康的预测提供更多有价值的信息。因此，不断提高动物实验方法的预测性仍是一个重要目标。

1.9 需要开展危害识别实验的决策

为了便于对人类安全性进行评价，许多管理机构对新化学物或已有化学物进行安全性评价时需要进行的毒性实验制定了相应的指南。对于许多化学物，例如食品添加剂、农药和兽药，不管人群现在暴露或将来可能暴露量是多少，都有必要进行某些毒性的检测。然而，近 10 年来，一些管理或咨询机构提出，根据人群实际的或可能的暴露剂量来确定需要进行多少毒性试验的分级体系。如欧盟（EU）的食品科学委员会（SCF）已经降低了对通过包装材料进入食品中的物质（Commission of the European Communities，1992a，2000a）、食品中的酶类（Commission of the European Communities，1992b）和香精（Commission of the European Communities，1992c）进行动物实验检测的要求。

人们对分级检测的科学依据进行了多年探讨，对特殊毒理学结果及其 NOAEL、可能的暴露水平以及结构-活性资料进行了充分分析（Munro et al.，1996，1999；Commission of the European Communities，1997a；Munro 和 Kroes，1998；Cheeseman et al.，1999；Kroes et al.，2000），这些分析是提出毒理学终点阈值的基础，如低于阈值，则无须进行实验（Elder et al.，2002）。

在食品化学物危害识别实验中，采用以科学为依据的阈值法所取得的进展是未来研究的一个关键问题。出于对企业利益和动物福利的考虑，有考虑降低检测要求的可能，但同时应严格保证消费者的食用安全。

2 毒性检测中动物模型的历史沿革

2.1 引言

现行的动物毒性实验起源于 20 世纪 40 年代和 50 年代在食品和化学物毒理学中进行的喂养实验。在这些实验中，通常将受试化学物添加到动物的常规饲料中，有时也采用非胃肠道给药的实验进行补充。

在 20 世纪 60～70 年代，人们通过采用遗传学上更标准化的动物品系和测定更多的生物学终点来不断完善这些实验方法。与此同时，完成实验所需的费用也在不断增加，而且也提出动物福利的问题，如使用实验动物的伦理学问题。这些问题促使国际经济发展合作组织（OECD）在 20 世纪 80 年代初首先提出协调统一毒理学实验的指导原则，以便推动全球对动物实验研究方法的认同和减少受试动物的使用数量（表 1）。同时，为了保证实验结果的质量和可重复性，减少出现错误结果的几率，提出了良好的实验室操作规范（GLP）原则，并制订了第一个用体外遗传毒性实验替代和补充动物实验的指导原则。

表 1　OECD 动物毒性实验指导原则

编号	名称	现状
401	经口急性毒性[a]	建议取消，2001 年 6 月
402	经皮急性毒性[a]	
403	急性吸入毒性[b]	修订，2001 年 6 月
404	急性皮肤刺激/腐蚀[c]	修订，2001 年 6 月
405	急性眼刺激/腐蚀[a]	
406	皮肤致敏实验[c]	
407	啮齿类动物 28 天经口重复给药毒性研究[d]	
408	啮齿类动物 90 天经口重复给药毒性研究[e]	
409	非啮齿类动物 90 天经口重复给药毒性研究[e]	
410	经皮肤重复给药毒性：21 或 28 天[b]	
411	经皮肤亚慢性毒性：90 天[b]	
412	重复吸入毒性：28 或 14 天[b]	
413	亚慢性吸入毒性：90 天[b]	
414	出生前发育毒性研究[f]	
415	一代生殖毒性研究[g]	
416	两代生殖毒性研究[f]	
417	毒代动力学研究[h]	
418	有机磷急性暴露后的迟发性神经毒性[d]	

续表

编号	名称	现状
419	有机磷迟发性神经毒性：28 天重复给药研究[d]	
420	经口急性毒性——固定剂量法[i]	修订，2001 年 6 月
421	生殖/发育毒性筛检实验[j]	
422	重复给药毒性研究与生殖/发育毒性筛检实验的联合[k]	
423	经口急性毒性：急性毒性分级法[k]	修订，2001 年 6 月
424	啮齿类动物神经毒性研究[l]	
425	经口急性毒性——上下移动法[m]	修订，2001 年 6 月
451	致癌性研究[b]	
452	慢性毒性研究[b]	
453	慢性毒性与致癌性的联合研究[b]	

[a]更新后的指导原则，1987 年 2 月 24 日通过
[b]初始的指导原则，1981 年 5 月 12 日通过
[c]更新后的指导原则，1992 年 8 月 17 日通过
[d]更新后的指导原则，1995 年 8 月 27 日通过
[e]更新后的指导原则，1998 年 9 月 21 日通过
[f]更新后的指导原则，2001 年 1 月 22 日通过
[g]原指导原则，1983 年 5 月 26 日通过
[h]原指导原则，1984 年 4 月 4 日通过
[I]原指导原则，1992 年 8 月 17 日通过
[j]原指导原则，1995 年 8 月 27 日通过
[k]原指导原则，1996 年 3 月 22 日通过
[l]原指导原则，1997 年 8 月 21 日通过
[m]原指导原则，1998 年 9 月 21 日通过

20 世纪 80 年代到 90 年代间动物实验方法继续发展，体内实验得到不断扩展和完善，以便在可能的情况下，获得更多的信息、提高从动物实验结果预测人类反应的能力，并且减少实验费用及实验动物的使用数量。

在这个时期，伴随着人类临床病理学和生物化学的发展，动物病理学和生物化学也得到了发展。农业上动物育种技术和遗传选择技术也为改进实验动物育种作出了贡献。应用基因技术加快了通过特异性育种建立新动物模型的进程。开始时，是监测实验动物形态学和生物化学特征，而最近则是应用基因组 DNA 序列分析，减少了纯系种动物间的变异，这些变异可能是影响实验室间动物实验可重复性的原因（Kahan et al.，1982；Lovell et al.，1984）。

目前对识别实验动物免疫系统改变的检测上取得了一些进展（见 10.），而用以预测人类对食物成分过敏性的动物模型研究进展较慢。本文第 11 部分介绍了目前报道的一些动物模型及其优缺点。

目前，实验动物一般的健康状况也有相当大的改进，这将为检测受试物引起的损害作用提供最佳实验条件。在动物中采取了控制感染性疾病的措施（无特定病原体，SPF），以使动物保持在无菌或限菌状态。

实验动物的饲料配方最初是由传统的农业动物饲料成分组成，现已根据不同动物体系实验动物的营养需要及其生命周期进行适当的调整（例如特殊育种饲料），必要时还可根据实验需要采用半纯化、半合成或合成的饲料。

在所有动物实验中，最大的困难是充分了解对最终实验结果产生影响的各种因素，包括：

- 实验动物的遗传物质组成；
- 动物的营养健康状况；

- 动物的微生物疾病状况；
- 动物的生命周期。

尤其是在要研究的问题变得越来越精细的情况下，深入了解这些因素显得更加重要。例如，上述每种因素都能对免疫毒性、内分泌活动紊乱、行为和学习、毒性诱发的衰老等研究的结果产生很大的影响，或者对常见疾病过程中的毒性反应产生影响。

2.2 动物模型及其基本状况

2.2.1 *实验动物的遗传物质组成*

实验动物的遗传物质组成对于掩盖或降低毒性或者简化毒效应的检测非常重要。化学物的毒效动力学特征在种属间一般是比较稳定的，至少从定性角度来讲是如此。但化学物的毒代动力学特征通常受到动物遗传因素的影响，在不同种属，甚至不同品系之间都有较大变异。因此，在选择预测对人类潜在毒性的合适动物时，其毒代动力学特征是一个非常重要的因素。

同样，在研究的最初设计阶段，明确研究目的是为了预测化学物对人类的潜在毒性，还是为了模拟其毒性机制，也是一个非常重要的问题。转基因动物就是这个问题的一个很好的例证；因为正如第 14 部分所述，现在许多转基因动物模型都能提供大量有关毒性机制方面的信息，特别是致癌机制。

2.2.2 *动物的营养健康状况*

研究前和研究期间实验动物的饲料及其组成都会对研究结果产生很大的影响。饲料的组成对实验结果的可重复性最为关键。人们可以得到国内和国际上推荐的最佳实验动物饲料配方，但是随着人们对营养过剩对动物寿命和毒理学实验结果影响的深入了解，这一领域的理论也正在发生改变（见 15.2）。

饲料组成和每一种成分的性质也是影响受试化学物或饲料中宏量和微量营养素的生物利用度的主要因素。同理，对消化系统正常的生理功能也很重要。在食品毒理学中，受试化学物或受试成分与饲料中某些成分之间可能或实际存在的交互作用至关重要。

检测宏量或微量营养素的使用安全性尤其需要良好的实验设计。应仔细考虑是否需要设立适当的对照组与实验组进行比较。就目前的科学现状，通过动物实验通常仅仅可以确定宏量营养素或新食品的相对安全性，而且是与食物中的其他成分相比较而言的。

近来关于究竟是来源于基础饲料中的大豆和苜蓿的植物雌激素（Casanova et al.，1999；Thigpen et al.，1999；Ashby et al.，2000），还是二噁英和 PCBs 等污染物（Rier et al.，2001）可能会对生殖系统的研究结果产生影响展开了讨论，并由此强调在实验中需要密切关注动物的饲料情况。

2.2.3 *动物的微生物疾病状况*

保持实验动物的健康可保证慢性毒性研究所用动物的寿命，并且有助于合理解释毒性研究结果。例如，在应用实验动物研究食品添加剂、污染物、微量营养素、新食品等对免疫系统功能的影响时，为了确定研究所用动物免疫系统功能的基线水平，必须了解其免疫系统过去和现在所受攻击的情况。

2.2.4 *动物的常见微生物菌群*

消化道中的需氧和厌氧微生物菌群对于维持正常的消化能力和决定营养素的生物利用率是非常重要的。同样，微生物菌群可能影响受试物在下消化道中的代谢过程，甚至可能生成有毒的代谢产物，然后被机体吸收转运至全身各组织。例如，人造甜味剂环己胺磺酸盐在体内代谢形成的环己胺。在生命的早期，肠道菌群可能对于尚未成熟的免疫系统的应答功能有重要影响。

2.2.5 *动物的生命阶段*

为了科学合理地评估化学物的毒性，无论是食品污染物、食品添加剂，还是新食品，确定哪个生命阶段的实验动物对受试化学物最敏感是很重要的。

3 背景资料

3.1 引言

在开始进行食物中化学物和食物成分的毒性检测之前，充分利用可得到的任何有关化学物性质的现有知识以及有关作用机制和毒代动力学的各种线索十分重要。FAO/WHO 联合食品添加剂专家委员会（JECFA）指出："在很大程度上化学物的结构决定了毒理学家对该化学物的态度"

(JECFA, 1987)。因此，任何食物化学物或食物成分的安全性评价都应该从分析其化学特性开始，可以从以下两个方面考虑：

一是，在进行毒理学实验之前，要确定为受试化学物准备质量规格所需的资料。这些资料又被称为技术资料，有时可从现有文献中获得。

二是，应用已有的可将化学物性质与其生物学效应联系起来的各种化学方法。

3.2 研究现状

3.2.1 *技术资料*

对于即将上市的各种食物成分和食物化学物，包括农药和兽药，研究者都需要充分的质量规格资料。这些资料应包含以下信息：CAS 编号（如果可以得到的话）、化学物名称（按照国际理论和应用化学联合会的命名法进行命名）和所有常用名、商品名及同义名。除此之外，还应包括化学物的化学组成、纯度、已知杂质的性质和含量、物理形态、溶解度、稳定性和其他相关的物理化学特性。同时应该说明受试物的生产加工过程，并提供与其相关的各种重要参数，以制定加工工艺规格，这一点对复杂混合物特别重要，因为不可能保证一个详细的质量规格。得到该物质的化学特性与加工工艺方面的资料对于鉴定已完成毒理学实验的受试物是必要的，并且这些资料将是这种物质进行商品化的质量规格的基础。只有通过这种方式才能保证用于安全性评价的受试物与最终上市的化学物是相同的。

一种化学物的物理化学性质，如熔点、沸点、蒸汽压、pKa 、pH、溶解度和分配系数，可能有助于确定该化学物是否具有刺激性（高或低 pH）、生物蓄积性（高分配系数）或者存在吸入性危害（高蒸气压）。

必须建立可靠的分析方法来检测和定量分析存在于各种基质中的化学物，这些基质包括人类膳食、实验动物饲料和血浆等。

3.2.2 *化学方法*

通过了解化学物的化学结构和存在的特殊官能团可以预测该物质潜在的特殊毒性作用和/或其代谢产物。例如环氧化物、氨基甲酸盐、或亚硝胺基团可以表明此类化学物可能具有致癌性，而含有有机磷酸酯基团的物质可能具有神经毒性。这种结构-活性关系（SARs）比较容易理解和应用，并且如果能够同时预测化学物的人体摄入量，将会大大有助于确定需要进行多少毒理学实验。定性的信息还可以进一步发展为更精确、信息化的定量方法，例如，采用定量的结构活性关系（QSARs）方法。QSARs 是一种把物质的生物学活性与其化学结构以及相应的化学和物理化学性质相联系的一种数学模型。与简单的 SARs 模型相比，使用这种模型毫无疑问地需要人们掌握更多的专业知识；因此，它可以提供更多有预测价值的信息。最初，QSARs 模型是用于设计和开发新药与杀虫剂，目的是为了了解这些物质的作用机制以及降低合成成本和动物实验的费用（Tute, 1990）。QSARs 方法的基础是分子结构（如几何结构或立体结构、疏水性、电子特征）与它的化学、物理化学和生物学特性密切相关。因此，存在着这样一种相关：化学物的生物学特性由其物理化学性质来决定的，而其物理化学性质又由化学结构来决定。但是人们必须注意这种关系并不都适用于系列化学物所有的物理化学性质（Elder et al., 2002）。

3.2.2.1 **物理-化学性质和分子描述**

由于结构相似的一族化学物的分子特征资料（分子描述）与毒理学资料相关，所以可以采用统计分析方法来建立一个 QSARs 模型。这些分子描述资料可分为物理化学、图形理论（拓扑学）和量子力学这三个方面（表 2）。由于在每一个方面都需要建立不同的结构模型，可以从这些结构-性质-活性的研究中得到很多不同的实验结果。Van de Waterbeemed 和 Testa (1987) 记录了 200 多种在 QSAR 研究中使用过的物理化学特性和结构描述，但在实际中只用到其中的很少一部分（Edler et al., 2002）。

应用拓扑描绘学可以描绘出分子结构图（Trinajstic, 1992），简单的分子结构图分为两种类型，即构形和构象。这种结构图既能描述分子内的连接，模拟化学键间的相互作用（图 1a），又能描述分子的形状，模拟空间上的相互作用（图 1b），典型的例子就是分子的三维（3D）空间模型。

表 2　分子描述的代表性类别

类型	举例	意义
物理化学性质	log P	测量亲脂性
	水溶性	测量亲水性
（芳香族化学物）	π 值	取代基的疏水作用
（芳香族化学物）	哈梅特 σ 值	取代基的电子效应
（芳香族化学物）	Taft 立体常数 Es	邻位取代基的立体效应
图形理论特征	Wiener 值	整数拓扑指数
	连接性指数	实数拓扑指数
量子力学特性	HOMO-LUMO（最高被占用分子轨道－最低空余分子轨道）间隙	最高被占用分子轨道和最低空余分子轨道之间的能量差异
	键序	电子学参数

图 1　(a) 18 种辛烷异构体中的一种分子的结构图，这里没有指出分子的构象；(b) 嵌于石磨小格中的 8 碳链具有顺-反-反-顺-顺构象，在这种情况下，结构图能够指出碳原子相对空间位置

量子力学模型既包括分子化学键间相互作用（夸克分子轨道理论），又包括空间上相互作用。某些量子力学模型属于杂交型，结合了 3D 模型的测量。

现在，3D 模型已经成为应用最为普遍的分子结构图，因为它可以提供电子学特征（如电荷的分布）、立体空间特征（如构象）和形状（表面的和体积的）的相关信息。因为分子并不是一个同质体，所以用拓扑描绘学描述它的特性比用单一参数来描述整个分子更加准确。

可以利用各种分子模拟软件测量或估计分子特性，并用于 QSAR 的研究，这些特性包括如下方面：

- 原子荷电荷数；
- 电子密度；
- 范德华力和溶剂笼表面积；
- 靠范德华力键合或溶剂笼效应存在时的分子体积；
- log P（正辛醇-水分配系数的对数）；
- 用原子断片理论得出的折射率；
- 用原子理论得出的极化性；
- 用简明方法得出的质量。

弄清在建立模型过程中使用的各种方法是理解 QSAR 模型的关键（图 2）（Elder et al.，2002）。

毒性资料和分子特征之间简化的数学关系往往要通过多变量回归分析得出。在 QSAR 研究中典型的做法是在选定要分析的化学物和理化特性后，再选择通过测量或估计而得的分子特征。一个较好的回归模型可以反映出复杂的生物学特性（活性、毒性）与相对简单易于理解的物理化学特性之间的对应关系。随着在 QSAR 研究中遇到的问题越来越困难并越来越多，新的数据资料压缩技术（包括人工智能和人工神经网络）应运而生（Devillers，2001）。例如，现有的软件系统可以通过图形、信息理论以及严格的诊断程序，利用丰富的分子结构特征信息对化学物的毒性和环境效应评价进行自动估算和验证。

3.2.2.2　*优点*

QSAR 具有以下广泛用途：

- 可筛选、了解和预测化学物的活性；
- 可估测化学物的物理化学特性；
- 可估测化学物的毒性；
- 可采用危害分级法优选化学物来进行下一

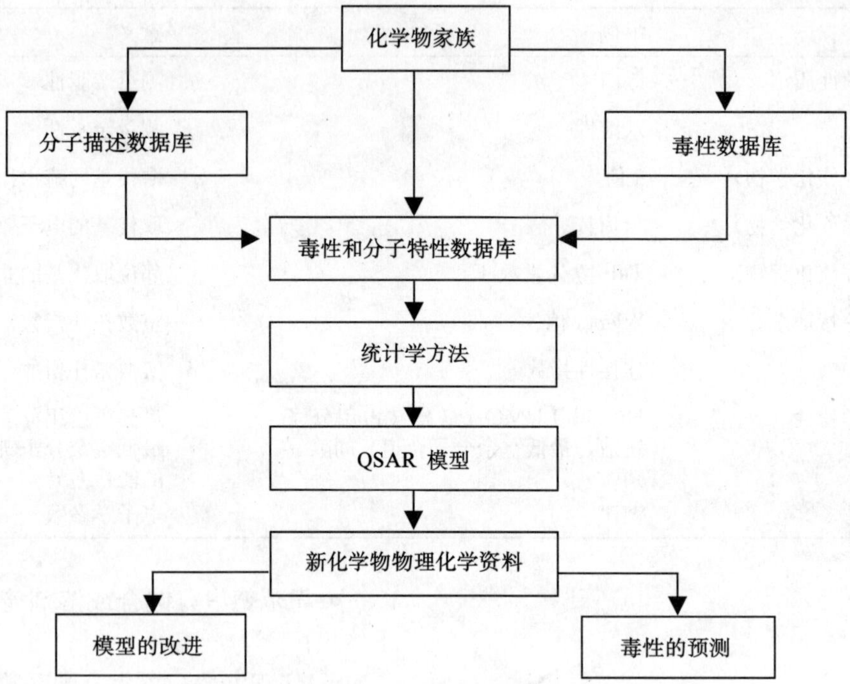

图 2 QSAR 在毒理学中的应用

步实验。

3.2.2.3 **缺点**

QSAR 研究具有以下局限性：

◆ 模型预测结果仅可用于被选为相关性基础的活性类型。

◆ 建立模型时要求具备说明标准效应的生物学数据（例如生物学或毒理学终点）；如果实验条件不同（例如温度、pH、离子强度、种属、年龄、实验周期等），则可能会影响生物学效应之间的可比性。

◆ 因变量的实验误差往往被忽略，可能会导致模型的过度拟合。

◆ QSAR 模型可以预测一组具有相同作用机制的化学物的活性，但却不能预测一种非预期的活性类型。

◆ 化学物的毒性可能会减小或消失，而不受建立模型时所用的物理化学特性的控制。

◆ 根据大量不同化学物的数据而建立的模型通常不能模拟单一的作用机制。

◆ 如果仅有少数几种化学物的数据，那么选用太多的自变量就会使偶然相关的发生概率增加。

3.2.3 *毒代动力学*

如果人们在研究中能够得到受试物的吸收、分布、代谢和排泄方面的毒代动力学资料，SARs 和 QSARs 模型的预测价值会大大提高，因为某些物质在生物转化过程中可产生与毒性相关的活性代谢产物。因此，在进行毒性实验之前开展毒代动力学研究是非常有用的，因为在这些研究中确定的许多特性都与上述的物理化学性质有关。例如，化学物在生物体内的吸收、转运和分布在很大程度上可由它在水相与脂相中的分布来决定，其在体液中的溶解度可由水溶性来决定；而对于弱电解质来说，水溶性又随着 pH 的变化而变化。尽管存在着主动跨膜转运机制，但大多数溶质在脂、水相之间的转运都属于被动扩散。

各种毒性类型往往来源于不同的作用机制和生物学靶器官。随着分子生物学和毒理学的不断发展，越来越多的毒作用机制被阐明，例如细胞色素 P450 的代谢和生物活化（实例见 Sandonz et al.，1998；和 Dybing et al.，2002）。

3.3 存在的差距和需要解决的问题

对于食品中的化学物来说，普遍认为在早期发展阶段就应该获得各种技术资料（包括质量规格和理化性质）。然而，人们通常不能充分利用这些已知的定性资料对化学物进行预测。在食品领域中采用化学手段来研究 QSARs 模型还很少见。从现有模型的简单描述中可以看到，这些模型可作为一种辅助方法来预测分子的生物学效应，特别是对于那些化学性质非常相似的分子。它们还可能有助于人们选择必要的食品化学物的毒理学实验。

4 现行的实验项目——急性毒性

4.1 急性毒性实验简介和目的

急性毒性是指动物或人体一次食入、吸入或通过皮肤暴露化学物后，即刻或在 14 天之内表现出来的毒性。总的来说，动物的急性毒性实验对于食物、食物化学物的危害识别和危险性评估作用不是很大，因为人体暴露量远远低于引起急性毒性的剂量，并且暴露时间持续较长。

然而，对食品中的许多单一化学物来说，无论是有意添加的，还是以污染物（如农药）形式存在的，目前仍需要进行急性毒性实验。这是因为职业接触水平可能远远高于食品中的含量，因此对生产、处理和使用这些化学物的工人进行危险性评估时仍需要进行急性毒性实验。

急性毒性实验一般选用啮齿类动物，偶尔也选用家兔。现在急性毒性实验的目的是确定一个具有明显的毒作用但非致死性的剂量；确定毒作用的主要靶器官，并为以后的重复给药毒性实验的剂量选择提供初步参考依据。以前，急性毒性实验用来确定半数致死剂量（LD_{50}），即能引起半数实验动物死亡的剂量。因此，虽然食物化学物的危险性评估不要求进行急性毒性实验，但是如果可以得到食品化学物的急性毒性实验结果，则可为其他重复给药研究的设计提供信息。

4.2 急性毒性实验研究现状

4.2.1 *经口急性毒性实验*

在过去的 20 多年里，急性毒性实验已经从使用 100 只动物的经典 LD_{50} 实验（OCED，1987b）演变为使用较少动物数（6～10 只），且对动物损伤较低的替代方法。其中固定剂量法（Fixed Dose Procedure）（OECD，1992）是一种采用较低剂量，重点研究实验动物的毒性表现，而不以死亡为观察终点的方法。急性毒性分级法（Acute Toxic Class Method）（OCED，1996a）和上下（或阶梯）法（Up-and-Down Procedure）（OCED，1998a）所用动物也较少，但仍以死亡作为研究终点。这三个 OECD 方法的最新版本将很快被通过（表 1）。

4.2.2 *优点*

急性毒性实验比较简单易行，并能够估计出现主要毒性表现的剂量，但该剂量一般低于致死剂量。通过解剖学和组织病理学检查可以提示主要的毒作用靶器官，这可能有助于设计下一步实验。了解引起严重毒作用的剂量对于设计其他重复给药实验具有参考价值，重复给药实验中选择的最高剂量应能引起某些毒性体征（例如体重减轻），而且不造成动物的大量死亡。

4.2.3 *缺点*

前面已经提到食物化学物的暴露剂量很少能引起严重的毒性。所以，急性毒性实验对食品化学物评价的意义可能不大。过去进行的急性毒性研究仅仅以死亡作为研究终点，虽然在某些研究中，通过对动物尸体进行解剖可以提示主要的靶器官，但大多数情况下靶器官都是肝脏和肾脏，由于肝脏和肾脏的暴露剂量最高，故它们所出现的毒性反应意义不大，而重复给药的可疑靶器官可能并没有被显示出来。同样，急性毒性实验为重复给药实验的剂量选择提供的参考依据也是非常粗略的，因为单次给药时引起严重毒性的剂量可能远远高于重复给药时的剂量。此外，目前指南中建议的急性毒性实验的观察周期较短，不能检测实验动物一次给药后所出现的迟发毒效应。

实验动物急性毒性实验的另一个缺点是不一定能表现出人类对食物或食物中化学物最常见的急性反应类型，这种急性反应与其说是毒性反应，不如说是不耐受性。例如，人体对食物和食物成分最常见的不耐受性表现为胃肠道功能紊乱，如对不易消化的食物出现轻微腹泻反应。影响腹泻发生的因素很多，如食物的性质、摄入量、摄入方式以及消化道的生理/病理状态。因此，动物不是研究人体对食物的不耐受性的理想模型。

4.2.4 *相关性*

当急性毒性作为主要损害作用出现时，急性毒性实验可直接用于食物化学物的危害识别。例如，有机磷化学物（如杀虫剂）可抑制乙酰胆碱酯酶的活性，急性暴露时出现的反应常常是最敏感的毒性检测指标。在动物急性毒性研究中，了解导致红细胞或大脑中胆碱酯酶水平下降的剂量，不但有助于确定每日允许摄入量（ADI）或每日可耐受的摄入量（TDI），而且还能确定急性参考剂量（人体暴露于某种物质超过 24 小时的最大推荐量）。

引起人类急性中毒的其他化学物还包括某些天然毒物，如真菌中的生物碱苷类、植物凝集素和毒素。对于这些物质，没有必要再进行急性毒性动物实验，因为这些物质引起的急性毒性反应通常可以通过人们无意中摄入腐败变质的或加工不当的食物时出现的反应而获得。

其他形式的急性毒性实验，如经皮肤和呼吸道的急性毒性实验，除了可能提供毒作用靶器官的一些线索外，一般与经口摄入的化学物的危害识别无关。而皮肤和眼刺激实验则通常与食品化学物的危险性评估无关，这些实验主要是为了劳动保护的目的而开展的。

4.3 存在的差距和需要解决的问题

食物中化学物的急性毒性作用在人类可能以一些在动物中无法评估或监测的形式表现出来，例如，胃肠道功能紊乱（例如由于罐盒污染罐装食品而引起的呕吐），或者头痛、面红和血压升高（如可由食物中的生物胺引起）。人体耐受性实验可能是最终检测这些效应的唯一可靠的方法（van den Brandt et al.，2002）。另外，还需要发展和建立更好的模型来检测人体对食物化学物、食物，尤其是新食品的急性耐受反应（Dybing et al.，2002）。

对于长期与口腔黏膜接触的食品，如口香糖，则有必要进行特殊类型的急性毒性实验，如在豚鼠或人类志愿者中进行的黏膜刺激实验；同样，对于一些与食物接触的材料，如婴儿奶瓶上的橡胶奶嘴，有必要研究在咀嚼时可能从橡胶中释放出的物质是否具有黏膜刺激性和潜在的毒性。目前尚未制定这种实验的指导原则。同样，对于具有抗胆碱酯酶活性的化学物，其急性参考剂量确定方法的指导原则也未制定。

5 现行的实验项目——重复给药毒性检测

5.1 重复给药毒性实验简介和目的

重复给药毒性实验（亚慢性试验）的主要目的是检测人或实验动物每天重复接触食物化学物或食物成分一个月或更长时间所出现的体内效应。这种研究可从组织、器官和细胞水平上揭示毒作用的靶器官，不但可以发现接触受试物及其代谢物后所出现的全身表现，而且还可以研究受试物对胃肠道的直接毒效应。重复给药毒性实验的设计不仅要求识别潜在的毒性危害，而且还要确定毒作用靶器官的剂量-反应关系，从而确定毒作用的性质和程度，并得出各种危害的 NOAELs/BMDs。

重复给药毒性研究的最终目的是提供某种具有特殊用途的化学物对人体所产生的潜在危害的相关资料，而这些资料是进行危险性评估的基础（WHO，1978）。因此，重复给药毒性研究通常被认为是食品安全性评价的核心。

5.2 重复给药毒性实验的研究现状

一项安全性检测程序的设计，包括动物种属的选择和实验周期的确定，主要取决于过去的资料（见 3.1）、受试物的种类（Smith，2002；Dybing et al.，2002）和法规的要求。亚慢性研究的目的是提供动物在给予受试物一段时期后所表现出的毒效应的相关信息，给药时期的长短应该足以显示受试物最主要的毒性效应，但又不会带来与年龄相关的组织形态学和功能的改变。研究可以是短期的（如 28 天），也可以是长期的（如 90 天），后者多用于食品化学物的研究，实验时应选用处于生长期的较年幼动物。

28 天和 90 天的亚慢性研究的指标通常包括体重和器官重量、器官组织病理学改变、血液学检查、血清和尿的临床生化检查。然而，最近的一些实验方案中还包括选用对器官或细胞学参数、一般功能或行为改变等的筛查，而这些可作为神经毒性（见 7.）或免疫毒性（见 10.）的指标。

根据 28 天或 90 天亚慢性实验结果以及诸如受试物的性质、遗传毒性实验结果和人体对受试物可能的暴露水平等因素综合判断，以决定是否需对动物进行更长时期的实验研究（如对啮齿类动物进行12个月或24个月的实验），以检测受试物的致癌性或慢性毒性。

5.2.1 *优点*

尽管对宏量成分的检测尚需要进行特殊的考虑（见引言；第3部分，剂量-反应关系，机制和外推问题），但现行的食物中单一化学物的检测程序已被广泛接受。重复给药毒性研究的标准指导原则已经在OECD化学物检测指南中阐述得很清楚。相关实验包括啮齿类动物28天经口毒性研究（OECD，1995），啮齿类（OECD，1998b）和非啮齿类（OECD，1998c）动物90天经口毒性研究以及慢性毒性研究（OECD，1998d）。这些指导原则已被广泛接受并定期进行修订。过去的几十年中，在这些统一原则的指导下，全球范围内开展的重复给药毒性研究的可靠性和可比性都有相当大的提高。

目前，没有某一项或多项体外实验可以代替重复给药毒性研究而综合应用于食物化学物的安全评估。在可预见的未来，体内研究得到的剂量-反应资料可能仍是危害识别和危险性评估的重要依据。而且，在重复给药研究中，所摘取的动物组织可保持其活性，用于进一步的离体研究（Eisenbrand et al.，2002）。

选用哺乳动物进行重复给药实验是基于它们在解剖、生理功能以及病理解剖和病理生理反应方面与人类基本相似。然而，不同种属间仍存在很大的差异。因此，在选择合适的动物对特定的食物化学物或食物成分进行检测时，不但要考虑受试动物与人体对受试物在生理反应和代谢方面相似性，而且还要了解种属间的各种重要差异（Dybing et al.，2002）。

对包括临床体征、食物消耗和体重增长、眼科学、心电图（狗）、临床生物化学和血液学检查在内的各种功能性参数的评估，是3个月的重复给药研究过程中的核心指标。除此之外，肉眼观察结果、器官重量的变化及器官和组织的显微组织病理学检查等对于识别毒作用靶器官也至关重要。另外，在今后的检测方案中，还可能更多地应用效应生物学标志物，特别是对毒效应具有早期预警功能的标志物（见1.6）（Dybing et al.，2002）。

按照标准方案进行的重复给药毒性研究能够得到大量的实验数据，这些数据不仅与组织和器官的损伤有关，而且还与生理功能和器官系统功能的细微变化有关。在危险性评估中，通常仅利用这些数据就足以得出结论，但某些情况下，对特定组织或靶器官的作用还需要通过特殊设计的实验来进一步研究。

5.2.2 *缺点*

国家和国际上的法规通常要求指定首选的检测策略和统一的检测指南。因此，安全性研究设计的灵活性受到一定的限制，尤其是对于在全球上市的食品化学物或食物成分来说。例如，对于那些背景资料已知的特定化学物，这些法规要求将阻碍更合适的、有针对性的检测策略的发展（见3.1）。

检测过程可能需要符合多个国家和地区的不同法规要求，这将会造成资源的浪费，包括动物的使用。目前，全球不同地区之间对食物化学物的重复给药检测尚存在不同的科学观点，而且检测要求的细节也各不相同。虽然已经达成或正在达成一些区域性或全球性的一致原则［如欧盟、OECD或WHO等国家间的组织，其中WHO是通过国际化学品安全规划署（IPCS）和JECFA来实现国际间协调］，但这个过程通常需要花很长的时间。

在重复给药研究中，科学界长期争论的一个问题是如何确定能够检测到有害效应所需的最短实验期限（Igrashi，1994）。然而，到目前为止大多数可用来比较的资料主要集中在人类药物方面，而药物的许多有害作用出现快，并与其本身的药理作用有关（Olson et al.，2000），因此，这些资料并不一定能反映食物和食物化学物最常见的毒作用方式。目前，由于没有充分分析药物以外的各类化学物的可比性资料，所以还不能就重复给药研究的最佳实验周期达成一致的意见。

由于人类对食物和膳食中化学物的摄入量经常发生变化，并且通常是不连续的，所以可能会对重复给药研究中的给药剂量和连续性是否恰当提出质疑。尽管通常认为连续给药方式可以反映“最差的”情况，但是对于某些毒性反应，如溶血或可通过酶诱导产生保护的毒性作用，不连续暴露产生的毒效应可能比连续暴露更强。但是，对不连续暴露的研究实例很少。

在标准重复给药检测方案测定的众多指标中，

有些指标的实际意义受到质疑，这可能与测定的时间以及该指标本身的价值有关。有人认为，在重复给药实验的头几天测定血液学和临床化学指标最有价值，因为随着时间的推移，实验动物可能会对生理变化产生代偿效应（Travlos et al.，1996），但是，目前在大多数实验指南中仅规定在实验结束时测定这些指标。此外，由于生理变化与年龄有关，对于大于12月龄的啮齿类动物，测定这些指标的意义可能不大。哪些临床化学参数可能是预测化学物的毒性最有用的指标，哪些可能根本就没有什么价值，有关这方面的信息越来越多（Travlos et al.，1996）。

尽管在重复给药研究中可获得很多信息。但是，在动物实验中却无法检测人体可能会发生的某些有害作用（例如头痛或胃肠道紊乱）。因此，进行人体耐受性研究和产品上市后的监测具有重要意义（van den Brandt et al.，2002）。

5.2.3 *相关性*

动物实验的意义及如何将其结果外推到人一直是人们争论不休的问题。动物实验的目的是应用最新的、并被普遍认可的科学知识，使实验结果能够可靠地外推到人类。然而，食物化学物与药物不同，很难得到其对人体的毒性资料。由于食物中化学物本身毒性可能很低，如食物添加剂或新食品；因此，很难对用于预测人类危害的动物资料的可靠性进行回顾性分析。从更加长远的角度来看，某些种类食物和食物化学物的人体研究将会变得越来越重要。

在安全性评价程序中，重复给药研究和遗传毒性实验往往是首先进行的项目。在此之前，应该已了解受试化学物或食物的理化性质及其他背景资料。然而，只有在理想的情况下，才能得到有关受试物吸收、分布、代谢、排泄（毒代动力学）资料以及与食物密切相关的一些方面的资料，如对胃肠菌群的影响。这就意味着通常只能在重复给药毒性研究之后才能获得所选受试动物种属是否合适的信息。因此，在安全性研究中，选择受试动物种属通常更多的是根据动物的易获得性和动物种属/品系的有关背景资料，而并不能根据其代谢与人类的相似性进行选择。然而，这方面的资料可能非常重要，尤其是对某些特殊类别的食品进行研究时，人们不得不考虑使用较少见的动物种属。例如，小型猪对脂质的吸收和代谢途径与人类相似，而大鼠则不是进行胆固醇研究的理想模型。此外，我们现在已经知道许多有种属特异性毒性反应的例子（Dybing et al.，2002）。因此可能还需花几年的时间，通过多种机制研究才能确定在受试动物身上所识别的危害是否与人类有关。如果没有进行这些研究，便想当然地假定通过动物识别的所有危害都与人类有关，这可能导致在危险性评估时过于保守。

重复给药毒性研究通常选用幼年或成年的健康动物。动物通常自由进食，且实验一般在封闭的环境中进行。对于特殊产品（如婴儿配方食品、儿童食品），根据其特殊的性质和预期的用途可能需要选用其他动物群体，例如新生动物或老年动物，并且为了模拟常见的疾病等原因，可能还需要改变实验条件（见15.）。

5.3 存在的差距和需要解决的问题

关于重复给药研究的实验周期与是否能发现新毒性之间的关系，至今仍存在争议。要解决这一问题，就需要整理非人类药物的其他化学物的研究资料。从理论上说，若要决定缩短目前推荐的实验周期，则必须权衡造成毒效应被漏检的可能性。但目前，尚缺乏相关的研究资料，而不能对食物和食物化学物重复给药实验的最佳实验周期作出科学的决定。

理论上，只有通过毒代动力学资料才能将由所选用的动物得出的结果比较合理地外推到人。因此，只有在所获得这方面的信息充足、可靠的前提下，才能开始重复给药毒性研究。因此，提前对所选用动物的新陈代谢过程与人体志愿者进行比较研究可能会有帮助（van den Brandt et al.，2002）。

另外，人们还需进一步研究在所选用的动物中进行评估的临床生化指标的可靠性和基线值的变异性，以及这些指标与器官组织功能紊乱和损伤、膳食、食物消耗量变化之间的关系。在机体对有害作用产生适应性的情况下，对没有器官和组织的病理组织学改变，而仅出现临床生化指标改变的危害识别的意义也需要进一步研究来说明。有关有害作用的适应性问题另有文章进行讨论（Dybing et al.，2002）。

6 现行的实验项目——生殖和发育毒性

6.1 生殖和发育毒性实验简介和目的

生殖和发育毒性实验的主要目的是检验受试物或其代谢产物对成年哺乳动物的生殖功能及其子代的生长发育和生育力的影响。实验设计应能识别潜在的生殖危害，并确定已识别危害的 NOAELs/BMDs。

在研究一般毒性的标准重复给药实验或显性致死实验中，有时可以得到某一化学物可能具有生殖毒性的线索；显性致死实验可检测由于雄性动物精子损伤导致的生育障碍或不育。然而，上述实验本身不足以评估化学物对成年动物生殖功能的多种潜在影响，而且也不能提供子代出生前后发育情况的有关信息。因此，必须采用特殊的实验来评估化学物的生殖毒性。在食物化学物的评价中，这些特殊实验通常包括多代生殖毒性研究和发育毒性研究。

6.2 生殖和发育毒性实验的研究现状

6.2.1 *多代生殖毒性研究*

由于人类可能终生接触食物中的多种化学物，所以通常需要进行多代生殖毒性研究，在这种研究中，亲代（P）及其子代（F1 代和 F2 代等）将连续不断地服用受试物。实验一般选用单一种属，常用大鼠，偶尔也用小鼠，实验至少延续两代，每代一窝。

多代生殖毒性研究应该能够提供下列信息：受试物对雄性和雌性动物性欲、性功能和生育力的影响，对雌性动物维持妊娠能力和哺育幼仔能力的影响，以及对子代出生前和出生后的存活率、生长发育和生育力的影响。而且，通过对亲代和子代组织的组织学检查也可发现主要的毒作用靶器官（特别是生殖器官）。

6.2.1.1 **优点**

如上所述，多代生殖毒性研究被认为是研究化学物生殖毒性的一种综合而有效的方法（OECD，1997a）。

6.2.1.1.1 检测受试物对子代生育力的影响

一代以上的生殖毒性研究不仅能检测受试物对成年动物生殖功能的影响，而且还能检测其对子代生育力的影响，因为子代动物在胚胎期和出生后早期已接触了受试物。众所周知，出生前和出生后早期是生殖器官发育的关键时期，此期的发育可影响成年后的生育力。发育紊乱可使子代生育力的损伤更加严重，或者，与亲代相比，引起损害的剂量更低。

6.2.1.1.2 检测生物蓄积作用

若多代生殖毒性研究显示毒效应范围和/或严重程度呈逐代递增的现象，则提示受试物可能具有生物蓄积作用，这种重要的作用可能与通过食物链暴露有关。但重要的是要辨别这种现象是由于生物蓄积作用，还是由于出生前/后内分泌紊乱所引起的。

6.2.1.1.3 可疑结果的判定

通过对子二代动物的观察可以对在子一代动物中发现的可疑作用或阳性作用进行确认和验证。历史上，大多数食物化学物（如添加剂、污染物）安全性评价指南中都建议进行两代生殖毒性研究，或者规定至少进行两代生殖毒性研究（Palmer，1991）。最近，OECD 修订关于两代生殖毒性研究的指导原则（OECD，2001a），将过去一般需要进行的三代生殖毒性研究改为非必做项目。虽然由子三代（F3）获得的信息有时会使总 NOAEL 降低，但是从危害识别的角度来看，在子三代中很少检测出在子二代（F2）没有发现的毒性作用。

另外，还可以利用每代第二窝的幼仔来辨别一些可疑结果（例如对照组中动物的生育力低或者有与处理可能相关的作用）。OECD（OECD，2001a）指南中提供了这种灵活性。

6.2.1.2 **缺点**

现行的多代生殖毒性研究方法本身存在一些公认的缺点。多代生殖毒性研究不仅应检测出影响成年动物生殖功能或者通过非内分泌机制影响子代发育的化学物，而且还应检测出化学物所引起的潜在的内分泌功能紊乱。

6.2.1.2.1 内分泌紊乱的检测

现在人们已经认识到过去的研究设计没有充分强调那些与内分泌紊乱检测有关的研究终点。虽然并不是所有的内分泌紊乱都与生殖和发育障碍有关（见 13.），但许多内分泌紊乱都会影响生殖功能。因此，许多国家和国际组织已经提出或正在建议在推荐的多代生殖毒性研究程序中增加新的研究终点（EPA，1998a；FDA，1999；OECD，2001a）。各种指南（已通过或建议试行）的增补内容实际上是相同的，包括以下内容：

◆ 检查亲代（P）和子一代（F1）雌性动物的发情期长短及是否正常；

◆ 测定亲代（P）和子一代（F1）雄性动物精子的数量、活动能力及形态特征，记录睾丸、附睾、精囊和前列腺的重量，最好对睾丸进行组织学检查；

◆ 记录子代阴道口开放或龟头包皮分离时的年龄和体重；

◆ 观察子代雄性动物的乳晕/乳头痕迹；

◆ 如果在子一代（F1）中发现处理因素对性别比或性成熟时间有影响，则应测量子二代（F2）出生时肛门与生殖器之间的距离。

虽然现在或将来进行的实验应包括上述指标，但迄今为止许多食物化学物的检测还不能全面地评价内分泌功能紊乱。

6.2.1.2.2 复杂性

多代生殖毒性实验的最大缺点是其复杂性。这种研究很难控制，常常由于在实验结束时出现动物数不足和/或对照组动物各种生殖功能的变异，而出现无法解释的结果。进行多代生殖毒性实验要求选用生育力高的动物，具备高标准的动物饲养和管理条件，能够追踪全部子代的情况，并且应避免子代间的交配。这种研究需要耗费大量的时间、空间和人力。与其他类型的标准毒性实验相比，多代生殖毒性研究使用的动物数较多，这又会引起许多动物福利问题（Purchase，1999）。毫无疑问，正是由于多代生殖毒性研究的周期长、实施复杂，才使法规制定机构允许在实验中可仅用一个种系的动物进行研究，而危害识别过程中的其他实验（如一般重复给药毒性实验、致癌性和发育毒性实验）则至少要选用两种动物进行研究。

6.2.1.3 **相关性**

6.2.1.3.1 人类和啮齿类动物在生殖神经内分泌学上的异同

不同种的哺乳动物（包括人类）的生殖功能之间有许多共同的特征（Knobil和Neill，1994）。在进行危险性评估时，相似的程度是将啮齿类动物研究结果外推到人的相对坚实的基础。然而，在生殖发育和性功能的神经/激素调控方面，啮齿类动物和人类之间存在一些较大的差异（Knobil和Neill，1994），例如，垂体和卵巢在维持妊娠过程中所起的作用不同。了解这些不同点，再结合机制研究的基础资料，可全面判定在啮齿类动物中观察到的与处理相关的各种变化是否与人类有关。

6.2.1.3.2 发育时间上的种属差异

不同种属在与出生和性成熟前期有关的发育事件的发生时间上存在明显的差异。这种差异不仅包括大脑结构发育的时间不同，而且还包括性分化和发育过程中的内分泌调控的本质和出现时间的差异。若这些发育事件出现的时间与人类接触某种化学物的可能性和途径有关，则这些资料对于将动物危害识别的结果外推到人类至关重要。

6.2.1.3.3 精子的生成

众所周知，实验大鼠及许多其他动物每日每克睾丸组织生成的精子数量比人类多（Sharpe，1994；Thomas，1996）。因此，在检测到每窝产仔量减少之前，大鼠的精子数量实际上已经出现了下降。修订后的多代生殖毒性研究方案中已增加了精子指标的检测，这在某种程度上可减少上述现象的发生。然而值得怀疑的是，当仅是生殖能力低下（marginally fertile）的男性比例逐渐增多时，啮齿类动物模型是否还完全适用于人类。

6.2.1.3.4 宫内存活率

在常用的大鼠品系中，90%～95%的胚泡植入子宫后可正常存活，这对于受试动物是非常有利的，可以保证受试动物与对照动物一致。然而，人类情况刚好相反，90%以上的胚泡在着床前或着床后早期死掉（Barlow et al.，2000）。根据这一点以及上述的男性生殖能力状况，人们开始怀疑大鼠是否是研究人类生殖功能的最佳模型。

6.2.1.3.5 哺乳和哺育的作用

在多胎生产的种属中，如啮齿类动物，有效的哺乳和良好的哺育对子代的生长和存活非常关键。干扰哺乳或哺育方式可以导致幼仔被抛弃和早期死亡，其影响仅次于实验性紧张因素或营养失衡。这种影响在人类则很少发生或根本不会发生，所以应将这种影响与受试物对子代造成的直接影响区分开。

6.2.2 *发育毒性研究（原致畸研究）*

发育毒性研究的目的是通过计数胚胎或胎仔吸收或死亡数，测量胎仔的重量和性别比，检查外观、内脏和骨骼的形态，来识别受试物有无对胚胎或胎仔的致死、致畸或其他毒性作用。子代发育神经毒性检测在稍后进行讨论（见 7.1）。发育毒性实验一般选用两种动物进行，一种为啮齿类动物，如大鼠或小鼠，另一种为非啮齿类动物，如家兔。在某些情况下，也可选用其他种属。一般（至少）是在胚胎发育期给予受试物，在即将分娩前处死动物检查宫内胎仔的情况。

多代生殖毒性研究可包括一个发育毒性研究阶段，如通过使亲代交配 2 次或 3 次；然后，在即将分娩前处死孕鼠检查宫内胎仔的情况。然而，这种研究目前很少使用，主要是因为这种“双重作用”研究具有复杂性，而且与短期发育毒性研究相比，给予受试物的最高剂量也受到限制。不过，即使不包括发育毒性研究阶段，多代生殖毒性研究仍能通过出生体重、每窝产仔数或产后存活率降低等现象，对出生前诱发的发育毒性作用给出提示。尤其是 4 日龄幼仔存活率降低可以表明受试物具有致畸作用（Chernoff 和 Kavlock，1982）。但是，由于啮齿类动物有在出生后不久将异常幼仔吃掉的习惯，所以人们认为这种多代生殖毒性实验对于致畸源的危害识别是不够的。因此，为了得到某一化学物可能引起致畸作用的详尽资料，必须进行发育毒性研究。

6.2.2.1 **优点**

6.2.2.1.1 灵敏度

一般认为这类研究对于发育毒性的检测是比较灵敏的。实际上，根据对有限的非人类致畸物的比较，动物研究的灵敏度可能太高，因此导致的假阳性率很高。足月时胎仔体重减轻是检测发育毒性的一个非常灵敏的指标，而体重减轻可不伴随其他毒性表现，或者可能在低于胚胎致死或/和致畸剂量时发生。发育毒性研究能够揭示不良妊娠结局的种种表现，有助于可疑结果的解释。

6.2.2.1.2 选用一个以上的种属

目前普遍认为在检测中选用一个以上的种属是必要的，这样可以增加检出对人类具有潜在发育毒性物质的机会。但考虑实际操作上的原因，一般只用两种动物。通常选用大鼠，其优点在于大鼠具有很多其他的毒性资料，包括毒物代谢动力学方面的资料。家兔通常作为第二种供选用的实验动物，因为家兔和啮齿类动物不仅在胎盘形成和妊娠生理上有些差别，而且在以往的研究中，家兔显示出反应停引起的短肢畸形，而大鼠却不能。当然，对于家兔的应用也有一些疑问（见 6.2.2.3），包括其他啮齿类在内的其他种属也是可以考虑的。目前，得到的少数分析资料还不能表明常用种属中哪种动物是最佳的选择（Brown and Fabro，1983；Frankos，1985；Schardein et al.，1985；Schardein and Keller，1989）。

6.2.2.2 **缺点**

6.2.2.2.1 精确度，假阳性

与其他类型毒性研究相同，人类致畸物危害识别过程中（见 6.2.2.1），在选择最佳的实验动物时也存在不确定因素，但发育毒性研究中的假阴性引起的后果可能会更严重。因此，上文中已提到的啮齿类动物研究中相对较高的假阳性率，经常被认为是一种有用的保护因素，但同时也意味着一些有用的化学物从市场上不必要的退出。

6.2.2.2.2 选择受试动物时更多考虑种属的便利性，而不是最佳模型

在实际操作中，由于受到时间和物力的限制，发育毒性研究通常选用多胎和孕期短的动物进行实验，而没有对其他种属动物应用于识别人类发育毒性物质中进行系统的探讨，尤其是对非人灵长类动物，由于可获得性、伦理学限制、单胎或双胎妊娠、自然流产率高以及孕期较长等因素，这类非人灵长类动物研究很少见或研究中使用的动物数量太少，这也是用灵长类动物检测已知的人类致畸物时所得实验结果一致性较差的原因（Brown and Fabro，1983；Schardein et al.，1985；Schardein and Keller，1989）。从理论上讲，最好的动物模型应在受试物代谢方面与人类非常相似。

6.2.2.2.3 统计效率

现在人们已经认识到有些程序中推荐的每个剂量组中的最少动物数是不够的。例如，原 OECD 程序（OECD，1981b）中规定家兔的数量为每个剂量组 12 只；而最新的 OECD 指南中（OECD，2001b）则推荐每个剂量组 20 只。在现行的每组动物数较少的实验中，采用一个范围较宽的剂量分组，其中最高剂量组可观察到对母体的毒性，这在某种程度上可弥补统计效率的不足，因为剂量组的多少也可以影响分析剂量-反应关系时的统计效率。

6.2.2.2.4　与年龄有关的差异

目前的一个重要话题是当前危害识别实验中选用的动物的年龄段是否足以覆盖生命周期的各个阶段，尤其是有没有充分考虑到由于年龄不同而造成的易感性差异（见 ILSI，1992，1997 综述）。由于啮齿类动物的亚慢性、慢性研究中受试物暴露时间都是从 6～8 周龄开始的，因此当前进行的大多数实验都不包括动物断乳前和断乳早期详细的组织病理学和化学病理学检查。当然，这也推动了新的检测方案的发展，例如，对 14～90 天不同年龄阶段的啮齿类动物给予急性、亚慢性剂量后，比较体重、临床效应、吸收、分布和代谢、临床生化和组织病理学的改变（Prodanchuk，2001）。由于人类在宫内和婴儿早期就不可避免地接触膳食化学物，因此，进一步探讨这个问题对于食品安全是相当重要的。

6.2.2.2.5　内分泌干扰物的检测

与多代生殖毒性实验一样（见 6.2.1.2），发育毒性实验程序也不一定能够检测内分泌干扰物。尤其是现在和过去的实验程序中一般都将给予受试物的时间限定在胚胎形成期，而啮齿类动物的许多重大发育事件都在这以后才发生（如大鼠是在孕 16 天到分娩之间）。因此，目前已修订或正在修订的检测指导原则都建议延长给药时间，即包括从胚胎着床到分娩的全过程，并且要求除了常规的胎仔评价之外，还要特别注意生殖器官的发育（OECD，2001b）。

6.2.2.3　**相关性**

6.2.2.3.1　预测人类致畸物的能力

在反应停事件之后，大多数法规管理机构提出对人类治疗性药物进行发育毒性检测的要求，随后对其他种类的化学物也提出同样的要求。这些研究证实已知的人类发育毒物在动物模型中也能产生毒性。然而，尽管能够得到少量结果一致的研究资料，最终还是很难评价动物研究在预测人类发育毒物方面的灵敏度和精确度。目前研究结果提示，阳性结果与人类最一致的动物种属，按降序排列，依次为小鼠、大鼠、家兔、灵长类动物，但其中小鼠和大鼠的假阳性率很高。

6.2.2.3.2　家兔的应用

很少有人对发育毒性研究的必要性和实验中要求使用两种动物提出质疑。在人类危害识别时，人们有时会对把家兔作为第二种动物的首选提出疑问（Manson，1991），但迄今为止，还没有人对此进行系统的评估。然而，家兔不适用于检测抗生素（如兽药残留问题）和不易吸收的物质，因为这些物质常引起家兔腹泻和进食减少，本身也可能造成流产、胎仔吸收，偶尔还可引起母体死亡（Matsuzawa et al.，1981；Clarke et al.，1986；Petrere et al.，1993；Manson，1994）。

6.2.2.3.3　关于母体毒性研究结果的解释

在解释阳性结果对人类的意义时，一直存在的一个难题是：发育毒性只在剂量达到可能导致母体毒性的水平时才会发生。在人们不能区分直接毒性和间接毒性的情况下，为了谨慎起见，在危险性评估中应当考虑这些效应，这可能造成对潜在危害的过高估计，而实际上这种危害可能根本不存在。

6.3　存在的差距和需要解决的问题

生殖内分泌学与发育被认为是一个复杂的领域。如果要正确评估人类危害识别研究结果的意义，危险性评估者必须更好地了解已知种属在生殖神经内分泌方面的差异，以及与接触化学物的时间和各种有害作用的出现相对应的发育阶段。除了上面所讲的应对评估者进行培训以外，还迫切需要进一步开展该领域中的基础研究，以便为比较危险性评估奠定坚实的基础。

事实上，大部分已进行的多代生殖毒性和发育毒性研究并没有完全包括与内分泌干扰物活性相关的所有终点，这提示今后可能还需对一些食物化学物进行深入研究和重新评估。而其他一些化学物，如食品污染物，则可能根本没进行过生殖或发育毒性研究。然而，有证据表明，许多食品污染物和天然存在的化学物在体外或有时在体内都可以表现出内分泌活性（Soto et al.，1995；Sonnenschein and Soto，1998；Zacharewski et al.，1998）。在这种情况下，应用短期筛选实验是合适的，只有当筛选实验结果阳性时，才需继续进行完整的多代生殖毒性和/或发育毒性研究。例如，美国环境保护局内分泌干扰物筛选和检测顾问委员会［USA Environmental Protection Agency's（EPA）Endocrine Disruptor Screening and Testing Advisory Committee，EDSTAC］提出的筛选系统（EDSTAC，1999）。这个系统由一系列体外和体内实验组成，体外实验包括雌激素和雄激素受体结合/转录活性实验、睾丸匀浆中类固醇生成实验，体内实验包括啮齿类动物 3 天宫内营养分析实验（rodent 3-day uterotrophic assay）、雌性啮齿类发情期 20 天实验（包括甲状腺功能评价）和雄性啮齿类 5～7 天 Hershberger 实验。目前正在对 EDSTAC 的筛选应用进行评估。

已有人提出大鼠是预测人类男性生育力的较适合的模型。连续繁殖实验（Lamb，1985），是一项能较好地预测生育力低下（Francis，1994）的实验，可在小鼠或大鼠中进行。将要交配的雌鼠和雄鼠同笼饲养 14 周，在此期间连续给予受试物，并将实验期间产下的仔鼠在生后不久处死，只保留 F1 的最后一窝，并从断乳起直到可以交配期间连续给予受试物，产出 F2。连续繁殖实验在检测对生育力影响较弱的物质时比传统的多代生殖毒性实验更灵敏。然而，这种实验仍然选用啮齿类动物，因为啮齿类动物的精子贮量比人类多，若增加的啮齿类动物精子评价指标仍不能满足检测需要的灵敏度，就需要建立更好的模型，以便准确地评估受试物对人类生育力的危害。

虽然很少有证据表明，正在发育的免疫系统比成熟的免疫系统对免疫毒物更敏感，但有一些实验证据提示，动物在生长发育期接触毒物对免疫系统的影响可能比成年期接触的影响更持久（Holladay and Luster，1994）。这种可能性的存在要求我们在提出发育毒性检测方案中增加免疫毒性指标的修改建议之前，进行进一步的调查研究。

对于打算应用于婴儿配方食品中的物质，而且这种物质的结构用现有资料无法进行评估，则需要特殊的检测策略。受试动物接触受试物的方式应尽量模仿人类实际摄入方式，不仅要考虑接触剂量和暴露于原形化学物，还要考虑神经发育和其他发育指标在发育时段上的种属差异。如果人类仅是母体接触受试物，然后将受试物和/或其代谢物排泌到乳汁中，子代仅通过乳汁间接接触该受试物，则无须进行传统的多代生殖毒性研究。这种情况可能只需进行一项单独的实验，即在出生后到断乳期间，连续经口直接给予子代受试物，检测其生后存活率、生长、发育、功能和行为学的改变。在某些情况下，为了尽量模拟人类的情形，也可以考虑选择灵长类动物进行研究。但目前 OECD 指南中不包括这类研究方案。

7　现行的实验项目——神经毒性

7.1　神经毒性实验简介和目的

神经毒性实验主要是检测在发育期或成熟期接触的化学物是否会对神经系统造成结构性或功能性损害。这些可能的损害包括从对情绪、认知功能的短期影响直到对中枢神经系统和外周神经系统产生永久性的不可逆损伤，而导致神经心理或感觉传导功能损害的一系列改变。一方面，短期一过性的改变会立刻对健康产生直接威胁，尽管这些改变是可逆的，而另一方面我们也必须认识到短期暴露损害在早期明显恢复之后，可能会出现长期的后遗症。长期低水平暴露，可不表现出急性临床表现，但却可引起各种迟发慢性异常和功能储备能力的丧失，这种储备能力在个体老化过程中非常重要。因此，在制订合适的实验方案时，必须认真考虑可能效应的范围、可能的接触剂量和作用时间。

若在重复给药研究开始时就高度怀疑受试物可能具有神经毒性，则应该把神经毒性检测作为附加实验来监测研究过程中可能出现的神经毒性指示性体征，否则若一旦在标准重复给药研究中发现神经毒性，则需要重复研究。在任何一种情况下，都应当对各种各样的神经毒性终点指标进行检测，除需进行过去人们主要关注的神经病理学评价（识别神经病理学损伤或明显的神经功能障碍）以外，还要进行功能学/行为学测试（表 3）。现在人们已经认识到，神经学研究终点的改变在开始时可能非常细微小，也可能是滞后的，例如，只有在暴露后经过较长的潜伏期才会出现运动失调和学习记忆功能障碍。

此外，还需要注意可能会在发育期出现的神经毒性，特别是因为在仅对成人进行的研究中的神经毒理学终点很难识别在这一时期发生的神经毒性，成人研究主要描述的是暴露和结局方面的信息。生殖和发育毒性研究也不一定能够识别发育期神经毒性，这些研究主要侧重于检测动物的生存率、生长情况和大体结构的改变。实际上，发育神经毒性研究必须要有特殊的设计，以便识别那些可能在妊娠期或哺乳期通过母亲传给子代的发育期神经系统的功能性或形态学损害效应，并确定是由于食品化学物包括食品添加剂、污染物引起，还是由某些食物组分所造成。

表3　潜在的神经毒效应类型及其检测方法

潜在毒效应	可能预测神经毒性的终点实例
结构或神经化学效应	大体形态；器官重量；组织病理学；神经递质的合成，释放，摄取或降解；第二信使相关的信号转换；膜结合酶调节系统；神经障碍相关酶的抑制/老化；神经胶质酸性蛋白的增加
神经生理学效应	神经传导的速度、幅度或不应期；感觉诱发电位的潜伏期和幅度；脑电图的改变
行为/神经学效应	运动能力的改变；运动协调能力的改变，无力，瘫痪，运动方式和姿势；震颤；感觉运动神经反射在频率、潜伏期和幅度的改变
发育效应	各种神经测量指标的大小；学习、记忆和注意力的改变；行为方式的改变时间，改变的方式/强度；生长、组织结构或神经化学成分的改变

7.2　神经毒性实验的研究现状

除了可以应用一般毒理学实验中的各种终点来评价潜在的神经毒性之外，现在还有许多明确的检测指南，这些指南中清楚地列出了与成年或发育期啮齿类动物相关的大部分神经学终点的检测程序（OECD，1997b；EPA，1998c；FDA，2000；表4）。国际协调会议（International Conference on Harmonisation，ICH）项目正在制定的统一的药品检测指南中，也提出了相关的问题。EPA（EPA，1998c）和 FDA（FDA，2000）的神经毒性检测指南中也都强调发育期神经系统的敏感性和迟发性潜在效应发生的可能性。

表4　标准实验方案中各类毒性实验可检测的相关神经毒性终点

研究类型	可能相关的神经毒性终点
急性毒性实验	临床观察（中毒体征）
	神经障碍靶向酯酶活性（Neuropathy Target Esterase，NTE）和乙酰胆碱酯酶活性（AChE）（大脑和腰脊髓，坐骨神经和其他外周神经组织）；大脑和脊髓的病理学检查；小脑、延髓、脊髓、坐骨神经和其他外周神经的组织病理学检查
	临床观察：自主神经系统或中枢神经系统毒效应、躯体运动活性、异常的行为方式
短期毒性实验	临床观察：自主神经系统或中枢神经系统毒效应、躯体运动活性、异常的行为方式
	标准运动的详细观察：自主运动活性、步态异常、姿势、阵挛性或强直性运动、反应能力、刻板症或行为异常
	监测对外界刺激的反应（听觉/视觉、本体感觉）、握力、运动能力
	大脑和脊髓的病理检查；小脑、延髓、脊髓和外周神经系统的组织病理学检查
长期毒性和致癌性	NTE 和 AChE 活性（大脑、脊髓和坐骨神经）
	临床观察：神经学改变
	大脑、脊髓和外周神经系统的病理学检查
生殖毒性实验	临床观察：母代和子代行为的改变
	生殖毒性研究中通常会加入对母子间相互作用的评估，如可能的话，还可对子代记忆、学习和行为的能力进行评估

现在，人们越来越认识到，神经毒性实验应当采用分阶段的策略。这种策略要求人们把在常规的筛选程序（表 4）中检测出的可能具有神经效应的化学物作为候选毒物，然后用更详细的检测方法来更好地描述神经毒性的性质、作用机制和剂量-反应关系。该方法可提供多个决策点，在这些决策点上，可以利用专家的评议来指导一种化学物的检测计划。毫无疑问，这种检测策略不应是一成不变的，而应做个案处理。当筛选结果、SARs 或物理化学特性提示受试物可能具有神经毒性时，如第一阶段实验中提示具有某种效应，则应按照现有的一般原则和后面的策略进行下一步的实验。在第二阶段实验中，如应开展啮齿类动物神经毒性实验（OECD，1997b）。第二阶段实验是范围较广的探索性实验，所采用的剂量一般低于第一阶段，以避免所得结果与一般毒性相混淆。第三阶段实验应包括一些特殊研究，以检测根据第二阶段实验结果或其他背景知识判定出明确的神经毒物或有明显的证据表明具有神经毒性的物质，目的是进一步描述危害特征，并阐明毒作用机制。从理论上讲，最初筛选时应当参照包括已发表文章、常规毒性实验和 SAR 模型结果在内的各种资料。然而，目前，SAR 方法在这一领域还没有被广泛应用。常规毒性研究中可提示潜在神经毒性的指标包括：病理组织学（包括特殊固定和染色技术）、身体发育的重要事件如生长和成熟、临床表现（包括运动/反射、行为和功能的测量）。

如上所述，出生前通过胎盘或出生后通过母乳接触化学物都可能造成出生后神经功能和行为的损害。这些发育方面的研究早已用于新药检测，偶尔也用于评价已知的或可疑的神经毒性杀虫剂。但对于在食物中存在的许多其他类型的化学物，这些研究目前还没有受到特别的关注。由于发育毒性可在形态学上看似正常的动物中出现，这种毒作用很难用标准毒理学实验来检测，尤其是还需要描述动物从胚胎形成到断乳的不同发育阶段接触受试物后所出现的结构、功能和行为的变化。尽管人们在药物发育毒性检测实验中积累了相当多的经验，但至今尚没有制定出一种用于检测食物化学物神经毒性的规范方法。目前认为适当的神经毒性检测策略应包含一系列的实验，不仅要在出生早期进行检测，而且要延长至成年期。从多代生殖毒性研究和/或有附加实验期的发育毒性研究以及独立设计的毒性研究中都可以得到有用的数据。OECD 最近正在考虑制定一份新的发育神经毒性研究的实验指南，包括身体发育、反射发育、运动能力和功能、感觉功能、学习和记忆功能的评价（OECD，1999）。修订的两代生殖毒性实验指南中（OECD，2001a）规定，必须对子代进行功能学检查，除非已在单独的研究中进行了研究。

7.2.1 *优点和不足*

对多种化学物来说，要鼓励建立统一的毒性检测方法，因为人们近来格外关注用于识别一些特殊改变的新的毒性检测指南，这些变化提示受试物可能具有一些需要进一步研究的特殊毒性，如神经毒性。行为学、神经学、神经化学和神经解剖学效应都在关注之列。一般认为这种关注应该根据具体情况做具体分析，特别是在现行的 EPA 程序中，化学物毒作用谱资料应结合人类可能的接触情况同时考虑；这样做可以避免仅通过简单定性研究便将化学物标定为“神经毒物”。

化学物的很多效应对于人类危险性评估来说可能都非常重要，EPA 指南中对这方面进行了总结回顾，并且列出现有的检测终点（EPA，1998c）。用于阐述在整体动物实验中检测神经毒性作用机制的方法可能会变得越来越重要。的确，人们对神经心理学变化的机制缺乏了解，尤其是在记忆、情绪和其他认知方面。

然而，令人欣慰的是，在目前的研究中，行为、学习和记忆测试方法使用得越来越多。此外，增加感觉功能和运动行为的定量测定也很重要，包括反射的评价，如翻正反射和惊吓反射等。检测这些反射对于发育研究十分重要，在不同的发育阶段都应对这些指标进行评估。值得注意的一点是对实验结果的解释需要有较完善的背景资料，这些资料应包括对参照物（阳性对照）的反应。

在实验观察到的所有变化中，人们不但要考虑那些不可逆的结构和功能变化，而且还要注意那些恢复缓慢、进行性或迟发性反应。即使毒作用恢复很快，这种关注也是合理的，因为这种可逆性可能掩盖了修复功能的降低，因而可能掩盖将来适应能力的下降。还可能会出现迟发的效应，这种变化只有在以后受到环境刺激或衰老时才表现出来。尽管，生物体发育期是生命周期中最敏感的阶段，但还应该注意到，由于衰老的生物体对刺激的反应能力下降，因此衰老期也可能是一个敏感阶段。现在，人们越来越重视发育期动物接触毒物之后所出现毒作用的检测，尽管这些毒作用仅集中表现在性成熟阶段。对于迟发毒性的检测问题或衰老生物体易感性增加问题，目前尚未完全阐明。

检测过程中还可能存在其他方面的不足，包括解释实验动物接触某一化学物后在易感性和毒性表现上存在的种间差异；例如，不同种属对同一种刺激可出现不同的表现（Dybing et al.，2002）。另外，在某些情况下，很难把一种效应明确地定义为神经毒性，因为观察到的变化既可能是化学物及其代谢产物对神经系统的直接影响，也可能是一种非神经部位作用的继发反应；例如，由于神经系统的血液供应或肌肉细胞的功能改变而出现的神经系统效应，这一点对发育研究特别重要，在这种情况下，应该仔细分析各种神经毒性终点变化之间的联系。对于食物中化学物的研究，由于研究中伴随营养状况的改变，因此在判断化学物在毒效应产生过程中所起的作用时更加困难。

7.3 存在的差距和需要解决的问题

目前这种研究在许多方面存在差距，现列举如下。

7.3.1 *基础理论知识*

◆ 有关神经心理效应（如认知功能）的基本和化学物特异机制方面的知识；

◆ 理解毒性刺激的易感性、表现和效应方面存在的种属差异；

◆ 识别从受到各种神经毒性损害到出现神经学变化以前以及到这些变化恢复以前的时期内所有的影响因素；

◆ 确认化学损伤易感性的关键时期，特别是关于宫内和刚出生时期的易感性及其与人类发育的关系；

◆ 特别是在研究食物化学物时，应加深了解毒理学作用和营养学作用对神经学终点的交互作用；

◆ 应识别合适的化学物，并对这些研究结果进行汇总，以便建立参考数据库，进而有利于对实验结果进行解释。

7.3.2 *检测过程*

◆ 需要建立一个统一的筛检步骤，以便随后对某一食物化学物或成分进行详细的神经毒理学研究；

◆ 需要完善目前的实验设计，以便能够检测出足够多的效应，例如，功能降低和迟发毒性反应，这些效应在生命后期才会明显地表现出来；

◆ 必须认识到可能有许多神经心理综合征和对认知的影响无法在筛查实验中识别出来；如注意力不集中——多动症；然而，如果有证据表明可能发生这类症状，那么仍然需要进行详细的神经毒理学研究；

◆ 为了提高现行实验方法的预测性，应寻找早期神经毒性的生物学标志物。

8 现行的实验项目——遗传毒性

8.1 体内遗传毒性实验简介和目的

遗传危害的初步检测一般不要求进行体内动物实验，因为在大多数情况下，通过一套合适的体外实验就可以将其检测出来（Eisenbrand et al.，2002）。只有极少数化学物仅在体内表现出活性，这种情况的发生通常是由于在体外实验中使用的外源性代谢系统具有一定的局限性所致。然而，如果体外致突变实验结果呈阳性，则通常需要进行进一步的体内实验，以确定这种致突变活性在整体动物中是否会表现出来。但如果有充分的证据表明体外致突变的阳性结果与体内情况不相关，则不一定需要进行体内实验。当体外致突变谱和结构活性资料本身足以说明其体内活性（如亲电子活性）时，也可不必进行体内实验。

在进行任何一项体内实验之前，应该查阅所有与受试物相关的体外实验结果以及毒代动力学和毒效动力学资料。只有了解受试物的全部性质，并通过将要采用的实验方案能够合理预计到当受试物和/或其代谢产物充分暴露于特异性靶组织时，才能进行体内实验。

8.2 遗传毒性实验的研究现状

如果受试物在体内生物利用度较高（例如有证据表明受试物和/或其代谢产物可通过血流进入内脏），根据体外实验阳性结果的类型，通常需要进行的体内实验是啮齿类动物的细胞遗传学实验和/或大鼠肝脏的程序外 DNA 合成（UDS）实验。但如果受试物在体内的生物利用度很低或为0，尤其是对于具有直接作用的物质和亲电子分子，在其主要接触部位如肠道组织，进行研究可能更加合适。本文证实了用体内/体外实验来评价受试物对靶组织 DNA 的作用可能是有价值的。另外，其他一些较新的实验方法可能也有助于识别体内的潜在危害，如可用于检测任何组织中单细胞 DNA 损伤（McGregor and Anderson，1999）的"彗星实验"、DNA 共价结合（用非常敏感的方法，如^{32}P-后标记或质谱，来检测 DNA 加合物）或利用转基因动物模型研究组织特异性突变，可有助于确定可能的体内危害。已有人提出一种改进的检测普遍存在（限制性酶切）位点的点突变方法，这种方法将很快被应用于各种组织中任意程序化基因突变的检测（Jenkin et al.，1999）。

对于实验方法，一般推荐使用 OECD 颁布的体内实验程序。该程序包括染色体畸变、啮齿类动物骨髓微核实验、大鼠肝脏 UDS 实验和精原细胞染色体畸变实验（OECD，1997c，d，e，f）。

一般来说，如果骨髓和/或肝脏实验结果为阴性，则提示受试化学物作用于生殖细胞并诱发突变的可能性很低或者没有，因为生殖细胞接触外源性化学物的机会比骨髓或肝脏少。反之，如果体细胞实验结果阳性，则不能排除受试物对生殖细胞具有致突变作用。在这种情况下，需要认真考虑对生殖细胞开展进一步研究。在多数情况下，无须进行遗传毒性检测，就可以假定体内体细胞致突变物既是可能的遗传毒性致癌物，又是可能的生殖细胞致突变物。

如果毒代动力学和毒效动力学资料表明受试物可暴露于生殖细胞，那么在最终的危害识别和定量危险性评估时必须进行体内实验。应该按照 OECD 统一的检测程序进行细胞遗传作用（精原细胞分裂中期分析或精母细胞微核分析）、显性致死作用和 UDS 的实验。但这些检测都不能为这些遗传效应是否可传给后代提供确凿的证据。目前唯一可用于危险性估计方法是特殊位点实验和可遗传易位实验。然而，这两种实验都需要使用大量的动物，不适于实际应用。

8.3 存在的差距和需要解决的问题

根据专家的意见，使用动物较少的非传统实验可以对危害识别非常有用。例如彗星实验、生殖细胞 DNA 共价结合检测、荧光原位杂交法（FISH）、分析染色体畸变的结构和数量、转基因动物生殖细胞基因突变的检测，以及有关任何组织中 DNA 加合物检测的技术都可以考虑。然而，这些方法仍处于验证阶段，在危害识别中应用时应该谨慎。可以肯定的是，一旦得到验证，这些充分应用分子生物学技术并且能够减少动物实验数量的新发展起来的体外和体内实验方法，将在遗传毒性检测中发挥重要作用，并有助于增加化学物危害识别和危险性评估的可靠性。

9 现行的实验项目——致癌实验

9.1 致癌实验简介和目的

致癌实验的主要目的是通过观察实验动物在大部分生命周期内经适当途径摄入不同剂量的受试物后，以发生肿瘤作为暴露的终点，来确定能够通过不同机制增加不同部位肿瘤发生的物质。对于食物化学物和食物成分来说，主要指经口摄入。最初，因为缺乏对特殊致癌机制的了解，在检测单一化学物致癌性时实际上没有考虑机制的影响；而且，由于致癌作用的阈值不易确定，因此，认为在统计学上肿瘤发病率的增加都反映化学物对人类具有潜在危险。所以，这些实验程序适用于检测通过遗传毒性机制和非遗传毒性机制作用的致癌物。现在对能够通过任一机制引起肿瘤发生增加的物质进行检测仍然很重要。值得注意的是，一种准备在食品中添加的新物质，如果在开发过程中发现其具有遗传毒性，那么通常不允许加入到人类食品中，因此也不需要进行致癌实验。

最高耐受剂量（MTD）在致癌实验中的应用及这种方法可能引起的问题另有专文讨论(Dybing et al.，2002)。

9.2 致癌实验的研究现状

对于致癌性检测，大多数法规机构一直认可"两种动物"（大鼠和小鼠）的实验方法，这种方法多年来也一直被美国国家毒理学项目（NTP）

广泛使用。继续应用两种动物的实验方法主要是因为目前已经获得了大量有关这两种动物在致癌性实验中的反应信息，包括对特殊品系的认识及其肿瘤发病率的本底值。

OECD 已经颁布了致癌实验的操作指南（1981a），该指南适用于所有化学物，包括与食品有关的物质。从 1981 年至今，致癌性实验方案从本质上没有发生明显变动。然而，最近 20 年来，人们对致癌作用机制、种属特异性的了解越来越多，并且建立的其他检测系统也越来越多。这使许多科研机构提出对人类可能致癌物的检测方法进行替代或修改。以下是关于这一点的讨论。OECD 指南中指出致癌性实验需要有足够的动物数量（每个性别 50 只）和实验周期（小鼠至少 18 个月，大鼠最少 24 个月）。最根本的是，设计实验方案时不只是为了能最大限度地提高阳性结果的检出率，而且应该能够保证阴性结果的可信性。在所有的致癌动物试验中，重要的是应特别注意解剖、组织病理学检查和统计学评价。国际癌症研究所（The International Agency for Research in Cancer，IARC）在这方面提出一项已得到普遍遵循的详细指南。

检测食品中的物质和膳食成分的致癌性时，至关重要的是要考虑动物模型可能存在的特殊性。尤其当受试物是某种营养素时，例如商品化生产的蛋白质或淀粉，更应该考虑这种特殊性，因为这些物质掺入到饲料中的量可能高达 20%～60%，这样势必会对饲料中原有的相应营养素造成影响。一般对于经口摄入的非营养素受试物来说，在饲料中的最高浓度不应超过 5%。在啮齿类膳食研究中需要考虑的一个重要因素是，在不缺乏必需营养素的情况下，减少能量摄入可以延长啮齿类动物的最大寿命，并抑制其自发和诱发肿瘤的发生，而且这种作用不受性别、品系和种属的影响（Hart et al.，1995；Hart and Turturro，1997）。总之，从限制膳食对啮齿类动物的影响研究中已经得出：影响动物寿命的最重要的因素是总能量摄入，其次才是饲料中宏量营养素构成比例的差别。然而，大多数关于膳食供能成分与人类致癌作用的研究都把重点放在膳食组成上，而不是摄入的总量（Institute for Environment and Health，2000）。

9.2.1 *优点*

目前标准化致癌实验是采用两种啮齿类动物（大鼠和小鼠），在最大耐受剂量（MTD）下进行，其优点是在这种实验中动物致癌物漏检的可能性较小。也就是说，得到假阴性结果的可能性不大，因此实验结果可信性高。这种程序在全球范围内通常很容易被人理解，因此，基于啮齿类动物实验的危害识别已形成了一套相当统一的评价和分类系统。这些致癌实验还可以获得致癌物诱发肿瘤的剂量，以及在不同种属和性别中肿瘤发生部位的多样性及其性质方面的资料，由此可为致癌物的致癌强度提供线索。

9.2.2 *缺点*

致癌性动物实验的缺点往往与某些肿瘤类型、病因及与人类危险性之间的关系有关；例如，现在已知有的肿瘤是啮齿类动物所特有的（Dybing et al.，2002），并且是通过非遗传毒性机制诱发的，可能与人类危险性评估无关。同样，对于膳食中的一些公认的致癌物，一直争论的问题是用单一物质在高剂量下进行的致癌实验的结果与人类的相关性究竟有多大。也有人建议，把多种食物污染物（天然存在或人为造成的）当作“完整食物”的一部分来评价可能更合适，这样可以使受试化学物与其原来的食物基质同时摄入，而不是掺入到饲料中（Institute for Environment and Health，2002）。尽管可能有人认为这种方法更适用于后期的危险性评估，而不是最初的危害识别。

当前评价系统的另一个缺点是在严格的法规要求下，不允许也不鼓励对已确定的规则进行改进。因此，科学界长期争论的一个问题就是包括与药品和食品相关物质在内的许多领域中，继续应用 OECD 规定的两种动物模型是否仍然合理。特别是对于药物，ICH 建议在考虑受试物的药理学和毒效动力学等其他资料后，可能仅选用一种动物进行实验即可（ICH，1997）。此外，一般认为大鼠是首选的动物，因为它对致癌物的易感性普遍较高（van Osterhout et al.，1997）。但是，也有人建议采用其他体内实验来补充长期致癌研究。例如，应用转基因小鼠致癌模型（见 14.）。但这些转基因模型目前还处于验证阶段，因此实际价值不大。不要求进行小鼠致癌性实验的主要原因之一是由于小鼠肝脏对非遗传毒性化学物具有高度易感性，由此导致的“阳性”结果可能与人类致癌危险性相关性不大或根本不相关，因此容易造成误导。引起小鼠肝脏肿瘤可以有许多非遗传毒性原因，包括：①干扰细胞增殖、分化、凋亡或细胞间通讯；②改变DNA甲基化；③氧化应激（Dragan et al.，1998）。

另一项受人关注的建议是由Ashby（1996）提出的，而且对于与食物相关的致癌性检测可能更加合适。他建议在致癌性实验中选用雄性大鼠和雌性小鼠，这样将使动物的需要数量减少一半。然而，尽管有这些新颖的想法和方法，但在取代两种动物、两个性别的方法之前，仍需要在科学依据上达成一致。

在识别致癌性危害时，显然很重要的一点是应阐明其作用机制，究竟是非遗传毒性机制（例如改变基因表达、激素失调、受体介导效应、增加靶组织细胞增殖、干扰细胞凋亡），还是遗传毒性机制，例如，用DNA加合物的形成作为衡量指标（Clayson and Iverson，1996）。这些信息，包括非遗传毒性致癌物阈值的存在和确定，对于食物成分的危险性评估至关重要。

9.3 存在的差距和需要解决的问题

自从1981年采用OECD致癌性指南以来，人们关注的焦点明显转向对肿瘤发生机制的科学认识方面。法规管理者也明显趋于认可分子和细胞机制研究在肿瘤危险性评估中的应用，包括在危害识别中。最近，美国环保署在一项提案中建议用肿瘤生物学方面的内容来替代1986年制定的致癌物危险性评价指南中的相关内容，并作为评估项目的一部分（EPA，1996），IARC已经发布报告指出了在危害分类中考虑有关机制信息的具体做法，IPCS也颁布了一个文件草案，其中综合两个工作组（IPCS，1998，1999）的一致意见，并提出评价化学致癌物作用方式的基本框架。因此，现在人们已广泛认识到，一些毒物在实验动物中诱发肿瘤的机制可能与人类无关。德国MAK委员会（The German Maximale Arbeitsplatz-Konzentration，MAK）曾试图拓展其职业和环境致癌物的分类，以便与危险性评估和标准危害评估达成一致（Neumann et al.，1998）。其中除与欧盟致癌物分类相似的1、2、3类致癌物外，还提出两类新的致癌物：通过非遗传毒性机制表现出致癌活性的物质（第4类）和致癌性较低的遗传毒性致癌物（第5类）。这种分类法可能会成为将来的一种模式。

迄今为止，在食物成分的致癌性检测中，很少考虑膳食中宏量营养素的影响。例如，膳食脂肪是在膳食和肿瘤的关系中研究得最透彻的宏量营养素。许多研究者认为，在食物安全性评价时应该首先考虑脂肪，因为脂肪对人体健康的危害可能比任何食品添加剂和残留的农药都大，包括诱发肿瘤的危险性。对于食物中引入的其他宏量成分来说也是如此，如新食品，因为这些物质可与其他宏量或微量成分相互作用而影响肿瘤的发生，新食品还可改变膳食中脂肪酸的平衡。在设计和进行食物和膳食组分的致癌性研究时，这方面的考虑将变得越来越重要。

显然，将肿瘤生物学和机制研究应用到癌症危险性评估方面已取得很大的进展，而对于食物和膳食组分来说，这个问题可能会相对比较简单，因为仅限于经口摄入的暴露途径可能会将所遇到的问题限定在某些特殊的模式之内。对于一般的化学物，不仅仅是食物化学物，目前迫切需要制定进一步的实验指南，以便阐明实验动物的特殊致癌机制及与人类之间的关系。此外，增加一些反映DNA损伤的特异性标志物或加合物，不但有助于机制的理解，而且有助于危险性评估。应用转基因动物的最初愿望是使致癌性筛选更有目的性，并且使实验所需动物数更少，现在看来这一点不太可能实现（见14.），但这种转基因动物模型在机制研究中是非常有用的（Dybing et al.，2002）。

在食物和膳食成分的致癌性实验中，需进一步考虑和研究的问题包括：营养因素本身对实验结果的影响以及如何确定实验的最高剂量。

10 现行的实验项目——免疫毒性

10.1 免疫毒性实验简介和目的

免疫系统由全身的多种器官、组织和细胞组成。其中的细胞指的是淋巴器官中的各种淋巴细胞和基质细胞，例如胸腺上皮细胞对于胸腺依赖细胞（T细胞）的分化非常重要。成功的免疫应答依赖于各种细胞间的协同作用。淋巴细胞的反应与基因的扩增、转录和翻译有关；影响这些细胞增殖和分化过程的化学物很有可能具有免疫毒性（IPCS，1996）。

免疫系统对宿主的保护能力依赖于引起免疫应答的正常能力，也就是免疫系统的功能状态。传统的毒理学方法在检测免疫毒性方面存在一定的不足，因为在传统的方法中除了白细胞计数等一些简单的测量外，其他方法主要是通过观察器官形态学改变来检测毒效应，然而，组织病理学仅能反映免疫器官结构上的损伤，而不能测定免疫器官的功能状态（OECD，1996b）。因此，人们一直致力于探讨进行适当的功能实验的必要性，以便对可能具有免疫毒性的化学物进行检测。对于检测过程应该分阶段进行这一点已经形成共识，而且免疫毒性检测不仅要包括免疫功能的抑制指标，还要包括免疫功能的增强指标，因为这两种指标都能预测有害效应。

由于抗原敏感性免疫活性细胞的更新速度很快，攻击这些细胞的化学物可能会引起相对较短期的效应，当暴露于一种化学物的时间持续 2～4 周时就可称为长期暴露。如果某一化学物的靶细胞是某些特定类型细胞（母细胞或干细胞），或暴露发生在免疫系统发育的关键期（Holladay，1999），或化学物不能被快速清除时（Selgrade，1999）就会出现长期效应。目前有一些围产期暴露于免疫毒性化学物而改变免疫系统发育的实例（Holladay，1999）。

目前认为免疫毒性是存在阈值的。因此，免疫毒性实验应该确定 NOAELs/BMDs。

10.2 免疫毒性实验的研究现状

目前很难获得足够的免疫毒性的人体资料，因此，危害识别通常是基于动物实验结果。高级脊椎动物的免疫系统在进化过程中是高度保守的，而小鼠、大鼠和人的免疫系统组成及其相互作用相似。因此，如果动物和人的毒效动力学特征相似，那么用啮齿类动物来检测在人类可能出现的有害效应是合理的（IPCS，1996）。

10.2.1 *动物种属*

大多数免疫学实验最初都使用小鼠，因为基础免疫学研究是利用小鼠进行的。随着免疫毒理学的发展，大鼠的应用越来越多。

10.2.2 *改进*

根据国际间实验室协作研究所获得的部分资料（ICISIS，1998），OECD 关于 28 天重复给药研究的实验指南，即指南 407，于 1995 年进行了修订，目的是为了增加免疫毒性的检测。检测方案中增加的内容是胸腺重量测定以及 Peyer 斑、胸腺、淋巴结和骨髓的组织病理学检查。将可能提示免疫毒性的指标改为分性别分析，如器官的重量和淋巴细胞计数。由于每组每个性别仅有 5 只动物，如要得到有统计学意义的结果，所出现的变化必须足够大。在这方面 90 天实验可能更灵敏（OECD 指南 408），因为给药时间较长而且每组中动物数较多（10 只/每个性别），而其他方面与 28 天动物实验相似。

在 OECD 免疫学工作组会议上（OECD，1996b）对如何进一步修订指南 407，以保证更加充分地评估免疫毒性进行了讨论。会议建议：

a. 应该修订指南 407，增加淋巴细胞和淋巴器官组分的组织病理学检查（如形态学检查、特殊染色技术检查等）。

b. 需要建立淋巴细胞和淋巴器官评分系统的标准，并应该将淋巴细胞和淋巴器官分别考虑。

c. 如果组织病理学检查为阳性，则在单独实验的第一阶段检测中需要进行绵羊红细胞（SRBC）实验。

d. 如果白细胞总数发生改变，也需要进行 SRBC 实验（溶血空斑实验，或酶联免疫吸附实验）。

总之，1995 年修订的 OECD 指南 407 可以用来识别潜在的免疫毒性，通常作为第一阶段的实验；但若按上述建议进行改进后则可进一步提高检测水平。对于不能利用这种实验进行识别的化学物或化学物种类仍需建立新的实验方法。

10.2.3 *分级检测方案*

在初步识别某种化学物具有潜在的免疫毒性以后，可采用多种体内（in vivo）、体内/活体外（in vivo/ex vitro）、体外（in vitro）实验进一步确定危害特征。目前已提出多种分级实验的方案。

美国 EPA 已颁布一项用来提供免疫系统抑制信息的指南（EPA，1998b）。除从常规毒性实验获得信息外，该指南还建议必须进行化学物对绵羊红细胞的抗体应答实验。如果在实验中受试物显示明显的抑制作用，可进行血细胞或脾细胞表面标记表达实验。如果 SBRC 实验结果为阴性，可以进行自然杀伤细胞（NK-cells）的功能实验。应根据绵羊红细胞的实验结果来判断需要进行细胞表面标记分析或 NK 细胞功能实验。要注意的是指南中规定的实验并不能对免疫系统进行全面的评价，而且应该在每一项实验中都设立已知的免疫抑制剂阳性对照组。

荷兰国立公共卫生和环境研究所（The National Institute of Public Health and Environment of The Netherlands，RIVM）曾提出一项两级实验方案，具体内容如下。

第一级是非功能性实验：常规血液学检查，包括细胞分类计数；血清 IgM、IgG、IgA、IgE 测定；淋巴器官重量（脾、胸腺、局部或远端淋巴结）测定；淋巴组织的病理学检查，包括黏膜相关淋巴组织；骨髓细胞学检查；和用流式细胞仪分析脾脏淋巴细胞亚群。第二级包括多项功能实验，如细胞免疫功能、体液免疫功能、巨噬细胞功能、NK 细胞功能、宿主抵抗力。但是，目前并没有说明需要使用哪种功能实验（IPCS，1996）。

显而易见，免疫毒性实验的选择要根据常规毒性实验结果和研究者对此进行的评价来进行。采用绵羊红细胞实验可检测化学物对体液免疫影响。迟发性变态反应（DTH）实验和 NK 细胞功能的测定可反映细胞免疫系统的功能，联合应用上述实验可以更好地预测免疫系统的功能。是否需要进行进一步的检测必须根据具体情况而定。

10.2.4 *免疫毒性反应中非功能性实验的扩展*

非功能性实验的结果只能反映免疫系统的受损部位，但不能提示可能的作用机制。这类实验的最大优点是可在同一个动物上进行多项检测。

10.2.4.1 **免疫球蛋白水平**

在亚慢性或慢性暴露后，大鼠血液中基础免疫球蛋白（IgG、IgM）水平测定是一个很有用的指标（IPCS，1996）。

10.2.4.2 **骨髓细胞学检查**

骨髓是淋巴细胞和其他白细胞前体的来源。股骨骨髓经冲洗后可通过染色法或 Coulter 计数器来检查骨髓细胞（IPCS，1996）。

10.2.4.3 **免疫组化染色和形态学测量分析**

对淋巴细胞表面标记进行免疫组化染色可以深入研究淋巴器官的结构和功能，以发现不同细胞亚群和淋巴室（compartment）的变化。另外，淋巴室的形态学测量分析也可以揭示出这些室的大小的变化。

10.2.4.4 **表面标记物**

可利用表面标记物进行外周血淋巴细胞亚群的分析评价，如 B 细胞、T 辅助细胞和 T 抑制细胞。这些细胞可用荧光激活细胞分类器进行计数（ICPS，1996）。

10.2.5 *免疫毒性反应中的功能性实验*

一般来说，功能性实验应在动物给药 14～28 天后进行。其中许多功能性实验为体外实验，如吞噬、增殖和溶菌实验。或者，也可采用未给受试物的动物细胞，直接将受试物加入培养基进行实验。但是，应用这种方法得到的实验结果更难解释，特别是体内代谢过程可能改变受试物的毒性时。如果已知免疫毒性的作用机制，那么使用人体细胞的体外实验将有助于识别其对人体潜在的危害。

10.2.5.1 **对绵羊红细胞的抗体反应**

测定体内抗体对 T 细胞依赖性抗原 SRBC 的应答状况。这项实验反映机体在抗原存在情况下，体内细胞、T 细胞和 B 细胞共同作用，产生免疫应答的能力。这项实验是目前应用的最敏感的免疫毒理学实验之一（IPCS，1996），应作为功能实验的首选。OECD 免疫学工作组会议（OECD，1996b）已建议将此项实验列入指南中。

10.2.5.2 **巨噬细胞功能**

巨噬细胞的吞噬功能既可以是免疫介导的，也可以是非免疫介导的，现在有许多体外实验都可以检测吞噬功能的改变。这些实验虽然有助于人们了解化学物潜在的作用机制，但并不能预测免疫毒性（IPCS，1996）。

10.2.5.3 **NK 细胞活性**

NK 细胞在肿瘤细胞的监视方面起重要作用，并且是抗病毒的第一道防线。利用血细胞或脾细胞可检测 NK 细胞的溶细胞活性（IPCS，1996），但目前还没有证实此项实验能否用于预测免疫毒性作用（OECD，1996b）。

10.2.5.4 **B 细胞和 T 细胞的有丝分裂原**

许多物质能够刺激淋巴细胞发生非免疫性增殖反应。刺激的程度可通过^{3}H 标记的胸腺嘧啶的掺入量来测定。脂多糖或伤寒沙门菌的有丝分裂原（mitogen）可诱发 B 淋巴细胞的多克隆反应。刀豆蛋白 A（Con A）和植物血凝素可刺激 T 淋巴细胞增殖。

有丝分裂原刺激实验有时不是很敏感。可能

的原因是：为了达到最大反应，细胞必须在培养基中培养数天。在这一过程中，受试物在体内产生的免疫调节作用可能会逐渐恢复。这个问题在许多活体外（ex vivo）/体外实验中普遍存在，包括细胞毒T淋巴细胞和混合白细胞应答实验，因为NK细胞实验周期较短，不存在这个问题。

10.2.5.5 **混合淋巴细胞反应**

混合淋巴细胞反应是测定由免疫刺激引起的T细胞增殖能力。测定时将脾细胞或淋巴结细胞与异源刺激细胞相混合。淋巴细胞对非自身抗原（MHC Ⅱ）的反应表现为增殖（IPCS，1996）。

10.2.5.6 **迟发性变态反应**（DTH）

与绵羊红细胞实验一样，迟发性变态反应测定的是整体动物产生细胞免疫应答的能力。DTH实验可采用不同的抗原和检测程序，如结核菌素（BCG）、卵清蛋白和钥孔血蓝蛋白（KLH）。这类实验在评价化学物的细胞介导的免疫功能方面优于体外实验，如混合淋巴细胞反应或细胞毒性T-细胞反应（IPCS，1996）。

10.2.6 *宿主抵抗模型*

由于目前很难对上述实验的临床意义进行评价，因此，建立一套判断动物免疫系统损伤是否会产生相应的临床表现的实验体系非常重要。由于机体对不同的病原体具有不同的防御机制，所以需要建立各种类型的宿主防御模型。

通常采用感染造成的死亡率作为研究终点。然而，只有实验动物出现明显免疫抑制现象或者每个实验组的动物数很大时，死亡率增加才可能有统计学意义。因此，这个终点并不非常敏感。检测器官中感染因子的数量可能更敏感，但实验时间较长（van Loveren，1995）。

10.2.6.1 **单核细胞增多性李斯特杆菌抵抗模型**

宿主对单核细胞增多性李斯特杆菌的免疫防御机制包括巨噬细胞介导的吞噬作用以及产生可增强吞噬作用的T细胞依赖性淋巴因子。可检测以下几个终点：感染造成的死亡率、细菌清除率和器官中细菌计数及组织病理学检查（van Loveren，1995）。

10.2.6.2 **肺炎链球菌抵抗模型**

肺炎链球菌抵抗模型是小鼠最敏感的宿主抵抗力模型之一，而这种模型在大鼠中很难形成。抗菌过程中可能存在几种免疫防御机制。补体系统的激活可以对一些细菌菌株产生直接的溶菌作用。此外，补体C3在细菌表面的附着可促进多形核粒细胞和巨噬细胞的吞噬作用。在感染后期，特异性抗体在控制感染中起主要作用。这种实验的观察终点是死亡率（van Loveren，1995）。

10.2.6.3 **巨细胞病毒抵抗模型**

宿主对巨细胞病毒（CMV）的免疫防御机制包括抗体对病毒的中和作用、抗体依赖性细胞介导的细胞毒作用、巨细胞病毒特异性T细胞毒作用和NK细胞活性。动物通过腹腔注射感染某种特异的巨细胞病毒，采用组织培养技术进行空斑形成实验可以测定唾液腺、肺、肾、肝和脾组织中的病毒浓度（van Loveren，1995）。

10.2.6.4 **流感病毒抵抗模型**

宿主对流感病毒的抵抗力是由抗体和干扰素介导的。因此，这种模型适用于评价作用于体液免疫的物质。但在一些实验中却没有发现全身免疫反应，这主要是因为当病毒经鼻腔滴注进入动物体内时，免疫反应主要局限于肺部。因此，这种模型不适于评价全身免疫能力，实验的观察终点是死亡率（van Loveren，1995）。

10.2.6.5 **旋毛虫抵抗模型**

旋毛虫是一种寄生虫，宿主可由于食入含囊尾蚴的肉类而感染。宿主从消化道排出蠕虫属于一种免疫学现象，T细胞依赖的免疫反应在这个过程中起重要的作用。此外，旋毛虫的抗体也起一定的作用。模型的观察终点是消化道内蠕虫的数目、肌肉中旋毛虫幼虫的数目以及囊尾蚴周围炎性浸润和IgM、IgG、IgE和IgA的抗体滴度测定（van Loveren，1995）。

10.3 存在的差距和需要解决的问题

目前许多实验都能用于识别和描述免疫毒性危害。为深入研究危害特征，需要掌握更多有关免疫毒性和发育过程中免疫学知识。例如，有研究发现2,3,7,8-四氯二苯基-对-二噁英（tetrachlorodibenzo-*p*-dioxin，TCDD）的免疫抑制作用与年龄有关：围产期摄入TCDD造成的免疫毒性作用比成年摄入时更严重（IPCS，1996）。人们对化学物的免疫毒性和致癌性之间的关系也缺乏足够的了解。同样，也不清楚免疫系统毒性损伤与其他外源化学物引起的过敏反应之间是否有联系。

11 现行的实验项目——食物过敏

11.1 食物过敏实验简介和目的

免疫毒性和过敏反应的区别在于，前者是以化学毒物与免疫系统细胞的相互作用为特征，而后者是与维持免疫系统正常功能所需的其他细胞相互作用为特征的。这种相互作用可以非特异性地抑制或增强正常的免疫反应。免疫毒性化学物对足够暴露水平的任何个体都可能会产生影响。而过敏反应是机体对某种化学物或蛋白质产生的抗原特异性免疫反应，这种反应对机体有害。过敏反应仅会发生于某些具有过敏遗传易感性的特定个体。

食物的有害作用在人群中很常见。然而，这些有害作用的机制不一定涉及免疫系统。只有明确涉及免疫系统的有害作用才被定义为食物过敏反应，它由Ⅰ型超敏反应或免疫球蛋白E（IgE）介导，也可能发生细胞介导的食物过敏反应，但人们对它不是很了解。人类食物过敏反应已经有了明确的定义和检测方法。但是，利用动物或体外实验来预测食物过敏反应还存在一定的困难。人群中有时也会出现某种食品添加剂的不耐受反应，但发生几率比食物过敏反应少得多，而且作用机制通常也不是很清楚。因此，迄今为止还不可能建立预测这些反应的模型。

免疫学家多年来主要利用小鼠进行食物过敏反应的研究。研究的主要目的是探讨口服耐受性的形成及其细胞学机制。正常健康的受试对象，无论是人还是小鼠，当胃肠道免疫系统接触外源性蛋白质时可出现口服耐受。此时，机体可针对外源性蛋白质产生少量特异性免疫球蛋白，但这是一种下调反应，不会引起损害。

外源性蛋白质诱导机体产生特异性 IgE 的过程称为致敏作用。当这种蛋白质再次进入已致敏的机体时，就可能诱发过敏症状。

目前尚不清楚某些个体在摄入致敏性蛋白质后产生特异性 IgE 的原因，但多数 IgE 介导的食物过敏反应中都存在交叉反应，其中主要的致敏途径是呼吸道。经口致敏和经呼吸道致敏之间的确切关系尚未探明。在人类，可能引起职业性呼吸道过敏的食物比经口摄入引起过敏的食物要多。因此，致敏途径是非常重要的。

11.2 食物过敏实验的研究现状

一般利用人类临床资料对已知食物致敏原进行危险性评估。对人类未曾摄入过的新蛋白质，如通过新食品引入的蛋白质，进行危害识别时则需要建立新的方法以检测可能的致敏性。目前，新蛋白质是通过与已知食物致敏原进行结构比较以及测定其在体外的消化率来进行致敏性评估的。在此基础上可以预测新蛋白质是否可能对消费者产生致敏性危害（Metcalfe et al.，1996）。因此，对新蛋白质的致敏性危害识别主要依赖理论上的推断。所以，这就需要建立能够预测食物蛋白质致敏性的动物模型，而且就在最近一些有发展前景的动物模型已经出现。下面将详细讨论各种实验的优缺点。

11.2.1 *食物过敏的动物模型*

若用动物来预测致敏性，重要的是它们能否识别那些引起人类过敏的结构和抗原决定簇。研究表明，棕色挪威（Brown Norway）大鼠与人类一样可以识别牛奶和鸡蛋中的蛋白质及其结构（Knipples，1998；Miller et al.，1999）。C3H/HeJ 小鼠的 IgE 和花生过敏病人中的 IgE 同样可以识别花生致敏原的异构体和抗原决定簇（Li et al.，2000）。在研究蛋白质致敏性时，很重要的一点是动物应至少在两代之内没有通过饲料摄入这种受试的蛋白质（Knippels，1998）。

在建立食物过敏动物模型时经常遇到的一个问题是机体摄入外源可溶性蛋白质后出现的正常生理反应就是引起口服耐受性。因此，动物模型必须改变这种正常的反应。霍乱毒素（Li et al.，1999）或氢氧化铝（$AlOH_3$）（van Halteren et al.，1997）已被用来协助诱导特异性 IgE 反应模型。但是，这些模型还不能用来研究未知蛋白质的致敏性。

Atkinson 和 Meredith 于 1998 年建立了一个预测蛋白质致敏性的动物模型。在这个模型中，给棕色挪威大鼠腹腔注射蛋白质和角叉胶（carrageenan）佐剂，然后通过被动皮肤过敏反应测定 IgE。研究者利用这种模型得到一些蛋白质的致敏顺序如下：乳铁转运蛋白 ＞ Ⅱ级卵清蛋白 ＞ 胱氨酸蛋白酶抑制剂（chicken egg white cystatin）＞Ⅶ级卵清蛋白 ＞ 牛血清白蛋白。乳铁转运蛋白和牛血清白蛋白的 ED_{50} 分别是 40～50 ng 和 10

μg。这样就可以利用已知致敏原对未知蛋白质进行排序，同时还能预测其潜在的致敏性。

该模型的一个缺点是采用腹腔注射可能会导致假阳性结果，因为在食物过敏反应中，消化率是一个重要的影响因素。Meredith 和 Atkinson 在最近的一项研究中（2000）又进行了一项类似的实验。试验中角叉胶佐剂通过腹腔注射给予，而蛋白质则经口灌胃给予，每周两次，共 6 周。在这项研究中，致敏原的排列顺序是：Ⅱ级卵清蛋白 > 乳铁转运蛋白 > 牛血清白蛋白。

Knippels 等人（1998）也采用棕色挪威大鼠进行实验，但是没有使用佐剂。雄性幼年大鼠每天经口灌胃给予卵清蛋白 1mg，共 6 周。实验结束时采用酶联免疫吸附（ELISA）方法测定血清样本中特异性 IgG 和 IgE 水平。在 8 只实验动物中有 7 只产生特异性 IgG 和 IgE。在一项与此类似的研究中（Zhang and Crevel，1999），10 只动物中有 4 只产生了 IgG。由于这些实验采用了 ELISA 方法，因此不仅可以测定出现反应的动物数，而且可以测定血清中免疫球蛋白的浓度。然而，其他人使用 Knippels 的方法进行研究时发现不同实验的结果之间存在很大差异（X Madsen，未发表数据）。

Dearman 等（2000）用 BALB/c 小鼠来比较暴露途径对不同致敏性的食物蛋白质激发抗体反应能力的影响。实验中选用了两种抗消化的强致敏原，即花生植物血凝素和卵清蛋白，以及一种非致敏原，即马铃薯酸性磷酸酶。研究发现这些蛋白质的致敏强度如下：花生植物血凝素 > 卵清蛋白 > 马铃薯酸性磷酸酶，并且发现无论是经口还是腹腔注射给药，上述物质致敏强度顺序没有明显差别。但对其他致敏原来说，实验结果可能有所不同。

11.3 存在的差距和需要解决的问题

理想的食物过敏反应动物模型应该能够预测摄入的某种蛋白质是否是一种致敏原，而且还应能将致敏原分为强、中、弱三个等级。因为消化率是食物过敏反应中的一个重要因素，所以可靠的食物过敏反应动物模型应该包括经口致敏途径。显然，至今尚无一个理想的食物过敏反应动物模型，但这是将来发展的一个目标。同时，深入了解胃肠道免疫学以及膳食成分如何影响胃肠道免疫功能也是非常有意义的。

12 新问题——未来发展趋势

12.1 动物实验中新的检测方法

当前迫切需要建立监测技术，以寻找灵敏并且特异的指标来反映由疾病或者毒性引起的体内的生理、病理和生化改变。例如，迟发性疾病的早期生物学标志物被认为是非常重要的，因为它可能起到早期预警的作用，并且最终可能会减少对长期实验的需要（见 9.）。同样，进一步了解细胞凋亡在正常发育和疾病发生时细胞非正常死亡中的作用，将会为新检测终点的研究提供可能。自动形态学测量，如大脑不同区域细胞的详细计数，使传统的显微病理学变得更加精细。

当这些技术成熟时，通常先应用于人类医学科研领域，而后才会被兽医或动物毒理学研究者所接受。这通常是因为直接应用于人类会产生更加明显的社会效益。对新技术进行综述不属于本章的内容，但是对于将来可能与食物化学物和食品成分的常规毒理学筛查相关的扩展领域中的一些新技术的例子将在下面进行讨论。

12.1.1 *损伤性技术*

12.1.1.1 基因技术

基因技术的迅速发展将会在未来几年内带来许多新的应用。特别是将在第 14 部分讨论的转基因动物中的应用。应用于 DNA 及其表达描述（基因组学）、DNA 表达产物（蛋白质组学）测定和描述以及代谢产物（代谢组学）识别和测定的筛查技术正在迅速发展，这将使对多种基因表达改变的检测成为可能（Eisenbrand et al.，2002）。尽管基因技术目前仅仅是一项实验研究技术，但是它的应用将对毒性检测具有重要意义。例如，将动物与人类的基因表达模式相比较，有助于进一步提高动物实验结果外推到人的可靠性。

12.1.1.2 生物传感器和遥测技术

植入性生物传感器（biosensors）已在某些医学分支中得到应用，尤其是在重症监护中。在这种情况下，早期发现重要的内源性物质，如葡萄糖，在血液中的明显变化是非常重要的。由于生物传感器可用于内源性物质的体内动态监测，故有时被称为“芯片上的实验室”。这为反复或使用遥测技术（telemetry）对实验动物给药后进行连续监测开辟了道路。这些技术应用于毒理学研究领域有其独特的优点，因为受试物的生物化学反应经常在暴露开始后不久就出现，但反应往往是短暂的，使用现有的实验方法可能无法发现。在不久的将来，将有可能克服现用芯片在大小方面存在的局限性。因此实验动物血管内和器官内植入芯片技术大有前途。

12.1.2 *非损伤性技术*

12.1.2.1 **核磁共振光谱和磁共振成像**

这些物理化学技术已在某些临床领域得到应用，既可用于软组织成像，又可用于研究含磷或氟等特殊元素的外源化学物在体内的分布和代谢。然而，设备规模、测定费用和灵敏度等问题将会影响这项技术在动物研究中的应用。尽管目前正在研制用于人体关节或四肢研究的一些小型设备，但大多数商品化设备都是为人体全身扫描设计的，而且在对动物进行扫描时，将会遇到的问题是如何限制动物活动。检测各种化学态的磷原子所发出的信号在动物毒理学中非常有价值，因为在体内代谢过程中，各种不同形式的磷酸盐是非常重要的。如果毒物干扰正常的代谢过程，如抑制线粒体氧化磷酸化过程，可导致动物死亡。

12.1.2.2 **呼出的挥发性物质的检测**

在人类临床和实验室进行的动物实验中已研究了作为体内生化反应生物标志物的化学物排泄过程。尽管对呼出化学物的研究有很长的历史，但目前对它的应用很有限。通过测定呼出气体中酒精含量来检测饮酒过度的方法已经得到较好的应用。临床上也有一些其他的应用实例，如通过测定呼出气体中的氢浓度来评价诸如肠道细菌产生的乳糖（Brummer et al.，1993；Arola，1994）等碳水化学物的代谢，可有助于判定个体肠道中消化和吸收相关酶是否缺乏（Corazza et al.，1994）。类似的方法可用来评价其他碳水化学物的不耐受性，如蘑菇中海藻糖（trehalose），但尚不太成熟（Arola et al.，1999）。早在 20 多年前就有人提出啮齿类动物检测呼出气体中乙烷和戊烷的可作为脂质过氧化的指标（Köster et al.，1977；Robertson et al.，1985）。但直到今天这种方法还没有发展为标准的监测技术，其原因可能是过程复杂和结果的非特异性。

可以预计，呼出气体中挥发物分析在应用时的主要问题是，这种方法能检测的化学物种类有限，只有少数分子量相对较低的化学物能够通过呼吸道排出。这些化学物多数是代谢的终产物，可以由多种途径产生，而且是多种体内变化的产物，这种非特异性限制了测定的价值。然而，有些研究者发现，测量人体呼出的挥发物能够得到“独特”代谢谱，提示应用数据的化学分析方法可增加结果的特异性。

12.1.2.3 **动物运动和感觉功能改变的检测**

毒物进入动物体内后可引起其行为的改变，这种变化可以非常明显，也可以微乎其微。对于最明显的变化，可在根据 OECD 指南在毒性实验过程中通过日常观察记录下来；更细微一些的变化，如偶发空间行为的改变，可忽略不计，而最细微的改变只有通过复杂的实验才能检测出来。利用简单的检测程序提供可进行统计分析的、量化的神经毒性表现资料很有用处。实际上，在几十年前就有人提出几个这样的实验程序（Kaplan and Murphy，1972；Edwards and Parker，1977），现在已推荐将这些程序作为 OECD 的发育神经毒性指南中检测运动和感觉功能的实验（OECD，1999）。

12.2 毒性实验中可考虑的新的研究终点

由于对化学物与特殊靶系统和器官相互作用的了解日益增多，一些受人关注的新研究终点逐渐被发现。因此 OECD 动物实验程序经常更新和扩展，以增加与人类健康和疾病有关的新终点。例如，最近更新的生殖和发育毒性实验程序中就增加了内分泌干扰物活性的测定，而新的发育神经毒性和免疫毒性实验程序也正在修改中（见 6，7 和 10.）。

目前仍没有新食品、宏量营养素和膳食中其他宏量成分相对安全性评估的标准方案，因此，需要建立一致同意的检测方案。虽然通过研究现有的为检测单一化学物而建立的方案可以得到一些有用的信息，但并不是很理想。例如，这些方法不一定会强调监测处于营养作用和毒理作用的临界效应变化的必要性。这种研究设计应当能够保证不会过度干扰全面的营养均衡，同时又能够将适应性反应（自体调节）与有害作用（毒性）

区分开来。

12.3 存在的差距和需要解决的问题

上述有限的概述提示即将会在这方面取得进展，而且这种进展可能很快会被应用于小动物的实验中。这意味着在动物毒性检测中，有可能应用大量敏感的技术来监测各种各样的终点，这将有利于检测受试物对机体产生的即便是最轻微的影响。

这些方面的进展给人们带来的挑战是更好地理解这些细微变化对人体健康的意义，以便正确地区分危害和适应性。这些技术的应用也有一定的风险，那就是可能发现一些毒理学中无法解释的变化。因此，至关重要的是不仅要事先研究影响动物及其环境和反应的各种背景因素，而且还要提高对早期或细微变化与疾病之间关系的理解。

13 新问题——激素平衡

13.1 引言

对激素生成器官或组织直接的细胞毒性，改变激素的合成、分泌、转运、代谢、结合、功能或灭活过程，或者靶组织中激素分泌过多或缺乏而产生的副作用，都会产生内分泌学效应。这种效应可以导致内分泌系统调节紊乱，并可干扰正常的发育过程。一般认为传统的毒性研究可以检测到这些效应。例如，90 天重复给药研究或终生动物实验中要求进行组织器官的组织病理学检查、临床生化和尿样分析，再加上生殖和发育毒性研究，应该可以直接或间接地反映出内分泌功能异常的主要表现。这些异常表现可包括由于胰岛素分泌紊乱引起的短时血糖水平改变，也可包括对生育力的影响以及长期研究后期内分泌介导肿瘤的形成。如果在这些研究中发现有与内分泌相关的作用，那么必要时可以继续进行更有针对性的内分泌功能研究，包括激素水平的测定。

内分泌系统非常复杂，存在精确的稳态调控机制，其正常的反馈调节机制通常可以纠正由于化学物暴露引起的短暂的或细小的紊乱。一般来说，内分泌紊乱需要经过很长时间才会出现明显的器官功能改变或组织损伤等长期效应，但是，发育关键时期的内分泌紊乱例外，它可能引起生殖系统或中枢神经系统的结构和功能上出现永久性的有害改变。实验资料已经证实了由于性激素失调而导致永久性改变。同样，目前认为发育期甲状腺功能的短期紊乱也可能对大脑发育造成长期影响。

13.2 现行实验项目的研究现状

为了保证能够检测出影响成人生殖功能和/或其后代生殖系统发育的内分泌紊乱，有关部门已经对现有的多代生殖毒性研究和发育毒性研究方案进行了修改或提出修改建议。有关内容已在第 6 部分进行了陈述，在此不再进一步讨论。发育神经毒性检测程序的进展情况也已在第 7 部分讨论过。这类实验可用于检测各种类型的神经毒物，无论是通过内分泌紊乱起作用的，还是其他机制发挥作用的。

应该注意的是一方面体内实验，如多代生殖毒性研究，对于确定是否发生内分泌紊乱至关重要，另一方面也已有人提出应采用一组比较简单的体外或体内实验对现有化学物进行预筛，目前正在进行这方面的验证（Carney et al.，1997；Gray et al.，1997；De Vito et al.，1999；EDSTAC，1999）。例如，EDSTAC 的第一阶段预筛实验就包括了对雄性未成年动物类固醇受体间相互作用、睾丸类固醇生成和器官重量的检测；对卵巢切除的雌性未成年动物和青春发育期雌性动物子宫营养特性的检测，包括对甲状腺影响的检测。只有在预筛实验结果为阳性时才建议进行第二阶段的哺乳动物两代生殖毒性研究或其他研究。食品添加剂和杀虫剂按常规需要进行多代生殖毒性研究，这些预筛方法如果通过验证，那么对于食物中其他化学物如食品污染物的检测及排列轻重缓急是非常有价值的；而对于这些化学物，往往不进行传统的两代生殖毒性研究和发育毒性研究。在 OECD 的协调下，美国和其他一些国家正在用通过不同机制发挥作用的已知内分泌干扰物来验证已提出的预筛方案的有效性，尤其是那些基于体内实验技术的预筛研究方案。目前，预测这些方法能否检测出所有潜在的内分泌干扰物还为时过早。

与此同时，OECD 正在建立一种“概念框架”，这种框架可作为一个工具箱，按照合理的顺序排列各种能够提供内分泌干扰物危害识别和危害特征描述信息的实验方法（OECD，2000）。这些方法包括现有资料的收集和分析、根据简单定性和定量实验（如体外实验和高通量筛选实验）对化学物进行分类以及短期和长期的体内实验等。应用这个工具箱将有助于选择化学物，包括食品添加剂，并按照轻重缓急来按次序检测其内分泌干扰物活性。

13.3 存在的差距和需要解决的问题

值得注意的是，已提出的体外预筛实验虽然注重了对雌激素受体和雄激素受体间相互作用，但对其他的可能相关受体缺少足够的重视，如孕酮、糖皮质激素、催乳素或Ah受体。

在危害识别阶段，可能还有其他需要阐明的内分泌紊乱方面的问题，包括甲状腺、肾上腺和胰腺功能紊乱引起的改变。如上所述，EDSTAC分阶段检测方案包括对甲状腺功能紊乱的评估，但还需要研究肾上腺和胰腺的功能。例如，对于主要消费对象是糖尿病易感人群的物质，如人工甜味剂，应该重点研究其对葡萄糖耐量、胰岛素分泌及功能的影响。糖尿病在人群中的流行使得这一潜在易感人群大大增加。

通常认为内分泌紊乱最可能的表现是生殖毒性作用、致癌性、神经毒性作用和免疫毒性作用(Kavlock et al.，1996；Commission of the European Communities，1976b)。这 4 种类型的毒性在传统毒性实验中都或多或少地涉及，可根据传统毒性实验结果来判断是否需要进行进一步的更加详细的特殊检测。但目前认为，需要进一步研究一些在初期研究中没有检测到的，而且用常规指标不一定能反映出来的毒性。

在生殖领域中，对膳食中天然存在的雌激素的代谢和毒性知之甚少；因此，就不可能确定植物雌激素对啮齿类动物发育影响的研究结果与人类婴儿通过以豆类为基础的婴儿配方食品接触这些化学物之间的相关性。同样，虽然目前对雌雄动物大脑性双态发育正常的内分泌基础了解得非常透彻，但对化学物在其发生紊乱中的可能作用却不十分清楚，而且性行为研究很耗费时间，因此很少进行。况且性行为的细微改变并不一定会在传统的生殖实验中表现出来。最近关注的另一个研究领域是，在成年女性中较高的子宫内膜异位症患病率（达到14%）(Vereillini et al.，1995)，该病的病因中有明确的内分泌因素；但除了灵长类动物外，目前还没有一个较好的动物模型能用于研究化学物暴露在其发病中的作用。

值得注意的是在致癌实验研究领域中，到目前为止也没有建立很好的动物模型。例如人睾丸癌的动物模型，这种癌的发病率在许多国家都呈逐渐上升的趋势，而且认为这种癌的发生是由原因不明的发育期内分泌紊乱造成的（Sharpe and Skakkebaek，1993)。人群中常见的睾丸肿瘤类型是精原细胞癌，而用某些化学物在啮齿类动物中诱发的睾丸肿瘤则是间质细胞瘤。最近报道在患隐睾症的雄马和患不育症的家兔中发现了与人类睾丸癌类似的非典型生殖细胞，并且与动物管状精原细胞瘤形成有关，但仍需要进一步研究和证实它们的实用意义。同样，在许多国家，乳腺癌发病率逐渐上升，但是目前还不清楚啮齿类乳腺组织是否是研究膳食化学物在乳腺癌发生中作用的良好动物模型。传统检测方法不一定能够检测出经胎盘转运的致癌物（如二乙基己烯雌酚），因为在癌症的生物学测试中很少采用子宫内暴露的方式。然而，通过比较已知经胎盘转运的致癌物在子宫内暴露和仅在出生后暴露的差别，发现这主要是一个敏感性的问题，比较结果表明仅在出生后暴露便能反映出化学物的致癌能力。但是，支持这个结论的资料还很有限。

在神经毒理学领域，下丘脑-垂体轴系在几个不同内分泌系统的调控中都发挥重要的作用，但对其状态却很少被专门进行评估。在发育神经毒性和免疫毒性领域，目前仍然缺少足够的基础研究资料（例如关于甲状腺-中枢神经系统的关系，或内分泌-免疫系统的相互作用等）。是否所有化学物都需要常规检测这些终点？还是只需要选择一部分化学物进行检测？如果是这样，选择的标准又是什么？关于这些问题目前尚未形成科学上的共识。在上述的两个领域中，仅有很少数已知具有神经毒性或免疫毒性物质的活性可能会涉及内分泌机制。因此，如有可能应对受试化学物进行预筛。

值得注意的是，根据以前的资料来看，除了发现酚基可广泛用于预测可能的活性外，早先希望通过研究结构-活性关系来提高预测可能的内分泌干扰物能力的愿望至今仍没能实现。这可能并不足为奇，因为这些化学物可能通过不同的机制发挥作用。目前在内分泌干扰领域中，主要需要研究的是深入了解化学物导致这些效应的各种作用机制。

14 新问题——转基因动物

14.1 简介和目的

所有在体内转入克隆的遗传物质的动物都称为转基因动物。自从20世纪80年代初期首次报道转基因小鼠以来，遗传工程和动物模型技术的快速发展和完善推动了生物医学研究的迅速发展，特别是在毒理学评价方面（Mahler，2000）。利用遗传工程技术建立的动物模型可对相应生理条件下一系列基因表达的生物学效应进行研究（Wolf and Henderson，1998）。从外源性化学物评估的角度来看，人们寄希望于这种模型可较快地得到实验结果，需要较少的动物数，而且对于人类的反应可能更具有代表性（Rosenberg，1997）。

还可利用转基因动物进行生物学测试估计特殊亚人群的危险性，这些亚人群可能是某些疾病的遗传易感人群，如某些类型的肿瘤。根据人群中处于"危险"状态的个体数来安排化学物检测的先后顺序是可能的和谨慎的（Storer，2000）。

14.2 现行的实验项目及其优缺点

14.2.1 *致癌模型*

鉴于长期以来建立的啮齿类动物两年致癌实验备受指责，人们一直在致力于发展替代实验系统，并力争向以机制为基础的模型方向转变。为了这一目的，科学家们付出了巨大的努力来寻找小鼠转基因模型，这种模型将改善和缩短致癌实验的周期。因此，这一领域的研究重点是建立致癌和致突变模型（Mahler，2000）。下面将对文献报道最多的转基因小鼠致癌模型进行概述（Blain et al.，1998；Kirkland，1998；Vijg and van Steeg，1998；Storer，2000）。

下面提到的$p53^{+/-}$、Tg.AC 和 ras H2 基因修饰小鼠模型都能通过商业途径得到。这三种模型都是基于与多种人类和啮齿类动物肿瘤有关的遗传因子而建立的，而且经过6个月的处理，每种模型都能产生明显的肿瘤反应，而在溶剂对照或空白对照组中却很少或没有肿瘤发生（Maronpot，2000）。

14.2.1.1 **癌基因活化模型**

ras H2 转基因小鼠。多种遗传毒性致癌物可诱发 H-ras 原癌基因突变，启动靶组织细胞发生改变，从而导致肿瘤发生率增加。和预期的一样，ras H2 转基因小鼠对前胃乳突状瘤、皮肤乳突状瘤和血管肉瘤的易感性增加。但是，H-ras 转基因小鼠的肺组织却不表现出预期的突变。

14.2.1.2 **改变基因调控的模型**

Tg.AC 转基因小鼠。这是一个适用于研究皮肤暴露的模型，但目前正在探讨其用于其他暴露途径的可能。关于这个模型还存在争议，因为人们对所观察到变化的机制缺乏确切的理解。目前看来，这种模型对于与膳食有关的物质来说显然没有多大价值。

14.2.1.3 **肿瘤抑制基因模型**

$p53^{+/-}$杂合基因敲除小鼠。该模型被认为是一种可以取代传统的慢性致癌实验重要的短期实验方法模型，因为已经显示所诱发 *p53* 基因的正常结构、功能、调控及其蛋白产物的改变在人类肿瘤形成过程中起很重要的作用，已发现在50%的人类肿瘤中均有 *p53* 基因异常。

14.2.1.4 **肿瘤抑制基因模型**

$XPA^{-/-}$基因敲除小鼠。XPA 基因产物在紫外线诱发的 DNA 加合物修复过程中起重要作用，这种 DNA 加合物可以导致皮肤癌。目前看来这种模型对于膳食成分评估的意义不大。

14.2.2 *致突变模型*

与传统的体内生物学测试相比，啮齿类动物致突变模型的优点在于这种新模型可提供不同暴露途径（包括经口摄入）、不同组织和器官的致突变资料。另外，实验结果在不同实验室间的一致性较好。文献报道最多的常用转基因致突变模型如下（Dean et al.，1999；Schmezer et al.，1998）：

- Big Blue™：LacI λ 穿梭载体系统（LacI lambda shuttle vector system）；
- Muta™小鼠：LacZ λ 穿梭载体系统（LacZ lambda shuttle vector system）。

14.2.3 *研究外源化学物代谢模型*

为了阐明药物代谢酶对多种外源性化学物的活化和解毒作用，近年来已建立了基因修饰小鼠品系。根据急性毒性来看，这些品系的小鼠对某些化学物表现出不同的敏感性。

人类药物代谢酶在小鼠组织中的表达水平将有助于评价该酶在介导化学毒性中的作用，但前提是这种小鼠组织中该酶的内源性表达水平可以忽略。例如，在对弹性蛋白酶促进剂进行控制后，转基因小鼠品系可在胰腺中表达人类细胞色素P450 1A2（Ueno et al.，2000），或利用上皮特异性角蛋白 VI 促进剂可使人类谷胱甘肽 S 转移酶 A1 在小鼠皮肤表皮细胞中表达（Simula et al.，1993）。

在基因敲除动物中，某个基因的敲除和失活使人们能研究这个基因及其产物在正常生理稳态中或在外源化学物的代谢和毒性的调节和修饰中所起的作用。已有人用通过胚胎干细胞同源重组建立的 CYP1A2 基因敲除小鼠研究了咖啡因的代谢（Buters et al.，1996；Pineau et al.，1995；Liang et al.，1996）。CYP1B1 基因敲除小鼠被用来表明 CYP1B1 在多环芳烃 7，12-二甲基苯并[a] 蒽的致癌作用中的介导作用（Buters et al.，1999）。CYP2E1 基因敲除小鼠（Lee et al.，1996）已被用来研究苯的骨髓毒性（Valentine et al.，1996）及扑热息痛的毒性（Lee et al.，1996）。最近利用 CYP2E1 和 CYP1A2 基因双敲除小鼠的研究表明两者均与毒性有关，但 CYP2E1 起主要的作用（Zaher et al.，1998）。

目前已经建立了编码谷胱甘肽 S 转移酶 P1 和 P2 的基因缺失的动物品系（Henderson et al.，1998）。

14.2.4 *其他研究终点*

基因修饰小鼠还有不以肿瘤作为研究终点的其他应用，包括下列几个方面（Ryffel，1997；Mahler，2000）。

14.2.4.1 研究外源性化学物配体/受体途径的模型

通过应用基因工程受体缺乏的小鼠或表达各种调节元件的品系可将急性和慢性毒作用的机制分为配体/受体途径或受体依赖途径。迄今为止，研究毒作用机制主要集中在激素和药物（Lee et al.，1995；Xie et al.，2000）或研究较多的有毒污染物，如二噁英（Jones et al.，1991；Frenandez-Salguero et al.，1995；Schmidt et al.，1996）的相互作用上。

14.2.4.2 研究细胞因子介导的细胞损伤和修复模型

利用基因工程小鼠进行的研究已经确定了细胞因子在机体接触化学物后的急性毒性和组织再生过程中的介导作用。特别值得一提的是肝脏损伤与再生模型，因为肝脏在外源化学物代谢和毒作用过程中起重要作用。

14.2.4.3 研究氧化损伤模型

超氧化物歧化酶活性增高的转基因小鼠模型已经建立，并且已经应用于神经毒理学领域，结果表明这种动物模型对各种化学物所致神经毒性具有减低作用。

14.2.5 *优点和缺点*

目前在致癌性、致突变性和其他终点研究中越来越多地选用转基因动物模型。因为一旦建立了模型，就可以较快地得出实验结果，而且可能需要的动物数较少，同时还能研究与外源化学物作用模式有关的机制问题。然而，还有待阐明许多模型本身的问题以及这些模型在食物化学物或食物成分检测中应用的问题。

如果是 Tg. AC 小鼠某些啮齿类特有的和/或模型特异性部位的自发肿瘤发生率增加，则不能肯定这些改变与人类危险性评估之间的相关性（Storer，2000）。在一些杂交的 Tg. AC 小鼠中，已观察到基因序列的改变可导致模型反应的缺失。对于所有模型来说，外源性物质都可能引起模型基因组的不稳定性，从而导致模型反应发生改变。因此，在出现阴性反应时，需要确证受试物确实不具有致癌性，而不是由于基因不稳定性引起的反应缺失而造成的（Gulezian et al.，2000；Maronpot，2000）。

各种模型本质上都是人为建立起来的。因此，外来遗传物质对模型表现的影响可能与该物质本身有关，也可能与模型基因组中固有的关键调控基因的功能紊乱有关（Gulezian et al.，2000；Maronpot，2000）。

用 $XPA^{-/-}$ 基因敲除模型对广谱遗传毒物进行生物学测试时，若要获得满意的检测结果，所需要的时间可能是 1 年，而不是 6 个月（Storer，2000）。

在目前应用的致突变测试模型中，整合的报告基因并不是哺乳动物中天然存在的基因，因此，并不一定能代表环境或膳食中致癌物通常的致突变靶基因（Vijg and van Steeg，1998）。目前，致突变实验还缺乏原位检测终点（Vijg and van Steeg，1998）。对于传统的实验来说，重要的是了解肿瘤或疾病的基线发病率，特别是在某些肿瘤的自然发生率可能很高的肿瘤/突变模型中。但转基因小鼠研究的周期受到限制，如一般为 6 个月，很少产生高于自发性本底水平的肿瘤，通常在转基因小鼠中这种肿瘤的形成至少需要 36 周的时间（Gulezian et al.，2000；Maronpot，2000）。

最近，国际生命科学学会（ILSI）和美国健康和环境科学研究所（NIEHS and US EPA）联合工作组（ILSI，2001）得出结论认为，目前转基因模型在致癌性检测中的应用并不十分令人满意，还需要进行更多的验证工作。

14.3 存在的差距和需要解决的问题

显然，转基因技术在未来的应用及在危害和危险性评估中对来源于转基因动物的资料的认可将依赖于检测经验的积累及它们准确预测人体危害的能力。有待进一步研究的问题如下。

◆ 转基因动物模型的验证和正确应用。此外，有待进一步研究的是：模型的合理应用、结果的解释以及如何利用所获得的资料来为执法服务（Mahler，2000；ILSI，2001）。

◆ 需评价所有模型的预测准确性及其有效检测广谱遗传毒物所需的实验期限（Maronpot，2000）。

◆ 需要继续评价目前所用动物种属对检测结果的影响（Gulezian et al.，2000）。

◆ 需进一步研究确定 p $53^{+/-}$ 是否对遗传毒性致癌物具有选择性，并且建立该模型的精确作用模式（Storer，2000）。

◆ 通过口服暴露，全面评价各种遗传毒性和非遗传毒性致癌物的反应，包括完整的组织病理学检查，以确定 Tg.AC 模型在人类危险性评估中的意义（Storer，2000）。

15 新问题——模拟人类常见疾病和基因多态性

15.1 引言

通常直到进行危险性管理时，才会注意到总体人群中的某些人群对接触某一食物成分具有特别危险性。一般首先考虑的是儿童青少年、老人、孕妇和病人，其中病人包括常见病和罕见病患者。

要解决的问题是为了得到对危险性特征描述有用的资料，在危害识别阶段是否需要考虑常见（或罕见）疾病的影响。例如，人类对许多疾病发生机制的了解多来源于动物实验研究。还有一个问题就是对常见药物暴露的模拟是否也应该考虑进去。目前仅在极少数情况下才能预测出药物和食物化学物之间的相互作用。

目前应该考虑人类疾病的原因以及某些疾病与营养状况的关系，这一点可能也很有意义。例如，目前有大量支持“胎源性”（或者 Barker）假说的证据，即在怀孕中、晚期胎儿的营养不良可导致胎儿生长不成比例，而且长大以后易患冠心病及其他疾病。首先是在动物研究中发现，出生前的营养不良可引起生后代谢、生理和结构指标的持续改变（Barker，1995）。这些发现说明动物模型和人类疾病存在相关，以及考虑动物营养状况在毒理实验中的重要性。此外，进一步需要考虑的是在饲料中加入受试物对实验动物营养状况的影响。

JECFA（1987）提出：“评价所有食品添加剂对各个年龄组和各种疾病状态的影响一般是做不到的。但在某些特定人群中，如苯丙酮尿症病人，如果已知对某一食品添加剂敏感，则必须通过警示性标签或其他方式进行健康教育。当受试物存在于治疗某些疾病的特殊医用食品中时，应仔细检索已有的关于该物质生理学或毒理学作用的文献报道，以确定它能否被目标人群安全地食用，必要时可用动物模型进行特殊实验。在这方面值得注意的是，通常不检查健康人的某些重要功能，如良好的心血管功能和认知能力，或至少在传统的毒性研究中不直接检查。

15.2 毒理学实验中对健康状况的监测

经典的实验动物毒理学研究通常选用年幼健康的动物，使它们在不同的实验阶段和不同的生理状态下，如生殖毒性研究中选用动物的怀孕期和哺乳期，暴露于受试物。实验是在严格控制下进行的，实验动物的健康状况对评估任何毒性研究的结果都非常重要。例如，如果动物因感染而患病，那么就可能影响检测与受试物有关的毒性作用能力。为了及时发现实验动物健康状况的变化，需要技术熟练的技术员和兽医仔细监测受试动物的健康状况和福利方面的问题。如果实验动物的病理学改变是致命的或可引发极大痛苦，那么就应随时处死并进行检查。这些安全措施，结合其他实验方法，如体内血液学和临床化学的检测，不仅能够保证实验结果不受偶发疾病和与受试物无关的因素影响，而且可以得出与受试物有关的疾病提示。但已认识到，如果使用动物来模拟受试物与人类常见疾病间的相互作用，那么就需要在实验程序中增加更多的监测方法。

15.2.1 *代谢性食物紊乱*

这种紊乱与某些遗传缺陷有关，这种缺陷既可影响宿主对某一食物成分的代谢能力，又能提高宿主对某些食源性化学物的敏感性。乳糖不耐受是前者的一个实例，成熟期乳糖分解酶的缺乏可引起对乳糖的消化不良，这在某些人群中常见。后者的实例是蚕豆黄（favism），这是由于红细胞内的葡萄糖-6-磷酸脱氢酶的遗传性缺乏，引起对蚕豆中几种溶血因子的敏感性增加。如果使用转基因动物，就可模拟这些比较常见的人类疾病。

15.2.2 *肥胖*

在长期的动物研究中模拟人体常见的一种状况——肥胖的意义很大。当实验动物自由进食，活动受限时，它们很容易发生肥胖，给予动物各种可口的饲料可增加这一趋势。众所周知，少量的能量限制，可以减少大鼠许多"自发性"疾病的发生率和严重程度，还可以降低大鼠在整个生命期肿瘤的发生率。

人们已经发现了肥胖相关基因，并将该基因在某些啮齿类动物中传代。虽然动物和人肥胖的成因有一定的相似性，但仍然有必要仔细地做个案评价，以确定用动物模型研究肥胖与食物化学物毒性相互作用的真实性。

15.2.3 *动脉粥样硬化*

特殊品种的家兔和饲养方式可用于模拟人类动脉粥样硬化（Mortensen et al.，1994），现在已有此种疾病的转基因动物模型（Mortensen，1995）。另外，这些模型可用于评价不同处理的影响，例如用不同种类的食用油（鱼油和植物油）喂养受试动物，观察这些油脂在加重和减轻动脉粥样硬化中的作用（Mortensen et al.，1995）。

15.2.4 *糖尿病*

当评价人造甜味剂的使用安全性时，经常使用糖尿病模型。这是因为糖尿病患者是人工甜味剂消费最高的人群，而且还需要考虑甜味剂是否影响葡萄糖耐受。例如，除在动物毒性实验中关注与葡萄糖有关的指标外，还要给予糖尿病患者（包括胰岛素依赖型和非胰岛素依赖型糖尿病患者）和非糖尿病志愿者强甜味剂蔗糖素（sucralose），以观察这种甜味剂对葡萄糖稳态的影响（Commission of the European Communities，2000b；Grice and Goldsmith，2000）。目前已有化学物诱导的糖尿病动物模型，并且已知这种动物可对其他化学物，如肝脏毒素的毒性反应增加（Plaa，1975；Thomas，1993）。现已建立小鼠和大鼠先天对糖尿病易感或抵抗模型（Thomas，1993）。因此，这些糖尿病动物模型在一定程度上能够模拟人类的糖尿病。

15.3 存在的差距和需要解决的问题

虽然前面已讨论过几种人类常见病的模型，但目前对于许多常见疾病仍没有很好的动物模型。例如，应该考虑建立获得性免疫综合征（AIDS，艾滋病）模型，因为这种疾病的发病率近年来持续增加。

如前所述，当考虑敏感人群的易感性时，在危险性分析的管理阶段应评估疾病对毒性的潜在影响。当已知毒作用机制和影响损害效应的生理学因素时，动物实验和体外研究的资料对于这种分析很重要。由于无法获得有关毒作用机制和其他方面的资料，人们对首先发生疾病的特殊人群的预测能力是有限的。如果能够得到这些资料，应该结合这些资料来研究疾病引起的病理改变。这样也有可能了解这些因素对食物化学物发生不良作用的危险性的影响。

这些因素可能与毒代动力学效应有关，如：

- 胃肠道疾病对化学物生物利用率的影响；
- 心脏、肝脏和肾脏疾病对化学物分布、代谢和排泄的影响。

此外，有些因素可能与毒效动力学有关，如：

- 疾病受累器官受体敏感性的改变；
- 器官修复机制的改变。

因此，精心设计的危害识别研究应能够说明一些疾病状态对食物化学物毒性的影响。目前人们面临的挑战仍是加深对毒性和疾病及其相互作用机制的了解。

16　一般性结论和需要研究的关键问题

16.1　一般性结论

16.1.1　*低分子化学物*

本文总结了用动物实验方法对食物化学物和食物成分进行危害识别的情况，强调指出目前的方法适用于低分子量化学物，包括食物添加剂、调味剂和污染物，如食物包装材料的迁移物、农药和兽药残留。但毒理学中的危害识别不是一种静止不变的科学，人们已经发现目前传统实验研究存在的不足和今后需要进一步研究的方向。其主要结论如下：尽管近几年来在体外实验方面取得巨大的进步，但是由于整体研究具有完整的代谢功能和器官系统，其优越性是显而易见的。

更好地了解动物背景资料变得越来越重要，尤其是在所研究的问题已经变得更加细微时。这些背景因素包括遗传物质组成、营养健康状况、微生物感染状况、常见微生物菌群和实验动物所处的特殊生命阶段。上述每一因素都可能对研究结果产生较大的影响，除不同生命阶段外，很少有人系统地研究毒性反应与每一相关因素的关系。因此，降低了实验动物模型对人的预测性和预测的可靠性。

应该强调资料质量对可靠地识别危害的重要意义。尽管在国际上采用统一的实验准则和 GLP 大大提高了资料的质量，但还是需要对研究进行适当的监测，用适当统计学方法提供完整的报告，并进行认真的评估，这样才能根据危害识别资料可靠性得出明确的危险性评估结论。

任何食物化学物在上市前的研究初期阶段都需要大量的综合性技术资料，包括这些化学物的特性和物理化学性质。然而，尽管已认识到化学结构的预警作用，但往往没有充分利用已有的知识进行预测。物理化学性质可直观地预测某些危害的发生，同时也可利用相同的化学手段建立更加正式的结构活性关系（SARs）和定量的结构活性关系（QSARs）模型，来帮助预测化学结构相似分子的生物活性。在食品领域中极少用 QSARs 模型。合理使用已知资料可以选择合适的方法进行食物化学物和食物成分的毒理学实验。

目前进行的急性毒性实验，对食物化学物和食物成分的危害识别没有什么意义，因为除少数个别情况（如抗胆碱酯酶活性的化学物），在人体摄入水平下，很少发生急性中毒反应。但是，某些人类特有的损害效应则不能用动物实验进行评估或监测。另外，很少有指南建议进一步识别一次大剂量暴露引起的迟发毒性。人体的耐受实验（如胃肠道反应）是危害识别最终唯一可靠的方法，因此，有必要建立更好的模型来检测食物化学物和食品，特别是新食品的一般急性耐受性。

重复给药毒性实验作为危害识别的核心实验仍然很有意义。过去的毒物比较代谢动力学和代谢资料大大提高了这类方法的应用价值。目前，仍然缺乏足够的研究资料，不能科学地确定食品和食物化学物重复给药实验的最佳期限。有必要深入研究这种方法的可靠性和受试动物种属间临床生化指标的变异程度以及这些指标与器官组织功能紊乱和损伤、膳食和食物消耗变异之间的关系。为了区别适应性和有害作用，在危害识别中对不伴有器官组织病理学改变的临床生化变化需要进一步深入研究。

在生殖和发育毒性的研究领域中，更好地了解生殖神经内分泌学上的种属间差异将会改进评估危害识别研究结果与人类的相关性。现在正在修改现行的多代和发育毒性实验程序，以便更多地涵盖与内分泌紊乱相关的终点，但可能对某些食物化学物还需要进一步检测和重新评估。在这方面，应用短期筛选实验比较合适，例如，目前评价中应用的 EDSTAC 筛选实验。连续喂养实验在预测生育力低下方面比传统的多代生殖毒性研究更加敏感。对于婴儿配方食品中的添加剂，需要进行特殊的研究，因为传统研究中并没有模仿人的暴露情况。

目前在对神经毒性实验的认识方面还存在很多差距有待研究。这些差距包括：对神经心理学作用机制的了解；对种属间易感性、表现、神经毒性效应差异的了解；对识别化学物关键易感窗口期的了解，尤其是在子宫内、出生后暴露与人类发育的相关性。特别对于食品中的化学物，需要进一步理解毒理学因素和营养因素对神经学终点的共同影响。目前需要使用统一的合适的筛选程序进行食物化学物和成分的神经毒理学研究。另外，也需要改进目前的实验设计方案以便能检测功能减退和迟发毒性。在筛选实验中可能不能发现许多与食物有关的瞬间神经心理学综合征和认知效应，如注意力不集中——多动症。

体内遗传毒性实验可用于研究各种体外筛选实验所得到的阳性结果的意义。虽然已有许多较好的传统实验可以实现这一目的，但目前还可以考虑使用动物较少的非传统实验作为替代，如彗星实验、生殖细胞中 DNA 的共价结合、用荧光原位杂交（FISH）方法分析染色体结构和数量上的改变，以及在转基因动物的生殖细胞中检测基因突变等。一旦证实这些方法可靠，那么这些可减少动物实验的新方法，就可在遗传毒理学检测中发挥重要作用，为可靠识别和评价化学物危险性作出贡献。

最近 20 年对肿瘤发病机制的科学认识和应用这些知识进行致癌危险性评估（包括危害分类方面）发生了巨大的变化。因此，现在已认识到，有些毒物在实验动物中诱发肿瘤的机制与人类无关；从而有必要进一步改进实验指南研究与人类有关的实验性肿瘤的特殊机制。某些 DNA 损伤标志物或加合物将不仅有助于对致癌机制的理解，而且有助于危险性评估。一旦证实应用转基因动物的可靠性，致癌性实验中就可应用转基因动物，使其靶向性更强，并且可在较短期限内用较少的实验动物进行实验。资料显示，在食物成分的致癌性检测中至今仍然很少考虑膳食中宏量成分的总体影响，而这些宏量成分可能会与其他宏量或微量成分相互作用，影响肿瘤的发生。其他需要深入研究的问题还有营养本身可能对研究结果造成的影响、哪些因素决定被测成分在饲料中的最大浓度、是否应调整对照组的饲料摄入量（达到饲料的可比性）或饲料转化率。

当今有多种实验可用于识别和描述免疫毒性危害的特征。通常根据传统毒性研究的结果来判断是否使用这些实验方法。为了探讨发育期免疫系统是否比成熟期免疫系统更敏感，需要人们了解更多有关免疫毒性和免疫系统发育方面的基础知识。目前对化学物免疫毒性和致癌性之间关系还缺乏了解，同时也不清楚毒性损伤与免疫系统以及过敏的发生与其他外源化学物之间是否有联系。

目前还没有建立很好的动物模型用于研究食物的过敏反应，但这个目标在将来是能够实现的。理想的食物过敏反应动物模型应该能预测摄入的蛋白质是否是致敏原，并能将致敏原按强、中、弱分级。由于消化率是食物过敏反应的一个影响因素，因此可靠的食物过敏反应动物模型必须包括经口致敏途径。

以动物实验为基础的方法学中出现的新问题既包括应用新技术，如基因组学、蛋白质组学、代谢组学，又包括应用新的模型，如转基因动物。还应该知道有些目前没有很好地评估但可能十分重要的终点指标，如免疫毒性、神经毒性和内分泌毒性。

16.1.2 *微量营养素*

传统的毒性研究常用于检测微量营养素，如维生素和矿物质，此类研究应特别考虑营养不平衡的问题。例如，钙磷比例失调可影响骨骼形成；破坏锌动态平衡可能影响睾丸的功能。因此，在摄入高剂量的某一微量营养素后出现的效应可能并不是该物质本身的作用，而是其他相关微量营养素继发性改变的结果。对这类研究结果的解释需要具备丰富的营养学和毒理学方面的知识，并且可能需要增加常规的终点指标，以便发现某些营养方面的改变。与检测损害效应的阈值一样，研究微量营养素时的剂量选择也十分重要。这是因为出现有益作用和发生损害效应之间的剂量间隔很小，因此，实验组间的剂量间隔也应很小。这些问题已在别处详细讨论（Dybing，et al.，2002）。

16.1.3 *宏量营养素、全食品和新食品*

传统的毒理学方法，要么需要改变其方法，要么不能用于研究分子量较大的食物成分的危害识别，如宏量成分、全食品和新食品。在测试宏量成分、全食品和新食品毒性中存在的实际问题已在别处详细讨论（Dybing et al.，2002）。营养不平衡是一个关键问题，这在本文中已经讨论过。如果发生营养不平衡，那么对于生长发育期动物的影响可能最明显。

16.1.4 *食品加工*

设计识别与食品加工方法，如与烹调、烟熏或辐射有关的危害研究时，研究方法需要视具体情况而定。人们关注的焦点在于那些具有遗传毒性/致癌性的副产品，以及如果这些副产品不能被识别，而且不易被提取或合成的话，那么在危害识别时就会遇到一些特殊的问题。如同目前检测宏量成分和新食品一样，如果所研究的食品中的差异已比较明确并可控制，可以考虑用比较性实验的方法。然而，对于很多食品加工过程中的潜在危害，目前了解甚少。

16.2 需要研究的关键问题

在前面的部分中，综述了以动物实验为基础的危害识别，同时发现目前在知识上存在许多差距，由此提出当前需要研究的各种问题。我们建议研究的以下问题有重要意义，因为它可以提供较好的背景知识，以便改进危害识别的方法，或有助于建立用于食物或膳食中化学物危害识别的新方法。读者可回到相应的部分查看这些研究的详细论述。

◆ 需要全面地了解实验动物模型的背景信息，包括遗传特征、营养健康状况、微生物疾病状况、正常肠道微生物菌群以及各生命阶段对毒效应差异的影响。

◆ 应该建立和应用食物化学物的物理化学资料，在研究初期采用 QSARs 预测化学物可能的毒性。

◆ 应该改进人体食物化学物急性损害效应的动物模型。

◆ 通过分析现有的食物化学物毒性资料，以科学为依据确定重复给药实验的最佳周期。

◆ 了解动物实验中临床生化改变对识别毒理学效应的可靠性和意义，同时区分毒理学改变和适应性变化。

◆ 为了评价以动物实验为基础进行危害识别的可靠性和相关性，需要更好地了解动物和人之间在生育能力、生殖过程和出生后发育等方面的差异。

◆ 识别食物和膳食中具有内分泌干扰作用的化学物，并进行深入的实验研究。

◆ 更好地了解具有内分泌干扰作用的化学物的作用机制。

◆ 需要研究神经毒性的作用机制，确定发育阶段的最易感期以及动物实验结果与人之间的相关性。

◆ 需要改进检测迟发毒性的方法，并且需要建立人类神经心理综合征的动物模型。

◆ 需要验证使用较少实验动物，但能识别特定组织遗传毒效应的体内/体外遗传毒性的实验；需要建立用较少实验动物的检测生殖细胞突变实验。

◆ 需要研究营养素本身以及膳食中宏量成分，如新食品，对肿瘤发生的影响。

◆ 在食物化学物致癌实验中，需要重新考虑什么是确定最高剂量水平的依据。

◆ 需要更好地了解毒物对正在发育的免疫系统的作用。

◆ 需要建立检测食物过敏反应的动物模型。

◆ 发展新型敏感技术检测动物在生物化学和生理状况方面的变化，以便更好地了解研究背景中影响实验参数的因素，以及这些参数改变与毒理学之间的相关性。

◆ 需要研究膳食中天然雌激素对发育期和成熟期个体的大脑、其他靶器官和组织发育的影响。

◆ 需要特别研究用转基因动物进行危害识别，以及解释从该动物模型中得到的结果。

◆ 建立人类常见疾病的新动物模型，研究疾病对食物化学物毒性的影响。

参考文献

Arola, H., 1994. Diagnosis of hypolactasia and lactose malabsorption. Scandinavian Journal of Gastroenterology 29 (Suppl. 202), 26–35.

Arola, H., Koivula, T., Karvonen, A.L., Jokela, H., Ahola, T., Isokoski, M., 1999. Low trehalase activity is associated with abdominal symptoms caused by edible mushrooms. Scandinavian Journal of Gastroenterology 34, 898–903.

Ashby, J., 1996. Alternatives to the 2-species bioassay for the identification of potential human carcinogens. Human and Experimental Toxicology 15, 183–202.

Ashby, J., Tinwell, H., Odum, J., 2000. Uterotrophic activity of a "phytoestrogen-free" rat diet. Environmental Health Perspectives 108, A12–A13.

Atkinson H.A.C., Meredith C., 1998. Assessment of allergenic potential of novel proteins in food crops using the brown Norway rat model. In Proceedings 3rd Karlsruhe Nutrition Symposium October 1998, pp. 70–75.

Barker, D.P.J., 1995. Fetal origins of coronary heart disease. British Medical Journal 311, 171–174.

Barlow, S.M., Dayan, A.D., Stabile, I.K., 2000. Workplace exposures and reproductive effects. In: Baxter, P.J., Adams, P.H., Aw, T.-C., Cockcroft, A., Harrington, M.J. (Eds.), Hunter's Diseases of Occupation, 9th Edition. Arnold, London, pp. 823–840.

Blain, P.G., Battershill, J.M., Venitt, S., Cooper, C.C., Fielder, R.J., 1998. Consideration of short-term carcinogenicity tests using transgenic mouse models. Mutation Research 403, 259–263.

Brown, N.A., Fabro, S., 1983. The value of animal teratogenicity testing for predicting human risk. Clinical Obstetrics and Gynecology 26, 467–477.

Brummer, R., Karibe, M., Stockbrugger, R., 1993. Lactose malabsorption: optimization of investigative methods. Scandinavian Journal of Gastroenterology 28 (Suppl. 200), 65–66.

Buters, J.T., Sakai, S., Richter, T., Pineau, T., Alexander, D.L., Savas, U., Doehmer, J., Ward, J.M., Jefcoate, C.R., Gonzalez, F.J., 1999. Cytochrome P450 CYP1B1 determines susceptibility to 7,12-dimethylbenz[*a*]anthracene-induced lymphomas. Proceedings of the National Academy of Sciences of the U.S.A. 96, 1977–1982.

Buters, J.T., Tang, B.K., Pineau, T., Gelboin, H.V., Kimura, S., Gonzalez, F.J., 1996. Role of CYP1A2 in caffeine pharmacokinetics and metabolism: studies using mice deficient in CYP1A2. Pharmacogenetics 6, 291–296.

Carlsen, E., Giwercman, A., Keiding, N., Skakkebaek, N.E., 1992. Evidence for decreasing quality of semen during past 50 years. British Medical Journal 305, 609–613.

Carney, E.W., Hoberman, A.M., Farmer, D.R., Kapp Jr, R.W., Nikiforov, A.I., Bernstein, M., Hurtt, M.E., Breslin, W.J., Cagen, S.Z., Daston, G.P., 1997. Estrogen modulation: tiered testing for human hazard evaluation. American Industrial Health Council, Reproductive and Developmental Effects Subcommittee. Reproductive Toxicology 11, 879–892.

Casanova, M., You, L., Gaido, K.W., Archibeque-Engle, S., Janszen, D.B., Heck, H.d'A, 1999. Developmental effects of dietary phytoestrogens in Sprague-Dawley rats and interactions of genistein and daidzein with rat estrogen receptors a and b *in vitro*. Toxicological Sciences 51, 236–244.

Cheeseman, M.A., Machuga, E.J., Bailey, A.B., 1999. A tiered approach to threshold of regulation. Food and Chemical Toxicology 37, 387–412.

Chernoff, N., Kavlock, R., 1982. An in vivo teratology screen utilizing pregnant mice. Journal of Toxicology and Environmental Health 10, 541–550.

Clarke, R.L., Robertson, R.T., Peter, C.P., Bland, J.A., Nolan, T.E., Oppenheimer, L., Bokelman, D.L., 1986. Association between adverse maternal and embryo-fetal effects in norfloxacin-treated and food deprived rabbits. Fundamental and Applied Toxicology 7, 272–286.

Clayson, D.B., Iverson, F., 1996. Cancer risk assessment at the crossroads: the need to turn to a biological approach. Regulatory Toxicology and Pharmacology 24, 45–59.

Commission of the European Communities, 1992a. Guidelines for Presentation of Data for Toxicological Evaluation of a Substance to be Used in Materials and Articles Intended to Come in to Contact with Foodstuffs. Reports of the Scientific Committee for Food (Twenty-sixth Series). EUR 13913. Commission of the European Communities, Luxembourg, pp. 35–41.

Commission of the European Communities, 1992b. Guidelines on the Presentation of Data on Food Enzymes. Reports of the Scientific Committee for Food (Twenty-seventh Series). EUR 14181. Commission of the European Communities, Luxembourg, pp. 13–22.

Commission of the European Communities, 1992c. Guidelines for the Evaluation of Flavourings for Use in Foodstuffs. Reports of the Scientific Committee for Food (Twenty-ninth Series). EUR 14482. Commission of the European Communities, Luxembourg, pp. 21–31.

Commission of the European Communities, 1997a. Opinion on the Scientific Basis of the Concept of Threshold of Regulation in Relation to Food Contact Materials. Reports of the Scientific Committee for Food (Thirty-ninth Series). Food Science and Techniques. Commission of the European Communities, Luxembourg, p. 116.

Commission of the European Communities, 1997b. European Workshop on the Impact of Endocrine Disrupters on Human Health and Wildlife. Report of Proceedings, 2–4 December 1996, Weybridge, UK (EUR 17549). Commission of the European Communities, Luxembourg.

Commission of the European Communities, 2000a. Guidelines for Presentation of an Application for Assessment of a Substance to be Used in Food Contact Materials Prior to its Authorisation. Opinion of the Scientific Committee on Food. Annex III to the Minutes of the 124th Plenary Meeting of the Scientific Committee on Food held on 21–22 November 2000, Brussels. Commission of the European Communities, Brussels. Available on the internet at <http://europa.eu.int/comm/food/fs/sc/scf/out82_en.pdf>.

Commission of the European Communities, 2000b. Opinion of the Scientific Committee on Food on Sucralose. Adopted on 7 September 2000. Available on the internet at <http://europa.euint/comm/food/fs/sc/scf/out68_en.pdf>.

Corazza, G.L., Benati, G., Strocchi, A., Malservisi, S., Gasbarrini, G., 1994. Possible role of breath methane measurement in detecting carbohydrate malabsorption. Journal of Laboratory and Clinical Investigation 124, 695–700.

Crump, K.S., 1984. A new method for determining allowable daily intakes. Fundamental and Applied Toxicology 4, 854–871.

Dean, S.W., Brooks, T.M., Burlinson, B., Mirsalis, J., Myhr, B., Recio, L., Thybaud, V., 1999. Transgenic mouse mutation assay systems can play an important role in regulatory mutagenicity testing in vivo for the detection of site-of-contact mutagens. Mutagenesis 14, 141–151.

Dearman, R.J., Basketter, D.A., Kimber, I., 2000. Characterisation of antibody responses induced in mice by food proteins: influence of route of exposure. Toxicology 148, 33–34.

Devillers, J., 2001. A general QSAR model for predicting the acute toxicity of pesticides to *Lepomis macrochirus*. SAR and QSAR in Environmental Research 11, 397–417.

DeVito, M., Biegel, L., Brouwer, A., Brown, S., Brucker-Davis, F., Cheek, A.O., Christensen, R., Colborn, T., Cooke, P., Crissman, J., Crofton, K., Doerge, D., Gray, E., Hauser, P., Hurley, P., Kohn, M., Lazar, J., McMaster, S., McClain, M., McConnell, E., Meier, C., Miller, R., Tietge, J., Tyl, R., 1999. Screening methods for thyroid hormone disruptors. Environmental Health Perspectives 107, 407–415.

Dragan, Y., Klauning, J., Maronpot, R., Goldsworthy, T., 1998. Forum: Meeting overview: mechanisms of susceptibility to mouse liver carcinogenesis. Toxicological Sciences 41, 3–7.

Dybing, E., Doe, J., Groten, J., Kleiner, J., O'Brien, J., Renwick, A.G., Schlatter, J., Steinberg, P., Tritscher, A., Walker, R., Younes, M., 2002. Hazard characterisation of chemicals in food and diet: dose–response, mechanisms, and extrapolation issues. Food and Chemical Toxicology 40, 237–282.

Edler L., Poirier K, Dourson M., Kleiner J., Mileson B., Nordmann H., Renwick A., Slob W., Walton K., Würtzen G., 2002. Mathematical modelling and quantitative methods. Food and Chemical Toxicology 40, 283–326.

Eisenbrand, G., Pool-Zobel, B., Baker, V., Balls, M., Blaauboer, B.J., Boobis, A., Carere, A., Kevekordes, S., Lhugenot, J.-C., Pieters, R., Kleiner, J., 2002. Methods of in vitro toxicology. Food and Chemical Toxicology 40, 193–236.

Edwards, P.M., Parker, V.H. (1977). A simple, sensitive, and objective method for early assessment of acrylamide neuropathy in rats. Toxicology and Applied Pharmacology, 40, 589–591.

EDSTAC (Endocrine Disruptor Screening and Testing Advisory Committee), 1999. Endocrine Disruptor Screening and Testing Advisory Committee (EDSTAC) Final Report Available on the internet at: <http://www.epagov/oscpmont/oscpendo/history/finalrpt.htm>. United States EPA (Environmental Protection Agency), Washington. DC.

EPA (Environmental Protection Agency), 1996. Proposed Guidelines for Carcinogen Risk Assessment. Environmental Protection Agency, Washington DC.

EPA (Environmental Protection Agency), 1998a. EPA Health Effects Test Guidelines OPPTS 870.3800, Reproduction and Fertility Effects. EPA 712-C-98-208, August 1998. US Environmental Protection Agency, Washington DC.

EPA (Environmental Protection Agency), 1998b. EPA Health Effects Test Guidelines OPPTS 870.7800 Immunotoxicity.. EPA 712-C-98-351, August 1998. US Environmental Protection Agency, Washington DC.

Environmental Protection Agency Guidelines, 1998c. Guidelines for Neurotoxicity Risk Assessment (EPA/630/R-95/001Fa), US Environmental Protection Agency, National Center for Environmental Assessment, Washington, DC. Available on the internet at <http://www.epagov/ncea/nurotox.htm>

Fernandez-Salguero, P., Pineau, T., Hilbert, D.M., McPhail, T., Lee, S.S., Kimura, S., Nebert, D.W., Rudikoff, S., Ward, J.M., Gonzalez, F.J., 1995. Immune system impairment and hepatic fibrosis in mice lacking the dioxin-binding Ah receptor. Science 268, 722–726.

FDA (Food and Drug Administration), 1999. Food and Drug Administration proposed testing guidelines for reproduction studies. US FDA Revision Committee. Regulatory Toxicology and Pharmacology 30, 29–338.

FDA (Food and Drug Administration), 2000. Additional recommended studies—part C: neurotoxicity studies. In: *Toxicological Principles for the Safety of Food Ingredients–Redbook 2000*. US Food and Drug Administration, Center for Food Safety & Applied Nutrition, Washington, DC. Available on the internet at: <http://vm.cfsan.fda.gov/~redbook/red-vc.html>.

Francis, E.Z., 1994. Testing of environmental agents for developmental and reproductive toxicity. In: Kimmel, C.A., Buelke-Sam, J. (Eds.), Developmental Toxicology. Raven Press, New York, pp. 403–428.

Frankos, V.H., 1985. FDA perspectives on the use of teratology data for human risk assessment. Fundamental and Applied Toxicology 5, 615–625.

Gray Jr, L.E., Kelce, W.R., Wiese, T., Tyl, R., Gaido, K., Cook, J., Klinefelter, G., Desaulniers, D., Wilson, E., Zacharewski, T., Waller, C., Foster, P., Laskey, J., Reel, J., Giesy, J., Laws, S., McLachlan, J., Breslin, W., Cooper, R., Di Giulio, R., Johnson, R., Purdy, R., Mihaich, E., Safe, S., Sonnenschein, C., Welshons, W., Miller, R., McMaster, S., Colborn, T., 1997. Endocrine Screening Methods Workshop report: detection of estrogenic and androgenic hormonal and antihormonal activity for chemicals that act via receptor or steroidogenic enzyme mechanisms. Reproductive Toxicology 11, 719–750.

Grice, H.C., Goldsmith, L.A., 2000. Sucralose—an overview of the toxicity data. Food and Chemical Toxicology 38 (S2), S1–S6.

Gulezian, D., Jacobson-Kram, D., McCullough, C.B., Olson, H., Recio, L., Robinson, D., Storer, R., Tennant, R., Ward, J.M., Neumann, D.A., 2000. Use of transgenic animals for carcinogenicity testing: Considerations and implications for risk assessment. Toxicologic Pathology 28, 482–499.

Hart, R.W., Neumann, D.A., Robertson, R.T. (Eds.) (1995). Dietary Restriction: Implications for the Design and Interpretation of Toxicity and Carcinogenicity studies. ILSI Press, Washington, DC.

Hart, R.W., Turturro, A., 1997. Dietary restriction and cancer. Environmental Health Perspectives 105, 989–992.

Henderson, C.J., Smith, A.G., Ure, J., Brown, K., Bacon, E.J., Wolf, C.R., 1998. Increased skin tumorigenesis in mice lacking pi class glutathione S-transferases. Proceedings of the National Academy of Sciences of the U.S.A 95, 5275–5280.

Holladay, S.D., 1999. Prenatal immunotoxicant exposure and postnatal autoimmune disease. Environmental Health Perspectives 107 (Suppl. 5), 687–691.

Holladay, S.D., Luster, M.I., 1994. Developmental immunotoxicology. In: Kimmel, C.A., Buelke-Sam, J. (Eds.), Developmental Toxicology. Raven Press, New York, pp. 93–118.

ICISIS, 1998. The ICISIS Group Investigators. International Collaborative Immunotoxicity Study. Report of validation study of assessment of direct immunotoxicity in the rat. Toxicology 125, 183–201.

Igarashi, T., 1994. The duration of toxicity studies required to support repeated dosing in clinical investigations - a toxicologist's opinion. In: Parkinson, Ch., McAuslane, N., Lumley, C., Walker, S. (Eds.), The Timing of Toxicological Studies to Support Clinical Trials. Kluwer Academic, Dordrecht, pp. 67–74.

Institute for Environment and Health, 2000. Energy Metabolism and Carcinogenesis (FORA 2). MRC Institute for Environment and Health, Leicester, UK.

Institute for Environment and Health, 2002. The Whole Food Approach, (Web report). MRC Institute for Environment and Health, Leicester, UK. Available on the internet at <http://www.le.ac.uk/ieh/publications.html>.

ICH (International Conference on Harmonization), 1997. ICH Harmonized Tripartite Guideline—Testing for Carcinogenicity of Pharmaceuticals (Finalised Guideline for Carcinogenicity Studies S1B). International Conference on Harmonisation of Technical Requirements for Registration of Pharmaceuticals for Human Use, Geneva, Switzerland. Available on the internet at <http://www.ifpma.org/ich5s.html#Carcino>.

ILSI (International Life Sciences Institute). 1992. In: Guzelian, P.S., Henry, C.J., Olin, S.S. (Eds.), Similarities and Differences between Children and Adults: Implications for Risk Assessment. International Life Sciences Institute Press, Washington, DC.

ILSI (International Life Sciences Institute), 1997. Applicability of the Acceptable Daily Intake (ADI) to Infants and Children.Consensus Report of a Workshop held in January 1997. ILSI Europe Report Series. International Life Sciences Institute Europe, Belgium.

ILSI (International Life Sciences Institute Health and Environmental Sciences Institute), 2001. Proceedings of Workshop on the Evaluation of Alternative Methods for Carcinogenicity Testing, 1–3 November, 2000. Toxicologic Pathology 29 (Suppl.), 1–351.

IPCS (International Programme on Chemical Safety), 1996. Principles and Methods for Assessing Direct Immunotoxicity Associated with Exposure to Chemicals. Environmental Health Criteria, Vol. 180. International Programme on Chemical Safety. World Health Organization, Geneva.

IPCS (International Programme on Chemical Safety), 1998. Workshop Issues in Cancer Risk Assessment. SC3/6 Cancer Risk Assessment.. Hannover Workshop Report. International Programme on Chemical Safety, Geneva.

IPCS (International Programme on Chemical Safety), 1999. IPCS Harmonisation of Approaches to the Assessment and Risk from Exposure to Chemicals. IPCS Workshop on Developing a Conceptual Framework for Cancer Risk Assessment, 16–18 Febuary 1999, Lyon, France. IPCS/99.6. International Programme on Chemical Safety, Geneva.

Jenkins, G.J.S., Suzen, H.S., Gueiro, R.A., Parry, J.M., 1999. The restriction site mutation assay: a review of the methodology, development and the current status of the technique. Mutagenesis 14, 439–448.

JECFA (Joint FAO/WHO Expert Committee on Food Additives), 1987. Principles for the Safety Assessment of Food Additives and Contaminants in Food. Environmental Health Criteria Vol. 70. World Health Organization, Geneva.

Jones, S.N., Jones, P.G., Ibarguen, H., Caskey, C.T., Craigen, W.J., 1991. Induction of the CYP1A1 dioxin-responsive enhancer in transgenic mice. Nucleic Acids Research 19, 6547–6551.

Kahan, B., Auerbach, R., Alter, B.J., Bach, F.H., 1982. Histocompatibility and isoenzyme differences in commercially supplied "BALB/c" mice. Science 217, 379–381.

Kaplan, M., Murphy, S.D., 1972. Effect of acrylamide on rotarod performance and sciatic nerve beta-glucuronidase of rats. Toxicology and Applied Pharmacology 22, 259–268.

Kavlock, R.J., Daston, G.P., DeRosa, C., Fenner-Crisp, P., Gray, L.E., Kaattari, S., Lucier, G., Luster, M., Mac, M.J., Maczka, C., Miller, R., Moore, J., Rolland, R., Scott, G., Sheehan, D.M., Sinks, T., Tilson, H.A., 1996. Research needs for the risk assessment of health and environmental effects of endocrine disruptors: a report of the U. S. EPA-sponsored workshop. Environmental Health Perspectives 104 Suppl. 4, 715–740.

Kirkland, D.J., 1998. Use of transgenic animals in toxicology. Pharmaceutical Science and Technology Today 1, 62–68.

Knippels L. M. J. (1998) Oral Sensitisation to Food Proteins and Immune Mediated Effects; A Brown Norway Rat Food Allergy Model. Thesis, University of Utrecht.

Knippels, L.M.J., Penninks, A.H., Spanhaak, S., Houben, G.F., 1998. Oral sensitization to food proteins: a Brown Norway rat model. Clinical and Experimental Allergy 28, 368–375.

Knobil E. and Neill J. D. (Eds.) (1994) The Physiology of Reproduction. second ed., Vols. I and II. Raven Press, New York.

Köster, U., Albrecht, U., Kappus, H., 1977. Evidence for carbon tetrachloride- and ethanol-induced lipid peroxidation *in vivo* demonstrated by ethane production in mice and rats. Toxicology and Applied Pharmacology 41, 639–648.

Kroes, R., Galli, C., Munro, I., Schilter, B., Tran, L.-A., Walker, R., Würtzen, G., 2000. Threshold of toxicological concern for chemical substances present in the diet: a practical tool for assessing the need for toxicity testing. Food and Chemical Toxicology 38, 255–312.

Lamb, J.C. IV, 1985. Reproductive toxicity testing: evaluation and developing new test systems. Journal of the American College of Toxicology 4, 163–171.

Lee, S.S., Pineau, T., Drago, J., Lee, E.J., Owens, J.W., Kroetz, D.L., Fernandez-Salguero, P.M., Westphal, H., Gonzalez, F.J., 1995. Targeted disruption of the α isoform of the peroxisome proliferator-activated receptor gene in mice results in abolishment of the pleiotropic effects of peroxisome proliferators. Molecular and Cellular Biology 15, 3012–3022.

Lee, S.S., Buters, J.T.M., Pineau, T., Fernandez-Salguero, P., Gonzalez, F.J., 1996. Role of CYP2E1 in the hepatotoxicity of acetaminophen. Journal of Biological Chemistry 271, 12063–12067.

Li, X.-M., Schofield, B.H., Huang, C.-K., Kleiner, G.I., Sampson, H.A., 1999. A murine model of IgE-mediated cow's milk hypersensitivity. Journal of Allergy and Clinical Immunology 103, 206–214.

Li, X.-M., Serebrisky, D., Lee, S.Y., Huang, C.-K., Bardina, L., Schofield, B.H., Stanley, J.S., Burks, A.W., Bannon, A.W., Sampson, H.A., 2000. A murine model peanut anaphylaxis: T- and B-cell responses to a major peanut allergens mimic human responses. Journal of Allergy and Clinical Immunology 106, 150–158.

Liang, H.C., Li, H., McKinnon, R.A., Duffy, J.J., Potter, S.S., Puga, A., Nebert, D.W., 1996. Cyp1a2$^{-/-}$ null mutant mice develop normally but show deficient drug metabolism. Proceedings of the National Academy of Sciences of the U.S.A. 93, 1671–1676.

Lovell, D.P., Bigelow, S.W., Nebert, D.W., Hoffman, H.A., Greig, J.B., Festing, M.F.W., 1984. An investigation of genetic variation within a series of congenic strains of mice. Laboratory Animals 18, 291–297.

McGregor, D.B., Anderson, D., 1999. DNA damage and repair in mammalian cells in vitro and in vivo as indicators of exposure to carcinogens. In: McGregor, D.B., Rice, J.M., Venitt, S. (Eds.), The Use of Short and Medium Term Tests for Carcinogens and Data on Genetic Effects in Carcinogenic Hazard Evaluation. IARC Scientific Publication no. 146. International Agency for Research on Cancer, Lyon, pp. 309–354.

Mahler, J.F., 2000. The use of genetically altered animals in toxicology. Toxicologic Pathology 28, 447–449.

Manson, J., 1991. An overview and comparison of reproductive and developmental toxicity regulations. In: Lumley, C.E., Walker, S.R. (Eds.), Current Issues in Reproductive and Developmental Toxicity Testing: Can an International Guideline be Achieved? Quay Publishing, Lancaster, UK, pp. 21–34.

Manson, J.M., 1994. Testing of pharmaceutical agents for reproductive toxicity. In: Kimmel, C.A., Buelke-Sam, J. (Eds.), Developmental Toxicology. Raven Press, New York, pp. 379–402.

Maronpot, R.R., 2000. The use of genetically modified animals in carcinogenicity bioassays. Toxicologic Pathology 28, 450–453.

Matsuzawa, T., Nakata, M., Goto, I., Tsushima, M., 1981. Dietary deprivation induces fetal loss and abortion in rabbits. Toxicology 22, 255–259.

Meredith, C., Atkinson, H., 2000. Development of methods to predict the allergenic potential of genetically modified foods and novel protein products. Toxicology 148, 41–42.

Metcalfe, D.D., Astwood, J.D., Townsend, R., Sampson, H.A., 1996. Assessment of the allergenic potential of foods derived from genetically engineered crop plants. Critical Reviews in Food Science and Nutrition 36 (S), 165–186.

Miller, K., Meredith, C., Selo, I., Wal, J.-M., 1999. Allergy to bovine β-lactoglobulin: specificity of immunoglobulin E generated in the Brown Norway rat to tryptic and synthetic peptides. Clinical and Experimental Allergy 29, 1696–1704.

Mortensen, A., Fischer Hansen, B., Fischer Hansen, J., 1994. The rabbit in atherosclerosis research. Scandinavian Journal of Laboratory Animal Science 21, 55–64.

Mortensen, A., 1995. Transgenic laboratory animal models in atherosclerosis research. Scandinavian Journal of Laboratory Animal Science 22, 133–143.

Mortensen, A., Fischer Hansen, B., Frandsen, H., Fischer Hansen, J., Andersen, P.S., Hoy, C.-E., Meyer, O., 1995. Extravascular lipid disposition and morphology of atherosclerosis in heterozygous WHHL rabbits fed vegetable (n-6) and marine (n-3) oils. Scandinavian Journal of Laboratory Animal Science 22, 213–225.

Munro, I.C., Ford, R.A., Kennepohl, E., Sprenger, J.G., 1996. Correlation of a structural class with no-observed-effect levels: a proposal for establishing a threshold of concern. Food and Chemical Toxicology 34, 829–867.

Munro, I.C., Kroes, R., 1998. Application of a Threshold of Toxicological Concern in the Safety Evaluation of Certain Flavouring Substances. Safety Evaluation of Certain Food Additives and Contaminants (Annex 5). WHO Food Additive Series No. 40. World Health Organization, Geneva.

Munro, I.C., Kennepohl, E., Kroes, R., 1999. Application of a threshold of toxicological concern in the safety evaluation of certain flavouring substances. Food and Chemical Toxicology 37, 207–232.

Neumann, H.-G., Thielmann, H.W., Filser, J.G., Gelbke, H.-P., Greim, H., Kappus, H., Norpoth, K.H., Reuter, U., Vamvakas, S., Wardenbach, P., Wickmann, H.-E., 1998. Changes in the classification of carcinogenic chemicals in the work area (Ch III of the German List of MAK and BAT values). Journal of Cancer Research and Clinical Oncology 124, 661–669.

Olson, H., Betton, G., Robinson, D., Thomas, K., Monro, A., Kolaja, G., Lilly, P., Sanders, J., Sipes, G., 2000. Concordance of the toxicity of pharmaceuticals in humans and animals. Regulatory Toxicology and Pharmacology 32, 56–62.

OECD (Organisation for Economic Co-operation and Development), 1981a. OECD Guideline for Testing of Chemicals. Carcinogenicity Studies. Guideline 451 adopted 12 May. OECD, Paris.

OECD (Organisation for Economic Cooperation and Development), 1981b. OECD Guideline for Testing of Chemicals. Teratogenicity. Guideline 414, adopted 12 May 1981. OECD, Paris.

OECD (Organisation for Economic Cooperation and Development), 1987a. Guidelines for the Testing of Chemicals. OECD, Paris.

OECD (Organisation for Economic Cooperation and Development), 1987b. OECD Guideline for Testing of Chemicals. Acute Oral Toxicity. Guideline 401, adopted 24 February 1987. OECD, Paris.

OECD (Organisation for Economic Cooperation and Development), 1992. OECD Guideline for Testing of Chemicals. Acute Oral Toxicity–Fixed Dose Method. Guideline 420, adopted 17 July 1992. OECD, Paris.

OECD (Organisation for Economic Cooperation and Development), 1995. OECD Guideline for the Testing of Chemicals. Repeated dose 28-day oral toxicity study in rodents. Updated Guideline 407, adopted 27 July 1995. OECD, Paris.

OECD (Organisation for Economic Cooperation and Development), 1996a. OECD Guideline for the Testing of Chemicals. Acute Oral Toxicity–Acute Toxic Class Method. Guideline 423, adopted 22 March 1996. OECD, Paris.

OECD (Organisation for Economic Cooperation and Development), 1996b. OECD Test guideline programme. Immunotoxicity testing: possible future work. Immunology work group meeting 1996. ENV/MC/CHEM/TG(98)6. OECD, Paris.

OECD (Organisation for Economic Cooperation and Development), 1997a. Appraisal of Test Methods for Sex-Hormone disrupting Chemicals Capable of Affecting the Reproductive Process. Prepared by the MRC Institute for Environment and Health, Leicester UK. Available on the internet at <http://www.oecdorg/ehs/ehsmono/fnloecd.pdf>. OECD, Paris.

OECD (Organisation for Economic Cooperation and Development), 1997b. OECD Guideline for testing of chemicals. Neurotoxicity study in rodents. Guideline 424, adopted 21 July 1997. OECD, Paris.

OECD (OECD Organisation for Economic Cooperation and Development), 1997c. OECD Guideline for testing of chemicals. Mammalian Erythrocyte Micronucleus Test. Guideline 474, adopted 21 July 1997. OECD, Paris.

OECD (Organisation for Economic Cooperation and Development), 1997d. OECD Guideline for testing of chemicals. Mammalian Bone Marrow Chromosomal Aberration Test. Guideline 475, adopted 21 July 1997. OECD, Paris.

OECD (Organisation for Economic Cooperation and Development), 1997e. OECD Guideline for testing of chemicals. Unscheduled

DNA synthesis (UDS) Test with Mammalian Liver Cells in vivo. Guideline 486, adopted 21 July 1997. OECD, Paris.

OECD (Organisation for Economic Cooperation and Development), 1997f. OECD Guideline for testing of chemicals. Mammalian Spermatogonial Chromosomal Aberration Test. Guideline 483, adopted 21 July 1997. OECD, Paris.

OECD (Organisation for Economic Cooperation and Development), 1998a. OECD Guideline for the Testing of Chemicals. Acute Oral Toxicity: Up-and-Down Procedure. Guideline 425, adopted 21 September 1998. OECD, Paris.

OECD (Organisation for Economic Cooperation and Development), 1998b. OECD Guideline for the Testing of Chemicals. Repeated Dose 90-day Oral Toxicity Study in Rodents. Updated Guideline 408, adopted 21 September, 1998. OECD, Paris.

OECD (Organisation for Economic Cooperation and Development), 1998c. OECD Guideline for the Testing of Chemicals. Repeated Dose. 90-day Oral Toxicity Study in Non-Rodents. Updated Guideline 409, adopted, 21 September, 1998. OECD, Paris.

OECD (Organisation for Economic Cooperation and Development), 1998d. OECD Guideline for Testing of Chemicals. Chronic Toxicity Studies. Updated Guideline 452, adopted 21 September, 1998. OECD, Paris.

OECD (Organisation for Economic Cooperation and Development), 1999. OECD Guideline for the testing of chemicals. Proposal for a new guideline 426. Developmental Neurotoxicity Study. Draft Document, October 1999. OECD, Paris.

OECD (Organisation for Economic Cooperation and Development), 2000. Current and Expected Assessment Approaches: Revision of the Conceptual Framework. ENV/JM/TG/EDTA(2000)8. Fourth Meeting of the Task Force on Endocrine Disrupters Testing Assessment (EDTA), 17 May. OECD, Paris.

OECD (Organisation for Economic Cooperation and Development), 2001a. OECD Guideline for the Testing of Chemicals. Two-Generation Reproduction Toxicity Study. Updated Guideline 416 adopted 22 January 2001. OECD, Paris.

OECD (Organisation for Economic Co-operation and Development), 2001b. OECD Guideline for the Testing of Chemicals. Prenatal Developmental Toxicity Study Updated Guideline 414 adopted 22 January 2001. OECD, Paris.

Palmer, T., 1991. What is the ideal approach to reproductive toxicity testing? In: Lumley, S.R., Walker, C.E. (Eds.), Current Issues in Reproductive and Developmental Toxicity Testing. Can an International Guideline be Achieved? Quay Publishing, Lancaster, UK, pp. 83–98.

Petrere, J.A., Rohn, W.R., Grantham, L.E., Anderson, J.A., 1993. Food restriction during organogenesis in rabbits: effects on reproduction and the offspring. Fundamental and Applied Toxicology 21, 517–522.

Pineau, T., Fernandez-Salguero, P., Lee, S.S.T., Mcphail, T., Ward, J.M., Gonzales, F.J., 1995. Neonatal lethality associated with respiratory distress in mice lacking cytochrome P450 1A2. Proceedings of the National Academy of Sciences of the U.S.A 92, 5134–5138.

Plaa, G.L., 1975. Toxic responses of the liver. In: Doull, J., Klaassen, C.D., Amdur, M.O. (Eds.), Casarett and Doull's Toxicology. The Basic Science of Poisons, 2nd Edition. McGraw-Hill, New York, pp. 206–231.

Prodanchuk, M.G., Podrushniak, A.E., Antonovich, E.A., 2001. [Different poisoning sensitivity of adults and children (0–15 years) and requirements for animal-based toxicology experiments]. Suchasni Problemy Toxicologii 18 (3), 3–15.

Purchase, I.F.H., 1999. Ethical review of regulatory toxicity guidelines involving experiments on animals: the example of endocrine disrupters. Toxicological Sciences 52, 141–147.

Rier, S.E., Turner, W.E., Martin, D.C., Morris, R., Lucier, G.W., Clark, G.C., 2001. Serum levels of TCDD and dioxin-like chemicals in rhesus monkeys chronically exposed to dioxin: correlation of increased serum PCB levels with endometriosis. Toxicological Sciences 59, 147–159.

Robertson, L.W., Regel, U., Filser, J.G., Oesch, F., 1985. Absence of lipid peroxidation as determined by ethane exhalation in rats treated with TCDD. Archives of Toxicology 57, 13–16.

Rosenberg, M.P., 1997. Gene knockout and transgenic technologies in risk assessment: the next generation. Molecular Carcinogenesis 20, 262–274.

Ryffel, B., 1997. Impact of knockout mice in toxicology. Critical Reviews in Toxicology 27, 135–154.

Sandoz, C., Lesca, P., Carpy, A., Laguionie, M., Narbonne, J.F., 1998. Effects of carbaryl and naphthalene on rat hepatic CYP1A1/2: potential binding to Ah receptor and 4S benzo(a)pyrene-binding protein. International Journal of Molecular Medicine 2, 615–623.

Schardein, J.L., Schwetz, B.A., Kenel, M.F., 1985. Species sensitivity and prediction of teratogenic potential. Environmental Health Perspectives 61, 55–67.

Schardein, J.L., Keller, K.A., 1989. Potential human developmental toxicants and the role of animal testing in their identification and characterisation. CRC Critical Reviews in Toxicology 19, 251–339.

Schmezer, P., Eckert, C., Liegibel, U.M., Klein, R.G., Bartsch, H., 1998. Use of transgenic mutational test systems in risk assessment of carcinogens. Archives of Toxicology, 20, Suppl 321–330.

Schmidt, J.V., Su, G.H., Reddy, J.K., Simon, M.C., Bradfield, C.A., 1996. Characterization of a murine Ahr null allele: involvement of the Ah receptor in hepatic growth and development. Proceedings of the National Academy of Sciences of the U.S.A 93, 6731–6736.

Selgrade, M.K., 1999. Use of immunotoxicity data in health risk assessments: uncertainties and research to improve the process. Toxicology 133, 59–72.

Sharpe, R.M., 1994. Regulation of spermatogenesis. In: Knobil, E., Neill, J.D. (Eds.), The Physiology of Reproduction, 2nd Edition. Raven Press, New York, pp. 1363–1434.

Sharpe, R.M., Skakkebaek, N.E., 1993. Are oestrogens involved in falling sperm counts and disorders of the male reproductive tract? Lancet 341, 1392–1395.

Simula, T.P., Crichton, M.B., Black, S.M., Pemble, S., Bligh, H.F.J., Beggs, J.D., Wolf, C.R., 1993. Heterologous expression of drug-metabolizing-enzymes in cellular and whole animal-models. Toxicology 82, 3–20.

Smith, M., 2002. Food Safety in Europe (FOSIE): Risk assessment of chemicals in food and diet: overall introduction. Food and Chemical Toxicology 40, 141–144.

Sonnenschein, C., Soto, A.M., 1998. An updated review of environmental estrogen and androgen mimics and antagonists. Journal of Steroid Biochemistry and Molecular Biology 65, 143–150.

Soto, A.M., Sonnenschein, C., Chung, K.L., Fernandez, M.F., Olea, N., Olea-Serrano, F., 1995. The E-screen assay as a tool to identify estrogens: an update on estrogenic environmental chemicals. Environmental Health Perspectives 103, 113–122.

Storer, R.D., 2000. Current status and use of short/medium term models for carcinogenicity testing of pharmaceuticals–scientific perspective. Toxicology Letters 112113, 557–566.

Thigpen, J.E., Setchell, K.D.R., Goelz, M.F., Forsythje, D.B., 1999. The phytoestrogen content of rodent diets [Letter]. Environmental Health Perspectives 107, 182–183.

Thomas, J.A., 1993. Toxicology of the adrenal, thyroid and endocrine pancreas. In: Ballantyne, B., Marrs, T., Turner, P. (Eds.), General and Applied Toxicology, vol. 1. Macmillan, Basingstoke, pp. 807–820.

Thomas, J.A., 1996. Toxic responses of the reproductive system. In: Klaassen, C.D., Amdur, M.O., Doull, J. (Eds.), Cassarett and Doull's Toxicology: The Basic Science of Poisons, 5th Edition. McGraw-Hill, New York, pp. 547–581.

Travlos, G.S., Morris, R.W., Elwell, M.R., Duke, A., Rosenblum, S., Thompson, M.B., 1996. Frequency and relationships of clinical chemistry and liver and kidney histopathology findings in 13-week toxicity studies. Toxicology 107, 17–29.

Trinajstic, N., 1992. Chemical Graph Theory. In: . CRC Press, Boca Raton, FL, pp. 225–273. (Chapter 10).

Tute, M., 1990. History and objectives of quantitative drug design. In: Hansch, C. (Ed.), Comprehensive Medicinal Chemistry, vol. 4. Pergamon Press, Oxford, pp. 1–31.

Ueno, T., Tamura, S., Frels, W.I., Shou, M., Gonzales, F.J., Kimura,

S., 2000. A transgenic mouse expressing human CYP1A2 in the pancreas. Biochemical Pharmacology 60, 857–863.

Valentine, J.L., Lee, S.S., Seaton, M.J., Asgharian, B., Farris, G., Corton, J.C., Gonzalez, F.J., Medinsky, M.A., 1996. Reduction of benzene metabolism and toxicity in mice that lack CYP2E1 expression. Toxicology and Applied Pharmacology 141, 205–213.

van de Waterbeemd, H., Testa, B., 1987. The parameterization of lipophilicity and other structural properties in drug design. Advances in Drug Research 16, 85–225.

van den Brandt, P., Voorrips, L., Hertz-Picciotto, I., Shuker, D., Boeing, H., Speijers, G., Guittard, C., Kleiner, J., Knowles, M., Wolk, A., Goldbohm, A., 2002. The contribution of epidemiology. Food and Chemical Toxicology 40, 387–424.

van Halteren, A.G.S., van der Cammen, M.J.F., Biewenga, J., Savelkoul, H.F.J., Kraal, G., 1997. IgE and mast cell responses on intestinal allergen exposure: a murine model to study the onset of food allergy. Journal of Allergy and Clinical Immunology 99, 94–99.

van Loveren, H., 1995. Host resistance models. Human and Experimental Toxicology 14, 137–140.

van Oosterhout, J.R.J., Van Der Laan, J.W., De Waal, E.J., Olejnizak, K., Hilgenfeld, M., Schmidt, V., Bass, R., 1997. The utility of two rodent species in carcinogenic risk assessment of pharmaceuticals in Europe. Regulatory Toxicology and Pharmacology 25, 6–17.

Veeramachaneni, D.N., 2000. Deteriorating trends in male reproduction: idiopathic or environmental? Animal Reproduction Science 60-61, 121–130.

Veeramachaneni, D.N.R., Sawyer, H.R., 1998. Carcinoma in situ and seminoma in equine testis. Acta Pathologica, Microbiologica et Immunologica, Scandinavica 106, 183–186.

Veeramachaneni, D.N.R., Vandewoude, S., 1999. Interstitial cell tumour and germ cell tumour with carcinoma in situ in rabbit testes. International Journal of Andrology 22, 97–101.

Vercillini, P., Oldani, S., De Giorgi, O., Crosignani, P.G., 1995. Endometriosis: an overview of descriptive and analytic epidemiological studies (Progress in the Management of Endometriosis). In: Coutinho, E.M., Spinola, P., de Moura, L.H.. The Parthenon Publishing Group, New York, pp. 221–236.

Vijg, J., van Steeg, H., 1998. Transgenic assays for mutations and cancer: current status and future perspectives. Mutation Research 400, 337–354.

Wolf, C.R., Henderson, C.J., 1998. Use of transgenic animals in understanding molecular mechanisms of toxicity. Journal of Pharmacy and Pharmacology 50, 567–574.

World Health Organization, 1978. Principles and Methods for Evaluating the Toxicity of Chemicals. Part 1. Environmental Health Criteria, vol. 6. World Health Organization, Geneva, pp. 95–115.

Xie, W., Barwick, J.L., Downes, M., Blumberg, B., Simon, C.M., Nelson, M.C., Neuschwander-Tetri, B.A., Brunt, E.M., Guzelian, P.S., Evans, R.M., 2000. Humanized xenobiotic response in mice expressing nuclear receptor SXR. Nature 406, 435–439.

Zacharewski, T.R., Meek, M.D., Clemons, J.H., Wu, Z.F., Fielden, M.R., Matthews, J.B., 1998. Examination of the in vitro and in vivo estrogenic activities of eight commercial phthalate esters. Toxicological Sciences 46, 282–293.

Zaher, H., Buters, J.T., Ward, J.M., Bruno, M.K., Lucas, A.M., Stern, S.T., Cohen, S.D., Gonzales, F.J., 1998. Protection against acetaminophen toxicity in CYP1A2 and CYP2E1 double-null mice. Toxicology and Applied Pharmacology 152, 193–199.

Zhang, J.-G., Crevel, R., 1999. The IgG response of Brown Norway rats to oral administration of ovalbumin. Human and Experimental Toxicology 18, 528. (abstract).

体外毒理学研究方法

G. Eisenbrand[a], B. Pool-Zobel[b], V. Baker[c], M. Balls[d], B.J. Blaauboer[e], A. Boobis[f], A. Carere[g], S. Kevekordes[h], J.-C. Lhuguenot[i], R. Pieters[e], J. Kleiner[j],

[a]*University of Kaiserslautern, Department of Chemistry Food Chemistry & Environmental Toxicology, PO Box 3049, D-67653 Kaiserslautern, Germany*

[b]*Friedrich Schiller University of Jena, Department of Nutritional Toxicology, Institute of Nutrition, Dornburger str. 25, D-07743 Jena, Germany*

[c]*Unilever Research Colworth, SEAC Toxicology Unit, Sharnbrook MK42 0BH Bedfordshire, UK*

[d]*European Centre for Validation of Alternative Methods, Joint Research Center, Institute for Health and Consumer Protection, T.P. 580, I-21020 Ispra (Varese), Italy*

[e]*Institute for Risk Assessment Sciences (IRAS), Division of Toxicology, Utrecht University, PO Box 80.176, NL-3508 TD Utrecht, The Netherlands*

[f]*Imperial College, Section on Clinical Pharmacology, Division of Medicine, Hammersmith Campus, Ducane Road, London W12 0NN, UK*

[g]*Istituto Superiore di Sanità, Laboratorio Tossicologia Comparata e Ecotossicologia, Viale Regina Elena, 299, I-00161 Rome, Italy*

[h]*Südzucker AG Mannheim/Ochsenfurt, ZAFES, Wormer Str. 11, D-67283 Obrigheim, Germany*

[i]*ENSBANA—Université de Bourgogne, Département de Biochimie et Toxicologie Alimentaire, Campus Universitaire Montmuzard, 1, Esplanade Erasme, F-21000 Dijon, France*

[j]*ILSI Europe, Avenue E. Mounier 83, Box 6, B-1200, Brussels, Belgium*

摘 要

体外实验方法被广泛地应用于化学物的筛选和分级，有时也应用在食品添加剂的危险性评估中。然而，在体外毒理学实验中涉及的食物相关化学物的范围非常广泛，它不仅包括用于食品制备的天然成分，而且包括暴露后在体内产生的化学物，批准使用的化学物，包括添加剂、残留物、补充剂以及来源于食品加工、包装的化学物和污染物等。体外实验系统的一个主要目的是获取关于毒性作用机制的重要信息，以用来充分评估危险性。本章综述了应用体外毒理学实验方法进行危险性评估的整个过程，涵盖研究现状和未来的发展，重点论述了细胞毒性、细胞反应、毒代动力学模型和代谢、癌症相关终点、发育毒理学、变态反应预测以及生物学标志物的建立和应用。本文深入阐述了使用体外方法在描述和预测化学物对人类危害作用方面的策略，讨论了这些检测系统的主要不足和优势以及关于提高对食品相关化学物的危害识别和特征描述等一些优先研究的关键问题。

关键词： 危害识别　危险性评估　食物化学物　体外方法　生物学标志物　平行程序法

目 录

1 引 言

非动物实验方法，包括基于计算机的方法和体外研究，是增强我们认识化学物的危害效应和推测其对人体影响的重要工具（Broadhead and Combes，2001）。体外系统主要用于毒性筛选以及积累更全面的毒理学资料，也可用于局部、组织或靶器官的特异毒效应的研究。其应用的一个主要领域是获取有关毒性机制的信息。体外研究除用于危害识别外，还有其他的使用价值。因此，有必要考虑将体外实验用于危险性评估的其他方面。非动物实验研究方法，包括基于计算机的方法和体外实验，是促进将体外研究结果外推到人体的重要工具。

体外方法被广泛地用于化学物毒性的筛选和分级。在食品添加剂方面，体外实验资料已经被用于某些危险性评估中。然而，一般来说，正如国际生命科学学会（ILSI）欧洲分会认为的那样，体外实验资料对于计算每日允许摄入量（ADI）没有直接的意义（Walton et al.，1999）。但是，体外方法提供的对实验动物和对人毒性作用机制方面的信息具有重要意义。可以预见，生物医学科学的迅猛发展将会产生新一代基于机制的体外检测方法，这些方法可用于危险性评估中的危害特征描述。因此，如果不考虑危险性评估的其他方面，单靠“体外毒理学方法进行危害识别”是不够的。本章将讨论已建立的或新创的体外毒理学方法的研究现状、未来发展潜力、研究需求以及在食品相关化学物危害评估中的应用。

可以运用体外毒理学方法进行研究的食品相关化学物有：天然原料成分，包括在食品制备过程中产生的化学物；由于暴露而产生的内源性化学物；允许/批准使用的化学物如添加剂、残留物、补充剂、源于食品加工、包装的化学物质以及污染物。在常量营养成分和全食品方面，体外毒性评估具有局限性，涉及这方面的体外实验方法将在2.3部分的毒代动力学模型和代谢中讨论。未来研究的一个重要方面是发展新技术，更好地研究个别食物成分在胃肠道的吸收、生物利用率以及食物基质效应。需要建立可靠的胃肠道和血/脑屏障功能模型以及阐明细胞膜转运蛋白在化学物的吸收和排出中所起的作用。在2.3部分还介绍性地评述了体外系统的代谢功能、特性和局限性以及哪种类型的体外系统可以用于研究相应的体内情况新陈代谢活动。

细胞对毒物的快速反应，是通过改变新陈代谢率、细胞生长速度或基因转录来调控细胞的基本功能。最终的结果即“细胞毒性”，将在2.1部分阐述。细胞毒性资料在确定毒性作用方面有其固有的价值（例如作为一种体内急性毒性效应的指标），对于设计更深入的体外研究也很重要。有活性的化学物质在亚中毒剂量下可能发生的效应是直接与DNA交互作用，而导致不同类型的损伤，包括突变前基因损伤。基因损伤不仅是化学物作用的结果，还是DNA损伤后修复缺陷所导致的遗传不稳定性的指标。有关这些终点的意义以及突变前基因损伤和其他固有的非遗传毒性终点导致细胞转化的意义将在4.1部分（与癌相关的终点）做更详细的阐述。

然而，体外毒理学实验的新方法主要集中在建立分子标志物，用以检测有毒化学物从一般暴露水平到引起临床可见病理反应的暴露水平所产生的效应。应激反应或者其他基因和随之发生的生化改变都可能是化学物诱导毒性的潜在标志物。此外，检测基因表达过程中转录和翻译产物可为化学物的潜在毒性提供有价值的信息。基因组学和蛋白组学的迅速发展以及应用生物信息学，为建立更好的危害识别提供了独特的机会，以便更多地了解化学物的潜在作用机制及开展更科学的安全性评估。这些技术包括用于转录组分析的DNA芯片和用于蛋白组学分析的双相凝胶电泳，将与功能性反应一起在2.2部分（细胞反应）讨论。这些方法对于检测遗传多态性也非常重要，而遗传多态性则是毒性化学物引起个体易感性差别的一个重要因素。

在方法学上的一个主要进展是引入有助于识别食物化学物及其体内代谢产物的潜在危害的相关生物学标志物。与此同样重要的是，在决定个体易感性和保护性时使用遗传易感性标志物，这些标志物是决定个体反应的重要因素。基因表达水平和遗传多态性是生物学标志物研究的重要领域，这部分将在第 4 部分（用体外方法建立生物学标志物）讨论。这些研究可通过揭示新的作用机制来发现新的终点，也有助于对生物学标志物结果的解释，如提供易感性如何影响危险因素作用的基本信息。

此外，体外实验可以提供新一代的生物学标志物，例如淋巴细胞的半体内攻击实验，引起暴露人群体液（血浆、尿液、粪液）的功能性反应，或确定从潜在暴露人群不同组织中分离体细胞的毒性参数。可以预计在不久的将来，有可能利用基因组学/蛋白组学技术以及适当的比较模型，建立毒性轮廓，以此至少可以预测急性/亚急性毒性以及识别已知的/未知的毒性类型。

在体外研究的基础上预测慢性效应是未来的一个目标。这需要建立新的实验方法，这些方法能够测量体内慢性毒性长期和复杂事件的分子变化过程。在预测癌症和其他长期的靶器官毒性，如肺纤维化、肝毒性、肾毒性、血液毒性和神经毒性等方面都将遇到各种挑战。需要解决的一个问题是器官类型的细胞分级以及组织特异的细胞/细胞或者细胞/间质之间的交互作用。解决的方法包括发展长期的组织培养技术，这种技术目前还未完善，尚不能用于预测分析。由于当前这方面的资料有限，故本综述对这种解决方法不做更进一步的讨论，但这种方法可能用来识别作为长期效应的标志物的早期关键变化（见 2.2，细胞反应）。

用于研究发育毒性的各种体外系统将在第 4.2 部分讨论。预测通过食物链的低剂量化学物暴露对生育结局的影响具有挑战性，现仍处在初级阶段。此外，在哺乳动物的发育方面，当前对其整体生理和分子发育机制的了解还不充分。这就限制了我们对发育毒性机制的理解和预测技术的发展。

第 4.3 部分（变态反应的预测）描述了化学物（有的可能是食物过敏原）暴露后可能产生的复杂的免疫应答类型。食物过敏非常重要，因为很少量的食物成分就能够引发严重的、威胁易感个体生命的反应。此外，与食物相关的化学物可以影响肠道淋巴样组织，即与胃肠道有关的免疫系统。

成功地运用体外实验方法的先决条件是具有适当、可靠的验证实验系统（Balls et al.，1990，1995；OECD，1996；ICCVAM，1997a）。验证可以独立地确定一种用于特定目的的实验程序或检测方法的可靠性和意义。通常是在实验室间采用盲法实验，按照预先确定的操作规范，以评估此实验对于特定目的是否有用和可靠。验证实验主要是对新的实验方法提供客观评价信息，确定实验方法在实验室之间是稳定的和可转移的，同时也能证明获得的用于制定决策的实验资料是可信的。如果一种新的实验方法经过科学的验证而获得认可，对于在实验结果的基础上所做预测的精确性和准确性，也具有充分的置信度。成功验证的一种新的毒理学实验方法，是确保该方法得到法规认可和促进该方法的常规应用的一种有效途径。

将来的模式应该是使用适当的、经过人体实验验证的实验系统。体外实验的主要范围包括：①亚细胞系统，例如大分子、细胞器、亚细胞成分；②细胞系统，例如原代细胞、基因修饰的细胞、永生化的细胞、不同分化阶段的细胞、处在不同转化阶段的细胞、干细胞、不同细胞的联合培养物和屏障系统；及③完整组织，包括器官、灌流器官、切片和移植体［例如肢芽或肠线隐窝(gut crypts)］。实验体系需要遵循“良好细胞培养规范”的一般原则（Hartung and Gstraunthaler，2000），并且有必要充分确定所用的亚细胞、细胞、组织、器官系统的来源、质量和特征。

除利用适当的体外毒理学实验系统以提高对食物相关化学物所致危害的预测能力之外，体外实验方法另一主要用途是了解化学物的毒理学过程机制。通过对体外实验新技术的不断的开发和应用，对目前体内实验不能充分解决的化学物，体外实验系统可以作为更有针对性地进行化学物危险性评估的基础。总的来说，体外实验不仅具有自身的重要性，对于评估化学物的毒性是必需的，还有助于阐明化学物的作用机制以及疾病的病因学。

2 一般毒性的体外评定

2.1 细胞毒性

2.1.1 *简介*

细胞毒性主要是指一种化学物导致细胞死亡的可能性。大多数体外细胞毒性实验检测的是细胞坏死。然而，细胞死亡另一个同样重要的机制是细胞凋亡，需要使用不同的方法进行评价。抑制细胞凋亡也具有重要的毒理学意义（参见第4.1部分，与癌相关的终点）。此外，对细胞毒性效应的时间和剂量关系的详细研究，结合对细胞周期及其可逆性影响的观察，都可以提供与毒性的机制和类型相关的重要信息，包括坏死、凋亡或者其他后果。

对于基础细胞毒性的确定，体外细胞毒性实验是有用的和必需的。例如某种化学物的固有特性可导致细胞死亡是其损害基本细胞功能的结果。另外，体外细胞毒性实验对于确定更详细的体外研究的浓度范围很必要，也可为选择指标，如遗传毒性、突变的诱导或细胞程序化死亡提供依据。通过确定对50%细胞产生影响的剂量（例如TC_{50}），可对一种化学物在不同实验体系中或多种化学物在单一测定体系中的反应作出定量比较。

2.1.2 *研究现状*

2.1.2.1 **利用细胞毒性资料预测全身急性毒性**

在过去的20年里，有一个研究的热点是应用基础细胞毒性资料来推测化学物在体内的急性效应。如果某种化学物具有急性毒性，在大多数情况下，它会反映在对细胞基本功能的损害上。这种方法已经成功地运用于一项经过验证的基于ATP依赖的中性红溶酶体摄入的（Borenfreund et al.，1988）体外实验来评估光毒性的研究中（Spielmann et al.，1998）。

通过对各种化学物的大量研究，发现基础细胞毒性和动物或人的急性毒性之间有良好的相关性（Clemedson et al.，2000）。动力学因素和毒性效应的靶器官特异性是影响这种相关性的主要因素。基于这个原因，在食品化学物对体内潜在毒性的综合评估体系中，基础细胞毒性应该是最开始进行的实验。

2.1.2.2 **相关的终点**

在检测细胞毒性时，最常用的终点是细胞通透性屏障的破坏、线粒体功能的降低（Borenfreund and Puerner，1985；Werner et al.，1999）、细胞形态的变化（Borenfreund and Borrero，1984）以及细胞复制的改变（North-Root et al.，1982）。这些终点已经确立多年，并且用于多种细胞类型中。膜通透性的变化是根据染料（台盼蓝）的排除、细胞内酶（如乳酸脱氢酶）的释放（Decker and Lohmann-Matthes，1988）、^{51}Cr预负荷（Holden et，al.，1973）、核苷的释放（Thelestam and Molby，1976）、尿苷的摄取（Shopsis and Sathe，1984；Valentin et al.，2000）或染料的摄取（Garret et al.，1981）来检测的。其他的方法则依赖于细胞蛋白质含量（Balls and Bridges，1984；Dierickx，1989）或平板效率的测定（Acosta et al.，1980；Strom et al.，1983）。为了区别细胞毒性和可逆性细胞损伤，需要适当考虑细胞损伤的恢复，这有助于解释体内研究结果（Valentin et al.，2000）（见2.2，细胞反应）。可以通过细胞形态学改变、膜重排、DNA断裂、半胱氨酸蛋白水解酶的激活以及线粒体中细胞色素C的释放等来评估细胞凋亡。值得注意的是，这是一个近来发展较快的领域，与毒理学有明显的联系（见2.2，细胞反应）。

2.1.3 *新的发展和研究空白*

生物转化能力的差别是很重要的。大多数细胞系统的代谢能力非常弱：因此不能作为体内状态的理想模型（参见2.3部分，毒代动力学模型和代谢）。可以考虑通过受试化学物在体内的靶器官，并选择一个既有适当的代谢能力，又具有器官或组织特异性的细胞毒性的细胞系统，来优化细胞毒性实验（见3，体外毒性检测的终点）。基因工程的发展促进了细胞在这类研究中的应用。

2.2 细胞反应

2.2.1 *基因组学、转录组学和蛋白质组学*

2.2.1.1 **简介**

安全性评估的基本方法学在近十年来改变不多。在对实验动物的毒性评估时，以临床生化、血液学和组织学参数作为器官损害的指标。在大多数情况下，有毒化学物对生物系统的效应在细胞水平上的基本反映是对基因表达的影响。因此，在毒性或病理学反应发生之前，通过对基因转录（mRNA）和翻译（蛋白质）产物的检测，可以发现有价值的关于化学物潜在毒性的信息。

随着基因组学（DNA序列）、转录组学（基因表达）和蛋白质组学（研究由基因组、组织和细胞表达的蛋白质）技术的飞速发展，并结合不断发展的生物信息学，创造了一个独特的机会，为更好的安全性评估预测建立更有效的危害识别的基础。

2.2.1.2 基因组学、转录组学和蛋白质组学以及生物信息学技术的研究现状

2.2.1.2.1 基因组学和转录组学

基因组学包含许多种不同的技术，所有这些技术在某些方面都与细胞的信息内容有关（例如细胞的DNA或者RNA)。这基于分子生物学的中心法则，即编码在DNA上的基因被复制到信使RNA（mRNA)，然后翻译成功能性蛋白质。如今，分析分子表达情况主要有两种方法：①产生mRNA表达图（转录组学）；和②研究蛋白质组学，分析蛋白质的表达轮廓。经典的研究转录情况的方法，例如，RNA印迹杂交、RNA酶保护分析法、S1核酸酶分析、斑点杂交以及狭线印迹法等都是费时耗力的方法。现在已经可以在反转录后运用定量多聚酶联反应（real time PCR）方法来分析mRNA的转录情况。这项技术的优点是可以定量分析单个mRNA（Heid et al.，1996)。有几个公司提供real tiome PCR系统。该方法的不足之处是需要对感兴趣的基因设计特异引物。使用这些方法，一个研究人员一次通常只能研究数量有限的基因。基于这些原因，目前正在努力建立既可以定量，又可以同时分析上千个基因的方法。较新的方法如差异表达（Liang and Pardee，1992)、基因表达序列分析（SAGE）（Velculescu et al.，1995）以及最值得注意的cDNA/寡核苷酸芯片（Schena et al.，1995；Zhao et al.，1995；DeRisi et al.，1996）的发明，为大范围学科研究的应用提供了前所未有的可能。表1中所列的是目前在转录水平研究基因表达可用的方法。

表1　目前在转录水平研究基因表达可用的方法

杂交技术	RNA印迹杂交 S1酶绘图和RNA酶保护分析法 差异斑点杂交 扣除克隆 DNA微阵列
PCR技术	差异显示技术 表达差异分析 RDA差示分析 RDA（representation difference analysis） 定量PCR技术
序列分析技术	已表达序列标签技术 基因表达序列分析 大量平行特征序列 DNA—序列芯片 质谱序列分析

2.2.1.2.2 DNA和寡核苷酸微阵列

随着DNA和寡核苷酸微阵列的发现，建立了一种全新的研究基因表达轮廓和基因组构成的方法（Watson et al.，1998；Duggan et al.，1999；Graves，1999)，它可以对一个生物样品同时半定量地检测上千个基因的转录活性。通过将cDNA、PCR产物或克隆DNA固定在固相支持物来生产这种微阵列，如尼龙滤膜、玻片或者硅片（Bowtell，1999)。DNA阵列可以由合成的寡核苷酸直接构建，或者直接采用合成的寡核苷酸，也可采用照相平版印刷技术结合固相化学合成的方法（Fodor et al.，1993)。阵列中包括的基因可以选择包含特定终点或途径的基因，或者选择包含有大范围生物学过程的基因。为了测定基因表达的差异，可将荧光或放射（^{32}P或^{33}P）标记的RNA探针与阵列中载有的DNA或寡核苷酸杂交。其表面可用激光扫描（并且记录每个特征单元的荧光信号)，或用放射性的探针标记、磷光分析方法，或加放射自显影技术使信号形象化。利用这些方法，目前用单个阵列可以检测10 000或更多个基因的表达（即一个实验)，也可检测两种或多种生物样品之间相关基因表达的变化（Brown and Botstein，1999)。只有通过人类基因组计划（以及对其他生物体的测序计划）的努力，这种方法的建立才成为可能，因为人类基因组计

划测定和公布了成千的基因序列。如今已有许多采用一系列不同平台的商用核酸阵列，另一些则正在开发中。

与DNA重组和PCR技术的发展类似，微阵列技术的应用随着时间的进展而不断扩大和多样化，包括：大规模基因表达轮廓分析、基因图谱的绘制及确定、组织基因表达的轮廓分析、广泛的生物过程的机制研究、疾病易感性的新标志物、确定潜在的新药的靶目标、药物筛选和毒理学研究的平台、发现突变和多态性、基因敲除技术的应用、疾病基因的位点克隆、进化序列分析以及病原体的识别。

2.2.1.2.3 蛋白质组学

许多年以来，人们利用双相凝胶电泳法来分离复杂的蛋白质混合物。这种方法结合第一相的等电聚焦（IEF）和随后在第二相的十二烷基硫酸钠-聚丙烯酰胺凝胶电泳（SDS-PAGE）基于分子量来分离蛋白质。电泳的结果是一个含有蛋白质点的长方形图谱，通常用考马司亮蓝、银或荧光染色来显示蛋白质点。然而，通过这种方法分离的每一种蛋白质的量往往低于化学鉴定所需量一个数量级（O'Farrell，1975）。这就需要发展半制备的方法纯化蛋白质以及寻求更灵敏的鉴定蛋白质的方法（Vorm and Mann，1994）。如今，质谱分析技术（MS）推动了蛋白质组学的发展。通过基因组（简单生物体）、组织或细胞对表达的蛋白质的研究（Williams and Hochstrasser，1997），尤其是应用MALDI（基质辅助激光解吸附作用/电离作用），极大地扩展了能够用MS分析的蛋白质的范围。蛋白质质量指纹识别技术于1993年引入，它是源于MS的一种快速、有效鉴定蛋白质的方法。这种方法涉及用酶，通常是胰蛋白酶，对蛋白质选择性地剪切，并与数据库中的理论多肽进行片段质量的比较，理论多肽由计算机进行类似的"消化"。MALDI-TOF（基质辅助激光解吸附作用/电离作用时间飞行）通常用于多肽质量的指纹识别。这种方法和电子喷雾法均可以用来检测低水平的蛋白质，并且适合于自动化。应用MALDI-TOF，每周可以分析几千种从凝胶中分离的蛋白质。如今，可以想象（随着技术的进一步发展）在给定的条件下，能够对机体、组织或细胞的蛋白质水平进行完全的描述。生物体的基因组具有构成机体必需的固定信息，而蛋白组学（转录组学）可以随着发育阶段、疾病状态或环境条件的改变而改变，因此，它更接近于反映基因表达改变后的生物学结果。蛋白质组学得益于基因组学所收集的丰富的信息，它使得肽的资料可与核苷酸序列和基因信息直接联系起来。

2.2.1.2.4 生物信息学

生物信息学，最简单的意思，就是生物学和计算科学所形成的交叉。它是组织、分析和保存通过基因组学、转录组学和蛋白质组学所获得的大量资料的关键条件。从复杂的DNA微阵列和蛋白质组学资料中提炼出有用的信息需要精密的生物信息学工具。

充分解释基因组学、转录组学和蛋白质组学所得结果的关键是整合不同来源的资料，将基因表达的资料与DNA序列的信息、可在公共数据库中得到的以检测反应途径为最终目的的实验资料以及与毒性密切相关的成组的特定终点的基因联系起来。

资料挖掘技术用来识别（分析）隐含于大量资料中，而常规统计分析难以发现的趋势和模式。这种资料挖掘技术目前已经用于DNA微阵列资料的分析。资料挖掘技术的应用是建立在复杂的运算模型基础之上，这些运算起源于通过识别资料模式和可能存在的关系，对含有复杂的更大资料集合的解释和预测模型。例如，模式的识别可以用于识别在多个实验中受到类似方式调节的基因组，或者在很多基因中可以产生类似转录效应的处理组。相似性可以通过适当的统计方法或将基因表达以可视觉鉴别的形式显示出来。例如强大的集束运算模型可用于提供有类似表达模式的基因的信息（Eisen et al.，1998）。

2.2.1.3 转录组学和蛋白质组学在危害识别中的应用

2.2.1.3.1 转录组学在毒理学危害识别中的应用

基因组学和转录组学在毒理学（毒理基因组学）的应用是通过提供一个更有效的识别毒性危害的途径，对我们认识具有健康危害效应化学物的能力产生巨大的影响，从而建立了预测性安全性评估的基础。另外，它还会增强我们对当前的毒性作用过程的机制的了解。在其他方面，它可能还可用于食物化学物的毒性效应的研究。基因表达分析在毒理学中应用的原则基于这样一个事实，即在产生毒作用时，无一例外地会发生基因表达的改变，作为毒物暴露的直接或是间接的结果。这些基因表达的改变通常比毒性作用本身更敏感、更具有特征性、而且（在低于毒性剂量时）是可测量的终点，并且可以提供新信息来补充和改进现有方法。使用分析总的基因表达变化的方法，将可以识别诊断性基因表达模式，这可用于确定化学物（在低于毒性剂量下和暴露早期）的毒作用潜能。另外，应用这些新技术将产生新的毒性标志物（参见第5部分，生物学标志物的发展），会促进实验动物、人类以及人类体外模型间在危害识别方面的外推，并促进建立相关的、基于毒性作用机制的体外实验系统。

毒理学工作者所面临的一个挑战是在限定的实验条件下，确定给定毒物的基因表达的特征模式，并且与已知的以相同机制作用的毒物的资料进行比较。随着相同毒性机制的"已知毒物"数据库的不断扩增，有可能在模式识别的基础上建立为了检测某种毒性终点的"迷你阵列"。微阵列技术为这种类型的分析提供了一个理想的平台，而且有可能提供毒理学检测的新方法。

现在，许多实验室［例如国立环境卫生科学院（NIEHS）］（Nuwaysir et al.，1999）和一些商业公司生产了一系列种属特异的"毒理学特异性微阵列"，包括大鼠、小鼠、人等多个种属所含有的已经证明涉及毒理学损伤反应的基因。因此，这些能够识别毒理学重要基因表达发生改变的阵列（分子指纹），不仅可以发现化学物可能的毒性，而且可以通过识别基因表达网络来阐明化学物毒作用的机制。在检测有害化学物的效应时，它们的敏感度更高，在解释化学物如何对生物系统产生影响时所花的时间更短。微阵列技术在毒理学危险性评估的使用有很多明显的优势。例如，它在很多方面可以减少毒理学研究对实验动物的依赖；当用微阵列进行筛选来补充动物实验时，可使所需剂量接近于人的实际暴露剂量。微阵列分析可能通过研究暴露时间与毒物所致基因表达谱改变的关系，对急性和慢性毒性之间关系的探讨有一定的帮助，并且可以识别继发反应。与更多的传统方法相比，这种方法可以缩短生物分析的时间，使用更符合实际的检测剂量，并且节约相当可观的费用。

2.2.1.3.2　蛋白质组学在毒理学危害识别中的应用

在毒理学中的应用可能是蛋白质组学最重要的应用之一。双相凝胶电泳是筛选毒性和探讨毒性作用机制的高度敏感方法。通过比较暴露于化学物的生物测试系统与未暴露系统所表达的蛋白质，通过观察到可能与毒性相关蛋白质组的改变，有可能发现生化途径的变化。一旦建立已知毒性化学物蛋白质组学特征的数据库，就有可能用来评估未知毒性化学物的毒性。蛋白质组学的一个显著的优点是具有利用高通量、自动化技术来分析蛋白质的能力。这种技术能用于组织样品、细胞培养液和体液（如血清、尿液、脑脊液、滑膜液）的分析，表明蛋白质组学在筛选毒性或暴露标志物方面具有很大的潜力。例如，人体持续暴露于一种特殊物质，用蛋白质组学检测人体内变化的早期标志物将是非常有效的方法（见第4部分，生物学标志物的发展）。迄今为止，大规模的蛋白质组学研究还未进入公共领域。因此，在毒理学中蛋白质组学全部的潜在优势还没有发挥出来。

2.2.1.3.3　转录组学和蛋白质组学的联合方法

转录组学和蛋白质组学的联合应用对于检测毒性反应的早期变化是一个强有力的工具，可被看作是互相补充的技术。例如应用标准的双相凝胶电泳，很难在蛋白质水平定量检测到少量的转录；而使用PCR介导的靶扩增技术，可以在mRNA水平定量检测这种基因的表达。组织活检样本和细胞培养模型均可以提供高质量mRNA和蛋白质。然而，与蛋白质相比，mRNA降解的速度更快，所以从体液中分离出来的mRNA的量通常较低。对毒性作用来讲，从体液（如血浆或尿液）中提取出来的RNA并不是非常有意义的毒性标志物，而体内合成的蛋白质常常可作为更合适的毒性标志物的替代品。对蛋白质翻译之后的修饰的检测，往往仅限于蛋白质表达的分析，而且这种修饰通常与蛋白质的功能有关。越来越多的证据表明，mRNA和蛋白质丰度间的相关性很弱（Anderson and Seilhamer，1997），说明这两种方法，即mRNA和蛋白质谱，是相互补充的，应当参照应用。

2.2.1.4　**挑战和研究的空白**

2.2.1.4.1　微阵列技术和实验程序

微阵列技术的发展仍处在初级阶段，在实验的重现性、速度、费用和敏感性方面都需要进一步的改进。另外，对所得大量资料的定量和解释的标准程序，目前尚无统一的意见。在实验方案（如多少个时间点？多少个/什么剂量？采用何种体外模型?）和基因表达资料（如应该测量多少基因和哪些基因？基因表达模式与毒性终点之间有什么关系？某些基因的表达是否总是提示不良反应？除化学物有毒外，基因表达是否存在阈值？如何解释基因表达不同的动态范围?）方面尚存在大量的问题。这些都表明还需要做大量的工作来了解微阵列技术的优势和局限性；目前正在进行的一些大型合作项目，如ILSI人类与环境科学研究所（HESI）的关于基因组学和蛋白质组学应用于基于机制的危险评估分委员会将开始讨论这些问题。

此外，如果做人群分析，那么需要确定基因表达在个体之间毒物暴露前后的不同程度以及年龄、膳食和其他因素对基因表达的影响。大量资料集合的经验将开始对待和回答这些问题。

2.2.1.4.2 蛋白质组学技术

蛋白质组学技术尽管有潜力，目前仍然存在技术方面的限制。例如使用现有实验方法，只能分离出有限的蛋白质。由于低丰度的蛋白质，如转录因子可能会检测不到，因此需要进一步发展溶解蛋白的可视化技术。虽然有这些限制，但是，蛋白质组学提供的结果与功能直接相关，使其在分析任何类型细胞的复杂蛋白质混合物方面有着独特的魅力。

2.2.1.4.3 资料处理和解释——生物信息学

应用DNA微阵列技术的一个最大的挑战是对资料进行解释。同时使用源于多个实验（不同时间、不同剂量、重复、不同动物/种属）的结果来识别通常表达的基因，这本身就是一个挑战。一个实验就可以产生上千个数据，因此就要求有专门的软件来分析计算机的图像文件，与具有群集算法的复杂软件（Eisen et al.，1998）联合使用，以此来确定在不同剂量、时间等因素的情况下基因表达变化的模式。这种方法适用于在具有类似毒性终点的不同化学物的阵列数据分析以及在促进这些终点的基因表达诊断模式的识别。反过来，这些方法应该能对新化学物毒性的预测有所提示。

2.2.1.4.4 建立参考数据库及与经典毒性终点的相互关系

为了充分地在化学物危害识别实验中解释转录组学和蛋白质组学所获得的结果，有必要建立已知毒性效应特征的化学物效应数据库。此外，更复杂的是要将基因表达的资料和更多的经典毒性终点相联系，这对于评估和充分理解观察到的基因表达变化的生物学意义是一个富有挑战性而且必要的步骤。基因表达的变化，就其本身而言，并不意味着长期接触相应剂量的化学物就可以产生毒性效应。ILSI人类与环境科学研究所（HESI）基因组学和蛋白质组学在基于机制的危险性评估的应用分委员会已经开始就所选定化学物的特定毒性终点来研究这些问题。

2.2.1.5 小结和今后工作重点

安全性评估的基本方法在近十年来很少改变。一般以临床生化改变、血液和组织学参数的变化作为器官损害的指标来评估对实验动物的毒性。随着基因组学、转录组学和蛋白质组学的飞速发展，结合不断增强的生物信息学能力，我们有机会建立一个更有效的危害识别的方法以提高对化学物安全性评估的预测能力。

在充分实现将这些技术的潜力用于毒理学危害识别之前，还有许多问题需要解决，包括模型系统的选择、剂量的选择、暴露时间和基因表达的时间性等。我们还要了解毒物暴露前后全部基因表达模式的个体差异。许多因素，如年龄、膳食和其他环境因子都可能显著地影响不同人群或个体的基因表达谱。

解决这些问题的一个途径是建立蛋白和基因表达谱的公共数据库。这些资料是在限定的实验条件下，通过暴露于具有明确特征的毒物，利用标准化的检测系统得到的。而且，要将基因、蛋白表达的改变与其他的毒性检测结果，例如组织病理学和临床化学参数的改变联系起来。

在促进技术不断发展的同时，不同微阵列分析平台的出现造成了源于不同平台资料间的比较问题。此外，各个实验室在不同实验条件下收集的数据也给大量数据分析提出了严峻的挑战。作为解决这个问题的起点，ILSI HESI的应用基因组学和蛋白组学在基于机制的危险性评估分委员会开展了一个大规模平台交叉和实验室交叉项目，希望通过合适的实验设计和对实验的控制，比较不同实验室的研究结果。

在建立的毒理学检测的新方法中，如果要充

分运用转录组学和蛋白质组学的潜能，并且在动物实验的替代中有所贡献，就要对相关的生物模型系统的建立给予足够的关注。例如，虽然细胞培养系统有很多实际的优点，但也要充分考虑到合适的敏感的细胞系统/模型的可用性，它们应与人有关，具有代谢能力，并可以产生毒性代谢物。在人体体外模型系统的发展方面，蛋白组学和基因组学（通过模式识别的应用）在描述细胞特性时（包括基因多态性的识别），也起着极重要的作用。为预测食品中化学物的慢性毒性效应需要建立适当的、长期的体外实验系统，蛋白组学和基因组学在这个系统的发展和特征描述过程中也可起重要作用。

虽然很多问题尚待解决，并且面临着巨大的挑战，但是很明显，从基因组学、转录组学和蛋白质组学中获得的信息将会对未来毒理学的研究方法产生深刻影响。可以预测，使用这些技术从实验中获取的信息，将成为用新方法评估化学物对人类健康影响的基础。

2.2.2 *功能性反应*

2.2.2.1 简介

能反应潜在毒性化学物在明显毒性/病理变化出现之前所产生的轻度反应的分子标志物，能广泛地用作体外和体内毒物反应的指标（参见第5部分，生物学标志物的建立）。在毒性应激情况下，来源于不同生物体的细胞迅速通过诸如细胞代谢率、细胞生长、控制机体基本功能基因转录的变化等来产生应答。应激或基因表达的变化可作为化学诱导毒性的潜在标志物。有大量的证据表明，许多应激反应发生在可检测的细胞毒性出现之前，因而在亚毒性水平可监测应激途径。这些标志物可为监测食品化学物的潜在毒性提供一个早期、敏感、可重复的反应。

2.2.2.2 研究现状——细胞反应作为毒性作用的早期标志物

在过去的几十年里，经过许多研究，产生了大量关于毒性作用机制的信息以及研究毒性应激的生物学反应的新方法。然而，在细胞损伤的机制方面依然有许多未解决的问题，我们预测毒性作用的能力也面临着巨大的挑战。分子技术在毒理学中的应用开创了新的研究领域。尤其是蛋白质和基因表达技术的进步可描绘上千个 mRNA 和蛋白质的表达（参见 2.2.1 部分，基因组学、转录组学和蛋白组学）。这就使提供新的、更好的细胞损伤检测方法成为可能。尽管在毒性应激中能够获得大量关于基因表达的资料，但其中只有数量很少的基因活化与机制有关。在理想的应用中，应该把基因的活化作为毒性作用机制相关的生物学或生化反应的信号。来自不同生物体的细胞通过不同的生化机制对毒性化学物产生反应。在大多数情况下，这与化学物的结构有关。因此，在研究中为了选择最相关的终点，需要首先考虑到化学物的结构。在毒物暴露后，一些重要的、可作为潜在的早期毒性标志物的细胞反应可包括：

a）毒物暴露后产生的有活性的亲电子剂的反应（如氧化应激），如谷胱甘肽（GSH）的丢失、活性氧簇（ROS）的数量和敏感性增加、细胞内钙水平的升高、脂质过氧化、ATP 的减少和线粒体/内质网（ER）特殊事件的减少；

b）细胞对应激的反应，如热休克蛋白（Hsp）家族的合成增加、应激活化蛋白激酶（SAPKs）和葡萄糖调节蛋白（Grps）的诱导；

c）关键酶水平的变化，如毒性化学物解毒过程中的Ⅰ相和Ⅱ相代谢酶；

d）金属结合蛋白、金属硫蛋白（MTs）的诱导；

e）细胞膜的紊乱、缝隙连接和细胞间通讯的抑制（涉及连接蛋白 Cx43、Cx32 和 Cx26）；

f）细胞增殖的诱导，合适的生物学标志物包括 TNF-α、TNF-β、纤溶酶原激活剂抑制因子-2（PAI-2）、肿瘤增殖标志物 Ki-67 抗原和增殖细胞核抗原（PCNA）。

2.2.2.2.1 遗传毒性（见 4.1.2，遗传毒性）

这个名单并不完整，但包括了细胞暴露于毒性化学物之后，化学物和不同类型细胞反应的性质及所发生的一些关键的生化事件。在检测到化学物的急性毒性之前，某些变化可以作为中间标志物。此外，随着已知毒性数据库的建立（首先是在体内，然后是发现的体外的相关效应），应用转录组学和蛋白质组学等技术而得到的细胞反应的模式，可以用来预测毒物的慢性效应。这将为体外识别慢性毒性提供一个合理的反映作用机制的方法。最后，使用转录组学和蛋白质组学而发现的细胞反应，通过提供源于解释年龄相关的改变这样一个基础（全部基因表达模式），有助于理解与年龄相关的效应。

下面将详细描述几个细胞反应的例子，以说明它们在化学物诱导毒性反应中作为早期标志物的潜力。

2.2.2.2.2　氧化应激和谷胱甘肽的稳态

细胞内ROS水平的增加，即为氧化应激，它常代表潜在毒性损伤。如果不及时消除，可导致细胞膜功能紊乱、脂质过氧化、DNA损害以及蛋白质失活等。这些终点常被用作研究氧化应激的终点。理想的情形是与毒性作用机制有关的生物学或生化反应导致或造成特殊基因表达的改变。外源化合物是活性氧的来源之一，因为某些外源化合物可促进细胞内氧自由基的产生。苯醌、某些染料、双吡啶基除草剂、某些过渡金属和芳香硝基化合物都是已知的氧化还原循环中的化合物。以脂质过氧化物作为终点比较复杂，且只能对脂质过氧化的程度提供一个大致的估计。为了防止细胞成分的破坏，体内有许多酶类抗氧化防御体系来清除细胞内的ROS，如超氧化物歧化酶(SODs)、过氧化氢酶、谷胱甘肽过氧化物酶(GPx)、谷胱甘肽还原酶（GR）等。这些酶的水平可作为氧化应激的标志物。此外，在针对氧化应激的反应中诱导的基因/蛋白质可作为氧化损伤的标志物，包括：NF-κB、环氧化酶-2（COX-2）、早期生长反应转录因子（Egr-1）、c-fos、c-jun、c-myc、c-jun氨基末端激酶（JNK）、可诱导的一氧化氮合成酶（iNOS）、白细胞介素8（IL-8）、细胞黏附因子-1（ICAM-1）以及硫氧还原蛋白(Trx)等。

在氧化应激的产生过程中，谷胱甘肽（GSH）的代谢是一种主要的细胞保护机制。GSH在多个水平参与解毒作用，并且能清除自由基、降低过氧化氢水平或者与亲电子化合物共轭结合。因此，谷胱甘肽不仅对抗ROS，且对抗其毒性产物，从而提供多重防御机制以保护细胞。氧化应激过程中谷胱甘肽的耗竭将严重影响细胞抗氧化的能力，故它可以作为氧化应激反应的适宜标志物。

2.2.2.2.3　钙调节和内质网

大量证据表明，许多毒性化学物以Ca^{2+}信号传导过程为靶，从而改变这个过程，并以凋亡的形式诱导细胞死亡。暴露于药物或环境因子之后，控制细胞内Ca^{2+}稳态和Ca^{2+}信号传导过程机制的紊乱是许多疾病或病理状态发生的基础，如癌症、糖尿病、自身免疫性疾病和神经退行性改变。对于细胞内Ca^{2+}水平的升高在细胞死亡中的相对重要性曾经引起广泛争议（Farber，1990；Nicotera et al.，1990；Reed，1990；Harman and Maxwell，1995；Trump and Berezesky，1995；McConkey and Orrenius，1997）。此外，由于暴露水平不同而产生氧化应激反应或使细胞内Ca^{2+}水平病理性升高的毒性化学物可以导致靶细胞的坏死或凋亡（Kass and Orreniun，1998）。

内质网包含应激蛋白的补体成分，包括葡萄糖调节蛋白（Grps）和钙结合伴侣蛋白，如钙网蛋白和钙连接蛋白（Helenius et al.，1997；Kaufman，1999）。具有干扰内质网积聚和/或耗竭钙能力的因子是grp78和grp94（典型*grp*基因）激活的有效信号（Lee，1992；Kaufman，1999）。Grp78（也称为免疫球蛋白结合蛋白(BiP)）和Grp94是细胞溶质Hsp70和Hsp90的内质网同系物，在蛋白质的折叠中具有类似的功能。

2.2.2.2.4　热休克蛋白

所有的真核细胞和原核细胞暴露于热或者其他代谢应激物（包括各种毒素）的时候，会导致一种或多种高度保守蛋白家族的合成增加，这些蛋白被称为热休克蛋白（Donati et al.，1990）。这些蛋白质由分子量不同的几个亚群组成（如Hsp25、Hsp60、Hsp70、Hsp90），它们作为分子伴侣辅助新生蛋白质的折叠和组装（Buchner，1996），也存在于非应激状态的细胞中。因而将其作为毒性作用的标志物（Hansen et al.，1988；Pipkin et al.，1988；Gonzalez et al.，1989；Aoki et al.，1990；Deaton et al.，1990；Cochrane et al.，1991；Low-Friedrichet al.，1991）。有观察发现，Hsps的诱导可发生在化学物的浓度低于毒性作用浓度时，并且是细胞暴露于化学物后的最早反应之一（Goering et al.，1993）。此外，Hsps的诱导是许多不同生物的最保守反应之一；因此，它在不同种属间的外推有一定的置信度(Boorstein et al.，1994；Rensing and Maier，1994)。最后，细胞的应激反应通常是快速的和容易检测的，在暴露于化学物的数小时内就可以观察到Hsp水平的显著增加（Blake et al.，1990）。

2.2.2.2.5　应激活化的蛋白激酶（SAPKs）

对应激诱导因子的细胞反应的另一个重要方

面是产生应激活化蛋白激酶（SAPKs）。这些蛋白激酶形成级联，它们之间相互平行，但是有别于信号转导的 MAP 激酶途径。SAPKs 最终激活转录活化因子 c-jun，然后导致广泛的基因转录发生。SAPK 途径的某些诱导剂与诱导 hsp70 和免疫球蛋白结合蛋白（BIP）/grp78 合成的诱导剂相同。

2.2.2.2.6 金属硫蛋白

金属硫蛋白（MT）是一种低分子量、富含半胱氨酸、可与金属结合的蛋白质。MT 基因很容易被生理学和毒理学刺激诱导。由于不同种属的 MT 中半胱氨酸的含量都较高，因此认为它们对 MT 的功能是必不可少的。大量的研究表明，MT 在细胞生物学上具有多种功能，包括：①Zn 的储库；②自由基清除剂；③对镉（Cd）毒性有拮抗作用。对 MT-转基因小鼠和裸鼠的研究表明，这些是 MT 的主要功能。然而，也有研究认为 MT 的诱导是细胞的一种适应性反应（Klaassen and Liu，1998）。MT 的诱导可以影响金属（如 Cd）及许多有机化学物的毒性损伤程度，因此将 MT 的诱导作为细胞损伤和死亡的标志物的可能性复杂化了。

2.2.2.2.7 适应性反应

大多数的细胞反应（包括上面所列的实例）取决于化学物的剂量及暴露时间。例如，某种化学物的长期低剂量暴露会导致细胞的适应性或者甚至对细胞的有益的/保护性效应。此外，基因表达的变化往往很短暂。如从接触化学物到检测到基因表达改变的反应时间，因为不同基因而不同。因而，若考虑使用细胞反应作为食品中化学物毒性作用的标志物，将是一个特殊的挑战和/或受到特定的限制，原因在于人们更多地关注慢性暴露的效应。因此，对所研究的每一种细胞反应，要尽力将代表不良效应的细胞反应如导致细胞死亡或亚致死效应的反应，与那些适应性、保护性或兴奋性反应（如免疫应答、代谢调节、金属硫蛋白和转运子的诱导）区别开来。

2.2.2.3 **结论和未来研究重点**

在过去的几年里，进行了许多关于化学物和环境因子等细胞和应激反应方面的研究。这些研究为体外筛选实验在危害识别中的应用提供了更大的潜力。事实上，已经建立的报告基因技术，应用于这类反应的筛选。基于细胞反应的检测方法可以用于分析一系列潜在的标志物，同时在相关的体外模型中也应仔细选择或应用实验组合。对这些单一终点实验结果的解释是一个主要的挑战：因为就基因/蛋白表达的变化本身而言，并不一定意味着长期暴露于相关剂量水平的此种化学物质就能够产生毒性效应。因此，需要建立具有已知毒性效应的化学物数据库，而已知毒性效应源于毒效应特征已知的化学物。另外，细胞的适应性反应也给解释这些变化增加了难度。

在研究细胞对毒性化学物的反应时，所用的体外模型需要仔细考虑。例如，为了使实验结果的解释可信，需要确定潜在标志物的本底水平以及模型细胞与体内正常细胞的代谢能力是否相当。此外，细胞的反应也会因使用静态细胞系统模型或增生细胞而不同。

在研究应激反应时，一个常见的问题是体外系统的本底水平可以升高。在以 Hsp 作为体外系统毒性标志物进行研究时，这个问题尤其重要。例如，在分离和培养的过程中，单层肝细胞应激蛋白的本底水平有所提高。由于这个原因，在化学物暴露之后，单层肝细胞应激蛋白的水平并不总是升高（Dilworth and Timbrell，1998）。然而，其他的体外模型，如多层或立体肝细胞培养，肝细胞经过短暂的应激期，应激蛋白的水平恢复正常（Dilworth et al.，2000）。因此，虽然选择体外模型时需要经过仔细考虑，但 Hsp 作为研究体外毒性作用的早期标志物，还是很有前途的。对于每一个模型，都需要确定每种应激反应基因/蛋白的本底水平。

由于特定细胞类型的基因表达不同，许多细胞应激基因/应激蛋白的诱导具有高度的组织和细胞特异性。这对评估毒性损伤的应激蛋白反应时，选择一个合适的体外模型提出了挑战。选择体外模型的一个困难是细胞系常常发生转化，使细胞固有的性质发生改变。因此，需要充分地确定体外模型的特征，例如，要通过转化细胞系与组织切片的比较来确定细胞谱系/细胞反应的所有背景差异。此外，已知机体对化学应激因子的反应依赖于许多的因素，包括化学物在组织间的分布、每个组织的解毒和降低细胞损害的能力以及化学物毒性作用的分子机制等。这都对体外模型提出了挑战。

尽管有上述的这些挑战和局限性，对于化学

物的毒性作用（特别是对于某些机制的了解），细胞反应仍可以提供合适的标志物，并且逐渐成为评估化学物对人类健康影响的方法体系中不可缺少的一个组成部分。

2.2.3 *应用体外方法评估化学物慢性毒性的前景*

作为有效的危险性评估体系的基础，对低浓度食品添加物或食品中含有的化学物的重复暴露所引起任何效应的识别，是合理的危害预测中一个最大的挑战。实验动物研究的局限包括种属差异以及从高剂量到低剂量的外推。为了考虑种属差异，常使用安全系数提出可接受的摄入水平。

非动物实验方法的使用，包括运用计算机的方法和体外研究方法，也存在着很大困难。因为目前非动物实验方法主要用于针对急性效应或一项特定的慢性效应，如恶性肿瘤的诱导。

对慢性效应进行有意义评估的一种方法是利用长期的体外细胞或组织培养（Pfaller et al.，2001）。在很多培养物中，组织特异分化功能的快速丢失是限制这些系统发展的常见困难。单层肝细胞原代培养物在头几天，生物转化酶的丧失就是一个例子（Wortelboer et al.，1991）。酶活性丧失的确切原因尚不清楚，估计造成分化功能丧失的重要因素包括不同类型细胞间、细胞与细胞外基质以及细胞与激素因子间的相互作用的丧失。克服这一困难的一种尝试是使用更复杂的培养技术，使这些相互作用（一种或多种）得以恢复。例如，将肝细胞与其他细胞（例如上皮细胞）或基质以及血浆因子共同培养。虽然这一领域发展很快，但到目前为止还未有明确的系统能用于危害或危险性评估（LeCluyse et al.，2000）。

另一种方法是对细胞进行长期培养（Hanley et al.，1999；Pfaller et al.，2001），这样可以测量细胞在持续流动系统里的暴露效应。然而，在这些系统中，只能研究那些依然存在于细胞中的功能指标。如在将来要应用细胞永生化技术或构建转基因细胞，还需要做进一步的工作（Crespi and Miller，1999）。

在本章其他部分里描述的关于细胞反应（参见 2.2 部分）、生物学标志物（参见 5 部分）等，在化学物慢性毒性的（早期）标志物的建立中也具有相当重要的价值。由体外实验在相对短的暴露时间（72 小时）所得资料外推就是一个实例，就是利用神经母细胞瘤细胞研究丙烯酰胺对这些细胞已形成的神经突触数目的影响。这些资料构成毒代动力学模型的基础，并且显示可外推到更长的时间段来预测体内长期（90 天）暴露于丙烯酰胺所致的效应（DeJongh et al.，1999b）。

2.3 毒代动力学模型和代谢

体外实验可用来获取外源化学物在体内作用吸收、分布、代谢、排泄方面的有价值信息。实际上，目前在某些领域里，体外研究有着最大的影响及最广泛的应用。如同所有的毒理学研究一样，在化学物的动力学评估中，确定研究的目的很重要。这将影响到所需信息的数量和精确度。因此，动力学研究的范围可以从用简单的半定量代谢稳定性方法到详细的生理学毒代动力学模型。因此，在阅读后面的章节时，应该牢记即使是单一过程中的基本信息，如吸收程度，都是很有价值的。

2.3.1 *动力学特征从体外向体内的外推*

毒代动力学模型描述的是机体内外源化学物的吸收、分布、代谢和排泄随剂量、时间的函数变化。它可分为两大类：基于数据的房室模型和基于生理学的房室模型（Andersen，1991）。使用二室或更多组织房室模型来模拟机体生物学的复杂性最有效。

第一类以数据为基础的房室模型是"经典"的动力学模型，它通过描述摄取、分布，包括室间交换和代谢的系统来代表人体。相应的模型参数可通过数据拟合来估计。模型中描述化学物在血液或血浆与其他组织间的分布程度的参数被称作表观分布容积（Vd）。这个参数和有关室间扩散率的参数并不代表体内实际的组织容积、体内血流量和扩散率（Yang and Andersen，1994），而是所有有关分布、灌注以及扩散过程的结果。由于数据模型比较简单，其参数数量也有限，所以可很快建立一个模型结构，并且在体内实验结果的基础上确立相应参数。然而，房室模型仅仅是数据的描述，它并不能合理解释控制动力学过程的机制，尤其不能估计效应点的物质浓度。

第二类毒代动力学模型，即基于生理学的毒物动力学模型（PB -TK 模型），是在已知的机体解剖和生理学特征的基础上，通过一系列的房室来对机体进行描述。在 2.3.2 部分对 PB -TK 模型进行了详细描述。PB -TK 模型需要的大量化学物特异性信息可以从体外研究中得到，包括组织-血液分配系数、任何主动转运过程的动力学特征、肝及其他对此化学物进行生物转化的器官（如肺）对化学物的代谢动力学参数。血气分配系数对挥发性化学物的摄取和呼出很重要，也可通过体外实验得到。相对于传统的以数据为基础的房室模型，PB -TK 模型的一个主要优点在于，它以机制模型的结构为基础来预测化学物的动力学特征，而机制模型的结构是运用独立得到的参数获得的。为了使其有价值，PB -TK 模型需要经过充分的验证。正如 2.3.2 部分所讨论的，PB -TK 模型可在实验条件之外进行不同途径、不同剂量以及不同种属之间的外推（Andersen，1991）。

在过去的 10 年里，由于计算机技术的使用，得到差分方程的同步数值，使模型方法的可行性大大增加（Clewell and Andersen，1986）。虽然大多数种属特异的解剖学和生理学资料能从文献中获得（Brown et al.，1997），而 PB -TK 模型的化学物特异的参数，如组织-血液分配系数，米氏常数 V_{max} 和 K_m，仍需对体内实验资料的拟合（Brown et al.，1997）。然而，就像后面所指出的那样，结合从体外实验所获取的参数，可减少定量评估外源化学物的生物活性时所需的大规模动物实验。此外，通过识别动力学行为中的关键参数和时间框架的 PB-TK 模型的有效使用，使得实验设计的最优化成为可能，有助于动物实验研究的替代、减少和优化（Thomas et al.，1996）。

2.3.2 *从体外实验或其他非动物模型中获取 PB-TK 模型的化学物特异性参数*

2.3.2.1 吸收

吸收是化学物和机体相互作用的第一步。对于注射到体内的化学物，化学物将直接进入血液循环系统。相反，经食物或作为职业、环境暴露的化学物则常常是经口、皮肤或吸入吸收。尽管体内吸收过程的生物学复杂性使体外模型的应用更加复杂化，在体外实验系统中还是发展了一些技术来估计经口或经皮肤的吸收过程（Kao et al.，1985；Artursson and Karlsson，1991；Friend，1992；de Lange et al.，1992），且这个领域仍在飞速发展。例如，CACO-2 细胞层，化学物可以通过该细胞层转运。化学物经常以流体形式加入供体房室，在受体房室中检测（Artursson and Karlsson，1991）。化学物在小肠中的被动扩散也能通过化学物的理化性质，尤其是分子量和脂溶性（Clark，1999），或者通过其在简单的人造膜的扩散研究来估计（Seydel and Schaper，1982；Austel and Kutter，1983；McDougal et al.，1990）。也有研究尝试通过定量的结构-活性关系来描述经口吸收和皮肤吸收。这些预测系统的应用通常仅限于一系列结构相关的同系物。

对经口吸收来说，胃肠道的过程使得吸收过程复杂化。这其中不仅涉及口腔、胃（例如酸水解作用）或小肠（胰酶和小肠刷状缘分泌的酶）分泌的消化液的活性，而且还应考虑到肠道微生物的活性。在过去的几年中，认识到了 p 糖蛋白和其他的转运因子对胃肠道摄取某些化学物的抑制作用，使问题更趋复杂（Lennernas，1998）。已经建立了许多体外实验体系，简单的例如含有酶混合物如胰酶、胰蛋白酶、糜蛋白酶的消化细胞（Hertel et al.，2000）；复杂的如模拟整个胃肠道的综合反应系统。且已经建立了许多体外结肠发酵模型来模拟人类结肠及其微生物群落（McBurney and Thompson，1989；Rumney and Rowland，1992）。虽然在体外模型的发展中要考虑到某些涉及胃肠道吸收的主动过程（Ito et al.，1999），但是它们仍处于研究的早期阶段，需要做更深入的工作，以增加对所涉过程及其相互作用的了解。

2.3.2.1.1 组织-血液间的分配

挥发性化学物的组织-空气分配系数（PCs）可通过化学物在含盐缓冲液中与各个组织匀浆共同孵育后在体外测量，然后，通过对空气的分析来测定化学物的平衡分布（Sato and Nakajima，1979；Perbellini et al.，1985；Fiserova-Bergerova and Diaz，1986）。通过将组织-空气分配系数除以各自的血液-空气分配系数来计算组织-血液分配系数。许多用人或动物的血液、肝、肺、肾、脂肪、肌肉和脑匀浆来研究挥发性烃类化学物的实验已经采用了这种方法（Fiserova-Bergerova and Diaz，1986；Gargas et al.，1989）。通过应用许多种化学物在缓冲液中与组织匀浆孵育的体外方法，该原理已扩展到非挥发性化学物的组织-血液分配系数（Pacifici and Viani，1992；Jepson et al.，1994）。然而，这些技术比较浪费时间，并且常常需要采用放射性标记的化学物。所有这些方法都试图用非生物学资料，如化学物的水溶性和/或脂溶性，来评估化学物生物学分配的过程。化学物在脑中的分布速率可以用它从动脉血流进入大脑以及从静脉端流出的函数来描述。静脉平衡模型的假说认为：流出脑组织的静脉血中化学物的浓度等于其在脑组织中的浓度。这个模型适用于亲水性化学物和非极性的小分子亲脂性化学物。因此，脑灌注的速率决定于通过血脑屏障的扩散率，这是在脑中分布的限速步骤。在体内的其他化学物的化学结构对扩散速率来说需要化学物特异的参数，可能限制了脑对该化学物的摄取。对于极性和/或电离化学物，与Michaelis-Menten对代谢的描述类似，描述其与血脑屏障的相互作用需要一个能量依赖的摄取饱和过程。在评估化学物的分布情况方面，体外模型的研究正处在发展中（Franke et al.，2000）。

对发生在胃肠壁、肾以及血脑屏障中的主动转运机制的作用应给予特别的关注。

2.3.2.2 **代谢**

通常代谢是化学物从体内清除的主要途径，因此，它对于PB-TK模型的构建非常重要。然而，多方面的原因表明，早期和准确地了解化学物代谢反应的知识，其本身就非常有价值。这些知识包括测定代谢稳定性以获取潜在生物蓄积作用等数据。识别具有生物活性或化学活性的代谢物，对于预测无论是通过药理学还是生物化学效应所发生的毒性反应，都有着特别重要的作用。识别活性代谢物也有助于解释化学物的动力学情况。代谢研究有助于种属间比较，以及对动力学和动态资料的解释，特别是试图比较与人类相关的效应（或没有效应）时。此外，代谢研究还有助于预测清除过程的可饱和性、清除率和各种清除路径的重要性。化学物代谢过程中涉及的酶的信息可用于预测任何效应的靶组织和靶细胞、个体变异的范围以及是否是由遗传多态性、环境因子或者病理生理效应引起的变异。有关代谢特异性的知识有利于采用合理的方法预测代谢的相互作用以及推荐合适的预防措施。

外源化学物代谢的研究，在很多情况下，体外系统已成为首选，而不再仅仅是一种替代方法。原因是过去的1/4世纪里，人们对体外实验所涉及酶的认识大大提高。因此提高了基于机制之上，建立的检测系统的能力。近来，对大量新化学结构的化学物进行了其代谢特征的筛选，需要建立可靠的能预测外源化学物代谢的体外实验系统。所存在的许多外源化学物代谢酶的表达水平和活性的显著的种属间差异表明，只要可能，应该优先选用源于人的系统而不是动物实验，不管是体外还是体内实验系统。

现已有一些体外实验研究系统可用于外源化学物代谢的研究，包括悬浮的原代细胞、培养的原代细胞、连续细胞系、永生化的原代细胞、精细组织切片、亚细胞组分，如微粒体组分以及细胞锚定重组表达酶（Baarnhielm et al.，1986；Gearhart et al.，1990；Houston and Carlile，1997）。最后，在过去的几年里，活性位点模型取得了相当大的进展，特别是细胞色素P450酶的研究（Dai et al.，2000）。到目前为止，预测还受作用路径和特异性限制。将来，新的涉及计算化学的方法也许能够预测代谢率（Segall et al.，1999）。

虽然大多数体外研究系统来源于肝脏，但是使用肝外系统如肺（Toftgard et al.，1986）或小肠也是可能的。对食物成分来讲，还应该考虑微生物或肠上皮细胞在肠内代谢过程中的作用。通过使用特殊的试剂，在许多组织中可特征性地描述外源化学物代谢酶的表达。与一系列确定针对食物化学物专一酶如重组表达酶的技术结合使用，将允许通过相对少量的体外实验来预测不同组织的代谢途径和代谢率。

针对挥发性有机物，也发展了特殊的体外检测系统（Hildebrand et al.，1981；Kedderis et al.，1993）。化学物的代谢活化和随后的共价结合，原形化学物的消失或者特定代谢物的形成率等，都用于分析化学物的动力学在毒性中的作用。

近来分析化学的发展，如质谱分析，增进了体外系统在检测代谢稳定性和代谢途径方面的应用。用合适的、具有代谢能力的系统，来估计孵育时低浓度酶作用底物的消减变化，提供评估代谢稳定性的相对简单快速的方法（Korfmacher et al.，1999）。体外系统适用于代谢途径的识别（Fernandez-Metzler et al.，1999）。在体外有时可能检测到短时存在的代谢物，而在体内却检测不到这种代谢物，因为其在体内很快进行了下一步的生物转化。此外，体外研究还非常适用于研究代谢物形成机制。考虑物质的结构和Ⅰ相或Ⅱ相代谢的可能性，将有利于选择一个合适的研究系统。例如，通过Ⅰ相途径代谢的化学物适宜用微粒体系统研究。对于酶的专一性，体外系统具有较其他系统独一无二的优势。实际上，在源于人的体外系统之前，几乎是不可能进行这类有意义的研究的。体外研究可运用的方法包括用组织样品进行外源化学物代谢酶基因型多态性的研究、酶活性的选择性抑制研究（使用化学物或抗体抑制剂）、用重组表达酶的研究以及应用酶的同源模型进行相关的研究（通过标志物酶活性或特异酶含量）等（Andersson et al.，2001）。

证明几种化学物的体外代谢率与体内代谢率是相关的，是近来值得注意的进展（Houston and Carlile，1997）。这个进展的重要性在于体外代谢系统在传统上被认为只是纯粹定性的。这种联系的基础是应用了内在清除率这一参数。对一种在体内的化学物来讲，它纯粹是一种酶活性的测定，不受其他生理清除的决定性因素，如肝血循环或药物结合的影响。由于该参数对应于 V_{max}/K_m 比值，所以在体外也具等效性。在体外应用内在清除率来预测体内清除率，并由此预计肝清除率和整体清除率，已用于大鼠细胞色素 P450 对 35 种药物反应底物数据库的评估，其他研究者阐述了如何用这种方法来预测人体动力学（Obach et al.，1997；Ito et al.，1998；Lave et al.，1999）。如果已知化学物的生物转化依赖于人体具有多态性的酶系统，那么应用这种方法时就应该特别小心。体外系统可以将这些因素考虑进去（Diener and Gundert-Remy，1999）。

对新分离的肝细胞进行孵育而得到动力学资料，可以清楚地说明由体外实验结果向体内外推的价值。一些容易测量的体外参数的测定，如初始速率研究中的 V_{max} 和 K_m 以及体外条件的肝细胞数，都能用于估计体内清除率。已经证明，每克肝组织中 1.1×10^9 个细胞的比例系数是一个有力的参数。这个参数与实验室技术无关，并且在动物预处理时对各种诱导剂和抑制剂不敏感，无论这些诱导剂和抑制剂能否改变细胞色素 P450 的补体或同工酶的区域分布。在其他的体外系统，如肝微粒体和肝切片中，也可采用类似的方法。合适的微粒体研究的系数是微粒体恢复指数，该方法认可肝匀浆经过标准的差速离心后细胞色素 P450 的不完全恢复。该系数相当于大约每克肝组织中 45mg 微粒体蛋白质。使用这个资料库，在 2/3 的情况下，预测微粒体被证明是“成功”的，而对于肝细胞数据，“成功”的预测达到 90%。在这里，所谓的成功是指预测的和观察到的内在清除率的比值在 0.5～2。肝切片的肝细胞构成是一个不甚理想的测量动力学资料的参数。对不同的化学物，成功的几率不同，而且切片培养系统中底物的扩散对于代谢是一个竞争过程。因此，对低清除率的化学物比高清除率的化学物更容易预测。在三个描述肝清除率的模型（静脉平衡、平行小管和分散）中比较了体外的内在清除率值预测肝清除率的效果，结果并未发现有哪一个模型优于其他。因此，最简单的静脉平衡模型对现有的肝细胞和微粒体资料来讲已足够。

最近正进行一个多中心研究，用来评估有关化学物的毒性作用机制以及如何将毒代动力学的知识（不管是来自体外系统还是基于其结构）作为危害识别的基础。该研究被称为“ECITTS”体系（Walum et al.，1992）。该体系基于这样的理念，即用来预测不同类型的局部或全身毒性的实验组合性研究，可以纳入描述化学物毒性轮廓的整体检测体系。它假设进行毒性检测和危害评估时，对一个化学物的毒性进行“初步分析”是比动物实验更有效的方法。毒性的“初步分析”提示：化学物毒性作用的模式可分解为许多毒代动力学的和细胞的事件。每一个事件都能够用合适的模型系统识别并定量（Walum et al.，1992；DeJongh et al.，1999a）。

ECITTS 体系的重点是评估化学物的神经毒性作用。在可能的情况下，毒代动力学模型建立在体外生物转化参数的基础之上，也可能构建于从物理化学参数的确定或计算所得的分配系数之上。在一个合作实验室里，建立一组有相关神经毒性终点的检测方法。通过用最敏感实验得到的有效浓度构成了利用毒代动力学模型计算化学物有效剂量的基础。这又构成了预测化学物在急性、（亚）慢性暴露条件下全身毒性的基础，表示为可观察到效应的最低剂量（LOEL）。对体外动力学和动态模型与已发表的体内资料文献进行了比较。尽管并不是检测该方法的理想资料，预验证实验的结果显示，该方法可以很好地预测 6 种化学物的不同剂量方案的急性和亚慢性研究的全身毒性。估计的和实验所得 LOEL 的差异范围从约 2 倍（低毒化学物，高 LOEL）到 10 倍（高毒化学物，低 LOEL)（Blaauboer et al.，2000）。

尽管用体外系统获得的精确的预测结果是令人欢欣鼓舞的成就，但不同化学物预测成功的水平仍旧不同。解释每一个体外系统预测失败的原因是重要的，也要注意现有的方法简化了几个关键问题。值得注意的是，在应用 PB -TK 模型或代谢稳定性筛查的体外方法时，有三个潜在的重要问题：

a）测定内在清除率时，对乙状结肠 S 形酶动力学曲线的重要性进行评估。

b）代谢结局尚不清楚时，要评估用底物消耗实验代替 V_{max}/K_m 测定的可能性。使用这种方法所产生的问题包括，需要分析哪一种样品（整个培养体系、分离的细胞或介质）、介质结合的效应以及代谢产物产生时间延长的影响。

c）非功能性的Ⅱ相代谢引起肝微粒体产物抑制的作用。

除了由体外向体内外推以外，已经尝试探讨一系列甲烷和乙烷的卤代物的代谢率常数与其化学结构的关系（Gargas et al.，1988）。对于只通过细胞色素 P450 家族的特殊同工酶进行代谢的化学物相关性良好。然而，对这种技术的预测能力应该相当谨慎，因为对代谢过程的分子机制描述的重要性可能依赖于所研究的同系物的特殊化学结构以及代谢中所涉及的酶/同工酶。在根据化学结构预测代谢达到必需的可靠性之前，还需要进行相当多的研究。

3 应用体外实验描述或预测对人类的危害

本部分将要讨论的是各种体外实验方法和其他的非动物实验方法。它们现在或在不久的将来可用于食物中化学物的危险性评估。其中有些实验方法可以在实验程序中单独存在，如用细菌系统的致突变实验可以用来确定一种化学物是否致突变。然而，还没有充分认识到这些方法在毒理学危险性评估方面应用的潜力。例如，向一特定组织的培养细胞里加入一种新的化学物，可以确定该化学物在一定浓度下导致细胞产生某效应，虽然有时由此提供有关潜在的毒性效应机制方面的基本信息，但是并不能获得在整体条件下该化学物对机体产生的毒性效应谱。也有一些研究尝试联合应用不同的实验方法（Basketter et al.，1995；Barratt et al.，1996）。在动物实验之前，通常将这些方法或资料以平行或系列的方式联合应用。这样的研究产生了一种通过使用各种平行实验程序或综合实验方法而由体外向体内外推的概念。

3.1 平行程序法

体外毒理学实验方法增加动物实验结果外推到人的可能性，从而在预测化学物对人的危险性方面起重要作用。这可在所谓的平行程序法中得到例证（Blaauboer et al.，1990）。用这种方法，从动物细胞实验中得到的资料可以与动物实验结果相比较（图 1）。这种比较需要考虑体内和体外情况的不同（参见 2.3 部分，毒代动力学资料在联系体外毒性浓度和体内毒性剂量中的应用）。与之类似，来源于人的体外系统的应用可形成另一比较：如动物细胞系统和人类细胞系统之间的比较（Pool-Zobel et al.，1994；Pool-Zobel and Leucht，1997），然后将这两种比较用于向人体内情况的外推（Sobels，1980）。这种策略得到了动物和人体内生物学标志物分析的支持，可以用平行程序法对化学物的危害进行充分的评估。这样就可以进行定量的、基于作用机制的种属间评价，而这种评价是从体外到体内以及从动物到人的合理外推所必需的。基因组学、转录组学和蛋白质组学的联合应用能够加强对危害特征的描述的准确性和增强对危害的预测能力。

3.2 综合实验策略

综合实验策略是指评估化学物的毒性时，联合使用两种或两种以上的下列方法：物理化学方法、体外实验、人体实验（例如流行病学研究、临床病例报告）、动物资料（存在时或者必需的）以及计算的方法，如定量的结构-活性关系（QSAR）、结构预警和毒代动力学模型（Blaauboer et al.，1999）。

在采用综合方法中要回答的相关问题有：

- 我们需要知道什么；
- 什么时候我们需要知道；

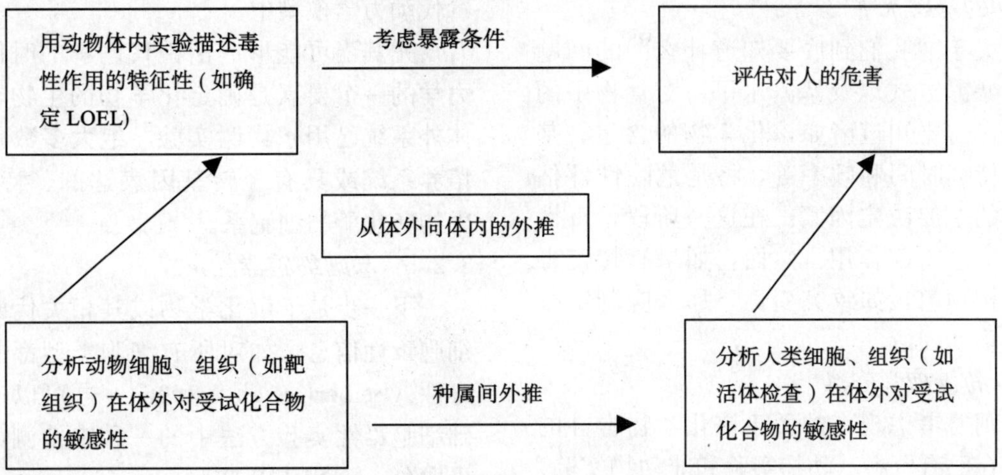

图1 平行程序法描述危害特征的简图，包括从动物向人的外推以及从体外向体内的外推

● 什么是获取相关知识的最适宜实验方法，同时考虑到避免用动物实验；

● 如何利用所获取的知识。

有人建议，利用ECITTS程序的结果（De Jongh et al.，1999a；Blaauboer et al.，2000），建立一个普遍适用的评估化学物的局部或全身毒性的程序（Blaauboer et al.，1999）。该程序取得成功的先决条件是具有“符合目的”的体外方法。决策点是一个重要因素，如作出有关进一步实验的决策。在程序的每一个分支点都要询问上面所列出的那些重要的问题，决策中所采用的标准应该是透明的。另外，为了进行危害评估（包括分类和标记），在程序的不同阶段都需要专家作出判断。一个理想的、完全依赖于非动物实验的程序应包括以下一些步骤：

1. 基于理化性质、化学物功能和应用(QSARs)的评估；

2. 建立毒代动力学模型，包括生物转化、组织分布和运输，以及基础细胞毒性测试等；

3. 在高组织浓度下，从一组特定的细胞毒性实验和细胞特异的功能毒性实验中进行选择；

4. 根据相关化学结构的历史资料、法规要求或化学物的使用目的从一组特定的细胞毒理学实验中进行选择。

根据每一步的结果，专家的判断可以识别毒性危害和/或确定下一步实验。因此，这个程序不仅可以用于化学物毒性的筛选，而且产生更全面的毒理学作用谱。但是，工作过程中并没有必要按程序从头到尾每一步都执行。根据所要解决问题（如我们需要了解什么）的不同，程序中有些步骤可以省略。

如果现在试图按照上面所说的策略开展对食物成分的危害/危险性评估，我们应该明白只有在“理想的”情况下，才有可能根据这个程序开展完整的危险性评估。不过，综合使用不同来源的资料，作为总的原则在任何一种策略中都是同等重要的（Barlow et al.，2002）。

这个程序的一个重要的延伸是考虑化学物的暴露情况。例如，如果所研究的化学物只在食物中存在而且浓度很低（例如一种香料），可使用“毒性作用阈值（TTC）”的概念（Kroes et al.，2000）。TTC的概念由Edier等（2002）做了详细的讨论。在这里，重要的一点是检查化学物的结构，以确定是否存在所关注的化学官能团（结构预警）。

这个程序中需要考虑的另一点是对已有的动物实验结果的运用。例如，可以在体内实验的基础上获得定量的结构-活性关系（QSARs）。QSARs结果可用在任何合适的地方。此外，需要指出的是，有些反应的生物学终点在非动物实验中并不存在，如过敏反应。所以，一个合理的综合程序应使用不同来源的资料，包括暴露、结构、理化性质、生理学、动力学和动态模型、体外研究和体内研究。下面将介绍一个总的程序大纲，它考虑到了上面提到的各种问题，如暴露、毒性资料的存在与否等。

3.2.1 *预期的暴露水平*

最初，关于“我们到底要知道什么”的问题主要取决于暴露方式以及暴露水平。对食物中的化学物来讲，需要知道诸如该化学物的含量、基质、暴露的持续时间和频率等，将是危险性评估中所要了解的主要决定因素。在这一阶段，毒性作用阈值的概念将起作用。然而，如果有特定毒性作用的结构预警，如致突变性，那么应制定很低的暴露水平的阈值。

3.2.2 *现有的毒理学资料*

下一步则要考虑现有的关于该化学物毒性的文献。如果在已有资料（动物实验和非动物实验）的基础上，就能够确定其危险性特征，就没有必要进行下一步的实验。

3.2.3 *理化性质资料的应用*

下一步则要考虑化学物结构和相关的理化性质资料（如熔点）。根据化学物结构，可以确定一些理化参数（例如 log P）和化学功能（例如亲电子性）。应用合适的 QSAR 模型，这些资料可以用来预测一些毒理学性质。当前有一些适用于某些类别化学物的模型可以预测皮肤刺激性和腐蚀性（Barratt，1996；Barratt et al.，1996）、眼刺激性（Barratt，1997）、皮肤致敏性（Cronin and Basketter，1994）以及致突变性（Benigni et al.，1994）。

3.2.4 *毒代动力学*

这部分的中心是化学物的动力学资料。在某些情况下，得到一些相关的基本资料如吸收率就已经足够，而在其他情况下则要求有更进一步的资料，如复杂的毒代动力学模型参数。PB-TK 模型描述了化学物在体内不同组织的浓度随时间变化的过程。倘若可以得到相应的生理学参数（如血流、组织大小和组成等），那么对各种感兴趣的动物种属均可建立模型。Brown 等（1994）对这些参数进行了全面的采集。化学物特异的参数，如组织分配系数，可以从理化性质计算或者直接测量得到，而像生物转化率和转运率这样的参数则需要通过相应的体外实验来测定（Arturrson and Borchardt，1997）。一旦确定生物活化是一个重要过程，则需要包括所有相关的代谢物的毒代动力学资料。DeJongh 等（1997，1998）以及 Houston 和 Carlile（1997）阐述了如何将理化性质和体外实验资料整合到基于生理学机制作用的毒代动力学模型中。

尤其当可能形成活性代谢物的时候，毒物动力学的一个要素是确定化学物的生物转化。许多体外系统已用于代谢实验，绝大多数是用肝细胞培养系统或具有经转基因表达的、特定的（人）生物转化酶的细胞系。

3.2.5 *基础细胞毒性*

下一步是了解化学物或其相关代谢物的基础细胞毒性信息，如对所有细胞类型都通用的代谢毒性（Seibert et al.，1996）。这可以通过许多基础细胞毒性实验方法中的一种来检测，如中性红摄取分析（NRU）实验。

毒代动力学模型的结果是对化学物在不同组织中浓度/时间过程的预测。这类资料和基础细胞毒性资料结合起来，可用于预测化学物的全身性急性毒性。因此，不但可以识别对特定组织有潜在危害的化学物，而且可以预测非特异性效应，如非反应性亲脂性化学物在生物膜上的积聚。这种现象被称作基线毒性，在神经系统表现为常见的“麻醉”效应（DeJongh et al.，1998）。

3.2.6 *特殊毒性*

如果所研究的化学物的结构特征表明应关注其在某些组织可能产生的特殊效应，或者毒代动力学模型结果表明化学物在特定组织存在高浓度，那么就应该测定化学物对该组织的毒性作用。现在已经认识到的特殊毒性有以下两种。

a）选择性毒性：某些类型的细胞比其他细胞的敏感性高。

b）对特定类型细胞的功能产生毒性损伤（细胞特异的功能性毒性），包括对整个机体都非常重要的毒性作用，如抑制肝细胞白蛋白、细胞因子或激素等的产生（Seibert et al.，1996）。

这类实验的结果可以用产生基础毒性的有效浓度和产生细胞特殊毒性的有效浓度的比值来表示。比值显著高于 1，表明有特殊的靶器官毒性，并需要确定“未观察到效应的剂量水平”（NOEL）。细胞类型的选择需要根据在毒代动力学数据以及细胞毒性可能存在的潜在靶点来确定。

程序的这一部分明显地依赖于是否有经过充分评估的体外实验方法。因此，如果没有，则为了回答关于“我们需要知道什么”这个问题，必须按照 OECD 的指南进行动物实验。

3.2.7 *特殊要求*

即使一种化学物并没有在特定组织里蓄积，或者其基础细胞毒性与特殊毒性的比值也不是很高，也有其他理由需要对化学物的组织特异性效应进行细致研究，也就是说，要遵循与化学物预期用途有关的特别法规的要求。在这种情况下，测试系统要包括与程序的前几个步骤类似的组织特异性实验，但也可能要包括对其他毒性作用终点如发育毒性和致癌性的检测。这个阶段的结果是对化学物进行分类和预测系统毒性的依据。

如果这 4 个步骤不足以评估化学物的毒性，那么将有必要进行一定的体内实验。然而，如果通过以上步骤所获取的信息能够使体内实验更具针对性，则需要的体内实验是很少的。于是，进行的体内实验与目前的检测指南要求的动物实验相比是相当精简的。

4 体外毒理学体系的终点

在下面的章节里，将介绍体外实验中可检测到的各种不同的终点。它们广泛地用于遗传毒性的检测，以识别潜在的致癌物。然而，必须认识到，基因突变、染色体突变和基因组突变这三个不同水平中的任何一个水平的突变，不仅可能与癌症有关，而且可能与遗传性疾病和先天缺陷有关。

4.1 与癌相关的终点

4.1.1 *简介*

在危险性评估中，有必要将致癌物的作用机制分成遗传毒性机制的和非遗传毒性机制（Roe，1998）。遗传毒性的致癌物是指可以直接作用或通过代谢物作用于 DNA 的物质（Pitot，1993）；相对而言，非遗传毒性的致癌物则不直接对 DNA 产生效应（Hayashi，1992）。这个区别对发展短期实验非常重要（Clayson and Iverson，1996）。遗传性致癌物通过与 DNA 的化学交互作用而起作用；因此，在体外通过相对简单的检测系统就能检测到（Kramer，1998），至少在理论上如此。Ames/沙门菌实验的成功就说明了这一点（Ashby and Tennant，1991）。相反，非遗传性致癌物对 DNA 没有直接作用，它们通过病理或生理学改变的间接机制导致肿瘤的发生（Ames and Gold，1997）；所以，目前的体外检测系统尚不能轻易检测。因此，非遗传性致癌物的效应具有相当的特殊性（Williams and Whynser，1996），而遗传性致癌物都是在到达靶部位后损害 DNA（Brusick，1986）。

现在一般认为，通过一组推荐的针对遗传毒性的体外实验和短期体内实验方法，能够比较有把握检测出大多数的遗传致癌物（Ashby，1991）。尽管，如下面所讨论的，也可能对实验精简，但与此相反，对非遗传致癌物的识别则没有普遍可接受的方法。考虑到这种致癌机制的复杂性，单一的体外实验方法不可能识别非遗传致癌物（Yamasaki et al.，1996）。随着新方法的建立，有必要评价所涉及的各种致癌机制。

肿瘤可看作是某种类型细胞失去控制而异常增殖的疾病。它可能由于细胞的分裂速度增加所致，也可能由于细胞死亡的速度减慢（例如凋亡）引起，或者这两种情况同时存在。肿瘤细胞与其对应的正常细胞存在许多表型的差异。它通常是由于所涉及的癌基因、肿瘤抑制基因或 DNA 修复基因等基因改变而导致的基因型改变的结果（Barrett and Ts'o，1978）。这些改变可表现为基因突变、缺失或重排。通常认为，非遗传毒性致癌物通过诱导细胞选择性效应发挥作用，被诱导细胞通过自发性错误被第二介质如活性氧损伤（Ames and Gold，1997）。因此，非遗传毒性致癌物最终也是通过遗传毒性物质而起作用（Klein and Klein，1984）。

4.1.2 *遗传毒性*

4.1.2.1 **简介**

公认的化学物遗传毒性实验目的包括：①确定生殖细胞诱变剂，其可能与人类可遗传的基因缺陷的病因学有关；②确定体细胞诱变剂，其可能与肿瘤的转化有关。某些检测规则也可以用于评价遗传毒性化学物对环境或生态系统（遗传生态毒理学）的效应。遗传毒性检测不仅在化学物的危害识别中起重要作用，还能提供有关作用机制的信息，这对认识化学物致癌危险性的特性和促进用无阈值模型评估低剂量效应，都是非常重要的。

人们已经认识到，基因、染色体和基因组（如染色体数量的改变导致非整倍体）三个水平的任何一个发生突变，都可能引起遗传性疾病和恶性肿瘤。

对于恶性肿瘤，人类肿瘤突变谱的大量研究证实，点突变、易位、倒位导致原癌基因的激活和/或杂合性丢失以及其他突变事件如DNA修复基因突变（Vainio et al.，1992），可导致肿瘤抑制基因灭活，这些均会激发肿瘤相关基因遗传学改变的累积（Loeb and Loeb，2000）。推测其他遗传物质的修饰（例如重组、扩增、低甲基化等）也同样起作用。

非整倍体是导致人类胚胎死亡和某些出生缺陷，如Down综合征的重要原因。有许多化学物能在体内或体外造成非整倍染色体的改变；在大多数情况下，它们通过修饰分裂细胞的纺锤体而起作用（Aardema et al.，1998）。许多非整倍体剂也是体外叙利亚仓鼠细胞恶性转化的诱导剂（Gibson et al.，1995）。

4.1.2.2 **研究现状**

对大量遗传毒性检测计划的资料库分析（Benigni，1992；Zeiger，1994）显示，在一个标准实验组合中，增加实验的数量并不一定能增加对致癌作用预测的敏感性。这个证据认可实验室根据自己的情况减少检测组合。

由于存在大量与肿瘤病因学和可遗传基因缺陷有关的分子损伤，一般认为在化学物的遗传毒性筛查时有必要进行多个遗传终点的分析。目前尚无一个经过验证的检测方法能获得前面提及的所有遗传学终点的信息。因此，对每个化学物均应联合应用多种方法，以获取其可能的遗传毒性的全部信息。对于人类无暴露或很少暴露的化学物，一般至少要用两个体外短期实验，一个在基因水平检测化学物对细菌细胞的致突变作用，另一个在染色体水平检测化学物对哺乳动物细胞的致突变性（Ashby，1986）。对于人类将会广泛或直接暴露的化学物（如食品添加剂、药品），多年来已经提出了几套实验方案，由3～4个基因和染色体水平的实验组成，通常还包含一个体内实验（FDA，1982；Carere et al.，1995；Muller et al.，1999；Committee on Mutagenicity of Chemicals in Food，2000）。事实上，现有经验并不完全支持在标准筛选实验方案中必须要有一个体内实验。对大量遗传毒性资料的分析表明，化学物仅仅在体内呈阳性反应的例子很少，迄今仅有极少例子经文献报道，比如苯、甲基苄肼、1,2-二甲基肼氨基甲酸酯、乌拉坦（Muller et al.，1999）。体外方法中的标准激活系统不能活化这些化学物，而只有体内生物活化途径才有效，例如肝外代谢或在肝S9成分中表达很少的P450酶。

有些致突变剂或致癌物质只有经过代谢后才表现其活性。检测这类物质所使用的标准的体外实验，通常包括大鼠肝脏亚细胞成分作为代谢活化系统。然而，为了不断提高预测能力，采用了稳定表达人类P450 cDNA的细胞系作为研究前致癌物或前致突变物的模型（Kappers et al.，2000）。直接来源于人体组织（活检）的代谢系统的使用正在不断增加，以提高预测能力。

4.1.2.3 **检测方案**

基于对于前述各因素的考虑以及国际上减少实验动物使用的建议（EC，1986），对于低分子量化学物的体外遗传毒性检测通常推荐以下含有3个标准实验的组合：

a. 一个诱导细菌基因突变的实验；

b. 一个诱导哺乳动物细胞基因突变的实验（优先用鼠淋巴瘤tk实验）；

c. 一个诱导哺乳动物细胞染色体畸变的实验。

通常认为，这个组合是检测这类化学物遗传毒性的核心组合；尽管在某些情况下，可以进行调整，而与核心组合有所偏离。这时需要有科学依据。当化学物的理化性质、结构、代谢特征显示其没有遗传毒性活性时，可以对实验进行简化（选用1个或2个体外实验）甚至不用进行实验。

另外，在结构提示可能有体内遗传毒性活性、可疑的致非整倍体剂作用，或者当药代动力学/代谢资料提示体外实验意义有限时（例如需要肝外代谢系统和在肝S9成分中P450酶表达很少），需要采用补充的、改进的常规体外实验方法或其他非常规体外实验。

对新的食品成分应该引起特别重视，包括生物技术/基因工程的产物（如微生物来源的酶制备物、重组蛋白质等）。这些成分与DNA或其他染色体物质发生交互作用的可能性很小。在这种情况下，检测方案（精简实验组合或者甚至不检测）应该像药品的检测建议一样，根据个案情况逐一确定（CEC，1989；Gocke et al.，1999）。若需要，可以用细菌基因致突变实验来检测有遗传毒性的杂质或生产过程的污染物。

4.1.2.4 **检测方法**

至于检测方法，推荐使用OECD程序。1997年，OECD（Barlow et al.，2002）更新了6个规则（Nos 471、473、474、475、476、483），并作出一个新规则（No. 486）。这些规则为开展体外筛选实验（如细菌和哺乳动物基因突变、体外染色体畸变）和体内实验（如啮齿类动物骨髓细胞微核和染色体畸变、大鼠肝脏程序外DNA合成、精原细胞染色体畸变）提供了指导。更新的检测程序即将被欧盟采纳为正式的检测方法。

另外，正在评价是否将体外微核实验纳入OECD遗传毒理学实验方案。不远的将来，这种既能检测染色体断裂剂，又能检测非整倍染色体剂的检测方法也许会替代体外染色体畸变实验。

已经建立了利用荧光原位杂交技术（FISH）检测非整倍染色体的方法。应用着丝点特异性探针、染色体丢失和不分离的特异性探针可以进行多种细胞，包括人细胞的非整倍染色体的快速评分。

目前，根据更新的标准化方案，哺乳动物细胞实验应作为检测细胞分裂中期基因突变（在tk、HPRT或其他的位点）或染色体结构畸变的常规方法。

若体外实验阳性，通常需要进一步体内实验，以明确该种化学物对整体动物是否同样具有活性（Barlow et al.，2002）。

4.1.2.5 **新的进展**

在生物医学的许多领域中，正在对一些特定基因的DNA损伤和突变的检测开展大量研究。这些方法可以作为研究食物中化学物与基因组相互作用的体外实验系统更深入发展的基础。需要考虑以下几点。

a. 细胞和组织：将来的遗传毒理学检测应着重于来源人体相关组织的细胞。这些组织是食物相关化学物致病作用的靶组织。例如，如果直肠癌、乳腺癌和胃癌与饮食关系非常密切，那么这些组织的细胞就最适合用来从发病机制途径来研究食品相关化学物的未知危害。从人类肿瘤分离出的组织或细胞，以及正常组织的永生化和原代细胞均可作为靶细胞。

b. 终点：新的技术，比如用来发现未知基因多态性的新技术（见2.2），可以用来研究涉及疾病发生的靶基因突变或阐明与发病机制的相关性。而且，不断发展中的许多有效的技术可用以检测细胞间期的DNA损伤。单细胞凝胶电泳分析（又名彗星实验）就是其中有良好发展前景的实验技术，通过应用不同的检测方案可以确定特定类型的损伤（如DNA碱基的氧化或其他损伤）以及特定基因的损伤（彗星FISH）。另外，通过测定损伤的持续情况，可以获得关于DNA修复动力学的第一手资料。主要建立在PCR技术基础之上的点突变检测方法正处在发展和验证的不同阶段；限制性位点突变分析（RSM）是最近改良的方法（Jenkins et al.，1999）。从原理上讲，RSM可以检测由化学物诱导的突变和自发的内源性突变发生在普遍存在的限制性酶切位点上的这些突变，所以，它可以应用于各种序列的基因和/或细胞/机体，包括人类细胞和组织。除了识别潜在诱变剂外，RSM还可以提供有效的与致癌作用有关的突变事件的资料，如筛查位于适宜的限制性酶位点的p53热区突变。

4.1.3 *非遗传毒性的癌终点*

4.1.3.1 **研究现状**

非遗传毒性致癌物可以按下面的作用机制分类：

4.1.3.1.1 持续细胞毒性作用伴随增生性再生

许多致癌物都通过这种机制起作用（Butterworth et al.，1992），尤其在能产生毒性作用的最大耐受剂量（MTD）水平进行测试时更是如此（Ames and Gold，1992）。根据定义，在此水平也会产生某些毒性作用。化学物在特定部位产生毒性，通常由于毒代动力学的因素，在低于MTD剂量时即可以导致肿瘤的发生：比如氯仿（IPCS，1994）、乙醇（IARC，1988），物理因素造成局部刺激，如胃内高盐（Coggon et al.，1989）或膀胱中结晶沉积（如2-苯酚钠）（IARC，1987）。并非所有细胞毒性物质都是致癌物（Butterworth and Bogdan. y，1999）。要产生致癌作用，似乎需要长期持续的细胞毒性，这样才能使再生作用持续。而且，可能是由于某些活化酶的活性降低，增生细胞对细胞毒性因子相对不敏感（Marie et al.，1988）。细胞毒性因子常常产生活性氧（ROS），从而与DNA相互作用引起遗传毒性效应（Ames and Gold，1997）。

4.1.3.1.2 慢性炎症

许多化学物能直接或间接活化，如中性粒细

胞、巨噬细胞等炎性细胞，使其产生活性氧和其他可能的自由基（Martin et al.，1997）。这些自由基可与DNA相互作用而诱导肿瘤发生（Klaunig et al.，1998）。例如许多致癌物通过这种机制致癌（Feig et al.，1994）。其他几种致癌物，如小肠内的克菌丹（Reuber，1989）、肺内的石棉和其他吸入性纤维（Shi et al.，1998；Gulumian，1999）、香烟烟雾中的微粒（McCusker，1992）和臭氧（Cho et al.，1999），也可能通过这种方式发挥作用（其作用机制目前尚不明确）或引起毒性效应。

4.1.3.1.3 激素

致癌物可起类激素的作用或干扰内源性激素的平衡。许多激素都有促有丝分裂的作用（Preston-Martin et al.，1990），由此而产生的持续活化作用可引起细胞增殖和增加恶性转化的几率（Henderson et al.，1991；Castro et al.，1993）。这类物质中直接起类激素作用的有人工合成的雌激素（IARC，1987），还有一些膳食异黄酮（Whitten and Naftolin，1998），而后一类物质则包括诱导甲状腺激素代谢，而引起促甲状腺素上调的物质（McClain，1989）和那些抑制胃酸分泌，而造成胃泌素水平升高的物质（Karnes and Walsh，1990）。

4.1.3.1.4 外源化学物诱导受体的配体

已知在某些啮齿类动物中，单加氧酶诱导剂如过氧化物酶增殖剂、类苯巴比妥诱导剂和类二噁英诱导剂，能刺激肝脏发生多向反应（Farber，1990），继而与其受体相互作用（Waxman，1999），导致肝细胞分裂速度增加以及凋亡抑制（Hasmall and Roberts，1999）。这往往引发啮齿类肝细胞癌（Marsman and Barrett，1994）。所涉及的受体包括：二噁英或相关化学物的Ah受体（AhR）、苯巴比妥或相关化学物的CAR受体、过氧化物酶增殖剂的PPAR α受体（Waxman，1999）。而前两种受体的配体对非啮齿动物也能导致与啮齿动物相似的诱导效应（James and Roberts，1996）。这种效应与有丝分裂无关。产生这种效应的机制尚不清楚。二噁英及其相关化学物能引起肝以外的肿瘤，这可能与AhR的相互作用有关（McGregor et al.，1998）。然而，即使对啮齿动物来讲，也并非所有可与上述受体作用的诱导剂均有致癌性（Anderson et al.，1990），这也许与效应强度和持续性有关。

受体在与合适的配体结合后，与一个转录伴侣发生二聚体反应：对AhR是ARNT，对CAR和PPAR α则是RXR。此二聚体与反应基因的上游识别单元结合，激活转录（Waxman，1999）。但是导致肿瘤发生的靶部位尚不清楚。

4.1.3.1.5 DNA甲基化

转录可通过DNA在特定CpG位点的甲基化来调节。这种甲基化是由特殊酶调控的可逆性过程。然而，越来越多的证据显示，一些化学物诱导的肿瘤与胞嘧啶甲基化的异常调节（增强或减弱）有关（Minamoto et al.，1999）。发生在特定基因启动子区域的CpG位点的DNA甲基化能够影响mRNA水平，并由此影响蛋白质表达。可以通过许多非遗传毒性机制诱导甲基化改变，例如改变信号传导途径等（Wachsman，1997）。

4.1.3.2 **局限性**

许多非遗传毒性致癌物具有种属、组织、性别和品系的特异性。目前，普遍认为，以这种作用机制发挥作用的化学物并未给人类造成很大危害（Williams and Whynser，1996）。这类例子包括过氧化物酶增生剂诱导的啮齿动物肝脏肿瘤（Bentley et al.，1993）、UDP-葡萄糖醛酸转移酶诱导的甲状腺肿瘤（McClain，1989）以及在雄性大鼠中d柠檬油精与$\alpha_{2\mu}$-球蛋白相互作用而诱导的肾肿瘤（Hard et al.，1993）等。因此，在设计针对非遗传毒性致癌物的短期实验方案时，考虑的重点应为与人类危险相关的机制和终点。多数情况下，非遗传毒性致癌物只有在高水平暴露时，例如职业暴露或治疗用药，才会引起人的肿瘤。在这些可能的非遗传毒性致癌物中，绝大多数是作为激素激动剂（前雌激素）或引起持续炎症反应而产生效应的，如在呼吸道的作用（如吸入的颗粒）。除环孢素和2，3，7，8-四氯二苯-*p*-二氧杂环已二烯（TCDD）以外，其余的化学物可通过慢性细胞毒性或慢性刺激作用引起再生性增生。环孢素的致癌性可能与其免疫抑制特性有关（Hojo et al.，1999），而TCDD可能是通过Ah受体发挥作用（IARC，1997）。在遗传毒性致癌物中如叶岩油（Clark et al.，1988）、香烟烟雾（McCusker，1992），已有证据表明其致癌性至少部分地与局部刺激和炎症有关。因此，这类物质可能会在用于检测非遗传毒性致癌物的实验中获得阳性结果。

4.1.3.3 **新的进展**

在前述基础上，在非遗传毒性致癌物短期实验设计中还需要考虑以下几个方面：

a. 许多非遗传毒性致癌物对实验动物的致癌机制与人类危险性评估的相关性很低。

b. 与人类非遗传致癌毒性有关的机制有呼吸道的持续炎症、接触部位的慢性刺激和激素的激动作用（主要是雌激素）。

c. 非遗传毒性致癌过程中有许多潜在的靶和启动机制（例如生长因子）。因此，不大可能建立普遍适用的体外实验用于检测所有的非遗传毒性致癌物，而对遗传毒性致癌物则可能有一个普遍适用的检测系统。

d. 对于化学致癌作用，尤其是非遗传毒性致癌物的基本生物学机制仍有许多未解之谜。虽然常常可以识别最初发生的事件，然而，导致恶性癌变和产生种属特异性的种种因素往往未知。

e. 致癌作用最终的常见途径均涉及增加细胞分裂率或降低细胞凋亡率（已启动的细胞）。

f. 潜在非遗传毒性致癌物的初始生物学效应所产生的最终结果依赖于持续性、抵抗力、机体自我调节能力和遗传易感性因子等诸多调节因素。尤其是遗传易感性因子，在决定非遗传毒性致癌物致癌效应的种属差异中起着重要作用。

基于以上几个方面，可望通过几种可能的途径建立一些针对非遗传毒性致癌物的短期实验。

4.1.3.3.1 检测以非遗传毒性机制致癌化学物的体外实验体系的发展

有丝分裂的检测：在许多非遗传毒性致癌物的作用机制中常见到的是细胞增生的早期刺激；需要建立筛查大量组织和细胞类型更新率增长的最有效方法。理想的方法将能够避免报告分子，如溴脱氧尿苷等的引入（Elias，1997）。目前，对细胞增生的测量方法有 AgNORs（嗜银核仁组织者区），PCNA（增生细胞核抗原）和其他细胞周期蛋白质如细胞周期素表达的测定（Elias，1997）。这些测定细胞增殖的方法应与其他的、可能使用的原位杂交或 RT-PCR 等更敏感方法作比较。

用基因阵列及其他手段测定转录谱：如上所述，需要识别细胞增生的早期敏感标志物，以及细胞恶性转化诱导如凋亡或进展中的关键事件。越来越多的来自多个种属的基因阵列的应用将有助于确定触发肿瘤发生反应的其他关键早期事件（Rockett and Dix，1999；Afshari et al.，1999）。需要注意的是，尽管许多化学物有细胞毒性，但只有其中一部分能引起肿瘤。因此可以明确，下游事件的调节对致癌能力有重要的决定作用。对发生在肿瘤不同发展阶段的事件研究中，基因组学和蛋白质组学技术的应用提供了极为丰富的信息，有助于识别重要的终点（Kondoh et al.，1999）。

体外细胞转化实验：应用该实验体系识别非遗传毒性致癌物的可能性受到了关注（Yamasaki et al.，1996）。其中一个例子即叙利亚仓鼠胚胎（SHE）细胞转化系统（Nguyen-Ba. and Vasseur，1999）。但是该体系仅适用于有限的化学物，不可能检测到大多数人类非遗传毒性机制的致癌物。然而，如果在任何正被评估的细胞转化系统的研究中，能识别这一范畴的某些化学物将非常有价值。其他已发展的体外实验体系还有细胞间通讯缝隙连接（GJIC）抑制（Yamasaki et al.，1996；Combes et al.，1999）。这些实验体系的有效性可见 IARC 的最近出版物（IARC，1999）。

转基因细胞系统：用特异的基因工程细胞系统检测某些非遗传毒性致癌物具有很大的发展潜力，但是无论在基础生物学方面还是建立适宜的细胞系方面，都需要有大量的科学研究投入。创造一个可能是创造在任何一个细胞增殖时都可以被激活的报告体架构，以便将目前观察到的通常比较弱的信号放大。可采用一种测定其组织学或生化学改变的系统来检测可溶性因子在介质中的释放。其他从转基因模型受益的领域将是对持续炎症和内分泌（如雌激素）活性增加的快速检测。这方面最近的情况是，出于其他的目的，在这些领域已经额外投入了大量研究努力（Nishikawa et al.，1999）。有可能利用这些研究成果来发展新的检测"激素性"致癌物的模型。

胞嘧啶甲基化：目前对 DNA 甲基化的检测方法大多烦琐耗时。但最近的一些进展，如甲基光学（Methyl/Light）系统（Eads et al.，2000），有可能提供评估化学物对 DNA 甲基化作用的体外方法。然而，如同所讨论的其他终点一样，如保证甲基化的改变能够在实验体系中得到重现细胞类型的选择非常重要。

定量结构-活性关系（QSAR）及其他计算方法：许多研究组都在努力发展 QSAR 方法，来预测化学物的毒理学特性，其中有些方法与非遗传毒性致癌作用有关，如雌激素样作用、AhR 活化及刺激作用等。最终，有些研究结果将可以用作一些特定作用机制的非遗传毒性致癌物的早期筛查。不能忽视在此方面的研究，特别是在这些研究与以生理学为基础的毒代动力学结合后，可以估计体内靶部位的暴露（Yang et al.，1998）。

4.1.3.4 **结论**

没有一个单独的实验体系能够检测所有或大部分非遗传毒性致癌物。然而，如果专门针对一些看来与人类有关的致癌机制，也许能识别关键的毒理学反应，从而有可能提示致癌潜力。从长远来讲，发展更加精确的、敏感的用于所关注终点的体外实验检测体系是有价值的。有必要建立一个适用于不同实验检测体系和方法的参照化学物的可靠数据库，这一点怎么强调都不过分。

4.2 发育毒性

4.2.1 *简介*

生殖毒理学包含研究男女性生育以及发育毒性，尤其是胚胎毒性和致畸性方面的问题。现已发表了许多有价值的综述（Brown et al.，1995；Spielmann，1998）。

此部分主要讨论发育毒性。尽管有关哺乳动物发育的知识不断增加，但是对正常发育的认识仍然不足，因而不能充分了解毒物干扰哺乳动物正常发育过程的作用机制。然而，在过去的 20 年里，人们提出了 30 多种检测发育毒性的培养系统，其中大部分实验系统仅在一个实验室使用。这些培养系统可分为以下几类：

a. 无脊椎动物实验，包括水螅、黏液菌、咸水虾和果蝇；

b. 低等脊椎动物胚胎或胚胎细胞聚合实验，包括鱼类、两栖类和鸟类；

c. 哺乳动物全胚胎实验；

d. 哺乳动物胚胎细胞微团培养实验（肢芽、中脑）；

e. 胚胎干细胞或干细胞系实验；

f. 其他哺乳动物细胞系实验（例如人胚腭间充质细胞、小鼠卵巢肿瘤细胞、神经母细胞瘤细胞、畸胎瘤细胞）。

然而，如果以保护人类为目的，则可以认为这些实验难以得到广泛的认同和应用。下面总结了主要来自 Spielmann（1998）文章中提到的现有的、最具发展前途的一些实验系统。

4.2.2 *细胞系和胚胎干细胞*

已建立了一些细胞系用于化学物的筛选（Spielmann，1998），包括人胚腭间充质细胞（Pratt et al.，1982）、小鼠卵巢肿瘤细胞（Braun et al.，1982）和神经母细胞瘤细胞（Mummery et al.，1984）。盲法实验的结果不是很好，存在大量假阳性结果（Steele et al.，1988）。

应用胚胎全能干细胞系的结果显示其具有较好的发展前景。例如，胚泡全能干细胞（ES）能够在一定的培养条件下形成多种类型的分化细胞，如肌细胞、造血细胞（Heuer et al.，1994；Rohwedel et al.，1994）。这些培养系统能够用来鉴定胚胎毒性的两个基本特征：分化抑制和/或胚胎细胞比成熟组织对细胞毒效应具有更高的敏感性（Spielmann，1998）。其结果可以与大鼠全胚胎培养的结果相媲美（Spielmann et al.，1997）。

利用转基因技术可以使 ES 细胞分化产生具有靶突变及报告体架构的转基因细胞，能建立具有简化终点的实验方法，使之能够应用于自动分析实验系统。

尽管使用人类胚胎干细胞系进行发育毒性的研究在某些方面具有争议，但其结果对于预测毒物对人类的效应来讲，具有显而易见的优越性。因此，从成熟组织分离多能干细胞（甚至全能干细胞）所取得的新进展具有诱人的前景。比如神经干细胞能产生造血干细胞，反之亦然（Almeida-Porada et al.，2001）。

4.2.3 *集群及微团培养*

发育毒性检测中应用了不同的细胞集群及微团培养，其中一个实验使用了鸡胚神经视网膜细胞（CERC）（Daston et al.，1991）。其他体系使用了早期胚芽的未分化间质细胞（Umansky，1966）。这些细胞在小体积高密度培养条件下，在明显未分化细胞的背景上，形成了许多分化的小软骨细胞灶。细胞黏附、移动、通讯、分离和分化均可出现在细胞微团中（Umansky，1966）。从原理上讲，微团实验建立在检测特定化学物抑制细胞灶形成的基础之上。类似的系统还有来自鸡、小鼠或大鼠的胚胎肢芽或中枢神经系统（CNS）

的细胞（多为形成神经元灶的中脑细胞）。此技术经改良后适用于96孔板（Flint，1993）。

4.2.4 *低等种属胚胎*

使用亚哺乳脊椎动物和无脊椎动物胚胎检测化学物致畸潜力的实验已有描述，包括水螅、鱼、蛙、蟋蟀、果蝇、咸水虾和黏液毒菌（Spielmann，1998）。目前，其中有些作为研究发育机制的模型得到了广泛应用。由于发育过程的每一阶段或组成部分都可能是毒物作用的靶，种属差异的存在有利于认同使用脊椎动物模型作为预测性筛查。然而，亚脊椎动物系统可用于生态毒理学监测。所谓的FETAX实验（爪蟾属蛙胚致畸实验）（Bantie et al.，1990）就是一例，该实验受限于实验材料必须是水溶性的，仅有少数实验室具备这种实验系统。

美国替代方法验证部门间委员会（Interagency Committee for the Validation of Alternative Methods，ICVAM）目前正对该实验的有效性进行评价。

4.2.5 *禽鸟类及哺乳动物全胚胎培养*

禽鸟类胚胎被广泛地用作发育生物学的研究模型。现已形成检测胚胎毒性的一套实验体系：鸡胚胎毒性筛查实验（CHEST）（Jelinek，1977）。尽管该体系的操作相对简单，但一个根本的问题是CHEST无法将一般毒性与特殊的发育效应区分开（Jelinek，1977；Jelinek et al.，1985）。

哺乳动物胚胎可以培养一个短时期，从受精到器官发生末期（Spielmann and Vogel，1989）。已有报道利用小鼠（Sadler et al.，1982）、大鼠（Schmid，1985）和兔胚胎（Ninomiya et al.，1993）作为筛查系统。在毒性检测中，从原肠胚形成末期到器官发生中期这一时期被广泛地用于研究。在培养终止时，可以测量许多终点，包括对卵黄囊血管生成和血液循环的效应，对造血作用、胚胎生长、分化的影响（体节、形态学评分）以及异常形态发生效应（Sadler et al.，1982）等。

这些胚胎培养系统已经完善建立，并广泛地用于检测潜在的致畸化学物及阐明致畸机制，这些系统可以检测致使许多器官形态异常的作用，比较特殊的致畸效应以及影响生长和分化的一般的不良效应。除此之外，还能对结构相关化学物的致畸作用程度进行分级，以及容易地监测培养基和胚胎组织中受试化学物及代谢产物的浓度（Spielmann，1998）。

这些系统的局限性在于其复杂性，仅包括器官发生的一部分，技术要求高和费用昂贵。使用哺乳动物组织和血清进行筛查是否合理，可以通过与其他相对简单的体外实验的比较来评价（Spielmann，1998）。

4.2.6 *验证*

已经开展了一些验证研究（Piersma et al.，1995）。在一个针对不同培养系统的验证实验中，用鸡和大鼠胚胎培养和脑细胞集落培养测试6对编码的化学物（Kucera et al.，1993），结果表明一系列类维生素A的体内和体外实验资料显示了极佳的一致性（Spielmann and Liebsch，2001）。欧盟（EU）十分需要经过验证的利用哺乳动物胚胎、原代胚胎细胞及永生化细胞系培养的体外实验方法来进行发育毒性的检测。在1997～2000年间，使用20种经高质量的人及动物体内实验数据充分描述其特征的化学物，验证了三种体外胚胎毒性实验。每个实验由4个实验室使用盲法进行评价。最重要的结果是，首次确定了这三个经验证的实验程序支持的体外胚胎毒性实验体系。验证的实验包括：用整个大鼠胚胎培养的全胚胎培养实验、用分离的大鼠胚胎胚芽的细胞微团实验（MM）以及用从两个无须处死的孕鼠取得的小鼠胚胎细胞株胚胎干细胞实验（EST）。所有这些体外胚胎毒性实验均达到了经过验证的替代毒性实验的三条基本标准。首先，建立了目前公众可用的标准操作程序（SOPs）。第二，建立并验证了合理的生物统计预测模型（PMs）（Genschow et al.，2000）。三个实验得到的PMs表明，总体准确度为近80%；而且更重要的是，可以100%地准确预测具有强胚胎毒性的化学物。因此，在进行新物质筛查时，这些模型可以常规地用于强胚胎毒性化学物的识别。第三，这三个体外实验均按照欧盟（EU）、欧洲经济发展合作组织（OECD）、美国国立环境健康科学研究所（US NIEH）推荐的验证体系通过了盲性循环实验验证（Balls et al.，1990，1995；OECD，1996；ICVAM，1997b）。有关本次验证研究的全部结果于2001年出版。

4.2.7 *未来的发展前景*

化学物对发育中的机体能否产生直接效应取

决于原型或其活性代谢物的浓度/时间关系。(Spielmann，1998)。因此，对于用体内和体外实验方法开展发育毒性研究的设计和结果解释，毒代动力学和代谢的研究至关重要（Nau，1990；Andrews et al.，1995)。化学物在体内的靶浓度与化学物在母体中的吸收、分布、代谢和排泄以及在胎盘转运和胚胎中的分布有关。在体外系统中，基于生理学的毒代动力学模型的应用，并将其结果与体外毒性效应测定进行整合，在未来将有很大的应用（Clewell et al.，1997；Blaauboer et al.，2000)。

另外，在体外发育毒性检测领域还有一些值得注意的进展。

首先，胚胎干细胞实验正处于进一步发展中，可以覆盖三类主要的胚胎细胞类型（内胚层、中胚层、外胚层)，涉及更加复杂的终点并使用经过基因修饰的细胞。

第二，应考虑人类胚胎和死亡后的干细胞系应用中的伦理学问题。由于种属差异，很难将实验动物的发育毒性结果外推到人类。这对于基于实验动物体系的体外实验更困难，因为由体外向体内的外推涉及额外的验证。随着合乎伦理学的使用人类干细胞系实验的发展，这个困难至少有望得以部分解决。

第三，需要考虑如何将经过验证的方法应用于多种目的，如备选化学物的选择和调整。

第四，由EC支持的发展体外哺乳动物生殖细胞培养系统和生殖药物毒理学遗传标志物研究的最终报告现已送交DG研究。虽然它更注重于基础研究，但是在将来可能对实验的发展有用。

发育毒性的体外实验在检测某些结构变化方面的作用有限（Spielmann，1998)。将来有必要发展有更广泛用途的实验方法，例如寻找更多的能量化的参数如胚胎重量和其他功能异常，并考虑到动力学的因素。前面提到的全胚胎培养和干细胞方法在将来的研究中是一个很有前途的领域，因此，体外实验的局限能够通过实验的选择和实验设计得以改善。体外系统可包括特定的代谢系统，或者模拟受试物在所关注的种属体内的动力学特征。事实上，如果能调整这些检测系统，也许意味着在某些情况下能够将局限性变为优势。

4.3 变态反应的预测

4.3.1 *概述*

已知有许多化学物能对免疫系统进行负性调节作用，从而改变免疫系统的应答反应。具有这种潜在作用的化学物不仅包括许多低分子量化学物（LMWC)，像药品、职业化学物和环境污染物，还有较大分子量的化学物，如食物致敏原、生物制品（生物来源的疫苗和血制品）以及生物技术制造的药品（如重组DNA技术生产的多肽、单克隆抗体和基因治疗产品)。

可观察到的免疫学改变包括从免疫刺激到免疫抑制效应，甚至两者的联合效应。在免疫抑制或免疫减弱的情况下，针对免疫系统的细胞毒性常常造成对感染物质免疫应答效力的降低。

对免疫系统的刺激引起的主要有害效应是过敏。在这方面，过敏又可以分为以下几类：接触性过敏、呼吸性过敏、药物过敏和食物过敏。这些类别的命名以器官特异性和/或化学物特异性的名称为基础，容易引起混乱。更令人迷惑的是，接触性过敏和呼吸性过敏均可由职业化学物引起，而食物过敏原也可能引起皮肤反应（异位性皮炎）或呼吸性过敏反应。药物过敏能导致全身性自身免疫样综合征（有时称为全身性过敏)，并且同样可能会包括呼吸道和皮肤反应。

特别要说明的是，大多数化学物（化学品和蛋白质）口服时均会引起免疫耐受。可以想象，像药物过敏一样，人群的食物过敏发生率大约为2%（Ortolani et al.，2001)，甚至更低。儿童食物过敏的发生率较高（8%～10%)。很显然，儿童口服耐受力的发育不完善。

食物过敏原主要是高分子的糖蛋白，更确切的说法是高分子化学物（HMWC)。低分子化学物（LMWC）经口服引起过敏反应较罕见，但并非没有，口服药物引起的过敏现象即是证据。这可能与非预期的或未控制的兽药或抗生素（如青霉素）污染有关。仅有很少报道（Wilson and Scott，1989；Fuglsang et al.，1993）防腐剂、色素等食品添加剂引起不良临床反应的情况，这些反应被作为食物不耐受（即非免疫介导的超敏反应）的指征，尽管未进行血清抗体水平分析，在这些研究中不能完全排除过敏的可能。

4.3.1.1 T 细胞致敏

过敏反应意味着 T 淋巴细胞的激活和致敏。因此，T 细胞要通过含有抗原的细胞（在未成熟的个体中是一种巨噬细胞样的树突细胞）上的 MHC-Ⅱ-肽复合体来识别过敏物质。除了抗原识别，T 细胞的完全致敏还需要辅助信号。炎症信号（细胞因子，如 IL-Iβ，TNF-α，IL-6）是重要的辅助信号，在 T 淋巴细胞的致敏过程中起着不可缺少的辅助刺激的作用。

对 LMWC 和 HMWC 进行区别非常重要，因为与 HMWC 不同，LMWC 不能被免疫系统识别。LMWC 需要与一种载体蛋白结合才能具有免疫原性（半抗原-载体机制），而这种载体蛋白可以是体内的任何一种蛋白质。对于 HMWC，尤其是源自 HMWC 的多肽，能够通过 MHC 分子被 T 细胞识别。有些 LMWC 需要经过代谢转化成活性的半抗原，称作前半抗原（prohapten）。

一旦 T 细胞被激活和致敏，就会产生对同样过敏物质的记忆免疫应答，这种记忆应答由记忆 T 淋巴细胞驱动。记忆 T 淋巴细胞要在多种因素（其他细胞因子）影响下，在一定时间内由幼稚 T 细胞分化而来。在小鼠，给予抗原后的 5 到 15 天，甚至几周后才可以评估记忆应答。这段时间是鉴别初次应答和记忆应答的最适宜期。记忆应答的主要特征是发生的速度比初次免疫应答更快，并且更有效。

记忆应答究竟是否是免疫致敏的结果，以及如何产生，很大程度上取决于与遗传有关的易感性因子，比如，MHC 的组织适合抗原系、性激素、感染及健康状况等。对呼吸性过敏、食物性过敏，以及某种程度的接触性过敏（如异位性皮炎）来讲，遗传易感性主要与 IgE 同型抗体的反应（也叫遗传性过敏症）有关。

总的来说，免疫刺激导致的不同形式过敏是一个非常复杂的过程，在此过程中，许多因素的作用尚未完全或最多是部分地了解。这就使得通过体外实验来预测物质的全部致敏潜力极为困难。

4.3.2 *研究现状*

尽管一些有前景的备选模型正处于研究阶段（Barlow et al.，2002），但目前尚无可用的食物过敏的体内模型，也没有评价 LMWC 经口致敏的模型。通过胃肠免疫系统导致耐受的机制方面的基础知识的缺乏，妨碍了这类实验模型的发展。由此不难理解，还没有体外模型来预测经口诱导的过敏或这种过敏的某些方面。已有一些来自接触性过敏研究的预测过敏的体外实验，但这些实验尚未得到验证。这些实验是否能够用于食物中 LMWC 过敏性的评价，值得进一步研究，现概括如下。

4.3.2.1 体外实验的适用性及局限性

● 接触性过敏的体外方法可能识别部分食源性 LMWC 过敏原，并解释免疫原性的某些重要问题。已简要地综述了用于预测 LMWC 致敏潜能的体外模型的研究现状。

● 可以用对标准亲核基团的亲脂性和反应性来研究结构-活性关系（Roberts and Williams，1982），以用来推测结构相关的化学物的致敏性。

● 检测辅助活性：包括用新分离细胞或细胞株，如皮肤成纤维细胞或角质形成细胞产生前炎性细胞因子，以及含抗原的细胞或树突细胞的活化（CD54、CD80、CD86、MHC 分子活化分子的表达）。这类方法相对简单，但针对某些 LMWC 的强烈反应，可以造成细胞死亡，而对实验造成干扰。

● T 细胞刺激：尽管有几位研究者（Coates and Walker，1992；Yokozeki et al.，1995；Rustemeyer et al.，1998，1999）曾尝试用 LMWC 来刺激幼稚 T 细胞，但是所用的方法却非常复杂，不仅分离过程困难，而且培养条件要求高（Hauser and Katz，1988）。此外，未成熟免疫系统中特异性 T 细胞的缺乏（Borghans et al.，1999）以及 LMWC 经常产生强反应，更进一步对实验系统造成了限制。T 细胞的半体内再次刺激（记忆）是一个比较可行的方法（Stejskal et al.，1986；Griem et al.，1996；Kohler et al.，1997；Padovan et al.，1999），因为体内致敏导致特异 T 细胞显著增加；并且无毒性的半抗原-载体结合如 LMWC 与牛血清白蛋白结合可以引发这类反应（Goebel et al.，1995）。

显然，这些检测记忆 T 细胞的半体内方法并不是一个完全替代的方法，但是阳性反应可表明记忆淋巴细胞的真实存在，而且这些实验方法无须用同样的化学物再次处理攻击或动物来诱发并检测记忆免疫应答。

4.3.2.2 食物中 HMWC 致敏潜力的检测

Barlow 等（2002）提供了食物过敏的一般资

料。这篇综述重点描述了可供选择的、用于评价食物过敏原某些方面的方法。

已经提交了一个用来评价食物，尤其是来自转基因植物的食物致敏潜能的决策树状策略（Metcalfe et al.，1996；FAO/WHO，2001）。在该决策树中，对新的食物产品的评价策略取决于这种食品中是否含有来源于已经证实对人类有致敏作用的基因成分。如果有，则必须进行一系列体外和/或体内免疫学实验，来检测这种新产品的致敏潜能。这些实验包括：固相免疫实验、皮肤划痕实验和双盲、有安慰剂对照的食物攻击实验（DBPCFC）。相反的，如果食物中所含基因与人类致敏无关，则依照该评价策略，需评估其基因序列相似性以及对消化或加工的稳定性。如若实验结果显示有潜在致敏作用，则要继续进行动物实验。

在决策树中，对转基因产品的检测，可考虑选择以下实验项目。

● 固相免疫

对于食物中是否存在致敏成分，可通过放射过敏吸收实验（RAST）、RAST 抑制实验或 ELISA 方法来进行评价。在提议的决策树方案中，这些检验需要使用至少 14 份来自不同个体的 IgE 阳性血清，且这些个体对含有插入基因的食物过敏。如果得到阳性结果，则要求标识基因来源。

● 序列相似性

蛋白质中可被 B 细胞或 T 细胞识别的部位称为抗原决定簇。由于 IgE 的产生依赖于辅助 T 细胞，对于食物成分中优势抗原决定簇存在的了解至关重要。T 细胞抗原决定簇由至少有 8 个氨基酸的长度的一级肽链连接组成，通过抗原呈递细胞上（APC）的 MHC 分子识别。如果一个新的蛋白质的氨基酸序列有 8 个或 8 个以上氨基酸与已知致敏原的氨基酸序列相匹配，则提示可能有致敏作用。B 细胞抗原决定簇通常为三级结构，所以不适于应用这种方法。特别是对于那些已经致敏的个体而言，将可能存在问题。因为其含有能够识别这种三级结构的特异性 IgE 分子。

● 对消化/加工的稳定性（Astwood et al.，1996）

一种对水解反应稳定的蛋白质有较大可能到达肠黏膜和肠内免疫系统。因此，与被完全消化的蛋白质相比较，稳定性高的蛋白质更容易具有致敏性。可以使用模拟胃和/或肠液模型进行消化率实验，通过测定在消化状态下蛋白质保持完整的时间，来评价其稳定性。强的食物致敏原在 60 分钟的时间内仍然保持完整，而普通的食物蛋白质在 15 秒钟之内迅速降解。

4.3.3 *上市前危害识别的前景*

以上提到的体外实验方法有助于评估食源性 LMWC 和 HMWC 致敏原性的某些方面，但要注意，并非所有的阳性反应都意味着这种受试物在体内真正会引起过敏反应。如前所述，由于黏膜免疫系统的抑制或调节作用，多数食源性抗原化学物能引起免疫耐受。显然，在胃肠道黏膜免疫方面需要进行更多的基础研究，来填补有关食物成分，如新的转基因食品等导致的过敏反应知识的空白。总的说来，对这种具有危害性的过敏反应的预测，目前需依赖于整体动物实验（Barlow et al.，2002）。

5 用于建立生物学标志物的体外方法

5.1 引言

下面总结了用生物学标志物方法分析食物相关化学物或膳食成分在体内的复杂作用，它主要用来阐明癌症的风险。然而，对于研究非癌症终点，建立生物学标志物也同等重要（见 2.2，细胞反应）。

一个主要的目的是确定食物化学物或其在体内的代谢物的潜在危害。由于毒性因子的作用很大程度上取决于膳食中的抗毒性物质，应同样关注指示保护性和易感性的生物学标志物。已建立的危害识别技术包括暴露标志物（如体内化学物质的分析测定）和效应标志物（如体细胞的遗传损伤）。体液（尿液或血浆）或体细胞（如淋巴细胞）的生物学标志物可反映机体的全部遗传毒性负荷。有更多相关的方法使用了可发生疾病的体细胞。较新的研究目标是了解受个体易感性影响的危害作用。近来用作生物学标志物的易感类型包括，表明前损伤作用，即肿瘤相关基因的改变，以及那些表明危害易感性增加的生物学标志物，如 DNA 修复酶和外源化学物代谢酶的多态性。然而，这些易感性不仅受遗传的影响，而且还受外源性暴露和可显著影响易感性的膳食的影响。有报道表明，一些功能性生物学标志物技术已经或多或少地用于显示食物或食物产品对黏膜免疫的作用，这些食物产品被认为可能增加或者降低致癌的风险。这包括一系列用于食物研究的毒理学生物学标志物（Crews and Hanley，1995；Bottrill，1998）。然而，仍需要进一步建立增强预测性和对机制了解的方法。

体外毒理学研究方法将通过在以下几个方面的应用来进一步促进生物学标志物的发展：

- 分析毒性效应的机制；
- 研究联合效应（协同作用、抑制作用）；
- 了解易感性如何影响危险性因子的作用；
- 寻找新的作用终点。

另外，体外方法也可进一步发展成为生物学标志物技术的一部分，例如：

- 用淋巴细胞进行攻击实验；
- 用结肠细胞分析粪液的遗传毒性；
- 分离脱落细胞作为生物学标志物测定中的靶；
- 用活检组织的细胞作为生物学标志物测定的靶。

5.2 研究现状及体外实验的潜在作用

5.2.1 *定义和作用*

生物学标志物是人体研究中用来评估暴露或疾病（参见本部分，癌）危险性的工具。已经描述和发表了许多生物学标志物的定义（Benford et al.，2000）。本章中所采用的是 Bottrill 的修正定义，即生物学标志物是那些能够进行定量、半定量和定性评估的参数，这些参数能够提供外源化学物暴露及这种暴露对个体或群体的真实或潜在的效应的信息（Bottrill，1998）。于是，这里所讨论的生物学标志物主要与外源性因子影响癌症风险有关，而不同于那些用于癌症早期检测的标志物（Pepe et al.，2001）。在识别食物相关化学物的危害时，应牢记这些化学物对机体的作用既依赖于个体的化学保护能力，又依赖于其遗传易感性的特征。药物遗传学的新研究领域认为个体反应体现了基因与环境的相互作用。药物遗传学是研究遗传差异如何影响个体对环境暴露的反应差异的科学（Roses，2000）。它虽然起源于对药物的研究，但一般认为其原理也可应用于食物成分的毒理学和营养学研究。

5.3 生物学标志物的类型

5.3.1 *暴露标志物*

对所研究的化学物，其代谢物或特殊的大分子反应产物（如 DNA 或蛋白质加合物）的化学分析测定可用作暴露标志物（Haseltine et al.，1983；Schut and Shiverick，1992）。这种研究方法的目的是检测在血浆中循环或从尿液排泄的有毒化学物，以反映其在全身的暴露负荷（Dybing et al.，2002；Kroes et al.，2002）。其他例子包括检测 DNA 等活性代谢物形成的加合物（Perera and Whyatt，1994；Arif and Gupta，1997）或尿液中排泄的内源性形成的化学物（Wu et al.，1993）等。氧化应激的标志物，如丙二醛-DNA 加合物（Fang et al.，1997）、血浆丙二醛水平（Nielsen et al.，1997）和氧化的 DNA 碱基（Nakajima et al.，1996）也可用作预防特殊疾病，如某些心血管疾病的生物学标志物（Machlin，1995）。另外，暴露也可从功能方面来评价，也就是评估体液的毒性或遗传毒性作用、细胞或组织培养以及体液的致突变性（Hayatsu et al.，1985）。后一种方法可借鉴体外毒理学方法而带来极大益处。

5.3.1.1 *在细胞培养中评估体液作用的实验*

在这种情况下，运用细胞培养技术对食物相关化学物的毒性进行体外毒理学评估可提供一些新的敏感参数，这些参数可用于研究体液对细胞的作用，而这些细胞代表所关注的靶组织。举例来讲，通过检测粪液对培养的人结肠细胞的遗传毒性，来评价消化道内危险因子的暴露情况（Venturi et al.，1997；Rieger et al.，1999）。这样，几乎任何表示食物中有害化学物的细胞反应（见 2.2，细胞反应）的终点，都可以表明体液内是否含有该化学物、是否可以导致一种或一组细胞反应。通过将潜在暴露个体的体液与同一类型的细胞一起培养，可以选择性分析一组已知某种有害化学物在体外产生的效应（见 2.2 和 3.1，细胞毒性、遗传毒性和癌相关的终点）。这种方法已经应用于测定膳食干预如何导致粪液中胆酸水平的改变（Venturi et al.，1997），食物中的抗氧化剂是否可以减弱体内过氧化氢的氧化作用或可以调节其他细胞参数（Duthie et al.，1996），以及肠腔内容物中是否含有可改变结肠上皮细胞基因表达的因子（Glinghammer et al.，1999）等。通过采用合适的细胞培养模型，这些体液研究方法可用于各种潜在暴露于体液的细胞。例如结肠细胞可用于检测粪液，膀胱细胞用于检测尿液，淋巴细胞用于检测血浆样品。另一种可能性是模拟体内暴露情况，以分析在肠道中发生的效应。现在已可以用长期的消化道发酵系统在体外进行与体液的方式类似的分析。这也可以阐明有害的食物化学物怎样受到肠细胞内代谢的影响，以及这又将如何改变它们对胃肠道细胞的影响。因此，期望能够发现一些在粪便的生物学标志物检验中有用的指标。

5.3.2 *效应标志物*

特异的DNA加合物、DNA断裂、DNA的氧化损伤和微核（例如血淋巴细胞和某些体细胞）均可以作为危害增加的标志。这是基于这样的假设：DNA损伤增加可导致关键靶基因和靶细胞发生突变的概率增高，和/或DNA损伤的增加意味着遗传毒性物质的负荷增加，这可以促进致癌作用的过程（通过诱导DNA损伤，和致癌作用的其他分子过程一样）。这种损伤可以在外周血淋巴细胞、任何原代或培养的细胞系统，通过分析尿排泄物，或者在血浆中提示遗传毒性交互作用的反应产物中检测到。有些时候，在肿瘤的靶组织中或者与某些体液有关的组织中（如结肠活检样本或粪便；膀胱表皮脱落细胞或尿液）也有可能检测到。

目前存在很多可用的分析方法，如微卫星改变（Mao et al.，1994）、突变剂高敏感性（Olden，1994）、淋巴细胞微核（Fenech and Rinaldi，1995）、染色体畸变、分裂率指数（Anderson et al.，1988）以及人类体细胞突变（Compton et al.，1991）等。也可以采用其他的技术研究效应标志物，不过正如以下所指出的，它们也可以用于分析暴露情况。这些方法包括检测特定DNA加合物（Yadollahi-Farsani et al.，1996）的^{32}P后标记法（Beach and Gupta，1992），以及各种检测外周淋巴细胞、血浆、尿液或者唾液中的氧化损伤方法。

非侵害性生物学标志物建立在测定遗传改变的基础之上，它用于评估整个机体的遗传毒性物质负荷。然而，遗传损伤评估的技术，大部分是通过作为评估职业暴露以及环境暴露而得到发展的（Haseltine et al.，1983；Albertini and Hayes，1997；Arif and Gupta，1997；Tucker et al.，1997；Wild and Pisani，1997；Au et al.，1998）。

这些方法可以用淋巴细胞作为靶细胞。然而，如果能从实际靶组织的生物活检细胞检测到这些标志物，则能得到更多有价值的信息。由于生物活检具有损伤性，故它受限于特定的暴露或者特定的病例。不管怎样，它们的应用以及发展将是完善非侵害性方法的基础，如采用尿道、口腔黏膜、粪便或乳腺上皮的脱落细胞。

5.3.2.1 **人体组织作为生物学标志物的靶，并用于发现新的效应参数**

在细胞培养实验中，有很多参数相对应于有害的化学物引起的反应。因此，人们希望，通过食品相关化学物在细胞培养系统中的体外毒性评估，能够揭示或者发现新的敏感参数，以作为食用含有这些化学物质的食物后，检测其在体内作用的生物学标志物。采用生物活检样品或者脱落细胞进行研究也需要体外毒理学检测的基本专业知识。用不同细胞系所积累的专业知识和特殊技术能力，是采用人类细胞材料进行特定效应参数检测的前提条件。一个需要细胞或者组织培养技能的生物学标志物的例子，是检测直肠或者结肠隐窝的细胞增殖（Bartram et al.，1993）。也可以想象会有其他新发现的细胞毒性终点、癌症相关终点和细胞反应（详见2.1与2.2）可以发现新的生物学标志物的途径，如血加氧酶的可诱导性（Menzel et al.，1998）、热休克因子（Hosokawa et al.，1992）或者DNA修复的抑制（Duthie and Collins，1997）。然而，一种最有发展潜力的方法可能是比较体外细胞复杂的基因或者蛋白质表达谱（参照2.2.1中关于基因组学以及蛋白质组学的部分）。可以通过暴露与非暴露细胞中基因表达的差异，建立生物学标志物。例如与对照细胞相比，暴露于镍盐可导致不同的基因活化（Zhou et al.，1998）或者基因抑制（Klein and Costa，1997）模式，这种不同的表达谱的识别可用于确定人类体内的暴露情况的生物学标志物终点。

5.3.3 *易感性标志物*

将来，在研究对遗传和其他易感性的基础上分析食物中的有害成分的作用，将会越来越重要。对于癌症，可以分成三种主要的易感性类型。

- 预先的损害：一种可能是确定那些高危的个体，因为他们携带有癌症靶基因高度外显的遗传学改变（van den Brandt et al.，2002）。生物学标志物的进一步发展可以包括从这些个体中分离细胞以寻找其他的相关参数。这可以提高检测非常早期改变的能力（如 p53 基因的特定加合物）。
- 易感性改变：第二种可能是确定处于不同危险度的个体，因为他们携带常见的低外显度的基因改变（基因多态性）。这种情况发生率较高，并与致癌过程的关系更加间接（van den Brandt et al.，2002）。这包括活化酶的基因多态性（它们通常催化氧化反应Ⅰ相酶）。这些基因变异可能与特定酶引起的代谢转化率的升高或者降低有关。根据代谢转化的类型（活化或者灭活），其结果可或多或少地表示遗传毒性暴露及危险性。
- 膳食与代谢平衡：未来的生物学标志物方法将更多地考虑膳食对生物学标志物反应的影响，并将其作为一个易感性因素。有些影响可以增强遗传损伤，使细胞对于其他的毒性成分更加敏感。有些则可以减轻损伤，使细胞对于其他的暴露相关因子更耐受。这方面报道的例子包括高脂膳食产生的高水平 5-羟-甲尿嘧啶（Djuric et al.，1991）或者不同脂肪酸组分对丙二醛-DNA 加合物的调节作用（Fang et al.，1997），或者适量饮酒对于机体内在的 DNA 氧化损伤的保护作用（Fenech et al.，1997）。最近，有研究显示摄入类胡萝卜素含量丰富的蔬菜汁（Pool-Zobel et al.，1997）或者每日补充维生素（Duthie et al.，1996）可以减少淋巴细胞 DNA 的氧化损伤。相反的，通过淋巴细胞微核的检测比较素食与非素食的生活方式，并没有发现遗传损伤的差异（Fenech and Rinaldi，1995；Kim and Mason，1996；Perera，1996）。一般认为，通过膳食调节代谢酶的作用，可以影响食物中有害成分的作用。因此，膳食中对谷胱甘肽硫转移酶的诱导，在暴露于有害化学物时是一种保护性机制，因为这种酶可以抑制有害化学物的作用。

5.3.3.1 **易感性因子对有害化学物作用的影响**

体外实验能促进我们了解特定的预期遗传学改变或者酶的遗传学多态性如何影响所研究的特定有害化学物的效应（参见 3.1 部分，癌症相关终点）。通过测定特定的化学物对含有特定遗传学改变（如修复缺陷）的细胞毒性或者基因多态性模式（如谷胱甘肽硫转移酶野生型与缺失型的多态性）进行，可很容易地影响这些研究。更精确的方法是采用含有高度表达或缺失某个特定基因的遗传工程细胞，此法已经应用在这类研究中，目的是在危害评估中获得更多关于易感性后果的信息。

将来有可能通过基因组学、转录组学以及蛋白质组学的方法（参见 2.2 部分，细胞学反应）识别终点。有可能用单一膳食成分诱导复杂的基因表达模式，并且有可能通过分析不同的基因表达谱比较处理细胞与未处理细胞之间的易感性。化学物的危害作用可以通过测定基础细胞毒性（参见 2.1 部分，细胞毒性），或检测具有不同基因表达谱细胞的标准遗传毒性参数（参见 3.1 部分，癌相关终点）来确定。最好是这些研究在生物学标志物分析中常用的细胞（例如外周血淋巴细胞）中进行，因为这样可以更容易进行体外资料向体内情况的外推。一种更复杂的方法是测定肿瘤靶组织细胞的各种细胞反应参数，在复杂的易感性谱的基础上，来理解有害化学物的作用结果。

5.4 结论

摄入有害食物化学物后，可产生一些可用于检测毒性的生物学标志物，特别是癌症相关的终点。然而，需要对这些生物学标志物的适用性、可靠性以及预测性进行验证。而且，对于引起癌症以外其他疾病的潜在病因的、有用的生物学标志物技术的发展水平仍较低。然而，与氧化应激有关的癌症相关终点，也有可能与导致其他退行性疾病的危害有关，包括心血管疾病以及其他可能与氧化应激有潜在关系的疾病。

现在已有一系列生物学标志物技术可用于评估指示作用机制的参数，因此，体外毒理学在这个领域的进一步发展，将是非常有前途的。采用新的革新技术，如基因组学、转录组学以及蛋白质组学，可以在体外识别被有害食品化学物质诱导或者抑制的基因组和蛋白组，这将显著增加我们对于机制的了解。而且，识别特定的反应模式将使我们以前所未有的方式检测并且描述体内暴露的结果特性。同样重要的是，可以在固有的易感性基础上补充评估有害化学物质的影响。这种整合应用体外与体内研究方法以机制来驱动的研究，将依赖于广泛的用细胞分析技术来建立新的生物学标志物，以增强我们对体内效应的了解。

6 总结和结论

体外实验系统，例如亚细胞成分、完整细胞、组织切片以及器官培养，应该在评估食物成分危害的总体方案中起核心作用。然而，与危险性评估的其他方法一样，它们亦有其独特的优势与不足。

6.1 不足

通常在体外研究中所用的培养的细胞系，一般取自肿瘤组织并且已在体外转化。来源于正常组织的人类细胞则需要永生化。而其他一些体外研究中则使用原代细胞。这些细胞只能在培养液中保存一定时间（几小时至几天），并且在很多情况下，在这段培养时间内细胞会失去分化能力。这些固有的弱点是因为：这些细胞已离开了它们在体内的自然环境，不再融合于有序的组织与器官的结构。这种固有缺陷必然涉及存活率的降低、代谢能力的失衡，以及细胞间交互作用的缺乏、器官解剖结构的破坏以及组织通讯的缺失。可以采用亚细胞成分来进一步研究外源化学物的代谢转变。这些系统通常只适用于特定的生物转化步骤，取决于分离方法的类型、添加的辅助因子、组织来源以及所涉及酶的表达水平。然而，在大多数情况下，代谢活化与抑制的平衡需要许多酶与辅助因子的高度有序的相互作用。

克服其中一些缺陷的一种可能的方法是采用人类重组酶或者表达系统来提供需要的适宜代谢系统和确定酶的特异性或者采用更完整的系统，如细胞或者组织。主要的困难之一是靶细胞浓度的确定，也就是说缺少有效的毒代动力学资料。然而，正在发展的体外研究方法可能有助于克服这个困难。同样，很难研究整合的而同时又是分散的组织的系统，例如神经、免疫与内分泌系统。因此，在体外研究这些器官系统的效应并不是一件容易的事情。

6.2 优势

尽管有这么多不足，体外系统在很多方面还是十分有用的。它们可以提供食物成分如何与人类细胞以及大分子相互作用的更精细的信息。体外研究系统特别适合用于研究低分子量的化学物，如食品添加剂、香料、食物生产过程中使用的物质、污染物、农药和兽药残留以及天然毒素。另外，微量营养素与营养补充剂，如维生素、矿物质、非营养素的生物活性化学物也适合于体外评估，在需要研究作用机制问题时尤为如此。也可能通过有针对性的评估复杂混合物来说明联合效应。相反，检测常量营养素，如蛋白质、碳水化合物或脂肪的特性时，通常受到细胞对它们的生物利用率较低的限制。在这些情况下，特定的体外共同培养程序，如二室系统，为方法的发展提供了新的途径。对于完整食物的研究，通常需要制备提取物或者浓缩物。它也适用于食品加工引起的效应的研究，包括传统加工方式如烹煮、烟熏或烘干，以及像辐照这样的技术或者新的方法，如高压处理等。对于膳食纤维样成分的研究，包括新的益生原性食物成分，可以通过制备发酵提取物来模拟细菌代谢，如肠道微生物群。现在越来越认识到，只考虑潜在的有害食物成分本身的作用是不够的，有必要充分考虑食物的基质成分。对化学结构的考虑有可能提示需要模拟特定类型的体内代谢，如肠道酶、肠道微生物群，或其他潜在的肝外代谢模型。通过关注那些与人类有关的机制，应该有可能发现具有较高预测价值的一些主要的毒理学反应。另一个目的是研究食物中危险因子和保护因子的相互作用。利用体外方法评估功能食品这一新领域非常有发展前景。未来的模式应该是充分利用适宜的、经过验证的及与人类健康相关的实验系统。

6.3 体外系统的重要特性

体外系统：

- 为一系列毒理学终点提供了快速和有效的对食物中的化学物进行筛查与分级方法；
- 可以在人类系统中开展以机制为驱动的评估；

● 为提高我们在细胞和分子水平上对化学物有害效应的认识提供了重要的工具；

● 对于连接动物实验与人类实验，以及详细了解种属差异的基础是必需的；

● 提供了明确的系统来研究结构-活性关系。

体外系统可以有针对性地研究其他方法不能很好研究的问题，例如：

（1）在分子和细胞水平深入研究毒性机制，以及因果关系与适应性反应；

（2）确定毒性作用中关键的分子事件，以建立有效的毒性效应的生物学标志物；

（3）深入分析人群中遗传变异的毒理学结果；

（4）评估细胞特异性（如肝、心脏、肾、神经以及免疫系统）效应；如可能，也对组织特异性效应（例如胚胎）进行评估；

（5）确立来自不同种属与不同组织的细胞的浓度-效应关系的性质以及存在的效应特异性阈值。

6.4 未来的研究重点

可以预期将来人们会更多地强调用体外方法研究毒性。为此，有必要建立、改进、评估以及验证一些专门为研究食品相关化学物的效应的系统。这特别应用于：

（1）毒性的新终点

a. 在引起病理学反应更低的暴露水平能检测毒性效应的分子标志物；

b. 在产生肿瘤（食物相关）的不同阶段中组织的靶细胞中的标志物，包括肿瘤相关基因或者DNA修复基因的遗传毒性效应和/或突变以及中间终点（如增殖、凋亡与分化）；

c. 建立特异的毒性谱，以预测急性、亚急性以及慢性毒性效应，包括低剂量重复暴露的效应；

d. 建立针对靶器官或者组织特异效应终点的体外系统（实验组合）（如通过检测细胞与组织功能参数的变化或者利用转录组学/蛋白质组学技术）；

e. 建立可靠的效应终点或毒理学终点的标志物，以用于食物化学物的毒理学评估；

f. 特异的靶效应也应该包括对发育过程的效应；

g. 建立和评价研究食物成分的变应过敏原性的方法：

（i）低分子量的化学物的潜在效应，如对胃肠道黏膜免疫系统的作用；

（ii）筛选高分子量化学物的新方法以及阐明作用机制，例如其与黏膜免疫系统的相互作用；

（iii）建立研究（肽特异性）记忆T细胞应答的活体外实验方法。

（2）毒代动力学

a. 评估食物化学物的生物转化的体外系统；

b. 评价屏障功能的可靠模型（如胃肠道、血脑、胎盘），包括与化学物的吸收与排泄有关的转运子的功能；

c. 研究食物基质对化学物吸收的影响的模型。

（3）不同等级的人体系统，如：

a. 亚细胞系统；

b. 细胞系统：来自机体组织的原代细胞，例如未转化的细胞以及来自癌病灶细胞、肿瘤细胞、胚胎细胞、遗传修饰细胞；

c. 完整组织（如外科手术取得的样品）。

（4）结构化的方法预测

a. 整合策略结合

（i）根据已有知识进行结构预警；

（ii）针对毒代动力学的体外实验。

b. 基于比较动物与人类细胞的体外研究方法的平行程序法，需要以下资料的支持：

（i）人类暴露的资料；

（ii）动物和人类的生物学标志物分析。

（5）含有以下信息的参考文献库和硅晶体存储系统

a. 结构、毒性效应的结构预警、化学功能和生物转化；

b. 已知的毒理学数据，例如与食物有关的毒性作用谱；

c. 已知的易感性因子以及它们对危险性的影响。

参考文献

Aardema, M.J., Albertini, S., Arni, P., Henderson, L.M., Kirsch-Volders, M., Mackay, J.M., Sarrif, A.M., Stringer, D.A., Taalman, R.D., 1998. Aneuploidy: a report of an ECETOC task force. Mutation Research 410, 3–79.

Acosta, D., Anufuro, D.C., Smith, M.T., 1980. Cytotoxicity of acetaminophen and papaverine in primary cultures of rat hepatocytes. Toxicology and Applied Pharmacology 53, 306–313.

Afshari, C.A., Nuwaysir, E.F., Barrett, J.C., 1999. Application of complementary DNA microarray technology to carcinogen identification, toxicology, and drug safety evaluation. Cancer Research 59, 4759–4760.

Albertini, R.J., Hayes, R.B., 1997. Somatic cell mutations in cancer epidemiology. In: Tonniolo, P., Boffetta, P., Shuker, D.E.G., Rothman, N., Hulka, B., Pearce, N. (Eds.), Application of Biomarkers in Cancer Epidemiology. IARC Publications no. 142. International Agency for Research on Cancer, Lyon , pp. 159–184.

Almeida-Porada, G., Porada, C., Zanjani, E., 2001. Adult stem cell plasticity and methods of detection. Review of Clinical Experimental and Hematology 5, 26–41.

Ames, B.N., Gold, L.S., 1992. Animal cancer tests and cancer prevention. Journal of the National Cancer Institute Monographs 12, 125–132.

Ames, B.N., Gold, L.S., 1997. The causes and prevention of cancer: gaining perspective. Environmental Health Perspectives 105, 865–873.

Andersen, M.E., 1991. Physiologically based modelling of organic compounds. Annals of Occupational Hygiene 35, 309–321.

Anderson, D., Jenkinson, P.C., Dewdney, R.S., Francis, A.J., Godbert, P., Butterworth, K.R., 1988. Chromosome aberrations, mitogen-induced blastogenesis and proliferative rate index in peripheral lymphocytes from 106 control individuals of the U.K. population. Mutation Research 204, 407–420.

Anderson, L.M., Jones, A.B., Kovatch, R.M., 1990. Effect of pretreatment with beta-naphthoflavone on tumorigenesis by N-nitrosoethylurea in five mouse strains. Cancer Letters 52, 91–94.

Anderson, N.L., Seilhamer, J., 1997. A comparison of selected mRNA and protein abundances in human liver. Electophoresis 18, 533–537.

Andersson, T.B., Sjöberg, H., Hoffmann, K.J., Boobis, A.R., Watts, P., Edwards, R.J., Lake, B.G., Price, R.J., Renwick, A.B., Gómez-Lechón, M.J., Castell, J.V., Ingelman-Sundberg, M., Hildestrand, M., Goldfarb, P.S., Lewis, D.F., Corcos, L., Guillouzo, A., Taavitsainen, P., Pelkonen, O., 2001. An assessment of human liver-derived in vitro systems to predict the in vivo metabolism and clearance of almokalant. Drug Metabolism and Disposition 29, 712–720.

Andrews, J.E., Ebron-McCoy, M., Bojic, U., Nau, H., Kaviok, R.J., 1995. Validation of an in vitro teratology system using chiral substances: stereoselective teratogenicity of 4-yn-valproic acid in cultured mouse embryos. Toxicology and Applied Pharmacology 132, 310–316.

Aoki, Y., Lipsky, M.M., Fowler, B.A., 1990. Alteration in protein synthesis in primary cultures of rat kidney proximal tubule epithelial cells by exposure to gallium, indium and arsenite. Toxicology and Applied Pharmacology 106, 462–468.

Arif, J.M., Gupta, R.C., 1997. Detection of DNA-reactive metabolites in serum and their tissue distribution in mice exposed to multiple doses of carcinogen mixtures: role in human biomonitoring. Carcinogenesis 17, 2213–2219.

Arturrson, P., Borchardt, R., 1997. Intestinal drug absorption and metabolism in cell cultures: caco-2 and beyond. Pharmaceutical Research 14, 1655–1660.

Artursson, P., Karlsson, J., 1991. Correlation between oral drug absorption in humans an apparent drug permeability coefficeints in human intestinal epithelial (CACO-2) cells. Biochemical and Biophysical Research Communications 175, 880–885.

Ashby, J., 1986. The prospects for a simplified and internationally harmonized approach to the detection of possible human carcinogens and mutagens. Mutagenesis 1, 3–16.

Ashby, J., 1991. Determination of the genotoxic status of a chemical. Mutation Research 248, 221–231.

Ashby, J., Tennant, R.W., 1991. Definitive relationships among chemical structure, carcinogenicity and mutagenicity for 301 chemicals tested by the U.S.NTP. Mutation Research 257, 229–306.

Astwood, J.D., Leach, J.N., Fuchs, R.L., 1996. Stability of food allergens to digestion in vitro. Nature Biotechnology 14, 1269–1273.

Au, W.W., McConnell, H.M., Wilkinson, G.S., Ramanujam, V.M.S., Alcock, N., 1998. Population monitoring: experience with residents exposed to uranium mining/milling waste. Mutation Research 405, 237–245.

Austel, V., Kutter, E., 1983. Absorption, distribution and metabolism of drugs. In: Topliss, J.G. (Ed.), Quantitative Structure Activity Relationships of Drugs. Academic Press, New York.

Balls, M., Blaauboer, B.J., Brusik, D., Frazier, J., Lamp, D., Pemberton, M., Reinhardt, C., Robertfroid, M., Rosenkranz, H., Schmid, B., Spielmann, H., Stammati, A.L., Walum, E., 1990. Report and recommendations of the CAAT/ERGATT workshop on the validation of toxicity test procedures. ATLA 18, 313–337.

Balls, M., Blaauboer, B.J., Fentem, J., Bruner, L., Combes, R.D., Ekwal, B., Fielder, R.,J., Guillouzo, A., Lewis, R.W., Lovell, D.P., Reinhardt, C.A., Repetto, G., Sladowski, D., Spielmann, H., Zucco, F.,, 1995. Practical aspects of the validation of toxicity test procedures. The report and recommendations of ECVAM Workshop 5. ATLA 23, 129–147.

Balls, M., Bridges, J.W., 1984. The FRAME research program on in vitro toxicology. In: Goldberg, A.M. (Ed.), Acute Toxicology Testing: Alternatives Approaches. Mary Ann Liebert, New York, pp. 61–80.

Bantie, J.A., Fort, D.J., Rayburn, J.R., De Young, D.J., Bush, S.J., 1990. Further validation of FETAX: evaluation of the developmental toxicity of five known mammalian teratogens and non-teratogens. Drug and Chemical Toxicology 13, 267–282.

Barlow, S.M., Grieg, J.B., Bridges, J.W., Carere, A., Carpy, A.J.M., Galli, C.L., Kleiner, J. Knudsen, I., Koëter, H.B.W.M., Levy, L.S., Madsen, C., Mayer, S., Narbonne, J.-F., Pfannkuch, F., Prodanchuk, M.G., Smith, M.R., Steinberg, P., 2002. Hazard identification by methods of animal-based toxicology. Food and Chemical Toxicology 40, 145–191.

Barratt, M.D., 1996. Quantitative structure–activity relationships (QSARs) for skin corrosivity of organic acids, bases and phenols: principal components and neural network analysis of extended datasets. Toxicology in Vitro 10, 85–94.

Barratt, M.D., 1997. QSARs for the eye irritation potential of neutral organic chemicals. Toxicology in Vitro 11, 1–8.

Barratt, M.D., Dixit, M.B., Jones, P.A., 1996. The use of *in vitro* cytotoxicity measurements for the prediction of the skin corrosivity potential of acids: a QSAR method. Toxicology in Vitro 10, 283–290.

Barrett, J.C., Ts'o, P.O., 1978. Evidence for the progressive nature of neoplastic transformation *in vitro*. Proceedings of the National Academy of Sciences of the U.S.A 75, 3761–3765.

Bartram, H.P., Scheppach, W., Schmid, H., Hofmann, A., Dusel, G., Richter, F., Richter, A., Kasper, H., 1993. Proliferation of human colonic mucosa as an intermediate biomarker of carcinogenesis: Effects of butyrate, desoxycholate, calcium, ammonia, and pH. Cancer Research 53, 3283–3288.

Basketter, D.A., Dooms-Goossens, A., Karlberg, A.T., Lepoittevin, J.P., 1995. The chemistry of contact allergy: why is a molecule allergenic? Contact Dermatitis 32, 65–73.

Bäärnhielm, C., Dahlbäck, H., Skanberg, I., 1986. In vivo pharmacokinetics of felodipine predicted from in vitro studies in rat, dog and man. Acta Pharmacologie et Toxicologie 59, 113–122.

Beach, A.C., Gupta, R.C., 1992. Human biomonitoring and the ^{32}P-postlabeling assay. Carcinogenesis 13, 1053–1074.

Benford, D.J., Hanley, A.B., Bottrill, K., Oehlschlager, S., Balls, M., Branca, F., Castegnaro, J.J., Descotes, J., Hemminiki, K., Lindsay,

D., Schilter, B., 2000. Biomakers as predictive tools in toxicity testing. The report and recommendations of ECVAM Workshop 40. ATLA 119–131.

Benigni, R., 1992. Relationship between in vitro mutagenicity assays. Mutagenesis 7, 335–341.

Benigni, R., Andreoli, C., Giuliani, A., 1994. QSAR models for both mutagenic potency and activity: application to nitroarenes and aromatic amines. Environmental and Molecular Mutagenesis 24, 208–219.

Bentley, P., Calder, I., Elcombe, C., Grasso, P., Stringer, D., Wiegand, H.J., 1993. Hepatic peroxisome proliferation in rodents and its significance for humans. Chemical Toxicology 31, 857–907.

Blaauboer, B.J., Barratt, M.D., Houston, J.B., 1999. The integrated use of alternative methods in toxicological risk evaluation. ECVAM Integrated Testing Strategies Task Force Report 1. ATLA 27, 229–237.

Blaauboer, B.J., Forsby, A., Houston, J.B., Beckman, M., Combes, R.D., DeJongh, J., 2000. An integrated approach to the prediction of the systemic toxicity using biokinetic models and biological in vitro test methods. In: Balls, M., van Zeller, A.M., Halder, M.E. (Eds.), Progress in the Reduction Refinement and Replacement of Animal Experimentation. Elsevier, Amsterdam , pp. 525–536.

Blaauboer, B.J., Wortelboer, H.M., Mennes, W.C., 1990. The use of liver cell cultures derived from different mammalian species in in vitro toxicological studies: implementation in extrapolation models? ATLA 18, 251–258.

Blake, M.J., Gershon, D., Fargnoli, J., Holbrook, N.J., 1990. Discordant expression of heat shock protein mRNA's in tussues of heat-stressed rats. Journal of Biological Chemistry 265, 15275–15279.

Boorstein, W.R., Ziegelhoffer, T., Craig, E.A., 1994. Molecular evolution of the HSP70 multigene family. Journal of Molecular Evolution 38, 1–17.

Borenfreund, E., Babich, H., Martin-Alguachi, N., 1988. Comparisons of two *in vitro* cytotoxicity assays—the neutral red (NR) and tetrazolium MTT tests. Toxicology in Vitro 2, 1–6.

Borenfreund, E., Borrero, 1984. In vitro cytotoxicity assays: potential alternatives to the Draize ocular irritancy test. Cell Biology and Toxicology 1, 55–60.

Borenfreund, E., Puerner, J.A., 1985. Toxicity determined in vitro by morphological alterations and neutral red absorption. Toxicology Letters 24, 119–124.

Borghans, J.A.M., Noest, A.J., De Boer, R.J., 1999. How specific should immunological memory be? Journal of Immunology 163, 569–575.

Bottrill, K., 1998. The use of biomarkers as alternatives to current animal tests on food chemicals. ATLA 26, 421–480.

Bowtell, D.D., 1999. Options available from start to finish for optaining expression data by microarray. Nature Genetics 21 (1 Suppl.), 51–55.

Braun, A.G., Nichinson, B.B., Horowicz, P.B., 1982. Inhibition of tumor cell attachment to concanavalin A-coated surfaces as an assay for teratogenic agents: approaches to validation. Teratogenesis, Carcinogenesis, Mutagenesis 2, 343–354.

Broadhead, C.L., Combes, R.D., 2001. The current status for food additives toxicity testing and the potential for application of the Three Rs. ATLA 29, 471–485.

Brown, N.A., Spielmann, H., Bechter, R., Flint, O.P., Freeman, S.G., Jelinek, R.J., Koch, E., Nau, H., Newall, D.R., Palmer, A.K., Renault, J.Y., Repetto, M.F., Vogel, R., Wiger, R., 1995. Screening chemicals for reproductive toxicity: the current alternatives. The report and recommendations of an ECVAM/ECTS workshop (ECVAM Workshop 12). ATLA 23, 868–882.

Brown, P.O., Botstein, D., 1999. Exploring the new world of the genome with DNA microarrays. Nature Genetics 21 (1 Supp), 33–37.

Brown, R., Foran, J., Olin, S., Robinson, D., 1997. Physiological parameter values for PBPK models. Toxicology and Industrial Health 13, 407–484.

Brown, R.P., Foran, J., Olin, S., Robinson, D., 1994. Physiological Parameter Values for PBPK Models. International Life Science Institute (ILSI) Risk Science Institute (RSI), Washington, DC.

Brusick, D.J., 1986. Genotoxicity of hexachlorbenzene and other chlorinated benzenes. In: Norris, C.R., Cabral, J.R.P. (Eds.), Hexachlorobenzene: Proceedings of an International Symposium. IARC Scientific Publications no. 77. International Agency for Research on Cancer, Lyon, pp. 393–397.

Buchner, Journal 1996. Supervising the fold: functional principles of molecular chaperones. FASEB Journal 10, 10–19.

Butterworth, B.E., Bogdanffy, M.S., 1999. A comprehensive approach to the integration of toxicity and cancer risk assessment. Regulatory Toxicology and Pharmacology 29, 23–36.

Butterworth, B.E., Popp, J.A., Conolly, R.B., Goldsworthy, T.L., 1992. Chemically induced cell proliferation in carcinogenesis. In: Vainio, P.N., Magee, P.N., McGregor, D.B., McMichael, A.J. (Eds.), Mechanisms of Carcinogenesis in Risk Identification, IARC Scientific Publications no. 116. International Agency for Research on Cancer, Lyon , pp. 279–305.

Carere, A., Mohn, G.R., Parry, J.M., Sors, A.I., Nolan, C.V., 1995. Methods and testing strategies for evaluating the genotoxic properties of chemicals. EUR15945EN..

Castro, J.A., Diaz Gomez, M.I., Castro, G.D., 1993. Non-genotoxic carcinogens. Approaches to their risk assessment. Biomedical and Environmental Science 6, 71–80.

CEC, 1989. Guidelines on the Preclinical Safety Testing of Medicinal Products Derived from Biotechnology — Commission of the European Communities notes to the applicants for premarketing authorizations. TIBTECH 7.

Cho, H.Y., Hotchkiss, J.A., Harkema, J.R., 1999. Inflammatory and epithelial response during the development of ozone-induced mucous cell metaplasia in the nasal epithelium of rats. Toxicological Sciences 51, 135–145.

Clark, C.R., Walter, M.K., Ferguson, P.W., Katchen, M., 1988. Comperative dermal carcinogenesis of shale and petrolium-derived distillates. Toxicology and Industrial Health 4, 11–22.

Clark, D.E., 1999. Rapid calculation of polar molecular surface area and its application to the prediction of transport phenomena. Journal of Pharmaceutical Sciences 88, 807–814.

Clayson,D.B., Iverson,F., 1996. Cancer risk assessment at the crossroads: the need to turn to a biological approach. Regulatory Toxicology and Pharmacology 45-59.

Clemedson, C., Barile, F.A., Chesne, C., Cottin, M., Curren, R., Eckwall, B., Ferro, M., Gomez-Lechon, M.J., Imai, K., Janus, J., Kemp, R.B., Kerszman, G., Kjellstrand, P., Lavrijsen, K., Logemann, P., McFarlane-Abdulla, E., Roguet, R., Segner, H., Thuvander, A., Walum, E., Ekwall, B., 2000. MEIC evaluation of acute systemic toxicity. Part VII. Prediction of human toxicity by results from testing of the first 30 reference chemicals with 27 further in vitro assays. ATLA 28, 159–200.

Clewell, H.J., Andersen, M.E., 1986. A multiple dose-route physiological model for volatile chemicals using ACSL/PC. In: Cellier, F.D. (Ed.), Languages for Continuous Simulation. Society for Computer Simulation, San Diego, CA.

Clewell, H.J., Andersen, M.E., Wills, R.J., Latriano, L., 1997. A physiologically based pharmacokinetic model for retinoic acid and its metabolites. Journal of the American Acadamy of Dermatology 36, S77–S85.

Coates, M.E., Walker, R., 1992. Interrelationships between the gastrointestinal microflora and non-nutrient components of the diet. Nutrition Research Reviews 5, 85–96.

Cochrane, B.J., Irby, R.B., Snell, T.W., 1991. Effects of copper and tributyltin on stress protein abundance in the rotifer Brachionus plicatilis. Comparative Biochemistry and Physiology 98C, 385–390.

Coggon, D., Barker, D.J., Cole, R.B., Nelson, M., 1989. J Natl Cancer Inst. 81, 1178–1182.

Combes, R., Balls, M., Curren, R., Fishback, M., Fusenig, N., Kirkland, D., Lasne, C., Landolph, J., Le Boeuf, R., Marquardt, H., McCormick, J., Müller, L., Rivedal, E., Sabbioni, E., Tanaka, N., Vasseur Yamasaki, H., 1999. Cell transformation assays as predictors of human carcinogenicity. The report and recommendations of ECVAM Workshop 39. ATLA 27, 745–767.

Committee on Mutagenicity of Chemicals in Food, C.P.a.t.E.C.U., 2000. Guidelines on a strategy for testing of chemicals for mutagenicity.

Compton, P.J.E., Hooper, K., Smith, M.T., 1991. Human somatic

mutation assays as biomarkers of carcinogenesis. Environmental Health Perspectives 94, 135–141.
Crespi, C.L., Miller, V.P., 1999. The use of heterologously expressed drug metabolizing enzymes—state of the art and prospects for the future. Pharmacology and Therapeutics 84, 121–131.
Crews, H.M., Hanley, A.B., 1995. Biomarkers in Food Chemical Risk Assessment. The Royal Society of Chemistry, Cambridge.
Cronin, M.T., Basketter, D.A., 1994. Multivariate analysis of a skin sensitization database. SAR and QSAR in Environmental Research 2, 159–179.
Dai, R., Pincus, M.R., Friedman, F.K., 2000. Molecular modeling of mammalian cytochrome P450s. Cell and Molecular Life Sciences 57, 487–499.
Daston, G.P., Baines, D., Yonker, J.E., 1991. Chick embryo retinal cell cultures as a screen for developmental toxicity. Toxicology and Applied Pharmacology 109, 352–366.
de Lange, J., van Eck, P., Elliott, G.R., de Kort, W.L., Wolthuis, O.L., 1992. The isolated blood perfused pig ear: an inexpensive and animal-saving model for skin penetration studies. Journal of Pharmacological and Toxicological Methods 27, 71–77.
Deaton, M.A., Bowman, P.D., Jones, G.P., Powanda, M.C., 1990. Stress protein synthesis in human keratinocytes treated with sodium arsentie, phenyldichloroarsine and nitrogen mustard. Fundamental and Applied Toxicology 14, 471–476.
Decker, T., Lohmann-Matthes, M.L., 1988. A quick and simple method for the quantitation of lactate dehydrogenase release in measurements of cellular cytotoxicity and tumor necrosis factor (TNF) activity. Journal of Immunological Methods 15, 61–69.
DeJongh, J., Forsby, A., Houston, J.B., Beckmann, M., Combes, R., Blaauboer, B.J., 1999a. An integrated approach to the prediction of systemic toxicity using computer-based biokinetic models and biological *in vitro* test methode: overview of a prevalidation study based on the ECITTS project. Toxicology in Vitro 13, 549–554.
DeJongh, J., Nordin-Andersson, M., Ploeger, B., Forsby, A., 1999b. Estimation of systemic toxicity of acrylamide by integration of in vitro toxicity data with kinetic simulations. Toxicology and Applied Pharmacology 158, 261–268.
DeJongh, J., Verhaar, H.J., Hermens, J.L., 1997. A quantitative property-property relationship (QPPR) approach to estimate *in vitro* tissue-blood partition coefficients of organic chemicals in rats and humans. Archives of Toxicology 72, 17–25.
DeJongh, J., Verhaar, H.J.M., Hermens, J.L.M., 1998. Role of kinetics in acute lethality of nonreactive volatile organic compounds (VOCs). Toxicological Sciences 45, 26–32.
DeRisi, J., Penlans, L., Brown, P.O., et al., 1996. Use of cDNA microarray to analys gene expression patterns in human cancer. Nature Genetics 14, 457–460.
Diener, W., Gundert-Remy, U., 1999. Challenge for the successful prediction of drug metabolism in vivo from studies in vitro: Simulation of variability. In: Boobis, A.R., Kremers, P., Pelkonen, O., Pithan, K. (Eds.), European Symposium on Prediction of Drug Metabolism in Man: Progress and Problems. Office for Official Publications of the European Communities, Luxembourg , pp. 247–264.
Dierickx, P.J., 1989. Cytotoxicity testing of 114 compounds by the determination of the protein content in HepG2 cell cultures. Toxicology in Vitro 3, 189–193.
Dilworth, C., Hamilton, G.A., George, E., Timbrell, J.A., 2000. The use of liver spheriods as an in vitro model for studying inductions of the stress response as a marker for chemical toxicity. Toxicology in Vitro 14, 169–176.
Dilworth, C., Timbrell, J.A., 1998. An investigation into the sensitivity of heat shock proteins as markers of cellular damage: a comparative study of hydrazine and cadmium chloride in primary rat heoatocyte cultures. Biomarkers 3, 177–190.
Djuric, Z., Heilbrun, L.K., Reading, B.A., Boomer, A., Valerliote, F.A., Martino, S., 1991. Effects of a low-fat diet on levels of oxidative damage to DNA in human peripheral nucleated blood cells. Journal of the National Cancer Institute 83, 766–769.
Donati, Y.R.A., Slosman, D.O., Polla, P.S., 1990. Oxidative injury and the heat shock response. Biochemical Pharmacology 40, 2571–2577.
Duggan, D.J., Bittner, M., Chen, Y., Meltzer, P., Trent, J.M., 1999. Expression profiling using cDNA microarrays. Nature Genetics 21, 10–14.
Duthie, S.J., Collins, A.R., 1997. The influence of cell growth, detoxifying enzymes and DNA repair on hydrogen peroxide-mediated DNA damage (measured using the comet assay) in human cells. Free Radical Biology and Medicine 22, 717–724.
Duthie, S.J., Ma, A., Ross, M.A., Collins, A.R., 1996. Antioxidant supplementation decreases oxidative DNA damage in human lymphocytes. Cancer Research 56, 1291–1295.
Dybing, E., Doe, J., Groten, J., Kleiner, J., O'Brien, J., Renwick, A.G., Schlatter, J., Steinberg, P., Tritscher, A., Walker, R., Younes, M., 2002. Hazard characterisation of chemicals in food and diet: dose–response, mechanisms, and extrapolation issues. Food and Chemical Toxicology 40, 237–282.
Eads, C.A., Danenberg, K.D., Kawakami, K., Saltz, L.B., Blake, C., Shibata, D., Danenberg, P.V., Laird, P.W., 2000. MethyLight: a high-throughput assay to meassure DNA methylation. Nucleic Acids Research 28, E32.
EC, 24-11-1986. Council Directive 86/609/EEC of 24 November 1986.
Edler L., Poirier K, Dourson M., Kleiner J., Mileson B., Nordmann H., Renwick A., Slob W., Walton K., Würtzen G., 2002. Mathematical modeling and quantitative methods. Food and Chemical Toxicology 40, 283–326.
Eisen, M.B., Spellman, P.T., Brown, P.O., Botstein, D., 1998. Cluster analysis and display of genome-wide expression patters. Proceedings of the National Academy of Sciences of the U.S.A. 95, 14863–14868.
Elias, J.M., 1997. Cell proliferation indexes: a biomarker in solid tumors. Histochemistry 72, 78–85.
Fang, J.L., Vaca, C.E., Valsta, L.M., Mutanen, M., 1997. Determination of DNA adducts of malonaldehyde in humans: effects of dietary fatty acid composition. Carcinogenesis 17, 1033–1040.
FAO/WHO, 2001. Evaluation of Allergenicity of Genetically Modified Foods. Report of a Joint FAO/WHO Expert Consultation on Allergenicity of Foods Derived from Biotechnology, 22–25 January 2001. Food and Agriculture Organisation of the United Nations (FAO), Rome.
Farber, J.L., 1990. The role of calcium in lethal cell injury. Chemical Research in Toxicology 3, 503–508.
FDA, 1982. Toxicological Principles for the Safety Assessment of Direct Food Additives and Color Additives Used in Food. Food and Drug Administration, Washington, DC.
Feig, D.I., Reid, T.M., Loeb, L.A., 1994. Reactive oxygen species in tumorigenesis. Cancer Research 54 (Suppl. 7), 1890s–1894s.
Fenech, M., Rinaldi, J., 1995. A comparison of lymphocyte micronuclei and plasma micronutrients in vegetarians and non-vegetarians. Carcinogenesis 16, 223–230.
Fenech, M., Stockley, C., Aitken, C., 1997. Moderate wine consumption protects against hydrogen peroxide-induced DNA damage. Mutagenesis 12, 289–296.
Fernandez-Metzler, C.L., Owens, K.G., Baillie, T.A., King, R.C., 1999. Rapid liquid Chromatography with tandem mass spectrometry-based screening procedures for studies on the biotransformation of drug candidates. Drug Metabolism and Disposition 27, 32–40.
Fiserova-Bergerova, V., Diaz, M.L., 1986. Determination and prediction of tissue-gas partition coefficients. International Archives of Occupational and Environmental Health 58, 75–87.
Flint, O.P., 1993. In vitro tests for teratogens:desirable endpoints, test batteries and current status of me micromass teratogen test. Reproductive Toxicology 7 (Suppl. 1), 103–111.
Fodor, P.A., Rava, R.P., Huang, X.C., Pease, A.C., Holmes, C.P., Adams, C.L., 1993. Nature 364, 555–556.
Franke, H., Galla, H., Beuckmann, C.T., 2000. Primary cultures of brain microvessel endithelial cells: a valid and flexible model to study drug transport through the blood-brain barrier in vitro. Brain

Research Protocols 5, 248–256.

Friend, Dr., 1992. In vitro skin permeation techniques. Journal of Controlled Release 18, 235–248.

Fuglsang, G.M., Adsen, C., Saval, P., Osterballe, O., 1993. Prevalence of intolerance to food additives among Danish school children. Pediatric Allergy and Immunology 4, 123–129.

Gargas, M.L., Burgess, R.J., Voisard, D.E., Cason, G.H., Andersen, M.E., 1989. Partition coefficients of low-molecular-weight volatile chemicals in various liquids and tissues. Toxicology and Applied Pharmacology 98, 87–99.

Gargas, M.L., Seyboldt, P.G., Andersen, M.E., 1988. Modeling the tissue solubilities and metabolic rate constant (Vmax) of halogenated methanes, ethanes and ethylenes. Toxicology Letters 43, 235–256.

Garret, N.E., Campbell, J.A.H., Stack, H.F., Waters, M.D., Lewtas, J., 1981. The utilization of rabbit alveolar macrophage and Chinese hamster ovary cells for evaluation of the toxicity of particulate materials. Environmental Research 24, 324–332.

Gearhart, J.M., Jepson, G.W., Clewell, H.J., Andersen, M.E., Conolly, R., 1990. Physiologycally based pharmacokinetic and pharmacodynamic model for the inhibition of acetylcholinesterase by diisopropylfluorophosphate. Applied Pharmacology 106, 295–310.

Genschow, E., Scholz, G., Brown, N., Piersma, A.H., Brady, M., Clemann, N., Huusjkonen, H., Paillard, F., Bremer, S., Beker, K., Spielmann, H., 2000. Development of prediction models for three in vitro embryotoxicity tests in an ECVAM validation study. In Vitro and Molecular Toxicology 13, 51–65.

Gibson, D.P., Aardema, M.J., Kerckaert, G.A., Carr, G.J., Brauninger, R.M., LeBoeuf, R.A., 1995. Detection of aneuploidy-inducing carcinogens in the Syrian hamster embryo (SHE) cell transformation assay. Mutation Research 343, 7–24.

Glinghammer, B., Holmberg, K., Rafter, J., 1999. Effects of colonic luminal components on AP-1 dependent gene transcription in cultured human colon carcinoma cells. Carcinogenesis 20, 969–976.

Gocke, E., et al., 1999. Genotoxicity testing of biotechnology-derived products. Report of a GUM task force. Mutation Research 436, 137–156.

Goebel, C., Kubicka-Muranyi, M., Tonn, T., Gonzalez, J., Gleichmann, E., 1995. Phagocytes render chemicals immunogenic: oxidation of gold(I) to the T cell-sensitizing gold(III) metabolite generated by mononuclear phagocytes. Archives of Toxicology 69, 450–459.

Goering, P.L., Fisher, B.R., Kish, C.L., 1993. Stress protein synthesis induced in rat liver by cadmium precedes hepatotoxicity. Toxicology and Applied Pharmacology 122, 139–148.

Gonzalez, M.F., Shiraishi, K., Hisanga, K., Sagar, S.M., Mandabach, M., Sharp, F.R., 1989. Heat shock proteins as markers of neural injury. Molecular Brain Research 6, 93–100.

Graves, D.J., 1999. Powerful tools for genetic analysis come of age. Trends in Biotechnology 17, 127–134.

Griem, P., Panthel, K., Kalbacher, H., Gleichmann, E., 1996. Alteration of a model antigen by Au(III) leads to T cell sensitization to cryptic peptides. European Journal of Immunology 26, 279–287.

Gulumian, M., 1999. The role of oxidative stress in diseases caused by mineral dusts and fibres: current status and future of prophylaxis and treatment. Molecular and Cellular Biochemistry 196, 69–77.

Hanley, A.B., McBride, J., Oehlschläger, S., Opara, E., 1999. Use of a flow cell bioreactor as a chronic toxicity model system. Toxicology in Vitro 13, 847–851.

Hansen, D.K., Anson, J.F., Hinson, W.G., Pipkin, J.L., 1988. Phenytoin-induced stress protein synthesis in mouse embryonic tissue. Proceedings of the Society for Experimental Biology and Medicine 189, 136–140.

Hard, C.C., Rodgers, I.S., Baetcke, K.P., Richards, W.L., McGaughy, R.E., Valcovic, L.R., 1993. Hazard evaluation of chemicals that cause accumulation of alpha$_{2u}$-globulin, hyaline droplet nephropathy, and tubule neoplasia in the kidney of male rats. Environmental Health Perspectives 99, 313–349.

Harman, A.W., Maxwell, M.J., 1995. An evaluation of the role of calcium in cell injury. Annual Review of Pharmacology and Toxicology 35, 129–144.

Hartung, T., Gstraunthaler, G., 2000. The standardisation of cell culture practices. In: Balls, M., Van Zeller, A.-M., Halder, M.E. (Eds.), Progress in the Reduction, Refinement and Replacement of Animal Experiments. Elsevier, Amsterdam, pp. 1655–1658.

Haseltine, W.A., Franklin, W., Lippke, J.A., 1983. New methods for detection of low levels of DNA damage in human populations. Environmental Health Perspectives 48, 29–41.

Hasmall, S.C., Roberts, R.A., 1999. The perturbation of apoptosis and mitosis by drugs and xenobiotics. Pharmacology and Therapeutics 82, 63–70.

Hauser, C., Katz, S.I., 1988. Activation and expansion of hapten- and protein-specific T helper cells from nonsensitized mice. Proceedings of the National Academy of Sciences of the U.S.A. 85, 5625–5628.

Hayashi, Y., 1992. Overview of genotoxic carcinogens and non-genotoxic carcinogens. Experimental Toxicology and Pathology 44, 465–471.

Hayatsu, H., Hayatsu, T., Ohara, Y., 1985. Mutagenicity of human urine caused by ingestion of fried ground beef. Japanese Journal of Cancer Research 76, 445–448.

Heid, C.A., Stevens, J., Livak, K.A., Williams, P.M., 1996. Real Time Quantitative PCR. Genome Research 6, 986–994.

Helenius, A., Trombetta, E.S., Hebert, D.N., Simons, J.F., 1997. Calnexin, calreticulin and the folding of glycoproteins. Trends in Cell Biology 7, 193–200.

Henderson, B.E., Ross, R.K., Pike, M.C., 1991. Toward the primary prevention of cancer. Science 254, 1131–1138.

Hertel, S., Heinz, F., Vogel, M., 2000. Hydrolysis of low-molecular-weight oligosaccharides and oligosaccaride alditols by pig intestinal/isomaltase and glucosidase/maltase. Carbohydrate Research 326, 359–367.

Heuer, J., Graeber, I.M., Pohl, I., Spielmann, H., 1994. An in vitro embryotoxicity assay using the differentiation of embryonic mouse stem cells into haematopoietic cells. In Vitro Toxicology 8, 585–587.

Hildebrand, R.L., Andersen, M.E., Jenkins, L.J., 1981. Prediction of in vivo kinetic constants from kinetic constants measured in vitro. Fundamental and Applied Toxicology 1, 403–409.

Hojo, M., Morimoto, T., Maluccio, M., Asano, T., Morimoto, K., Lagman, M., Shimbo, T., Suthanthiran, M., 1999. Cyclosporine induces cancer progression by a cellautonomous mechanism. Nature 397, 530–534.

Holden, H.T., Lichter, W., Sigel, M., 1973. Quantitative methods for measuring the cell growth and death. In: Kruse, P., Patterson, M.K. (Eds.), Tissue Culture: Methods and Applications. Academic Press, New York , pp. 408–411.

Hosokawa, N., Hirayoshi, K., Kudo, H., Takechi, H., Aoike, A., Kawai, K., Nagata, K., 1992. Inhibition of the activation of heat shock factor in vivo and in vitro by flavonoids. Molecular and Cellular Biology 12, 3490–3498.

Houston, J.B., Carlile, D.J., 1997. Prediction of hepatic clearance from microsomes, hepatocytes and liver slices. Drug Metabolism Reviews 29, 891–922.

IARC, 1987. IARC Monographs on the Evaluation of Carcinogenic Risks to Humans. Sodium Ortho-pheylphenate. Overall Evaluations of Carcinogencicity: An Updating of IARC Monographs Volumes 1 to 42 (Suppl. 7). International Agency for Research on Cancer, Lyon.

IARC, 1988. IARC Monographs on the Evaluation of Carcinogenic Risks to Humans. Vol. 44. Alcohol Drinking. International Agency for Research on Cancer, Lyon.

IARC, 1997. Polychlorinated dibenzo-para-dioxins. In: IARC Monographs on the Evaluation of Carcinogenic Risks to Humans. Vol. 69. Polychlorinated Dibenzo-dioxins and Polychlorinated Dibenzofurans. International Agency for Research on Cancer, Lyon.

IARC, 1999. Short- and Medium-term Carcinogenicity Tests, Mutation Analysis, and Multistage Models in Risk Identification. IARC Scientific Publications no. 146. International Agency for Research on Cancer, Lyon.

ICCVAM, 1997a. Validation and Regulatory Acceptance of Toxicological Test Methods. A Report of the Ad Hoc Interagency Coordinating Committee on the Validation of Alternative Methods. NIEHS, Research Triangle Park, NC.

ICCVAM, 1997b. Validation and Regulatory Acceptance of Toxicological Test Methods. A Report of the Ad Hoc Interagency Coordinating Committee on the Validation of Alternative Methods. NIEHS, Research Triangle Park, NC.

IPCS, 1994. Environmental Health Criteria. Volume 16: Chloroform. World Health Organization, Geneva.

Ito, K., Iwatsubo, T., Kanamitsu, S., Nakajima, Y., Sugiyama, Y., 1998. Quantitative prediction of in vivo drug clearance and drug interactions from in vitro data on metabolism, together with binding and transport. Annual Review of Pharmacology and Toxicology 38, 461–499.

Ito, K., Kusuhara, H., Sugiyama, Y., 1999. Effects of intesinal CYP3A4 and P-glycoprotein on oral drug absorption—theoretical approach. Pharmaceutical Research 16, 225–231.

James, N.H., Roberts, R.A., 1996. Species differences in response to peroxisome proliferators correlate in vitro with induction of DNA synthesis rather than suppression of apoptosis. Carcinogenesis 17, 1623–1632.

Jelinek, R., 1977. The chick embryotoxicity screening test (CHEST). In: Neubert, D., Merker, H.J., Kwasigroch, T.E. (Eds.), Methods in Prenatal Toxicology. Georg Thieme Verlag, Stuttgart, pp. 381–386.

Jelinek, R., Peterka, M., Rychter, Z., 1985. Chick embryotoxicity screening test–130 substances tested. Indian Journal of Experimental Biology 23, 588–595.

Jenkins, G.J., Suzen, H.S., Gueiro, R.A., Parry, J.M., 1999. The restriction site mutation assay: a review of the methodology development and the current status of the technique. Mutagenesis 14, 439–448.

Jepson, G.W., Hoover, D.K., Black, R.K., McCafferty, J.D., Mahle, D.A., Gearhart, J.M., 1994. A partition coefficient determination method for nonvolatile chemicals in biological tissues. Fundamental and Applied Toxicology 22, 519–524.

Kao, J., Patterson, K., Hall, J., 1985. Skin penetration and metabolism of topically applied chemicalss in six mammalian species, including man: an in vitro study with benzo(a)pyrene and testosterone. Toxicology and Applied Pharmacology 81, 502–516.

Kappers, W.A., van Och, F.M., de Groene, E.M., Horbach, G.J., 2000. Comparison of three different in vitro mutation assays used for the investigation of cytochrome P450-mediated mutagenicity of nitro-polycyclic aromatic hydrocarbons. Mutation Research 466, 143–159.

Karnes Jr., W.E., Walsh, J.H., 1990. The gastrin hypothesis. Implications for antisecretory drug selection. Journal of Clinical Gastroenterology 12 (Suppl. 2), 7–12.

Kass, G.E.N., Orreniun, S., 1998. Calcium signalling and cytotoxicity. Environmental Health Perspectives 107 (Suppl. 1), 25–35.

Kaufman, R.J., 1999. Stress signalling from the lumen of the endoplasmic reticulum: coordination of gene transcriptional and translational controls. Genes Development 13, 1211–1233.

Kedderis, G.L., Carfagna, M.A., Held, S.D., Batra, R., Murphy, J.E., Gargas, M.L., 1993. Kinetic analysis of furan biotransformation by F-344 rats in vivo and in vitro. Toxicology and Applied Pharmacology 123, 274–282.

Kim, Y.I., Mason, J.B., 1996. Nutrition chemoprevention of gastrointestinal cancers: a critical review. Nutrition Reviews 54, 259–279.

Klaassen, C.D., Liu, J., 1998. Induction of metallothionein as an adaptive mechanism affecting the magnitude and progreeion of toxicological injury. Environmental Health Perspectives 106, 297–300.

Klaunig, J.E., Xu, Y., Isenberg, J.S., Bachowski, S., Kolaja, K.L., Jiang, J., Stevenson, D.E., Walborg Jr., E.F., 1998. The role of oxidative stress in chemical carcinogenesis. Environmental Health Perspectives 106 (Suppl. 1), 295.

Klein, C.B., Costa, M., 1997. DNA methylation, heterochromatin and epigenetic carcinogens. Mutation Research 386, 163–180.

Klein, G., Klein, E., 1984. Commentary: oncogene activation and tumor suppression. Carcinogenesis 5, 3362–3364.

Kohler, J., Hartmann, U., Grimm, R., Pflugfelder, U., Weltzien, H.U., 1997. Carrier-independent hapten recognition and promiscuous MHC restriction by CD4 T cells induced by trinitrophenylated peptides. Journal of Immunology 158, 591–597.

Kondoh, N., Wakatsuki, T., Ryo, A., Hada, A., Aihara, T., Horiuchi, S., Goseki, N., Matsubara, O., Takenaki, K., Shichita, M., Tanaka, K., Shuda, M., Yamamoto, M., 1999. Identification and characterization of genes associated with human hepatocellular carcinogenesis. Cancer Research 59, 4990–4996.

Korfmacher, W.A., Palmer, C.A., Mardo, C., Dunn-Meynell, K., Grotz, D., Cox, K., Lin, C.C., Elicone, C., Liu, C., Duchoslav, E., 1999. Development of an automated mass spectrometry system for the quantitative analysis of liver microsomal incubation samples: a tool for rapid screening of new compounds for metabolic stability. Rapid Communications in Mass Spectrometry 13, 901–907.

Kramer, P.J., 1998. Genetic toxicology. Journal of Pharmacy and Pharmacology 50, 395–405.

Kroes, R., Galli, C., Munro, I., Schilter, B., Tran, L.A., Walker, R., Würzen, G., 2000. Threshold of toxicological concern for chemical substances present in the diet: a practical tool for assessing the need for toxicity testing. Food and Chemical Toxicology 38, 255–312.

Kroes, R., Müller, D., Lambe, J., Löwik, M.R.H., van Klaveren, J., Kleiner, J., Massey, R., Mayer, S., Urieta, I., Verger, P., Visconti, A., 2002. Assessment of intake from the diet. Food and Chemical Toxicology 40, 327–385..

Kucera, P., Cano, E., Honegger, P., Schilter, B., Zijstra, J.A., Schmid, B., 1993. Validation of whole chick embryo cultures, whole rat embryo cultures and aggregating embryonic brain cell cultures using six pairs of coded compounds. Toxicology in Vitro 7, 785–798.

Lave, T., Coassolo, P., Reigner, B., 1999. Prediction of hepatic metabolic clearance based on interspecies allometric scaling techniques and in vitro–in vivo correlations. Clinical Pharmacokinetics 36, 211–231.

LeCluyse, E., Madan, A., Hamilton, G., Carroll, K., DeHaan, R.P.A., 2000. Expression and regulation of cytochrome P450 enzymes in primary cultures of human hepatocytes. Journal of Biochemistry and Molecular Toxicology 14, 177–188.

Lee, A.S., 1992. Mammalian stress response: inductions of the glucose-regulated protein family. Current Opinion in Cell Biology 4, 267–273.

Lennernas, H., 1998. Human intestinal permeability. Journal of Pharmaceutical Sciences 87, 410.

Liang, P., Pardee, A.B., 1992. Differential display of eukaryotic messenger RNA by means of the polymerase chain reaction. Science 257, 967–971.

Loeb, K.R., Loeb, L.A., 2000. Significance of multiple mutations in cancer. Carcinogenesis 21, 379–385.

Low-Friedrich, I., von Bredow, F., Schoeppe, W., 1991. A cell culture assay for the detection of cardiotoxicity. Journal of Pharmacological Methods 25, 133–145.

Machlin, L.J., 1995. Critical assessment of the epidemiological data concerning the impact of antioxidant nutrients on cancer and cardiovascular disease. Critical Reviews in Food Science and Nutrition 35, 41–50.

Mao, L., Lee, D.J., Tockman, M.S., Erozan, Y.S., Askin, F.B., Sidransky, D., 1994. Microsatellite alterations as clonal markers for the detection of human cancer. Proceedings of the National Academy of Sciences of the U.S.A. 91, 9871–9875.

Marie, I.J., Dalet, C., Blanchard, J.M., Astre, C., Szawlowski, A., Saint Aubert, B., Joyeux, H., Maurel, P., 1988. Inhibition of cytochrome P-450p (P450IIIA1) gene expression during liver regeneration from two-thirds hepatectomy in the rat. Biochemical Pharmacology 37, 3515–3521.

Marsman, D.S., Barrett, J.C., 1994. Apoptosis and chemical carcinogenesis. Risk Analysis 14, 321–326.

Martin, L.D., Krunkosky, T.M., Dye, J.A., Fischer, B.M., Jiang, N.F., Rochelle, L.G., Akley, N.J., Dreher, K.L., Adler, K.B., 1997. The role of reactive oxygen and nitrogen species in the response of airway epithelium to particulates. Environmental Health Perspectives 105 (Suppl. 5) 1301–1307.

McBurney, M.I., Thompson, L.U., 1989. Effect of human faecal donor on in vitro fermentation variables. Scandinavian Journal of Gastroenterology 24, 359–367.

McClain, R.M., 1989. The significance of hepatic microsomal enzyme induction and altered thyroid function in rats: implications for thyroid gland neoplasia. Toxicologic Pathology 17, 294–306.

McConkey, D.J., Orrenius, S., 1997. The role of calcium in the regulation of apoptosis. Biophysical Research Communications 239, 357–366.

McCusker, K., 1992. Mechanism of respiratory tissue injury from cigarette smoking. American Journal of Medicine 93, 18–21.

McDougal, J.N., Jepson, G.W., Clewell, H.J., Gargas, M.L., Andersen, M.E., 1990. Dermal absorption of organic chemical vapours in rats and humans. Fundamental and Applied Toxicology 14, 299–308.

McGregor, D.B., Partensky, C., Wilbourn, J., Rice, J.M., 1998. An IARC evaluation of polychlorinated dibenzo-p-dioxins and polychloinated dibenzofurans as risk factors in human carcinogenesis. Environmental Health Perspectives 106 (Suppl. 2), 755–760.

Menzel, D.B., Rasmussen, R.E., Lee, E., Meacher, D.M., Said, B., Hamadeh, H., Vargas, M., Greene, H., Roth, R.N., 1998. Human lymphocyte heme oxygenase 1 as a response biomarker to inorganic arsenic. Biochemical and Biophysical Research Communications 250, 653–656.

Metcalfe, D.D., Astwood, J.D., Townsend, R., Sampson, H.A., Taylor, S.L., Fuchs, R.L., 1996. Assessment of the allergenic potential of foods derived from genetically engineered crop plants. Critical Reviews in Food Science and Nutrition 36 (Suppl), S165–S186.

Minamoto, T., Mai, M., Ronai, Z., 1999. Environmental factors as regulators and effectors of multistep carcinogenesis. Carcinogenesis 20, 519–527.

Muller, L., Kikuchi, Y., Probst, G., Schechtman, L., Shimada, H., Sofuni, T., Tweats, D., 1999. ICH-harmonised guidances on genotoxicity testing of pharmaceuticals: evolution, reasoning and impact. Mutation Research 436, 195–225.

Mummery, C.L., van der Brink, C.E., van der Saag, P.T., De Laat, S.W., 1984. A short term screening test for teratogens using differentiating neuroblastoma cells in vitro. Teratology 29, 271–279.

Nakajima, M., Takeuchi, T., Takeshita, T., Morimoto, K., 1996. 8-Hydroxydeoxyguanosine in human leukocyte DNA and daily health practice factors: Effects of individual alcohol sensitivity. Environmental Health Perspectives 104, 1336–1338.

Nau, H., 1990. Pharmacokinetic aspects of in vitro teratogenicity studies: comparison to in vivo. In: Kimmel, G.L., Kochhar, D.M. (Eds.), In Vitro Methods in Developmental Toxicology: Use in Defining Mechanisms and Risk Parameters. CRC Press, Boca Raton, FL, pp. 29–43.

Nguyen-Ba, G., Vasseur, P., 1999. Epigenetic events during the process of cell transformation induced by carcinogens (review). Oncology Reports 6, 925–932.

Nicotera, P., Bellomo, G., Orrenius, S., 1990. The role of Ca^{2+} in cell killing. Chemical Research in Toxicology 3, 484–494.

Nielsen, F., Mikkelsen, B.B., Nielsen, J.B., Andersen, H.R., Grandjean, P., 1997. Plasma malondialdehyde as biomarker for oxidative stress: reference interval and effects of life-style factors. Clinical Chemistry 43, 1209–1214.

Ninomiya H., Kishida K., Ohno Y., Tsurumi K., Eto K., 1993. Effects of trypan blue on rat and rabbit embryos cultured *in vitro*. Toxicology in Vitro 7, 717.

Nishikawa, J., Saito, K., Goto, J., Dakeyama, F., Matsuo, M., Nishihara, T., 1999. New screening methods for chemicals with hormonal activities using interaction of nuclear hormone receptor with coactivator. Toxicology and Applied Pharmacology 154, 76–83.

North-Root, H., Yackovitch, F., Demetrulias, J., Gacula, M., Heinz, J.E., 1982. Evaluation of an in vitro cell toxicity using rabbit corneal cells to predict the eye-irritation potential of surfactants. Toxicology Letters 14, 107–214.

Nuwaysir, E.F., Bittner, M., Trent, J., Barrett, J.C., Afshari, C.A., 1999. Microarrays and Toxicology: The Advent of Toxicogenomics. Molecular Carcinogenesis 24, 153–159.

O'Farrell, P.H., 1975. High resolution two-dimensional electrophoresis of proteins. Journal of Biological Chemistry 250, 4007–4021.

Obach, R.S., Baxter, J.G., Liston, T.E., Silber, B.M., Jones, B.C., MacIntyre, F., Rance, D.J., Wastall, P., 1997. The prediction of human pharmacokinetic parameters from preclinical and in vitro meatbolism data. Journal of Pharmacology and Experimental Therapy 283, 46–58.

OECD, 1996. Final Report of the OECD Workshop on Harmonization of Validation and Acceptance Criteria for Alternative Toxicological Tests Methods. Organisation for Economic Cooperation and Development, Paris.

Olden, K., 1994. Mutagen hypersensitivity as a biomarker of genetic predisposition to carcinogenesis. Journal of the National Cancer Institute 86, 1660–1661.

Ortolani, C., Ispano, M., Scibilia, J., Pastorello, E.A., 2001. Introducing chemists to food allergy. Allergy 56 (Suppl), 5–8.

Pacifici, G.M., Viani, A., 1992. Methods of determining plasma and tissue binding of drugs. Clinical Pharmacokinetics 23, 449–468.

Padovan, E., von Greyerz, S., Pichler, W.J., Weltzien, H.U., 1999. Antigen-dependent and-independent IFN-gamma modulation by penicillins. Journal of Immunology 162, 1171–1177.

Pepe, M.S., Etzioni, R., Feng, Z., Potter, J.D., Thompson, M.L., Thornquist, M., Winget, M., Yasui, Y., 2001. Phases of biomarker development for early detection of cancer. Journal of the National Cancer Institute 93, 1054–1061.

Perbellini, L., Brugnone, F., Caretta, D., Maranelli, G., 1985. Partition Coefficients of some industrial aliphatic hydrocarbons (C5-C7) in blood and human tissues. British Journal of Industrial Medicine 42, 162–167.

Perera, F.P., 1996. Molecular epidemiology: insights into cancer susceptibility, risk assessment, and prevention. Journal of the National Cancer Institute 88, 509.

Perera, F.P., Whyatt, R.M., 1994. Biomarkers and molecular epidemiology in mutation/cancer research. Mutation Research 313, 117–129.

Pfaller, W., Balls, M., Clothier, R., Coecke, S., Dierickx, P., Ekwall, B., Hanley, B.A., Hartung, T., Prieto, P., Ryan, M.P., Gschmuck, G., Sladowski, D., Vericat, J.C., Wendes, A., Wolf, A., Zimmer, J., 2001. Novel in vitro methods for long-term toxicity testing. ATLA 29, 393–426.

Piersma, A.H., Attenon, P., Bechter, R., Govers, M.J.A.P., Krafft, N., Schmid, B.P., Stadler, J., Verhoef, A., Verseil, C., 1995. Interlaboratory evaluation of embryotoxicity in the postimplantation rat embryo culture. Reproductive Toxicology 9, 275–280.

Pipkin, J.L., Anson, J.F., Hinson, W.G., Burns, E.R., Casciano, D.A., 1988. Comparative immunochemical and structural similarities of five stress proteins from various tissue types. Comparative Biochemistry and Physiology B89, 43–50.

Pitot, H.C., 1993. The molecular biology of carcinogenesis. Cancer 72, 962–970.

Pool-Zobel, B.L., Bub, A., Müller, H., Wollowski, I., Rechkemmer, G., 1997. Consumption of vegetables reduces genetic damage in humans: first results of an intervention trial with carotenoid-rich foods. Carcinogenesis 18, 1847–1850.

Pool-Zobel, B.L., Leucht, U., 1997. Induction of DNA damage in human colon cells derived from biopsies by suggested risk factors of colon cancer. Mutation Research 375, 105–116.

Pool-Zobel, B.L., Lotzmann, N., Knoll, M., Kuchenmeister, F., Lambertz, R., Leucht, U., Schröder, H.G., Schmezer, P., 1994. Detection of genotoxic effects in human gastric and nasal mucosa cells isolated from biopsy samples. Environmental and Molecular Mutagenesis 24, 23–45.

Pratt, R.M., Grove, R.I., Willis, W.D., 1982. Prescreening for environmental teratogens using cultured mesenchymal cells from the human embryonic palate. Teratogenesis, Carcinogenesis, and Mutagenesis 2, 313–318.

Preston-Martin, S., Pike, M.C., Ross, P.K., Jones, P.A., Hederson, B.E., 1990. Increased cell division as a cause of human cancer. Cancer Research 50, 7415–7421.

Reed, D.J., 1990. Review of the current status of calcium and thiols in cellular injury. Chemical Research in Toxicology 3, 495–502.

Rensing, S.A., Maier, U.-G., 1994. Phylogenetic analysis of the stress-70 protein family. Journal of Molecular Evolution 39, 80–86.

Reuber, M.D., 1989. Carcinogenity of captan. Journal of Environmental Pathology, Toxicology and Oncology 9, 127–143.

Rieger, M.A., Parlesak, A., Pool-Zobel, B.L., Rechkemmer, G., Bode, C., 1999. Diets high in fat and meat, but low in fiber increase the genotoxic potential of fecal water. Carcinogenesis 20, 2317–2326.

Roberts, D.W., Williams, D.L., 1982. The derivation of quantitative correlations between skin sensitisation and physiko-chemical parameters for alkylating agents, and their application to experimental data for sultones. Journal of Theoretical Biology 99, 807–825.

Rockett, J.C., Dix, D.J., 1999. Application of DNA arrays to toxicology. Environmental Health Perspectives 107, 685.

Roe, F.J., 1998. A brief history of the use of laboratory animals for the prediction of carcinogenic risk for man with a note on needs for the future. Experimental Toxicology and Pathology 50, 271–276.

Rohwedel, J., Maltsev, V., Bober, E., Arnold, H.H., Hescheler, J., Wobus, A.M., 1994. Muscle cell differentiation of embryonic stem cells reflects myogenesis in vivo: developmentally regulated expression of myogenic determination genes and functional expression of ionic currents. Developmental Biology 164, 87–101.

Roses, A.D., 2000. Pharmacogenetics and the practice of medicine. Nature 405, 857–865.

Rumney, C.J., Rowland, I.R., 1992. In vivo and in vitro models of the human colonic flora. Critical Reviews in Food Science and Nutrition 31, 299-331.

Rustemeyer, T., de Groot, J., von Blomberg, B.M., Frosch, P.J., Scheper, R.J., 1998. Crossreactivity patterns of contact-sensitizing methacrylates. Toxicology and Applied Pharmacology 148, 83–90.

Rustemeyer, T., De Ligter, S., von Blomberg, B.M., Frosch, P.J., Scheper, R.J., 1999. Human T lymphocyte priming in vitro by haptenated autologous dendritic cells. Clinical and Experimental Immunology 117, 209–216.

Sadler, T.W., Horton, W.E., Warner, C.W., 1982. Whole embryo culture: a screening technique for teratogens? Teratogenesis, Carcinogenesis, and Mutagenesis 2, 243–253.

Sato, A., Nakajima, T.A., 1979. A structure-activity relationship of some chlorinated hydrocarbons. Archives of Environmental Health 69–75.

Schena, M., Davis, R.W., Brown, P.O., 1995. Quantitative monitoring of gene-expression patterns with a complementary DNA microarray. Science 270, 467–470.

Schmid, B.P., 1985. Teratogenicity testing of new drugs with the postimplantation embryo culture system. In: Homburger, F. (Ed.), Concepts in Toxicology. Karger, Basel , pp. 46–57.

Schut, H.A.J., Shiverick, K.T., 1992. DNA adducts in humans as dosimeters of exposture to environmental, occupational, or dietary genotoxins. FASEB Journal 6, 2942–2951.

Segall, M.D., Payne, M.C., Ellis, S.W., Tucker, G.T., Eddershaw, P.J., 1999. First principles investigation of singly reduced cytochrome P450. Xenobiotica 29, 561–571.

Seibert, H., Balls, M., Fentem, J.H., Bianchi, V., Clothier, R.H., Dierickx, P.J., Ekwall, B., Garle, M.J., Gomez-Lechon, M.J., Gribaldo, L., Gülden, M., Liebsch, M., Rasmussen, E., Roguet, R., Shivrastava, R., Walum, E., 1996. Acute toxicity testing *in vitro* and the classification and labelling of chemivals. The report and recommendations of ECVAM workshop 16. ATLA 24, 499–510.

Seydel, J.K., Schaper, K.J., 1982. Quantitative structure-pharmacokinetic relationships and drug design. Pharmacology and Therapeutics 407–414.

Shi, X., Castranova, V., Halliwell, B., Vallyathan, V., 1998. Reactive oxygen species and silica-induced carcinogenesis. Journal of Toxicology and Environmental Health B. Critical Reviews 1, 181–197.

Shopsis, C., Sathe, S., 1984. Uridine uptake inhibition as a cytotoxicity test: correlations with the draize test. Toxicology 29, 195–206.

Sobels,F.H., 1980. Evaluating the mutagenic potential of chemicals. The minimal battery and extrapolation problems. Archives of Toxicology 46, 21-30.

Spielmann, H., 1998. Reproduction and development. Environmental Health Perspectives 106 (Suppl. 2), 571–576.

Spielmann, H., Balls, M., Dupuis, J., Pape, W.J.W., Pechovitch, G., deSilva, O., Holzhütter, H.G., Clothier, R., Desolle, P., Gerberick, F., Liebsch, M., Lovell, W.W., Maurer, T., Pfannenbecker, U., Potthast, J.M., Csato, M., Sladowski, D., Steiling, W., Brantom, P., 1998. EU/COLIPA "*In vitro* phototoxicity" validation study, results of phase II (blind trial), part 1: the 3T3 NRU phototoxicity test. Toxicology in Vitro 12, 305–327.

Spielmann, H., Liebsch, M., 2001. Lessons learned from validation of in vitro toxicity test: from failture to acceptence into regulatory practice. Toxicology in Vitro 15, 585–590.

Spielmann, H., Pohl, I., Doring, B., Moldenhauer, F., 1997. The embryonic stem cell test (EST): an in vitro embryotoxicity test using two permanent mouse cell lines. In Vitro Toxicology 10, 127–199.

Spielmann, H., Vogel, R., 1989. Unique role of studies on preimplantation embryos to understand mechanisms of embryotoxicity in early pregnancy. Critical Reviews in Toxicology 20, 51–64.

Steele, V.E., Morrissey, R.E, Elmore, E.L., Gurganus-Rocha, D., Wilkinson, B.P., Curren, R.D., Schmetter, B.S., Louie, A.T., Lamb, J.C., Yang, L.I.L., 1988. Evaluation of two in vitro assays to screen for potential development toxicants. Fundamental and Applied Toxicology 11, 673–684.

Stejskal, V.D.M., Olin, R.G., Forsbeck, M., 1986. The lymphocyte transformation test for diagnosis of drug-induced occupational allergy. Journal of Allergy and Clinical Immunology 77, 411–426.

Strom, S.C., Novicki, D.L., Novotny, A., Jirtle, R.L., Michalopoulos, G., 1983. Human hepatocyte-mediated mutagenesis and DNA repair activity. Carcinogenesis 4, 683–686.

Thelestam, M., Molby, R., 1976. Cytotoxic effects on the plasma membrane of human diploid fibroblasts, a comparative study of leakage tests. Medical Biology 54–65.

Thomas, R.S., Yang, R.S., Morgan, D.G., Moorman, M.P., Kermani, H.R., Sloane, R.A., O'Conner, R.W., Adkins Jr., B., Gargas, M.L., Andersen, M.E., 1996. PBPK modeling/Monte Carlo simulation of methylene chloride kinetic changes in mice in relation to age and acute, subchronic, and chronic inhalation exposure. Environmental Health Perspectives 104, 858–865.

Toftgard, R., Haaparanta, T., Eng, L., Halpert, J., 1986. Rat lung and liver microsomal cytochrome P450 isoenzymes involved in the hydroxylation of n-hexane. Biochemical Pharmacology 35, 3733–3738.

Trump, B.F., Berezesky, I.K., 1995. Calcium-mediated cell injury and cell death. FASEB Journal 9, 219–228.

Tucker, J.D., Eastmond, D.A., Littlefield, L.G., 1997. Cytogenetic end-points as biological dosimeters and predictors of risk in epidemiological studies. In: Tonniolo, P., Boffetta, P., Shuker, D.E.G., Rothman, N., Hulka, B., Pearce, N. (Eds.), Application of Biomarkers in Cancer Epidemiology. IARC Publications no. 142. International Agency for Research on Cancer, Lyon , pp. 185–200.

Umansky, R., 1966. The effect of cell population density on the developmental fate of reaggregating mouse limb bud mesenchyme. Developmental Biology 13, 31–56.

Vainio,H., Magee, P.N., McGregor, D.B., McMichael, A.J., 1992. Mechanisms of Carcinogenesis in Risk Identification. IARC Publications no. 116. International Agency for Research on Cancer, Lyon. pp. 615.

Valentin, I., Lhuguenot, J.C., Chagnon, M.C., 2000. Uridine uptake inhibition as a cytotoxicity test for a human hepatoma cell line (HepG2 cells): comparison with the neutral red assay. Biochimica et Biophysica Acta 794, 373–380.

van den Brandt, P., Voorrips, L., Hertz-Picciotto, I., Shuker, D., Boeing, H., Speijers, G., Guittard, C., Kleiner, J., Knowles, M., Wolk, A., Goldbohm, A., 2002. The contribution of epidemiology. Food and Chemical Toxicology 40, 387–424.

Velculescu, V.E., Zhang, L., Vogelstein, B., Kinzler, K.W., 1995. Serial analysis of gene expression. Science 270, 484–487.

Venturi, M., Hambly, R.J., Glinghammer, B., Rafter, J.J., Rowland, I.R., 1997. Genotoxic activity in human faecal water and the role of bile acids: a study using the alkaline comet assay. Carcinogenesis 18, 2353–2359.

Vorm, O., Mann, M.J., 1994. Improved mass accuracy in matrix-assisted laser desorption/ionization time-of-flight mass-spectrometry of peptides. Journal of the American Society for Mass Spectrometry 5, 955–958.

Wachsman, J.T., 1997. DNA methylation and the association between genetic and epigenetic changes: relation to carcinogenesis. Mutation Research 375, 1–8.

Walton, K., Walker, R., van de Sandt, J.J.M., Knapp, A.G.A.A., Kozianowski, G., Roberfroid, M.B., Schilter, B., 1999. The application of *in vitro* data in the derivation of the acceptable daily intake of food additives. Food and Chemical Toxicology 37, 1175–1197.

Walum, E., Balls, M., Bianchi, V., Blaauboer, B.J., Bolcsfoldi, G., Guillouzo, A., Moore, G.A., Odland, L., Reinhard, C., Spielmann, H., 1992. ECITTS: an integrated approach to the application of in vitro test systems to the hazard assessment of chemicals. ATLA 20, 406–428.

Watson, A., Mazumder, A., Stewart, M., Balasubramanian, S., 1998. Technology for microarray analysis of gene expression. Current Opinions in Biotechnology 9, 609–614.

Waxman, D.J., 1999. P450 gene induction by structurally diverse xenochemicals: central role of nuclear receptors CAR, PXR, and PPAR. Archives of Biochemistry and Biophysics 369, 11–23.

Werner, L., Legeais, J.M., Nagel, M.D., Renard, G., 1999. Neutral red assay of the cytotoxicity of fluorocarbon coated polymethylmethacrylate intraocular lenses in vitro. Journal of Biological Material Research 148, 814–819.

Whitten, P.L., Naftolin, F., 1998. Reproductive actions of phytoestrogens. Baillieres Clinical Endocrinology and Metabolism 12, 667–690.

Wild, C.P., Pisani, P., 1997. Carcinogen-DNA and carcinogen-protein adducts in molecular epidemiology. In: Tonniolo, P., Boffetta, P., Shuker, D.E.G., Rothman, N., Hulka, B., Pearce, N. (Eds.), Application of Biomarkers in Cancer Epidemiology. IARC Publications no. 142. International Agency for Research on Cancer, Lyon , pp. 143–158.

Williams, G.M., Whynser, J., 1996. Epigenetic carcinogens: evaluation and risk assessment. Experimental Toxicologic Pathology 48, 189–195.

Williams, K.L., Hochstrasser, D.F., 1997. Proteome Research: New Frontiers in Functional Genomics. Springer, Berlin.

Wilson, N., Scott, A., 1989. A double-blind assessment of additive intolerance in children using a 12 day challenge period at home. Clinical and Experimental Allergy 19, 267–272.

Wortelboer, H.M., deKruif, C.A., van Iersel, A.A.J., Falke, H.E., Noordhoek, J., Blaauboer, B.J., 1991. Comparison of cytochrome P450 isoenzyme profiles in rat liver and hepatocyte cultures. Biochemical Pharmacology 42, 381–390.

Wu, Y., Chen, J., Ohshima, H., Pignatelli, B., Boreham, J., Li, J., Campbell, T.C., Peto, R., Bartsch, H., 1993. Geographic association between urinary excretion of N-nitroso compounds and oesophageal cancer mortality in China. International Journal of Cancer 54, 713–719.

Yadollahi-Farsani, M., Gooderham, M.J., Davies, D.S., Boobis, A.R., 1996. Mutational spectra of the dietary carcinogen 2-amino-1-methyl-6-phenylimidazo[4,5-*b*]pyridine (PhIP) at the chinese hamster *hprt* locus. Carcinogenesis 17, 617–624.

Yamasaki, H., Ashby, J., Bignami, M., Jongen, W., Linnainmaa, K., Newbold, R.F., Nguyen-Ba, G., Parodi, S., Rivedal, E., Schiffmann, D., Simons, J.W., Vasseur, P., 1996. Nongenotoxic carcinogens: development of detection methods based on mechanisms: a European project. Mutation Research 353, 47–63.

Yang, R.S., Andersen, M.E., 1994. Pharmacokinetics. In: Hodgson, E., Levi, P.E. (Eds.), Introduction to Biochemical Toxicology. Appleton and Lange, Norwalk, VA.

Yang, R.S., Thomas, R.S., Gustafson, D.L., Campain, J., Benjamin, S.A., Verhaar, H.J., Mumtaz, M.M., 1998. Approaches to developing alternative and predictive toxicology based on PBPK/PD and QSAR modeling. Environmental Health Perspectives 106 (Suppl. 6), 1385–1393.

Yokozeki, H., Katayama, I., Nishioka, K., 1995. Experimental study for the development of an in vitro test for contact allergens. 1. Primary activation of hapten-specific T cells by hapten-conjugated epidermal cells. International Archives of Allergy and Immunology 106, 394–400.

Zeiger, E., 1994. Strategies and philosophies of genotoxicity testing. What is the question? Mutation Research 304, 309–314.

Zhao, N., Hashida, H., Takahashi, N., Misumi, Y., Sakaki, Y., 1995. High-density cDNA filter analysis: a novel approach for large-scale, quantitative analysis of gene expression. Gene 156, 207–213.

Zhou, D., Salnikow, K., Costa, M., 1998. Cap43, a novel gene specifically induced by Ni2+ compounds. Cancer Research 58, 2182–2189.

食物和膳食中化学物的危害特征描述：剂量-反应关系、机制和外推问题

E. Dybing[a], J. Doe[b], J. Groten[c], J. Kleiner[d,*], J. O'Brien[e], A.G. Renwick[f], J. Schlatter[g], P. Steinberg[h], A. Tritscher[i], R. Walker[j], M. Younes[k]

[a]National Institute of Public Health, Department of Environmental Medicine, PO Box 4404 Nydalen, N-0403 Oslo, Norway
[b]Syngenta CTL, Alderley Park, Macclesfield, Cheshire SK10 4TJ, UK
[c]Division of Toxicology, TNO–Nutrition and Food Research Institute, Utrechtsweg 48, PO Box 360, NL-3700 AJ Zeist, The Netherlands
[d]ILSI Europe, avenue E. Mounier 83, Box 6, B-1200 Brussels, Belgium
[e]Centre Internationale de Recherche "Daniel Carasso", Danone Vitapole, 15, avenue Galilée, Le Plessis Robinson, F-92350, France
[f]University of Southampton, Clinical Pharmacology Group, Biomedical Sciences Building, Bassett Crescent East, Southampton SO16 7PX, UK
[g]Swiss Federal Office of Public Health, Winterthurerstrasse 260, CH-8057 Zürich, Switzerland
[h]Institute of Nutritional Science, University of Potsdam, Arthur-Scheunert-Allee, 114116, D-14558 Bergholz-Rehbrücke, Germany
[i]Nestlé Research Centre, Vers-chez-les-Blanc, PO Box 44, CH-1000 Lausanne 26, Switzerland
[j]School of Biological Sciences, University of Surrey, Guildford, Surrey GU2 5XH, UK
[k]Department of Protection of the Human Environment, World Health Organization, Avenue Appia 20, CH-1211 Geneva 27, Switzerland

摘　要

对食物和膳食中低分子量化学物的危害性特征的描述，一般用未观察到有害作用的剂量（NOAEL）或基准剂量作为起始点。对于没有阈剂量的有害作用，可以采用低剂量外推或其他的模型来研究。一般认为，啮齿类动物是较好的人类模型。然而，有一些化学物能够引起种属特异的毒性综合征。在从实验动物到人的外推过程中，可以采用定量的种属差异资料来修正常规的不确定因子。外推的中心环节是要弄清观察到的主要效应的作用方式。食物是极其复杂和多变的化学物混合体。对于低分子量化学物来说，由于暴露剂量一般远低于它们的NOAELs，因而认为它们之间的相互作用是非常罕见的。微量营养素的危害特征描述必须考虑到其有害作用可能是由于摄取量太低（缺乏）或太高（毒性）所致。不同营养素之间的相互作用可能使危害特征描述更加复杂。实质等同原则可用于指导宏量营养素和全食品的危害识别和危害特征描述。宏量营养素和全食品不能按照常规的程序进行评估，必须按个案处理。

目　录

1 引言

危害识别是危险性评估的第一步，主要是识别有害作用，而不考虑所需剂量及其发生机制。第二步，危害特征描述，主要是将产生的效应进行量化，以便使这一阶段获得的剂量-反应关系能够与可能的暴露相比较（危险性特征描述）。

在危害特征描述过程中可以解决以下问题：

- 主要效应的剂量-反应关系的建立；
- 外剂量和内剂量的评估；
- 最敏感种属和品系的确定；
- 种属差异的确定（定性和定量）；
- 作用方式的特征描述/主要效应的机制；
- 从高剂量到低剂量以及从实验动物到人的外推。

这一方法已经用于低分子量化学物，如食物添加剂和食物污染物的危险性评估（WHO，1987）。虽然这一方法也用于微量营养素和营养补充剂，但需要额外注意的是缺乏这些成分可能会对机体造成危险。目前对于宏量营养素和全食品（whole foods）危害识别和危害特征描述的主要原则是确定新产品或生产工艺与传统（traditional foods）食品相比是否等同，并且通过化学分析方法建立等同关系。

传统上，危害的识别和特征描述是以实验动物对单个化学物的暴露资料为基础的，而食物中的化学物并非孤立存在，它是多种化学物的非常复杂和变化的混合体，其危害特征描述需要考虑额外的因素。因此，从原则上讲，食物中的每一种化学物都可能会与其他化学物一起显示出协同或拮抗的联合作用。

以下的报告阐述以生物学方法为基础的危害特征描述的原理。本文前 4 部分着眼于低分子量化学物的危害特征描述，这是目前了解得最多，积累经验也最多的研究领域。本文首先通过阐述毒物的一般作用机制、多器官交互作用以及化学物交互作用的特异性和复杂性，概括介绍毒理学的作用方式。接下来描述导致相同种属和不同种属间毒性反应差异的原因，以及处于不同生命阶段或不同暴露条件下的反应差别。第 4 部分主要讨论剂量-反应关系，包括有害效应和适应性反应、阈值和非阈值反应。第 5 部分主要介绍种属差异和种属间外推，包括种属特异性毒性的一些实例。

接下来的几部分强调危害特征描述中一些特殊问题。第 6 部分回顾对化学混合物危害特征描述的现状，解释混合物术语，并展望化学混合物评估的未来发展方向。其后的两部分内容分别针对微量营养素和营养补充剂以及新食物、宏量营养素和全食品的危害特征描述的特殊情况进行阐述。

2 毒物在体内的代谢

研究毒性化学物在体内的过程（毒物代谢动力学），也就是描述这些物质的吸收、分布、代谢和排泄（OECD，1984）。这些资料通常来自于用放射性核素标记化学物的研究，它可以追踪化学物的吸收、分布和代谢，以及尿和粪便中的代谢产物的排泄（ADME 研究）。近年来，通过对化学物特异的浓度-时间关系以及血液和组织中活性代谢物的特殊化学分析，使得 ADME 的研究力度大大增加。这种信息可用于确定与发生毒性反应有关的靶器官或靶组织的情况。用实验动物研究毒代动力学有助于理解观察到的毒理学效应的化学和生物学基础。毒代动力学研究的最终目的在于更科学地评价受试物对人体的毒性作用（WHO，1986）。实验动物和人类的比较毒代动力学研究常能揭示定量的种属差异，特别是在代谢方面（见 6.3）。另外，毒代动力学研究还能为其他毒性实验的剂量选择提供依据。

2.1 吸收

吸收是物质进入机体的过程。吸收过程有两个需要考虑的因素——吸收程度和吸收率。胃肠道黏膜细胞通过各种各样的机制吸收口服后的物质（IPCS，1986；Renwick，1993a；Walsh，1997）。影响化学物吸收率和吸收程度的重要特征有相对分子量、物理状态、所带电荷、稳定性、反应性（化学反应和代谢反应）以及溶解性。脂溶性化学物能溶解于细胞膜，因此可透过细胞膜扩散。相反，离子型分子不能进入脂膜基质，因此，除了分子量非常低的物质可通过膜上的水溶性孔道扩散外，只有非离子型的分子能自由经膜扩散。一般地说，胃肠黏膜的通透性与物质的亲脂性相关，然而，当某种物质的辛醇/缓冲剂分配系数超过 3 000 时，通透性就不会继续增加了（Walsh，1997），因为这种高脂溶性化学物在肠腔内不能以分子形式溶解。能在胃肠道内经被动扩散吸收的最大分子量约为 3 000 Da（Madara，1995）。营养素和内源性物质（糖、氨基酸、胺、无机离子等）的吸收需要特殊的转运系统。许多有机化学物是通过 P 糖蛋白的主动转运吸收的（Fromm，2000）。虽然这降低了它们的吸收程度，但由于饱和与竞争，它们的吸收程度可能会比预期的高。P-糖蛋白缺乏小鼠和野生型小鼠对阿弗菌素类驱虫药吸收的不同就体现了这一过程的重要性（Kwei et al.，1999）。

内剂量的高低主要受吸收程度的影响（见 6.1）。外剂量与内剂量之间的关系受在消化道内吸收程度的影响，如脂溶性和载体（见上文），也受在进入体循环之前，肠道中、肠壁内或肝脏代谢程度的影响（首过效应）。生物利用度是确定吸收程度的参数，它既反映吸收的程度，又反映进入体循环前的代谢程度。在毒代动力学术语中，一种化学物的生物利用度定义为进入体循环的原形化学物的量在摄入总量中所占的比例，一般要通过专门设计的毒代动力学实验测定（见下文）。对于那些通过被动扩散吸收的物质，吸收率和肠道吸收的给入剂量的百分数通常与摄入剂量无关。然而，由于首过效应，进入体循环的化学物比例可能会显示出种属和个体间的差异。一些由载体介导吸收或排出的物质，或对胃排空率有剂量-反应关系的物质（虽然一般只影响吸收率而不影响吸收程度），以及首过代谢有饱和现象的物质，有时可出现剂量依赖（dose dependent）的吸收动力学。

2.2 分布

分布是指吸收的物质和/或其生物转化产物在体内循环和分配的过程。毒物要想到达它作用、代谢以及排泄的部位，必须穿过一个或多个细胞膜屏障。各种屏障的通透性不同，化学物的特性决定了它们各自通过膜结构的能力。影响分布的最重要化学特性是脂溶性、分子大小和形状以及电离度。亲脂性的、质量小的、未电离的分子比较容易通过细胞膜，极低分子量的、亲水性的物质可以通过水溶性孔道扩散，还有一些化学物可以通过主动转运或载体介导的易化扩散进入细胞或穿过特殊屏障，如血脑屏障和胎盘屏障。许多组织参数影响组织分布，例如血流速率、毛细血管通透性、细胞膜通透性以及细胞外液基质的特性。许多有毒化学物的组织分布可以受到某些过程的影响，如与血浆、红细胞或细胞间质中的蛋白质或低分子配体结合，或者可通过竞争性消除过程（代谢和排泄）来减少其组织分布（O'Flaherty，1997）。毒代动力学研究通过测量血液或血浆中化学物的浓度来确定从体循环到组织的总体分布程度。反映总体分布程度的参数为表观分布容积。血浆毒代动力学研究不能阐明化学物所进入的组织，通常这些信息来源于放射性核素标记化学物的动物实验（如放射自显影法），或者用化学分析方法直接测定组织中化学物的浓度。基于生理学的毒代动力学模型（PBTK）的最主要优点是能够同时分析化学物在体循环和组织中的浓度-时间关系，以显示不同的亲和力和灌注率。

2.3 代谢

代谢（生物转化）是进入体内的物质通过酶反应或非酶反应发生结构改变的过程。进入体循环的许多化学物是亲脂性的，即使能够电离也是弱电离性的，在肾脏，它们经肾小球滤过后在肾小管重吸收，因而这些物质排泄很少。外源化学物生物转化的结果一般是生成极性更强的亲水性代谢物，这些产物更易于通过肾脏排出。代谢的化学过程从概念上分为两个时相，Ⅰ相反应为外源化学物的氧化、还原和水解，Ⅱ相反应为Ⅰ相反应的产物与葡萄糖醛酸、硫酸、醋酸盐、氨基酸或谷胱甘肽结合。通常情况下，代谢转化会使吸收物质的毒性降低（解毒）。然而有些Ⅰ相反应抑或是Ⅱ相反应的代谢产物可能是活性形式（代谢活化），它们与组织分子不可逆的结合，从而引起各种毒性，如组织坏死、突变、癌变以及免疫毒性等（Anders，1985；Cohen，1986；Dybing et al.，1989；Hinson et al.，1994；Park et al.，2001）。在一些情况下，外源化学物的活化和解毒途径之间是竞争关系，是否产生毒性反应取决于这些途径之间的相对平衡。

肝脏是体内外源化学物代谢的主要场所。然而，许多器官中都可检测到催化生物转化的酶，包括氧化还原过程中的P450。对许多化学物而言，局部活化反应可引发器官毒性；在肺组织和嗅觉组织中由P450催化的器官特异性活化反应非常重要。通常认为外源化学物与谷胱甘肽的结合反应是一种解毒反应，但对有些化学物来说，生物转化产物具有肾脏毒性（Anders et al.，1992；Dekant，1993）。值得注意的是大多数代谢酶，包括谷胱甘肽S转移酶（GST）和P450，是一组相关蛋白，P450就由50多个成员组成，这些成员通常受不同的基因调节，每个成员都有其各自的作用底物，但在特异性上有交叉。

食物中化学物的重复暴露可能引起代谢酶合成增加，即酶的诱导过程。Ⅰ相代谢酶或Ⅱ相代谢酶的活性增强可能降低原形化学物产生的毒性，但如果代谢后产生活性代谢物，就可能会出现毒性增加。有些化学物能够抑制生物转化酶，因而与这样的物质同时暴露时，其代谢可能会受到抑制。总之，酶的抑制可能增加原形化学物的毒性，或者降低活化代谢产物的毒性。多种膳食成分都包含酶诱导剂或抑制剂，像十字花科的蔬菜以及炭烤肉等（Conney et al.，1977）。

其他可能影响代谢和毒性的因素还有疾病状态、年龄和性别（见4.2）。许多Ⅰ相和Ⅱ相代谢酶都具有基因多态性，因而外源化学物的代谢及毒性作用都不是单一模式的（Daly et al.，1993）。就代谢和毒性的关系来说，某些亚人群可能对某种特定的化学物非常敏感或对毒性具有抵抗性，这就与代谢酶的基因多态性有关（见4.2.1）。

2.4 排泄

排泄是将摄入的物质和/或其代谢产物从体内排出的过程。摄入的化学物被吸收后，一般以代谢产物的形式经肾脏由尿排出和/或经肝脏通过胆汁由粪便排出。代谢产物二氧化碳可经肺呼出，其他挥发性代谢产物也如此。对于高度亲脂性的污染物来说，经乳汁排泄是一条重要的途径（Gallenberg and Vodicnik，1989）。

血液中分子量不超过40～60 kDa的物质能经肾小球滤过。然而，如果外源化学物与血浆中的蛋白质可逆性结合，它们就不能被滤过。除非肾小管能主动分泌，与蛋白质结合高的化学物比结合低的化学物的血浆清除率低。根据亲脂性和pKa，原尿中的外源化学物可在肾小管被重吸收回到体循环，也可能通过有机阴离子和阳离子的单独转运系统被主动分泌到近曲小管。大约有70%～90%的肾小球滤过液在近曲小管被重吸收，这可造成外源化学物和/或它们的代谢产物在近曲小管细胞内蓄积，造成肾小管损害（Hook，1981；Rickert，1997）。

一般来讲，大鼠和小鼠胆汁中排泄物的浓度比兔、狗和人高，这主要是由于不同种属胆汁分泌的分子量阈值不同。大鼠约是250 Da，而兔、狗和人则约是400～600 Da（Rickert，1997）。分泌到胆汁的外源化学物与葡萄糖醛酸结合，在经肠道微生物水解后重新进入体循环（肠肝循环）。

2.4.1 *动力学模型*

“毒代动力学”描述化学物在体内的转运过程。吸收后的化学物从体循环到达到毒性作用位点一般是通过简单的被动扩散，因此化学物在体循环中的浓度能够反映毒性作用位点的浓度。外剂量和内剂量关系的定义忽略了许多变量，如载体和给药途径对整个机体造成的负荷、种属差异以及清除途径的饱和等，这些都会影响整体反应。传统的放射标记示踪实验只能检测化学物的吸收、分布、代谢和排泄，以及尿液和粪便中代谢产物的量（ADME研究），而不能解决上述诸多问题。

要阐明一种化学物的毒代动力学，首先需要明确体内该化学物原形（或循环中的活性代谢产物）的浓度随时间变化的过程，因而毒代动力学研究一般是利用较易获得的体液标本（如血和尿），测量不同时间化学物浓度的变化。体液中浓度的增减反映了机体对该物质的吸收、分布和清除（代谢和/或排泄）的情况。多种因素推动了毒代动力学研究的进步，例如发展能够测量血浆中低浓度化学物含量的分析方法以及建立描述浓度增减趋势的数学模型等。其中，十分关键的是建立能将原形化学物与其代谢产物区分开的敏感分析方法以便提供可靠数据。毒代动力学研究一般需要多次采集血样，样本量大，程序繁琐，为适应这一需要产生了血样自动分析设备，这无疑对毒代动力学研究的进一步发展起到巨大的推动作用。

历史上主要有3种不同的方法通过分析血浆浓度-时间曲线来确定化学物的基本动力学过程（Renwick，1993a）。

2.5 多室分析

毒代动力学的房室模型分析是用适当的指数方程拟合血浆中毒物浓度-时间曲线的数据，事先不考虑速率常数与机体正常生理或代谢过程之间的关系。房室模型认为化学物进入体循环的速率为一常数，有可能是一级动力学（速率与毒物的浓度成比例），也可能是零级动力学（毒物在任何时间的清除速率为一常数，与其浓度无关）。大多数模型假设化学物进入中央室（相当于血液和快速平衡组织），继而分布到周边室（通常指缓慢平衡、低灌注的组织）。消除一般从中央室开始，通常认为是一级反应。房室分析的优点在于它可以将血浆浓度-时间曲线数据外推，染毒后任何时间毒物的浓度都可以由拟合曲线计算出来。血浆浓度-时间曲线下的面积（AUC）、清除率（CL）和表观分布容积（V）可以用来预测稳态机体的负荷。房室分析的缺点在于模型的量化数字不能准确反映发生在机体内的生理或代谢过程。

2.6 非房室分析

非房室分析不需要用实验数据拟合曲线来描述毒物的动力学过程。通过直接测量 AUC 和简单的回归分析来估计化学物的半衰期（将 AUC 外推到无穷大）。这种模型分析的结果包括许多非常重要的毒代动力学参数，如生物利用度（F，进入体循环化学物的量占整个染毒剂量的百分比），血浆清除率（CL，反映化学物从体循环清除全过程的能力），表观分布容积（V，反映从体循环进入组织的化学物比例）和消除半减期（$t_{1/2}$，与 CL 和 V 的倒数相关，决定多次染毒情况下到达稳态浓度所需的时间）。这些参数可用于从单一剂量到稳态（慢性）暴露的外推。

2.7 基于生理学的毒代动力学模型（PBTK 模型）

PBTK 模型系利用一系列方程式描述化学物的吸收、分布和清除的生理过程。对吸收率的描述是基于化学物的生化特征和吸收部位；分布方程式描述主要器官的血流量（Q）与组织中化学物分配系数（一般通过体外实验测量）之间的关系；清除则以适当的速率常数描述，如 Michaelis-Menton 常数。要建立这样的模型需要详细了解化学物在体内的生物学过程，例如组织分布位点及在清除过程中需要的酶类。在将利用这种生理模型计算的结果与实际测量的血浆浓度-时间曲线数据进行比较之前，需要大量关于化学物特异性信息尽可能完善的模型。由于多个组织房室的血流量及化学物分配系数十分复杂，通常使用简化的模型。这些简化的模型将那些灌注率和分配系数近似的组织归为一类，因而能兼顾完整的 PBTK 模型和简单的多室模型。PBTK 模型的主要优点是将从动物和人体组织得到的体外酶动力学数据带入模型中，模型可以使用动物组织的体外资料，通过动物体内实验证实后，再利用人的体外资料将数据外推到人，而不必进行人的体内试验。

2.8 将毒代动力学数据应用于危害特征描述

毒代动力学资料提供定量的关于种属间和种属内不同个体间的差异与外剂量和内剂量关系的信息，这可以通过实验动物的单次染毒或重复染毒实验而获得。另外，能够定量像载体和给药途径这样的变量的影响。定量数据能够精简体内和体外实验的变量，减少不确定因素，有利于危害特征描述（Renwick and Lazarus，1998）。目前，毒代动力学数据是人、兽用药数据库的常规组成部分。然而直到今天，关于食物中低分子量化学物（如杀虫剂残留物及一些食物添加剂）毒代动力学的信息仍较少，一般都只有利用放射性标记的方法测得吸收率（而不是原形化学物的生物利用度）和清除速度（半减期和/或清除率），偶尔也有一些原形化学物的半减期数据；酶特异性或个体间动力学或代谢参数差异的数据则很少见到。然而人们已经逐步意识到动力学和代谢是种属间和个体间差异的决定因素。因此在今后的化学物危险性评估中需要对动力学和代谢情况进行全面的描述。

毒代动力学资料可用于建立危险性评估的数学模型，例如不确定因子的使用和剂量-反应关系的外推。不确定因子可以被化学特异性的调整因子替代，通过对内剂量（或甚至是估计的人类靶器官剂量）而不是外剂量的估计，可以将剂量-反应关系外推。Edler 等（2002）对这些方法进行了更详细的讨论。

3 毒理学作用方式

3.1 毒性的一般机制

大多数有毒物质是通过破坏细胞和分子的动态平衡而产生效应的。最初的反应可能破坏一般的功能，如代谢速率、细胞生长或基因转录。进一步破坏稳态可产生一系列的效应，如改变特殊靶器官细胞的基本功能。此外，另一些毒物产生的效应还包括改变细胞修复机制，影响细胞增殖以及一般的细胞毒性。毒物对机体的作用是各种生化、细胞和分子间生物学相互作用的结果。虽然我们倾向于用单一方式描述作用机制，但毒性的发生通常是多种生化、细胞或分子过程同时或是连续失常的结果（Eisenbrand et al.，2002）。通常，“作用方式”这一术语用于描述毒性作用中的关键事件和过程，而“作用机制”则涉及更多的细节，比“作用方式”更注重分子的变化

(EPA，1999)。一般来讲，就危害的特征描述而言，不需要知道精确的作用机制，只要了解它的作用方式就足够了。

3.1.1 *细胞稳态的失调*

许多学者深入研究了细胞稳态改变与细胞损伤之间的关系。这一概念已被公认为不同的毒物通过相同的途径导致细胞损伤和死亡的机制之一。毒物能够引起许多细胞改变，即可通过改变细胞成分的含量（如电解质的浓度），也可通过改变内源性物质（如激素）在细胞周围的浓度。例如，细胞内钙离子浓度失衡首先导致细胞骨架结构变化和形成空泡，核染色质凝集，以及线粒体固缩。接着，随着细胞内钙离子浓度的升高，可出现DNA断裂，进而导致程序性细胞死亡（凋亡）(Corcoran and Ray，1992；Trump and Berezesky，1995)。

3.1.2 *受体介导的机制*

许多化学物的毒性效应可以用血浆膜或胞浆受体介导作用来解释。环戊二烯类杀虫剂，例如狄氏剂和七氯的神经毒作用是通过拮抗膜结合γ氨基丁酸（GABA）受体，特别是$GABA_A$受体而产生的（Eldefrawi and Eldefrawi，1987)。这些抑制性受体通过依赖电压的氯离子通道来调节氯离子流量。环戊二烯类杀虫剂通过拮抗$GABA_A$介导的氯离子通道可引起抑制失调，并继发神经毒性，如兴奋或痉挛。生物毒素，例如河豚毒素或石房蛤毒素，通过损伤可兴奋细胞的钠离子通道而阻断神经传导（Ritchie，1980)。二氯二苯三氯乙烷（DDT）是一种氯化羟类杀虫剂，它通过减慢钠离子通道的关闭速率，从而改变可兴奋细胞膜的复极过程而发挥毒性作用（Matsamura，1985)。

与胞液中的芳烃受体（Ah）相结合是卤代芳烃例如2，3，7，8-四氯二苯二氧杂环已二烯（TCDD）及其类似物在细胞中发挥毒性作用的第一步（Okey et al.，1994)。Ah受体作为可溶性胞浆蛋白复合物的一部分与TCDD等化学物相结合，结合后会继发一系列的反应，引起配体-受体复合物在细胞核内的易位。Ah受体-配体复合物与DNA增强子序列结合会引起转录活化和/或抑制，从而改变许多细胞蛋白质的合成，包括特定的药物代谢酶（P450介导的和非P450介导的）和生长调节蛋白，如表皮生长因子受体、转化生长因子α及白介素1β。

类固醇激素（如雌二醇和睾丸激素）由性腺合成和分泌，对多种基础生命活动起调控作用，如男女生殖系统的发育和分化，其作用机制的第一步是与细胞内的特定受体相结合。多种化学物（工业化学物、环境污染物、植物雌激素）也能与这些受体相互作用，通过拟似或抑制类固醇激素的作用，干扰生殖发育，此过程被称为内分泌紊乱。当这些化学物与类固醇激素受体结合后，能够诱发与类固醇激素相似的反应，但反应强度远低于激素本身的作用。例如，各种杀虫剂（十氯酮，DDT）和植物雌激素［木质素、黄酮类化学物，如7,4-二羟基异黄酮（daidzein)、5,7,4-三羟基异黄酮（genistein)］以及真菌毒素（玉米赤霉烯酮）都能与雌激素受体结合，但其雌激素活性远低于内源性雌二醇。还有其他一些化学物也可与激素受体牢固地结合，从而阻止内源性激素的作用。众所周知DDT的主要和持久性代谢产物1,1-二氯-2,2-二乙烯（DDE)，以及杀真菌剂乙烯菌核利（vinclozolin）的两种代谢产物，都是通过有效的与内源性雄性激素竞争性结合雄激素受体而发挥毒性作用的。

3.1.3 *细胞膜介导的效应*

细胞膜是毒性损伤的常见靶点。作为细胞与外环境之间的一级屏障，毒物必须通过细胞膜才能进入细胞，而且毒物通常会与细胞膜的某些成分相互作用。除了特异性的膜受体结合外，其他靶点也会受毒物的影响。有些化学物，例如催眠药和有机溶剂，它们通过非特异地改变细胞膜的流动性而产生中枢神经系统镇静效应（Hobbs et al.，1996)。

3.1.4 *细胞能量的变化*

细胞能量的产生和利用对所有细胞的生存都至关重要。当脑、心和肾脏组织中的一些细胞产生和利用能量物质的能力降低时，它们对毒性物质的作用尤为敏感。任何直接或间接影响能量产生和利用的化学物都有可能对细胞产生不良影响。例如，染料孔雀石绿（malachite green)，化学结构为N-甲基二胺三苯甲烷，它能溶解线粒体膜，导致膜通透性增加，继而线粒体肿胀，最终出现细胞呼吸抑制（Kowaltowski et al.，1999)。

3.1.5 *与细胞内重要的大分子物质结合*

目前公认的毒性物质造成细胞损害的一种机

制是毒物能与细胞内一些重要的大分子共价结合。已有研究证实，这些物质的活性代谢产物与特定细胞组分结合后能够引起组织坏死，造成靶器官特异性的损害（Brodie et al.，1971）。毒物通常与结构蛋白、关键酶、脂质和/或核酸结合。结合作用一般发生在亲电子的活性中间产物与亲核的巯基、氨基或羟基之间。如果共价结合超出了细胞修复能力的范围，这种结合便是一种不可逆的过程。活性亲电子物质与 DNA 上的亲核位点相互作用可导致遗传毒性（Miller and Miller，1985）。黄曲霉毒素是黄曲霉和寄生曲霉产生的一系列密切相关的真菌毒素的代表，其中黄曲霉毒素（AF）B_1 的毒性和致癌性最强。AFB_1 本身没有活性，但其代谢产物 AFB_1-8，9 环氧化物能结合蛋白质（产生细胞毒性）和 DNA（造成遗传毒性，长期则会导致肝癌）（Eaton and Gallagher，1994）。

3.1.6 *氧化应激*

氧化应激的定义是："氧化-抗氧化之间的平衡被打破，氧化过程增强，从而形成潜在的损害"（Sies，1997）。氧化物质的生成增加、组织还原能力的降低，以及两者的联合作用都可能导致氧化-抗氧化平衡的破坏，但是这一定义并没有指出各种情况造成平衡破坏的可能性大小。氧化损害是由自由基造成的，由于氧的普遍存在以及绝大多数有机自由基都能与氧分子快速发生反应的特点，使得以氧为中心的自由基成为生物系统中最常见的类型。然而，有机分子中的其他一些原子，如碳、氮、硫和磷原子，都可以自由基的形式存在。自由基能与蛋白质、脂类和 DNA 发生反应，这些生物大分子的改变反过来又能影响各种各样的信号传导系统和修复酶，最终的结果是从适应现状到重新回到稳态，或是发生永久性损害甚至死亡。

在体外条件下，二价铁和三价铁能够诱导分离出的细胞器（线粒体和溶酶体）及肝细胞的脂质过氧化，原因是由于二价铁和三价铁能够催化羟自由基的生成（分别通过 Fenton 和 Haber-Weiss 反应）（Goering and Klaassen，1997）。在过量铁存在的条件下，体内也会发生脂质过氧化反应，从而导致一系列的功能障碍，例如线粒体氧化代谢紊乱和溶酶体脆性增加（Goering and Klaassen，1997）。另外，长期的铁过量还与血红蛋白沉着症患者肝细胞癌的发生有关。血红蛋白沉着病是一种遗传性疾病，这一效应可能与铁能够催化活性氧中间产物的生成和/或催化 DNA 损害有关（Goering and Klaassen，1997）。

3.1.7 *DNA 修复的抑制*

一些金属，如，镍、镉、钴和砷对人和/或实验动物有致癌性（IARC，1990，1991，1993）。近期研究显示，DNA 修复系统对镍（Ⅱ）、镉（Ⅱ）、钴（Ⅱ）和砷（Ⅲ）非常敏感，无论内源性还是外源性的，修复系统对这 4 种金属造成的 DNA 损害的修复效率均降低，因而机体内肿瘤形成的危险性相应提高（Hartwig，1998）。然而，这 4 种金属的作用机制是不同的。镍（Ⅱ）和镉（Ⅱ）干扰核苷酸剪切修复过程的第一步，即 DNA 损害识别（Hartmann 和 Hartwig，1998）；砷（Ⅲ）在低浓度时抑制剪切，在高浓度时抑制连接（Hartwig et al.，1997）；而钴（Ⅱ）则对剪切和聚合都起到抑制作用（Kasten et al.，1997）。

3.2 多器官继发性交互作用

化学物首先对一个器官产生毒性，接着将会影响更多器官的功能，例如多羟基化学物山梨醇和木糖醇（Roe，1984；Roe and Bär，1985）。给大鼠喂饲高浓度的山梨醇或木糖醇，能够观察到大鼠的盲肠扩大、肠道对钙离子的吸收增加、尿钙增多、肾盂、肾皮质和肾髓质钙质沉着、急性肾小管肾病以及尿结石形成。另外，还发现肾上腺髓质增生和肿瘤形成。实验中发现，肾上腺髓质增生的大鼠多同时伴有各种内分泌系统肿瘤，其中最常见的是脑垂体、胰岛和甲状腺 C 细胞的肿瘤。

3.3 多种化学物的交互作用

当一种以上毒物同时作用于一个靶器官且毒物剂量足够高时，应该考虑到各种化学物之间是否会发生交互作用，因为交互作用可能会改变化学物各自原有的毒性。化学物交互作用的机制很多，如改变相互作用物质的吸收、与蛋白结合、生物转化或分泌。这个问题将在第 6 部分中详细讨论。

3.4 结语

本部分主要讨论了化学物的一般毒性作用模式。对于化学物的危险性评估来说，明确作用机制本身虽然只是整个评估过程的一部分，但当把这些机制与急性、亚慢性、慢性毒性实验以及生殖毒性、免疫毒性、遗传毒性和致癌实验资料结合起来（Barlow et al.，2002），就能使毒理学家非常准确地了解受试化学物的特征。这种“综合研究”，将机制研究以及上述各种毒性终点评价结合起来，目前考虑将其用于食物中化学物的危害评价。应用此方法能更容易地了解毒性反应存在差异的根本原因（第 3 部分中讨论的问题），并能更好地将动物实验的毒性资料外推到人，从而使危险性评估程序更加完善。

本节对化学物毒性作用的可能模式做了一般描述。这些都是早期事件，而毒性作用往往是同时或相继发生的众多事件的综合结果，就像上文中提到的一样。明确一种化学物具体的毒作用机制不仅能更好地了解毒性事件发生的先后顺序，而且有助于明确该化学物的整体作用模式。总之，了解毒性作用机制将帮助我们认清危害的特征及其与毒性差异和剂量反应的关系，进而使得种属间外推更加科学。

4 引起毒性反应变异的因素

4.1 种属间毒代动力学和毒效学特征的不同导致毒物反应的个体差异

4.1.1 *一般生理学差异*

许多毒物只能对一种生物产生损害，而对其他种属无害。这种选择性的存在，部分是由于该个体具有某种生理或生化特性，而其他个体没有或者不起重要作用。植物与动物对化学物的不同反应就是这种生理差异引起的选择性毒性的很好实例。植物在许多方面与动物不同，例如，植物没有神经系统，也没有有效的循环系统和肌肉，但它们能进行光合作用并有坚实的细胞壁。一方面，许多杀虫剂对动物的毒性都表现为对神经系统的影响，而植物则相对不敏感；而另一方面，动物对大多数除草剂都不敏感。事实上，细菌有细胞壁，而人类却还没能利用这一性质研制出类似于青霉素和头孢菌素，只选择性地杀死细菌而对哺乳动物自身细胞无毒害的化学治疗药物。

两种生物的生化代谢途径不同也能造成对同一物质毒性反应的差异。例如，细菌不能吸收叶酸，但能利用对氨基苯甲酸、谷氨酸和蝶啶合成叶酸，而哺乳动物则不能合成叶酸，必须从食物中吸收。磺胺类药物对细菌的毒性在于它们的电荷和分子大小与对氨基苯甲酸相似，因而拮抗对氨基苯甲酸插入叶酸分子，人体中则没有这一反应。

4.1.2 *种属*

不同种属的动物对某一特定毒物的反应有所不同，其原因可能是由于毒物的摄取、分布、蓄积、代谢、排泄或靶器官敏感性的不同，动物种属间毒性作用性质和强度的不同最常用代谢不同来解释。例如，第一步，2-萘胺羟化是经细胞色素 P450 1A2 催化形成相应的 N-羟基胺。第二步，N-羟基胺经胞浆中 N-羟基胺 N-乙酰转移酶催化形成高度不稳定的 N-乙酰氧基萘胺，然后降解为高活性的芳香基硝基离子。人体内具有快速酰化酶，可迅速催化 N-乙酰化反应，而大鼠则只有慢速酰化酶，狗虽然根本没有胞浆 N-乙酰转移酶，但其组织细胞中的微粒体 N，O-乙酰转移酶和细菌脱乙酰酶都可进行上述活化反应。综合上述特征便能很好地解释解释为什么 2-萘胺对于人和狗的致癌性强于大鼠（见 5.）。

实验动物和人在生理学和解剖学上有很多相似的地方，因而毒理学评价可以用动物进行。然而，我们不能忽视毒物作用的性质和强度在不同种属之间是有差异的，这种差异会影响到实验结果的外推（Oser ，1981）。表 1 中列出了一些大鼠与人的种属差异，这些差异在实验结果外推时都要考虑。种属间的差异及外推问题将在第 5 部分中详细讨论。

表1　种属差异：大鼠与人的不同

一般差异	个头小、多产、怀孕期/泌乳期短、寿命短、可食用干燥食物
解剖差异	无胆囊、卵黄囊胎盘、多乳头、有前胃、被覆皮毛
生理差异	一胎多仔、无呕吐反射
生化差异	雄性有 α_2 微球蛋白合成
营养差异	矿物质和维生素需要不同，不需要食物提供维生素 C
行为差异	昼伏夜出、食粪癖、嗜食同类
遗传学变异	不同品系间自发肿瘤和间发感染率不同
生存条件	生活在控制光/温度/湿度条件下

4.2　人群内的变异

4.2.1　*遗传*

酶活性表达水平的变异与外源化学物的活化作用和/或解毒有关，外源化学物在体内的活化和/或解毒可在很大程度上影响个体对毒性的反应，这些变异是由于个体间遗传不同所致。如果可遗传的基因变异在人群中存在的水平≥1%，就叫作基因多态性。基因多态性可由以下原因所引起，例如结构基因编码区域的突变、转录因子结合区域的突变、反调节作用基因编码区域的突变、未成熟的终止密码子，甚至全部基因（或大部分基因）的缺失，碱基对突变导致异常 mRNA 剪接和基因复制增加。例如，N 乙酰基酶参与多种带有芳香胺或肼基的药品及其他化学物的生物转化。由于已知这些物质中有些具有致癌性，尤其是膀胱癌，所以目前对 N 乙酰基转移酶多态性研究的很细。许多人群研究的资料报道膀胱癌病人慢乙酰化频率较对照人群高（Lower et al.，1979；Cartwright et al.，1982；Hanke and Krajewski，1990；Hayes et al.，1993；Raunio et al.，1995）。与此相反，发现结肠癌和结肠息肉病人体内快乙酰化频率增高（Lang et al.，1986；Ilett et al.，1987；Wohlleb et al.，1990；Lang et al.，1994）。

有些人在食用蚕豆后出现豆类中毒症状，包括溶血性贫血、血尿和黄疸。其机制为：蚕豆中含有两种杂环混合物巢菜碱（vicine）和 covicine，它们都能氧化谷胱甘肽，在红细胞中尤为显著。如果红细胞中正常的氧化还原稳定状态被打破，红细胞膜脂质被氧化，就会发生溶血。在正常的个体，氧化型谷胱甘肽会被谷胱甘肽还原酶还原，而谷胱甘肽还原酶本身需要从 6-磷酸葡萄糖还原酶得到等量的还原剂。葡萄糖-6-磷酸脱氢酶缺乏的人群对蚕豆敏感，在巢菜碱（vicine）或 covicine作用下，不能按所需的速率产生还原型谷胱甘肽，所以豆类中毒现象在该人群中发生率较高，有时可有生命危险。葡萄糖-6-磷酸脱氢酶缺乏症尤其多见于地中海和亚洲人群中。

4.2.2　*性别*

有报道称，在啮齿动物中发现一些由 P450 介导的外源化学物代谢存在性别差异（Gustafsson et al.，1983）。这种性别差异是由下丘脑和垂体腺控制的（Gustafsson et al.，1983）。用大鼠和小鼠做的相关实验显示，许多物质只对一种性别的动物有致癌性。在其他种属中也观察到类似的代谢上的性别差异，包括人（Wrighton and Stevens，1992），但对其他种属的研究不如对大鼠和小鼠研究得细。总之，人类对外源化学物的性别差异还没有明确一致的报道。

d 柠檬油精存在于多种柑橘类水果中，在香料、香精和工业溶剂中应用广泛，它可引起雄性大鼠 α_2 微球蛋白肾病（Lehman-McKeeman，1997），因为只有成年雄性大鼠才能合成 α_2 微球蛋白，这是非内分泌依赖型致癌性性别差异的例子。d 柠檬油精的急性暴露引起 α_2 微球蛋白在肾小管细胞中堆积，从而导致蛋白质负荷进行性增加，对肾脏细胞造成损害，细胞代偿性增殖，最终引起肾小管肿瘤，这种肿瘤的发生率虽然不高，但很有意义。

4.2.3 *营养状况*

营养状况对许多物质的生物效应影响很大。例如膳食中铁缺乏会引起胃肠道对镉吸收的增加，血浆铁水平低的妇女镉吸收量是正常人的两倍（Flanagan et al.，1978）。植酸是大多数种子和谷类中磷元素的主要储备形式，可占其干重的1%～7%。植酸具有螯合多价金属离子，尤其是锌、钙和铁的能力，螯合后形成难溶性盐，在胃肠道吸收很少，因此明显降低了锌、钙和铁的生物利用度（Zhou and Erdman，1995）。

矿物质缺乏（钙、铜、铁、镁和锌）能降低细胞色素P450催化氧化反应和还原反应的能力。细胞色素P450浓度的降低是机体生物转化活性减低的一个原因。如果膳食矿物质摄入恢复正常即可使酶的活性恢复到正常的生理水平。

维生素C、E和B族维生素可直接或间接调节细胞色素P450系统，这些维生素缺乏会降低外源化学物的生物转化率。此外，维生素缺乏可改变细胞的能量和氧化还原状态，继而干扰生成Ⅱ相代谢过程所需的高能因子。经膳食补充维生素可使酶的活性恢复正常。另外，食物中的一些物质可以干扰某些维生素本身的活性。例如在喂食抗氧化物二丁基羟基甲苯（BHT）的大鼠实验中观察到，饲料中补充维生素K能够减少凝血障碍造成的出血死亡（Cottrell et al.，1994）。

实验证明低蛋白膳食可显著增加许多外源化学物原形物的毒性，但会降低那些需要生物转化才能表现出毒性物质的作用。例如，二甲基亚硝胺引起大鼠产生致死性肝脏毒性，但喂饲低蛋白饲料的大鼠，二甲基亚硝胺的肝脏毒性显著下降，这与细胞色素P450介导的N脱甲基作用降低有关，N脱甲基作用是二甲基亚硝胺转化为烷化剂的第一步。有限的研究资料提示，人体蛋白质营养不良对化学物毒性的影响也与细胞色素P450异构体的活性变化有关。

蛋白质缺乏还可导致多种化学物毒性增强。甲基化是许多动物体内无机砷生物转化和解毒的主要机制。无机砷的甲基化产物急性毒性较小，且排泄速度快，故对组织的影响小。蛋白质缺乏可使无机砷甲基化程度降低，因而毒性增加（Wildfang et al.，2000）。许多疾病，如Kunzo氏病和共济失调性神经病都是由于含氰苷食物（木薯）中氰化物的慢性暴露所致。膳食蛋白摄入不足的人群，这些疾病更常见且病情更加严重。在这种情况下血浆半胱氨酸浓度和3-巯基丙酮酸的量降低，3-巯基丙酮酸是半胱氨酸的衍生物，它可与氰化物结合使之解毒（Isom and Baskin，1997）。

膳食（能量）限制一方面可延长实验动物的寿命（Dreosti，1998；Lipman et al.，1998），另一方面可降低多种实验动物肿瘤的发生，包括自发性肿瘤和各种致癌因子诱发的肿瘤（Lipman et al.，1998；Kari et al.，1999）。相反，食物摄入过多及超重可导致各种啮齿类实验动物的寿命缩短（Keenan et al.，1997）。

膳食脂类的摄入是决定生物转化酶活性的重要因素，尤其是那些结合在膜上的酶。给予实验大鼠多不饱和脂肪含量高的膳食，可降低肝脏细胞色素P450的浓度，原因是不饱和脂肪酸对过氧化反应的易感性增高。因此，微粒体膜的降解与细胞色素P450的丢失同时发生。细胞膜中脂肪酸的性质还可影响膜的流动性和对膜有破坏作用物质的毒性。

已知蔬菜和水果中存在的天然化学物能诱导多种Ⅱ相药物代谢酶，使得经膳食摄入的毒性化学物灭活。1，2-二硫醇-3-元醇（1，2-dithiol-3-thiones）是十字花科植物如卷心菜和甘蓝球芽中的一种天然成分，同时也是谷胱甘肽转移酶（GSTs）的诱导剂。谷胱甘肽转移酶可捕获黄曲霉毒素B_1的终致癌性代谢产物8，9-环氧化物，使之与谷胱甘肽结合，从而减少大鼠肝癌的发生（Kensler et al.，1987，2000；Manson et al.，1997）。

天然化学物保护机体免受食物中毒性化学物损害的机制是选择性刺激或限制结肠内一些细菌的生长。例如菊粉（inulin），它是一组多聚果糖［所谓β（2-1）果糖］的总称，它们以植物碳水化学物的储备形式广泛存在于自然界中。菊粉能抵抗胰腺和小肠水解酶的消化作用，一旦进入结肠，菊粉便完全发酵，继而一方面促进双歧杆菌和乳酸杆菌的优先生长，另一方面促进丁酸盐的生成（Kruse et al.，1999；Videla et al.，2001）。双歧杆菌和乳酸杆菌含量比拟杆菌属、梭状芽胞杆菌属和肠杆菌属的偶氮还原酶低（Rowland，1991）。偶氮还原酶在各种食物毒性污染物的活化过程中起作用，因此双歧杆菌和乳酸杆菌的增殖能够降低结肠癌发病的危险性，实际上这已在许多化学物诱导的结肠癌模型中得到证实（Pool-Zobel et al.，1996；Singh et al.，1997；Rowland et al.，1998）。另外，实验证明丁酸盐能诱导结肠肿瘤细胞系的凋亡（Hague et al.，1995；Hague and Paraskeva，1995），最近的实验证据显示，菊粉确实能够刺激1，2-二甲基肼染毒后的大鼠细胞凋亡（Hughes and Rowland，2001）。

4.2.4 *健康状况*

肝脏疾病显然对外源化学物的代谢有重要影响（Howden et al.，1989），有三个主要因素导致肝脏疾病对外源化学物的代谢改变，肝脏血流的变化影响外源化学物转运到代谢部位；肝脏疾病时，肝内活细胞数量减少，进而造成代谢容量的降低；此外，患有肝脏疾病的病人，白蛋白生成减少，可导致未结合药物浓度升高，从而造成组织中药物浓度增高和毒性增强（Howden et al.，1989）。其他疾病，如糖尿病、高血压也可造成外源化学物代谢的改变（Schenkman et al.，1989）。应激也可引起外源化学物的代谢改变和免疫毒性（Vogel，1993）。在许多原发性肝癌高发人群中，乙肝病毒感染和高黄曲霉毒素摄入是同时存在的。目前的证据表明，原发性肝癌的危险因素可能是黄曲霉毒素摄入和乙肝病毒感染的协同作用，这种协同作用很可能是由于肝炎引起的细胞增殖加快所致（Ross et al.，1992）。

当肾脏疾患导致肾脏损害时，肾小球滤过和肾小管分泌外源化学物的能力通常会降低，从而造成许多化学物的清除减弱（Ritter et al.，1993）。化学物排出的减少直接与肾小球滤过率有关。有些外源化学物的代谢在肾衰竭时也降低，但可能没有什么意义。肾脏疾病导致的尿毒症可能与血脑屏障的通透性增加有关（Hawkins，1986）。

4.2.5 *外源化学物的联合暴露*

当机体同时暴露于一种以上化学物时，应该考虑这些物质之间是否存在联合作用（Groten et al.，2000）。联合作用可表现为：①剂量相加：混合物中每种化学物的作用途径相同，有相同的机制，只是强度不同。这种简单联合作用的结果就是在调整强度的差别之后，各成分独立效应的算术相加，即混合物中每种成分的剂量之和。②反应/效应相加：混合物中各种化学物的作用方式和作用部位不同，每种成分各自的效应不改变混合物中其他成分的效应，联合作用的结果表现为混合物中各成分效应的总和。③比预计剂量或反应相加增强或减弱的效应。见第6部分有关食物中化学混合物危害评估的综述。

4.2.6 *实验终点的变异*

实验动物对一种化学物的最终反应取决于一系列中间事件的相互作用，尤其是那些只有长期暴露才发生的效应，如肿瘤形成。这些中间事件可影响剂量-反应曲线的形状以及反应的变异。一般来讲，中间事件持续时间越短，剂量-反应曲线就越陡，变异性也就越小。事实上，对于质变性效应，例如急性实验中的死亡或慢性实验中诱发肿瘤，剂量反应曲线的斜率实际上就说明了在这种实验条件下的遗传学上的变异。如果没有变异，剂量-反应曲线就应是垂直的，即所有实验动物都会在同一剂量下从无反应全部变为有反应。

变异来源于所有引起毒性反应的中间事件。这点可以用一种引起肾脏肿瘤的物质来说明（Anders et al.，1992；Dekant，1993；Green et al.，1997）：

（1）这种化学物被消化器官摄取后部分被吸收。

（2）被吸收的部分在肠壁内与谷胱甘肽结合。

（3）结合物进入血液，部分经肾脏滤过。

（4）结合物通过肾小管壁，一部分被β裂解酶活化产生活化代谢产物。

（5）部分没被灭活的活性代谢产物与肾小管细胞发生反应。

（6）部分活化代谢产物引起肾小管细胞损害。

（7）部分损害的肾小管细胞无法被修复而出现死亡。

（8）部分取代死亡细胞的新生细胞具有突变性（自发的，由活性代谢产物或其他化学物诱发的），可影响细胞生长调控机制。

（9）部分具有突变性的新生细胞逃过DNA修复机制而存活下来并继续增殖。

（10）这些增殖细胞中的一部分发生癌变，引起肿瘤发生。

上述10个步骤中的每一步都有可能达不到引

发下步反应的水平，致使下一步无法继续，那么实验动物就不会出现相应的终点效应。此外这 10 个步骤都可能会有变异，而且总的变异可能会大于每一步的变异之和。

4.3 不同生命时期反应的变异

妊娠期间母体的所有器官系统都出现生理变化，以便满足胎儿及生殖系统快速生长的需要，这些变化可对毒物在体内的转归产生很大影响。妊娠早期，母体胃肠道运动能力下降，对一般情况下吸收较差的亲水化学物吸收增强。通常在妊娠期间分布容积增加，这是由于各种机体组织和体液的大量增加所致。因此，亲水性药物的初始浓度在妊娠晚期与要比早期低。机体脂肪增多加大了体内蓄积亲脂化学物的能力。孕晚期血浆容量的增加使血浆蛋白质的浓度降低，主要是白蛋白。血浆蛋白质浓度的降低使更多的未结合型毒物通过胎盘，并且至少在泌乳早期，经乳汁排出。妊娠期间母体血浆的 pH 保持相对稳定，但是胚胎/胎儿环境的 pH，与母体血浆 pH 相比，在早期器官形成期偏碱性，到器官发育晚期和胎儿期变成偏酸性，所以，在胚胎发育期，弱酸性化学物易经胎盘转运及出现蓄积，而在怀孕晚期，弱碱性化学物更易经胎盘转运。在妊娠期间，肾脏血流与肾小球滤过率均会增加，肾脏对毒物的清除能力加强。随着妊娠的进展，毒物在血浆中的浓度迅速下降，但咖啡因是一个例外，孕期对咖啡因的排出会降低（Knutti et al., 1982）。

分娩后，乳房血流量和乳汁分泌的增加对转运到乳汁的毒物的量有很大影响。毒物转运到乳汁的数量和速率依赖于它的 pKa、亲脂性、分子量、与蛋白结合的能力和血浆与乳汁间的 pH 梯度。分娩后躯体脂肪含量逐渐降低到非孕水平，这样身体其他部位亲脂性毒物的浓度相应增加，致使转运到乳汁中的毒物达到有害水平。

妊娠期间肝脏是药物代谢的主要部位，胎儿-胎盘系统的发育使外源化学物代谢增加，药物的氧化代谢和结合反应在胎盘明显增高。整个孕期胎儿的代谢能力都处于较低水平（Dybing and Soderlund, 1999）。

出生几天/几周的新生儿和老年人，他们对毒物的代谢与健康成年人完全不同。对于新生儿有些因素必须考虑，出生后的最初几天，肠道和血脑屏障尚未发育完全，因而毒物更易通过胃肠道吸收，并进入中枢神经系统。肝脏的解毒功能和肾脏的清除功能也不如儿童和成人那么有效。

老年人组织中水含量、血流量和血浆蛋白结合能力均降低，而组织脂肪含量增加，对毒物在体内的分布有很大影响。而且老年人肾脏清除能力亦下降，如患严重的肝脏疾病还可引起肝脏生物转化能力的降低。

4.4 不同剂量反应的变异

4.4.1 *毒物的峰值水平和整体时间性的暴露*

剂量和组织内的浓度是决定毒性的关键因素，以下例子可以证明这一点。高剂量乙醇的急性暴露主要导致神经毒性，其症状包括视觉逐渐下降、嗅觉和味觉减退、痛阈升高、肌肉协调性损害、共济失调、眼球震颤、蹒跚步态、恶心呕吐、复视、体温降低，甚至感觉丧失。严重者可引起死亡。相反，中等剂量乙醇的慢性暴露导致肝脏损害（脂肪堆积、酒精肝、肝硬化）。

抗氧化三肽物质——谷胱甘肽耗竭是剂量-效应曲线变陡的一个常见原因，肝脏毒物乙酰氨基酚就是很好的例子（Rumack and Matthew, 1975）。谷胱甘肽能与毒物的活性形式牢固结合，经过肽链剪接和乙酰化后，以硫醚氨酸盐（mercapturates）的形式排出体外。细胞内谷胱甘肽可被高浓度的活性毒物耗竭，但生物合成机制能够维持谷胱甘肽在较低浓度水平，所以对于相同的总剂量，单次急性染毒出现毒性，而如果分次长期染毒却可能并不造成毒性。

如果产生毒性代谢产物的代谢途径已达到饱和，即对该毒物的代谢率已达最高值，则即使体内还有更多的原形毒物，也不会影响其代谢产物的生成率，比如一些依赖 P450 进行的氧化反应就是如此。如果这些过量毒物的大部分以原形排出体外，则说明它们根本就没有对机体产生作用，许多对苯并（a）芘毒性的研究都得到这样的结果（Gerde et al., 1993）。相反，我们可能低估了毒物在更接近现实暴露水平的较低剂量时的毒性作用，事实上在这样的剂量水平下，原形毒物的活化效率更高。另一方面，如果过量毒物在体内贮存，而后再被酶活化，这样就会使暴露期延长，而贮存时组织分布的不同又可能导致毒物的亲器官性改变。丁二烯的吸入性中毒就是一个体内贮存延长暴露的例子。它在小鼠体内首先被代谢成单环氧化物，然后转变为更具致突变性的二环氧化物。丁二烯吸入后，单环氧化物首先在脂肪中蓄积，然后再释放出来，这样就使得在相对更长的时期内有单环氧化物作为底物转变为二环氧化物（Thornton-Manning et al.，1995）。已知杀虫剂 DDT 在脂肪组织中蓄积，短期暴露导致神经毒性，而长期暴露则引起肝脏毒性（Murphy，1986）。

4.4.2 *不同暴露期的外推——暂时的外推*

暂时的外推只适用于一种情况，即当动物实验检测到了某种危害，但其暴露时间长短与人类实际的暴露时间不相符。例如要评价膳食暴露的毒性，现有资料只有亚慢性动物实验的结果时，就需要使用暂时性外推，因为人类通过食物的暴露一般是慢性的。

在理想情况下，实验研究的暴露持续时间应该模拟人体接触的实际情况。因此，在对人体长时间低膳食浓度暴露的某种物质进行毒性评价时，给实验动物终生喂饲含有该物质的饲料染毒应是最恰当的。人体偶然的高水平暴露最好用高剂量染毒的急性或亚急性动物实验来模拟。

慢性动物实验模拟人类终身暴露（如 2 年的啮齿动物相当于 70 岁或 70 岁以上年龄的人）的科学依据是生理时间：对于一个有机体来说，生理事件的发生与机体内部的定时机制可能是同步的，该定时机制与机体的大小有关。在哺乳动物和鸟类中，几乎所有的生物学反应指数都与体质指数变化相一致（Lindstedt and Calder，1981）。例如，所有哺乳动物一生中每克组织所消耗的能量几乎是相同的（Lindstedt and Boyce，1985）。然而，值得注意的是在某些情况下（如重金属镉），人类对某一化学物的终身暴露是无法用实验动物来模拟的（Bhattachaeyya et al.，2000）。

在那些需要进行暂时性外推的实验中，有必要考虑诸多的毒代动力学和毒效动力学问题。例如，一些化学物的清除速率非常缓慢，容易造成生物蓄积（如 TCDD），这类物质在短期研究中可能达不到稳态浓度，因为达到稳态浓度的时间是半数清除期的 4～5 倍。还有一些其他因素也能影响短期实验结果对慢性毒性的预测价值，这些因素包括毒性效应的可逆性及可能存在的修复过程、剂量-反应曲线的斜率以及毒性结果的特异性。例如，人们需要考虑在亚慢性研究中出现的毒性效应是否会随时间延长而毒性增加，或毒性性质发生改变（如一些具有肝脏毒性的物质）。最后还应注意，随着年龄增加，一些生理参数会有相应的变化。

在进行暂时性外推时，基本的假设是在短期暴露中出现的某些毒性在长期低浓度暴露时也会出现（Dourson et al.，1996）。此假设是基于普遍适用的 Haber 定律得出的，即浓度和时间的乘积是一个常数。

许多研究者对同一化学物亚慢性毒性实验和慢性毒性实验中未观察到损害作用的剂量（NOAEL）与观察到损害作用的最低剂量（LOAEL）的比值进行了比较（Vermeire et al.，1999）。一般来讲，亚慢性和慢性实验 NOAEL/ LOAEL 比值的几何均数平均变异为 2～3（Weil and McCollister，1963；McNamara，1976；Rulis and Hattan，1985；Nessel et al.，1995；Kalberlah and Schneider，1998；Pieters et al.，1998）。但由于种属不同，数据库的大小不同以及对数据选择的标准不同，几何标准差的变化范围为 1.3～5.6（Vermeire et al.，1999）。在第 3 部分中进一步讨论。

在进行如上比较时，许多因素都会影响评估的结果（Kalberlah and Schneider，1998；Vermeire et al.，1999）。其中一种因素是剂量间隔。例如，在国家毒理学研究计划（NTP）研究中，亚慢性实验需要 5 个暴露剂量组，而传统的 2 年实验只需要 3 个暴露剂量组。显然，剂量间隔会对 NOAEL/LOAEL 测定的精确度产生一定影响；同时，对个体阈值估计不准确也会导致 NOAEL/LOAEL 比值测定不精确。另外，慢性和亚慢性毒理学研究的深度不同，例如，在“确定剂量范围”的研究中，检测的只是有限数量的终点。最后，随着研究的进行，机体可能会出现适应。

总之，我们应承认，暂时外推不是一个简单的过程，需要考虑许多因素。对毒物作用方式和毒代动力学的了解有助于进行暂时外推。无论如何，应优先进行毒性评价的短期实验。如果 90 天实验中没有发现组织增生，那么在更长时期的暴露后发生肿瘤的可能性比具有产生高度组织增生的化学物低。总之，要灵活地处理这个问题，最好是依据受试物的作用机制来选择最合适的研究方法和途径。

5 剂量-反应关系

5.1 外剂量和内剂量

在常规的毒性研究中，剂量一般是指动物每千克体重所摄入化学物的量（外剂量或摄入剂量）。但是，由于多种原因，摄入的化学物不能或只有部分能进入体循环。描述吸收程度的参数是生物利用度，它的定义为进入体循环的化学物占摄入化学物总量的比例（Renwick，1993a）。由于化学物吸收量和速率的限制，内剂量（或吸收剂量）与观察到的毒性效应之间的相关性要强于外剂量。所以以内剂量为依据获得的动物毒性资料能够更好地外推到人（见 6.4）。

有几种理由可以解释为什么一种化学物经胃肠道摄入后不能全部进入体循环（Renwick，1993a）。该物质可能极性太大，在机体将其通过粪便排出之前不能完全被吸收。另外，化学物可在肠道内的 pH、酶类以及菌群的作用下代谢或降解。另外，化学物还可能在进入体循环之前，在肠壁或肝脏被代谢。有实验表明，小肠内 CYP 3A4 和 P 糖蛋白含量可影响多种化学物的生物利用度（Kolars et al.，1991；Thummel et al.，1996；Watkins，1997）。不同种属间对化学物的吸收、分布、代谢和排泄的差异见 3.1。

5.2 剂量-反应关系评价中的一般问题

评价剂量-反应关系是描述暴露于特定化学物造成的可能危险性的前提，同时也是安全性评价以及建立指南/标准系统的起点。只有对某种物质的剂量-反应曲线有足够的了解，才能预测暴露于已知或预期剂量水平时的危险性。曲线上不同部分的重要性各异，包括对已知反应的 NOAEL、阈值、LOAEL、基准剂量（Edler et al.，2002）以及在最敏感种属中观察的临界效应的斜率，所有上述指标都是危险性评估的基础。但有一点需要认识到，几乎没有一个动物毒性实验能涵盖所有毒性终点。

在实验研究中，剂量设计是依实验目的而定的。如为了危害识别，应尽可能给予不产生无关终点的最大剂量以便增加实验模型的敏感性。相反，定量的危险性评估及安全性评价需要了解受试物的剂量-反应关系，其中包括不产生毒性作用的剂量（无作用剂量），因为这一剂量能够帮助确定人体暴露的“安全水平”（Renwick，1999）。为了适应这些不同的要求，在毒性研究中最好设计较宽的剂量间隔，以便覆盖较宽的暴露范围。读者可以参阅 Edler 等（2002）报告中有关剂量-反应关系模型的详细论述。

对毒性反应定量评估有两个重点：一是要确定病理反应开始显现的剂量水平；第二是要判断发生在最低剂量的反应是正常的生理性适应反应还是真正的损害作用（见 5.3）。

过去认为，以非肿瘤和非遗传毒性肿瘤为终点的毒性作用具有阈剂量（Lu，1988；Truhaut，1991）。不引起任何毒性的最高剂量，即 NOAEL，一般用作阈剂量，作为安全性评价/危险性评估的起始点。NOAEL 可被更精确地定义为一种暴露水平，在该暴露水平下，暴露人群与对照人群相比，损害作用发生频率和严重程度没有统计学或生物学意义上的显著差别。在这一暴露水平下可产生某些效应，但这些效应既不是损害作用也不是损害作用的前兆。与那些具有明显剂量阈值的化学物相反，许多具有遗传毒性的致癌物没有阈剂量，所以任何水平的暴露都具有一定的危险性。在这种情况下，可借助数学模型来确定某种暴露水平的特殊危险水平（Younes et al.，1998）。要想证明阈值的存在，损害作用发生的机制必须与本底反应不同。所有那些损害作用与本底反应速率相同的化学物，都不能找到真正的阈值（Crump et al.，1976）。

对有阈值的反应，可引入未观察到损害作用剂量（NOEL）这个概念。它是一种暴露人群和对照人群在损害作用的发生频率和严重程度方面没有统计学或生物学意义上的显著性差别的暴露水平。对于最低暴露水平下发生的改变，一定要科学地判断是适应性的还是损害性的。然而，并不是对于所有暴露都已知或能够发现 NOEL 和 NOAEL 之间的差别，因为生物学变化本身具有不确定性。

在评价暴露于各种物质的危害时，敏感性的不同可能会导致对结果错误的解释。不同种属的动物在毒理学反应上的变异可能很大。例如，TCDD 对仓鼠、灵长类和豚鼠急性毒性的剂量差异可高达几个数量级，这可能是由于不同种属动物的毒代动力学、毒效动力学或二者都不同所致。另外，特定的化学物对某些种属的动物可能会有特异性效应。例如，在大鼠、小鼠和仓鼠体内可观察到过氧化物小（peroxisome）体增殖，但在人体内不存在这种反应；与肾脏损害和肾脏肿瘤有关的 α_2 微球蛋白也只出现在雄性大鼠中。详见第 3 部分。

5.3 适应性反应和损害反应

在毒理学研究中，损害作用或异常效应一般定义为受试组的测定结果超出正常范围。“正常”范围通常以对照组的测定值为基础，用均数的95%可信区间来表示。损害作用可以是生化特性改变、功能损害或者病理学损伤，使得整个机体的功能受到影响或降低机体对环境变化的反应能力。机体暴露于某一化学物后的最初反应可能有许多不同的生化作用机制，见表 2。

表 2　毒性作用的生化机制

- 诱导特定的酶类
- 抑制特定的酶类
- 特异性酶类过度负荷
- 保护性物质的耗竭
- 置换载体蛋白
- 与内源性受体相互作用
- 膜调节过程紊乱

摘自 IPCS（2000）

上述很多机制在低剂量时都会引起适应性反应，可以认为是机体为维持稳态对环境变化的应激反应。酶的诱导、激素水平变化以及细胞功能的轻微变化都是适应性反应的实例。在许多情况下，这些反应不会引起临床上明显的结构或功能改变，即不会引起损害效应。然而，有些情况下很难确定所观察到的反应是适应性的还是损伤性的。例如，在有些情况下，酶的诱导是适应性反应，没有任何生物学意义；有时它能使有毒物质代谢和排出加快，这对机体是有益的；但有时它也可能使活性中间产物增加，从而增强毒性作用，这对机体来说就是有害反应了。

美国国家科学院（1975）把非损害作用定义为无形态学、生长、发育和寿命的改变。另外，非损害作用不引起功能的损伤或对应激代偿能力的损害；在暴露停止后，这些效应是可逆的，机体的稳态没有明显受损，对其他环境损害作用的易感性也没有提高。

另外，一般认为损害作用是由间断的或持续的暴露引起的改变，这些改变导致功能损害（可通过解剖学、生理学、生物化学或行为参数测定）或对额外应激代偿能力的降低。如果这种改变引起有机体保持稳态能力的下降，损害作用在暴露过程中或在暴露停止之后是不可逆的。此外，损害作用增加了有机体对其他不良环境影响的易感性（National Academy of Sciences，1975）。

随着目前分析技术的改进以及新的分析技术的建立，在同一实验中可分析更多的终点指标。这将明显增加检出变异的可能性，但也同时增加了对实验结果解释的难度。新的分子生物学方法的发展使检测微效基因表达变化成为可能。随着这些新方法被引入外源化学物的毒性研究，科研工作者将面临更大的挑战，那就是要弄清：如果持续暴露于某种化学物，机体的改变只是非损害性的生理功能变化，还是预示着将会进展为严重的不可逆的损伤。

用常规的毒性实验通常不容易区分损害作用和非损害作用。区别损害作用和非损害作用需要相当多的关于可逆性改变及其与正常生理学、形态学的细微差别的知识。因此，有必要进行更多的机制研究，以确定 NOAEL 水平及其与 NOEL 是否有差别。最后要以科学的判断和专业知识为基础作出决定。

5.4 阈值和非阈值反应

关于剂量阈值的问题是复杂的，可以从生物学和定量的角度来讨论。在本文中将从生物学角度讨论阈值，即用生物学方法使阈值的概念尽可能定性化。例如，阈值应该是一个特定的剂量范围，在这个范围内化学物的作用可能导致机体实质性的变化；而低于此剂量范围，则不会出现具有生物学意义的效应。单一剂量阈值在严格意义上定义为一个分子的改变就使机体的反应从无到有，但从定量的角度很难解释（Slob，1999；Edler et al.，2002）。哺乳动物机体的生理反应是受稳态机制调节的，从而维持细胞平衡及其正常功能，机体内激素和电解质的调节作用就是一个实例。如果外源化学物的暴露超出了稳态机制的调节范围，就会干扰正常的生理过程，打破细胞平衡。当化学物的暴露处于低水平时，各种组织细胞具有足够大的调节能力，稳态机制能够抵消各种由外源暴露引发的反应。当化学物与细胞大分子物质的关键部位结合或与低分子量的细胞物质相互作用在某一特定水平之下时，不会出现细胞结构和功能改变。因此，在特定阈剂量以下，生物学反应不明显，个体反应发生率为零。不同个体和种属抵抗毒性作用的能力不同，阈剂量水平受许多自身因素的影响，如年龄、性别、体重、遗传、营养状况和疾病，同时还受很多外部因素的影响，如膳食结构、吸烟和其他化学物的暴露。由于这种差异的存在，人群中总是存在一些对某些化学物暴露敏感的高危个体。相反，也存在一些对暴露有抵抗作用、需要相对较高的暴露剂量才能产生类似效应的个体。

大量例证表明，许多化学物急性暴露所产生的毒性反应存在阈剂量。例如，药物对乙酰胺基酚（扑热息痛）的活性代谢产物产生的肝毒性，在低水平暴露时可通过细胞内谷胱甘肽的保护作用而抵消（见 4.4.1）。另一个例子是亚硝酸盐所致的高铁血红蛋白的形成。在正常生理条件下，细胞内的亚铁血红蛋白会不断地被氧化生成高铁血红蛋白，但是高铁血红蛋白可以在高铁血红蛋白还原酶的作用下还原成亚铁血红蛋白。

在生理条件下，对于低水平亚硝酸盐的暴露，循环血液中的高铁血红蛋白维持在低水平，氧气的运输也处于正常水平。但当亚硝酸盐剂量水平增加超过了高铁血红蛋白还原酶的还原能力时，高铁血红蛋白的含量可以达到毒剂量水平，血液运输氧气的能力下降，发生紫绀。这个例子说明生物学阈剂量应该看作是一个能够引起明显的反应改变的小剂量范围，而不是一个准确的单一剂量水平，后者与酶动力学的基本原理是矛盾的。

不引发毒性反应的剂量水平在持续暴露较长时间后也可能对机体造成损害，这主要是由于单次剂量的累积和/或细胞间相互作用的累积效应所致。然而，要产生毒性反应，这种机体负荷和/或细胞变化的累积必须超过稳态机制调控的范围。这样即使长期暴露于稳态机制能够调节的小剂量，也会出现剂量阈值，重金属镉引起肾毒性就是这样的例子。长期暴露镉后所观察到的肾毒性取决于肾小管细胞中游离镉含量，这种游离镉不能被肾脏合成的金属硫蛋白所清除。镉能与金属硫蛋白结合并诱导其生成，镉与金属硫蛋白形成的复合物在肾脏通过肾小球滤过进入原尿，而后，又被近球小管上皮细胞重新吸收，在此过程中镉与金属硫蛋白分离，而未结合的镉又可刺激金属硫蛋白的合成。然后，这些新合成的金属硫蛋白又与肾小管细胞中的游离镉结合，以防止毒性反应的发生。因此，肾脏（类似的还有肝脏）可作为镉的贮存库。然而一旦游离镉含量超过了金属硫蛋白的合成能力，就可能对近曲小管细胞造成损伤。大量动物实验表明，肾皮质镉含量必须达到 100～150 mg Cd /kg 组织才能检出肾小管损伤。

亲脂性化学物，如二噁英和多氯联苯（PCB）都存贮在脂肪中，然后缓慢释放到其他组织中，这种向其他组织释放的动力学以及机体对该物质的总负荷决定着这些化学物的毒性。

当化学物或其代谢产物有遗传毒性时，人们可以观察到一种特殊的慢性暴露情况，与离子辐射的致癌反应相似。许多人认为由化学物产生的遗传毒性反应是随机出现的，因而所有与机体遗传物质发生的相互作用，都具有一定程度的危险性。然而，遗传毒性反应仍可用稳态理论来解释。人们现在提出了一些有关遗传毒性反应的稳态理论。在暴露处于低水平时，活性化学分子可能通过体内代谢反应或与细胞内小分子物质，如硫醇和抗氧化物反应而失去毒性，而 DNA 修复机制又可能将永久性的变异恢复正常。另外，受损细胞还可通过凋亡而被清除。有研究显示，诱导癌症发生的剂量与时间呈 log-log 线性关系（Druckrey，1967），那么至少从理论上说，应该存在一个由种属寿命决定的实际意义上的阈剂量。然而，直到现在都不太可能用现有的方法来确定那些具有遗传毒性的化学物是否存在阈剂量。经典的“百万小鼠（mega-mouse）”致癌实验证明用 2-乙酰氨基芴诱发小鼠肝脏肿瘤存在一个无阈值的线性剂量-反应关系，而诱发膀胱肿瘤则存在明显的阈剂量（Littlefield et al.，1979）。从理论上说，要证明遗传毒性反应没有阈剂量是不太可能的，因为人们不能证明阴性结果。在对具有遗传毒性化学物的危险性评估中，许多人支持传统的观点，即这些化学物没有阈剂量，但近来这一观点受到了挑战（Purchase and Auton，1995）。

5.5 毒物兴奋效应

大量文献支持一种观点，即在特定的情况下，某些毒物在低剂量时会表现出对机体有益的作用，这种称之为毒物兴奋效应（hormesis）的效应呈现U型剂量-反应关系（Calabrese and Baldwin，1998）。从现有结果看，在4000项毒性评价研究中约有350项显示出此种化学兴奋效应（Calabrese and Baldwin，1998）。这一效应最常见的终点反应是生长变化，继而还会出现代谢、寿命、繁殖和存活方面的改变。这些资料中的平均低剂量最大刺激效应约比对照高50%，兴奋效应的剂量范围一般在NOAEL之下的一个数量级内。在实验过程中如果出现明显的U型剂量-反应关系，首先要确定是否没有其他形状的曲线关系也能很好地拟合这些数据；但如果只有一两个剂量，那将难以确定U型关系。毒物兴奋效应的概念能否广泛应用于低分子量化学物的危害特征描述，目前尚没有统一的认识。

5.6 从高剂量到低剂量的外推

在多次给药的毒性实验中，最高剂量的选择是非常重要的。在传统上，长期致癌实验需要根据对少量动物研究得到所谓的最大耐受剂量（MTD）作为标准最高剂量。MTD定义为：在没有其他毒性表现时，引起生长障碍和增重降低10%的剂量（Swenberg，1995）。但是，以MTD作为毒性实验最高剂量的观点受到了质疑，因为如此高的剂量有可能干扰生理参数（如外源化学物代谢酶的饱和和/或阻断解毒途径），造成营养失衡，或产生与人类暴露无关的虚假效应（Counts and Goodman，1995；Renwick，1999）。

在从高剂量到低剂量外推的过程中，可能会遇到影响受试物毒代动力学和/或毒效动力学的许多问题。这些问题中有些涉及对营养状况的影响，包括较高浓度的受试物可能改变膳食的味道，以及如果受试物本身不是营养素，还可能干扰营养素的正常消化和吸收（Renwick，1999）。其他需要考虑的问题还有生化（如酶类的抑制或诱导，辅因子的耗竭）或生理特性（如干扰激素平衡，改变正常器官或细胞的功能）（Marrs，1993；Morgenroth，1993；Poulsen，1993；Renwick，1999）。

一般而言，假设从高剂量到低剂量外推过程中的剂量与靶器官对活性化学物的暴露存在线性关系，但毒代动力学和毒效动力学中也可能存在非线性关系。就毒效动力学而言，同一种物质在高剂量和低剂量时的作用机制都有可能不同。非线性毒代动力学可能出现在各种水平，例如化学物的吸收过程存在主动转运，在高剂量时，转运途径可能饱和，化学物本身或其活性代谢产物与血浆蛋白或组织蛋白结合达到饱和，或者如果在高剂量时心输出量降低，化学物的组织分布和清除率下降，这些都会影响活性物质的吸收。最后，高剂量的化学物有可能对代谢过程造成抑制，主要通过代谢酶的饱和，抑制终产物或是耗竭必需的辅助因子。另外，在高剂量时也有可能出现与正常情况或低剂量水平不同的代谢途径，而该途径产生的（有毒）代谢产物在正常或低剂量水平时一般不会产生（Renwick，1999）。这种现象的一个实例二氯甲烷见5.3。实际上，在美国癌症研究所-国家毒理学计划检测的315种化学物致癌作用的剂量-反应关系数据表明，与线性反应相比，致癌性反应更接近二次方程反应。也就是说，在遗传毒性化学物中，非线性的剂量-反应关系形式比在非遗传毒性化学物中更常见（Hoel and Portier，1994）。

建立剂量-反应关系的数学模型有利于危害特征描述，而对化学物作用方式的描述能使PBTK模型成为完整的以生物学为基础的剂量-反应关系模型（Edler et al.，2002）。

在有些情况下，只能确定阈效应的LOAEL，而不能确定NOAEL，这时就有必要从LOAEL推测预期的NOAEL（如使用不确定因子）。为了达到此目的，针对不同的作用通常使用3～10倍之间的某个倍数作为不确定因子。在亚慢性和慢性实验中，许多研究者都分析了LOAEL与预期NOAEL比值的关系（在同一个实验中）。Dourson和Stara（1983）分析了Weil和McCollister的数据（1963），发现在同一研究中，相同终点的LOAEL与预期NOAEL比值为5或5以下的占96%。Kadry等（1995）对氯化物进行了类似的评价，结果所有的比值都小于或等于10，其中有91%的比值在6或6以下。由于大多数毒理学实验采用的都是经典剂量分级法，应该明确 NOAEL 的真实值通常会比在经典剂量分级实验中得到的数值高。与单纯用 NOAEL 相比，这种比值的优点是利用了所有可得到的剂量反应信息，推导出一个基准剂量作为起始点，或者采用其他模型进行低剂量外推（Kalberlah and Schneider，1998）。在使用这一指标的过程中，应该牢记 LOAEL 与 NOAEL 的比值是由实验的剂量设计决定的，只能简单的反映经典体内毒性实验的剂量间距（Edler et al.，2002）。另外，实验中各个剂量组的动物数也会影响 NOAEL/LOAEL 值的精确度。

通常在危险性评估中不能根据剂量-反应关系曲线的形状得出 NOAEL，在安全性评价中也如此。在肯定剂量点的个数和间距资料足以推导出合理的 NOAEL 外，其他数据资料经常被忽略掉。从剂量-反应曲线的斜率能够得到有关反应快慢的总体印象；同时，现代方法学使得人们能够更好地利用所有数据信息，减少实验评估 NOAEL 的不确定性。基准方法利用反应数据拟合回归方程，从而估计损害作用开始明显化的剂量。基准概念中需要假定针对某一特定结局的临界效应程度（critical effect size，CES），在该水平以下的效应不会对机体造成损害。相应的也要确定临界效应剂量（CED），在此剂量水平时动物一般会表现出 CES。基准方法的一个主要优点是在外推过程中利用了所有实验数据信息，而且不需要从 LOAEL 推出 NOAEL。但是，要使一个基准方法获得的实验结果有意义，至少需要三个剂量组来显示不同的反应水平，且剂量组越多越好（Edler et al.，2002）。

5.7 现状和未来

危害识别和特征性描述的实验方法已经有40～50年的发展历史，积累了大量的正常背景资料以资对比。目前大多数实验室采用良好的实验方法来减少和识别外源干扰因素的存在，如感染和营养失衡，因为这些因素会影响实验结果。良好实验室操作（GLP）可以提高研究和实验结果的可靠性。但主要问题是所用方法多为描述性的以及实验的样本量较少。研究人员通过比较对照组和实验组动物的不同来进行危险性评估，而这种不同还受生物学变异的影响。检测发生率低的效应或推导 NOAEL 都可能受研究方法的敏感性、剂量水平的选择以及实验动物数量的影响。

危险性评估领域取得的最大进步将来源于对损害作用发生机制的了解和广泛应用。了解作用机制能够更好地对实验结果进行解释和外推，用更快、更准确的方法替代过去耗时、耗实验动物和耗材的描述性研究，以及确定某些特定的机制是否在毒性反应中发挥作用。

应用分子生物学的方法使人们能够从分子的角度识别作用靶点并进行机制描述，这无疑对危害的识别及特征描述有很大的促进作用。基因组学和蛋白组学新方法的使用将使人们获得更多有关化学物交互作用的生物学信息。然而，由于生物体内存在冗余现象以及稳态机制的调控，从众多基因组学和蛋白组学实验的结果中去除无意义的结果是非常重要的。因此，在进行毒理学危害特征描述过程中，有必要对用基因组学和蛋白组学方法的发现，采用整体观念来验证或拒绝。非放射标记技术，如核磁共振谱的应用，可以增加人们对毒物动力学的理解，从而进一步完善危害特征描述的过程。

将来，人们可能不必去证明长期暴露于某种化学物后会发生一些特定的事件，如肿瘤形成，而只要知道该化学物具有潜在致癌性，并且确定剂量-反应曲线即可。当然，通过动物的长期实验确定一种化学物没有引起致癌效应的能力是同样重要的。这种用于确定早期关键事件的研究方法被命名为替代标志物法。此方法节约时间和动物，降低成本，同时还能提高预测结果的质量和数量。

当今社会对食物中的化学物（如天然调味品、食物包装材料）安全性评价的需求日益增多，这就需要一套可靠的方法来评估那些需要优先考虑的事件。通过复杂的毒理学检测程序来达到此目的是不可思议的。这种优先必须是在对实际暴露水平以及化学物的物理化学特性进行合理评估的基础上确定的。支持这种方法的前提是，不管受试物属于哪类化学物，都可以确定一个不会对机体造成任何严重损害的一般暴露水平。这种暴露水平称作“具有毒理学意义的阈值”（threshold of toxicological concern，TTC）（Kroes et al.，2000，Edler et al.，2002）。此概念已被毒理学家广泛接受，并且被FAO/WHO联合食物添加剂专家委员会用于食物香精的评价，同时也被美国食物和药品管理局（FDA）用于食物包装材料的评价。但是，目前对于TTC值实际应该规定为多少仍存在争议。

6 种属差异和种属间的外推

6.1 引言

一般来讲，动物模型能用来很好地预测对人类的毒性结果，至少从定性的角度看是这样。然而，众所周知，毒性的种属差异既是一个定性的问题同时也是一个定量的问题。多种原因可引起靶器官对化学物的敏感性和选择性的不同。大体上讲，这种不同是由于毒代动力学（化学物释放到作用部位）或毒效动力学因素（作用部位对化学物固有的敏感性）在质或量上的差异所致（表3）（见4. 毒性反应变异原因的一般讨论）。

表3 化学物毒性种属差异的主要类型

Ⅰ. 质的差异
病理机制上的种属特异性
Ⅱ. 量的差异
A. 毒物代谢动力学因素不同
化学物释放的差异导致靶剂量不同
B. 毒物效应动力学因素不同
靶器官敏感性不同，如受体水平及其结合力、细胞增殖、凋亡、组织修复不同

由于实验动物和人类之间存在诸多不同，用动物毒性数据进行人类危险性评估就存在一定的不确定性。正是由于这种不同和不确定性，相对于动物实验来说，如果可能的话还是应当首先考虑利用适当、可靠的人类数据。

不同种属之间存在解剖学和生理学的差异（见第2部分，毒性反应差异的原因）。其中有几种因素会引起毒物代谢动力学的不同。这种差异的一个重要原因是代谢：小动物比人代谢化学物更快，因为它们的肝脏占整个身体的比重相对较大，肝脏灌注量较高，而大多数哺乳动物肝脏代谢酶的活性是随着体重的减少而相对增高的（Krasovskii，1976）。导致种属间对化学物毒性易感性差异的最主要原因可能是生物转化的不同（Walker，1978）。某些种属可能缺少特定的代谢反应或代谢能力有限，或是代谢活性存在差异以及存在竞争性代谢反应平衡（Caldwell，1981）。

种属间毒效动力学的差异包括：

- 解剖学差异，例如效应可能发生在一个人类没有的器官（如啮齿动物的前胃）；
- 生理学差异，如激素对靶器官的调控在种属间可能不同；
- 生化学差异，如生物活化/细胞保护的平衡或关键的生化成分种属间可能不同（例如肾脏疾患时的 α_2 微球蛋白）（Borghoff et al.，1990；Flamm and Lehman McKeeman，1991；Hard et al.，1993）。

毒效动力学的差异可导致反应量的不同，但有时实验动物中出现的效应人类并不存在。

6.2 种属特异的毒性反应实例

通常种属间毒性反应表现为质的差异，而不是量上的差异。然而，有些从动物实验外推到人类的毒性效应实际在人类中并未观察到（表4）。

表4 动物实验中出现但在人类并未观察到的效应

受试物	毒性	种属
乙酰水杨酸	胚胎毒性	大鼠
苯巴比妥	肝肿瘤	小鼠和大鼠
口服避孕药	视网膜漂白	猴
青霉素	快速致死	豚鼠
糖精	膀胱肿瘤	大鼠
安妥明	肝肿瘤	大鼠

此外，非活性物质，例如羟基丁基茴香醚的长期暴露只在啮齿类动物的前胃产生肿瘤，而可能对人类没有明显致癌作用（IARC，2002）。

相反，历史上也有多例动物实验并未检测出毒性而对人类造成毒害的实例，例如职业性苯暴露所致白血病，以及由β肾上腺素受体阻滞剂心得安引起的皮肤、眼睛和肠道损害等。

有些致癌物显示种属特异性，因为在某些动

物实验中检测出的致癌物与人类无关。例如一些非遗传性肾脏致癌物只在雄性大鼠体内才有活性(Borghoff et al.，1990；Flamm and Lehman-McKeeman，1991；Hard et al.，1993)。化学物，如1，4-二氯苯，二甲基-甲基磷酸盐，六氯乙烷，异佛乐酮，d柠檬油精和四氯乙烯都能引起肾小体透明样变，表现为肾小管细胞增殖，最终出现肾细胞瘤。这些效应的发生是上述化学物通过与雄性大鼠体内一种特异的尿蛋白——α_2 微球蛋白的可逆性相互作用引起的。

种属特异性致癌反应的另一个实例是摄入钠盐所致的大鼠膀胱肿瘤。某些钠盐的无定形磷酸钙沉淀物，如糖精钠、抗坏血酸钠、谷氨酸钠、重碳酸钠和氯化钠等，对大鼠膀胱上皮细胞具有毒性，导致轻度再生性肥大，继而发展为膀胱肿瘤（Cohen，1999）。这些效应在雄性大鼠比雌性明显，而在小鼠、仓鼠或猴子似乎并不发生这些变化（Ellwein and Cohen，1990；Cohen，1995；Cohen and Lawson，1995）。原因是只有大鼠的尿pH≥6.5，磷酸钙和蛋白质的浓度高，膀胱上皮的渗透性高，这些都是形成沉淀物的关键因素。其他物质（如三聚氰胺）引起大鼠膀胱肿瘤是尿结石形成的继发效应，假如人体也暴露于足以形成结石的高浓度，那么可能也会出现膀胱肿瘤(IARC，1999a)。

给大鼠和小鼠长期服用磺胺药物会影响其甲状腺激素的分泌平衡，导致甲状腺刺激素（TSH）分泌增加，最终形成甲状腺滤泡细胞瘤。由于猴子的甲状腺过氧化物酶对磺胺药物不敏感，所以磺胺甲嘧啶和磺胺甲氧唑不影响猴子的甲状腺激素平衡（McClain，1985；Takayama et al.，1986）。目前认为磺胺药物对人类不具有致癌性(IARC，2001)。

增塑剂邻苯二甲酸盐（DEHP）是多种食物中常见的低水平污染物。有些DEHP对实验动物产生的效应在人类不会出现，有些则会出现(CSTEE，1998)。DEHP可诱发大鼠和小鼠肝肿瘤，其机制为诱导肝细胞过氧化物小体增殖，而并非直接与DNA相互作用。肝脏过氧化物小体的增殖依赖核受体PPARα的介导。有研究表明，PPARα缺乏的小鼠经口给予DEHP不会诱导过氧化物小体增殖标志物的产生（Ward et al.，1998)。啮齿类与人在PPARα介导的基因表达调控上存在差别，因而出现对DEHP反应的不同。实验发现，人类肝细胞培养物暴露于DEHP以及非人灵长类肝脏暴露于DEHP后，DEHP的代谢产物均缺乏活性。所以说，大鼠和小鼠肝细胞肿瘤的发生机制与人类不同（IARC，2000)。但是，导致野生型小鼠过氧化物小体增殖的DEHP剂量，在PPARα基因敲除的同种小鼠却引起睾丸和肾脏毒性（Ward et al.，1998)，这两种效应可能在人类中也会出现。

6.3 毒代动力学和毒效动力学方面的种属差异

不同种属的动物在代谢量上存在差异十分多见，而并非特例。除此以外，有些种属本身还具有一些众所周知的代谢缺陷（表5)。

表5 不同种属对外源化学物的代谢缺陷

种属	化学物	缺乏的反应	结果
猫	小分子酚类化学物	葡萄糖醛酸化	硫酸快速耗竭，引起毒性增强
猫	小分子芳香酸类	葡萄糖醛酸化	甘氨酸快速耗竭，引起毒性增强
狗	大部分伯氨类化学物	乙酰化	不能发生结合反应，而导致毒性增强
豚鼠	芳香胺类	N-羟基化	有时毒性增加，也有时毒性降低
大鼠	脂肪胺类	N-羟基化	一般情况下使毒性增强

代谢量方面的种属差异很大（Caldwell，1980）。在许多情况下，这些差异经常会影响到化学物对机体的毒性。事实上，种属间敏感性的差异已经被用到有机磷杀虫剂的研制上，如马拉硫磷，它对昆虫的毒性远远大于对人和其他哺乳动物的毒性。还有一个经典的例子就是药物环乙烯巴比妥，由于它在不同种属间明显的代谢差异，导致对各种动物的药理学作用大不相同（表 6）。

表 6　相同剂量（mg/kg 体重）环乙烯巴比妥氧化作用及其作用持续时间的种属差异

种属	作用持续时间 (min)	血浆半减期 (min)	相对酶活性 (μg/g・h)	苏醒时血浆水平 (μg/ml)
小鼠	12	19	598	89
兔	49	60	196	57
大鼠	90	140	135	64
狗	315	260	36	19

选自 Quinn 等（1958）

长期吸入二氯甲烷能引起小鼠肺部和肝部良性和恶性肿瘤发生率的增加，但对大鼠和仓鼠作用不明显。机制研究表明，GST 介导的二氯甲烷代谢与其对小鼠的致癌性之间存在一定的联系。在小鼠肺和肝脏中，与二氯甲烷代谢和遗传毒性有关的 GSTT1 的表达明显高于大鼠和人的相应组织。但现有的数据还不能清楚地解释为什么暴露于二氯甲烷后只有小鼠发生肝和肺的肿瘤，而大鼠不会发生（IARC，1996b）。如果忽略了小鼠和人之间毒代动力学的差异，那么二氯甲烷对人体的致瘤危害性就会被过高估计将近 2 个数量级（Andersen et al.，1987）。另外，人体 GSTT1 基因具有多态性，世界不同人种和民族的-/-纯合基因型频率在 10%～60%之间。如果在评估模型中不考虑 GSTT1 的多态性，那么得出二氯甲烷对人类致癌的危险性要比实际情况高出 23%～30%（El-Masri et al.，1999）。

对于急性毒性，大部分哺乳动物间的变化不大，只有一小部分化学物的 LD_{50} 值在不同种属间可变化 1～2 个数量级。另外，致癌物对不同种属的致癌作用显示出量上的差异，经典的例证是 2-萘胺，它对人和犬的毒性比大鼠强（Kriek，1969；Radomski，1979；Gold et al.，1984）。另外，大鼠比小鼠和仓鼠对 2-乙酰基芴的致肝癌作用更敏感，而豚鼠和猴子对其则显示出抵抗性（Kriek，1969；Radomski，1979；Gold et al.，1984）。黄曲霉毒素 B_1 对大鼠有很强的肝脏致癌性，而对猴子和仓鼠的致肝癌作用较弱，在小鼠喂养实验中则并未显示出致癌性（Herrold，1969；Wogan，1973；Gold et al.，1984；Thorgeirsson et al.，1994）。由于大鼠和人的甲状腺在生理学上存在较大差异，因而间接通过维持机体 TSH 高水平而致甲状腺肿瘤的化学物对大鼠的致癌性比人高（IARC，1999a，2001，2002）。一般情况下，不同种属间致癌性的差异不大。就大鼠和小鼠而言，已知 74%的致癌物对二者致癌强度的变异系数在 10 以内，98%的致癌物变异系数在 100 以内（Gaylor and Chen，1986；Gold et al.，1989）。

有些化学物是通过特殊的组织受体介导其毒性作用的，与受体结合的紧密程度通常会影响其生物学效应。细胞内“Ah 受体”或“二噁英受体”与 TCDD 及其他芳香类化学物结合后能够介导其毒性反应。已有资料表明，TCDD 及相关化学物与 Ah 受体结合亲和性的级别与其对生化、形态、免疫、肿瘤、发育及生殖方面的毒性级别近似（Poland and Knutson，1982；Safe，1986）。然而，并不是所有种属和品系对二噁英毒性的差异都与 Ah 受体结合亲和性有关。例如，TCDD 的急性致死作用在 Long-Evans 和 Han/Wistar 大鼠之间的敏感性约相差 1 000 倍，但 TCDD 与这两种动物的 Ah 受体结合紧密程度却无显著差异（Pohjanvirta et al.，1999）。

6.4　种属间的外推（从动物到人）

有多种方法可用于种属间的外推。理论上，

某种化学物对一个种属造成的损害作用可以用来预测对另一个种属的危害，这是基于：

- 对化学物（和/或它在关键组织部位的生物活性产物）的浓度水平及其维持时间的比较；
- 证明毒效动力学过程具有可比性。

要将毒性数据从动物外推到人，需要考虑以下三方面内容。

- 对不同大小的个体进行剂量标化或换算，通常简单地表示为 mg/kg 体重，或是根据体表面积换算。
- 化学物的毒代动力学，尤其是生物活化过程以及首过效应的不同。在某些情况下，靶器官剂量能通过 PBTK 模型得出，这一模型考虑到了不同器官血流量以及吸收和清除速率的种属差异（Gerlowski and Jain，1983）。
- 靶器官毒性的特征和敏感性（毒效动力学）（Monro，1993）。

由于缺乏毒代动力学和毒效动力学数据在种属差异方面的资料，一般将啮齿动物毒性实验的结果直接外推到人，以 mg/kg 体重为单位。

外推过程可以使用不同类型的剂量标化或换算技术。毒理学研究中最常使用的是依据生理学特征（如体重、体表面积、能量需求）进行换算。其中尤以根据体重进行的换算（等量换算）使用最多（Mordenti，1985；Ings，1990）。一般以 mg/kg 体重表示的动物日平均毒剂量作为危险性评估的基础，其基本假设为大量生物学参数与体重呈线性关系（Davidson et al.，1986）。不同种属间生理过程、器官灌注以及血浆清除率上的差异也会影响以体重为基础的种属间的外推（Renwick，1991，1993b）。

其他因素，包括吸收、与血浆蛋白结合以及胆汁分泌都与体重无关（Mordenti，1986）。但它们中的一些与体表面积有关，体表面积也是种属间外推的基础（异速生长换算）。Calabrese 等（1992）认为体表面积等于体重的 0.67 次方。实验动物个体越大，换算系数越小。但是这里需要注意，利用体表面积进行外推可能会使结果不准确，尤其是在一种化学物的代谢过程与动物整体代谢速率无关，进而与体表面积也无关的情况下更应注意（Lu，1985）。

以能量需求进行换算是另一种异速生长换算方法，它在一定程度上弥补了以体表面积进行换算时对摄入/暴露估计的不足。这种换算的基本假设为不同种属的动物基础代谢率相似。方法中使用体重的 0.75 次方。由于这种方法兼顾了许多种属间生理功能的不同，故而种属间毒代动力学的差异已经包括在内（Kalberlah and Schneider，1998；Verneire et al.，1999）。基于体表面积或能量需求的异速生长换算更接近化学物的内剂量而不是外剂量；因而，此方法能更好地评估靶器官剂量和毒性效应的种属差异（Kalberlah and Schneider，1998）。

除了以生理学特征为基础的剂量换算之外，还有其他两种方法可供采用。

- 功能性活动（寿命）：根据寿命进行暴露换算，将动物长期致癌实验的数据外推到人。
- 多种属回归：此方法一般需要至少 4 个种属动物的实验数据才能估计相当于人类的暴露剂量（Ings，1990），但这种资料很难获得。

理论上，要根据作用机制来选择种属间外推的剂量（剂量换算）。在了解化学物特征的情况下，可以根据需要改动标准方法中的每日剂量。如对于二噁英，就是以人体负荷量为基础，进行从实验动物到人的暴露剂量外推（WHO，2000）。一般应用机体负荷当量来计算动物实验中出现毒性的剂量相当于人每日摄入量的多少。

7 化学混合物的危害特征描述

7.1 引言

通常，食物成分对人体健康的危险性评估往往以暴露于单个化学物的体内毒性资料为基础。基于种属和个体差异而设立的不确定因子，也没有考虑化学物混合暴露问题。然而，食物是一种极其复杂多变的化学混合物，估计含有几千种化学物（营养素、低分子量化学物、次生的植物代谢物）。显然，原则上，每种食物化学物都能和与其作用相似或作用完全不同的另一种化学物表现出联合作用，且各自的作用相互不影响。当然，两者也可以发生交互作用，从而改变单个食物化学物毒性作用的程度和性质。由此产生了一个问题，那就是人体所暴露的食物化学物是否也存在损害效益的联合作用或交互作用。鉴于联合作用确实可能存在，并立足于混合物研究的现状，本节主要讨论低分子化学物之间交互作用的问题，并用这些结果考查我们目前对营养素作用的理解准确与否。

7.2 混合物术语

数学家定义了化学混合物联合作用或交互作用的三个基本原理，且这些原理至今还在混合物毒理学研究领域使用（Bliss，1939；Cassee et al.，1998）。第一个原理是简单相似作用，也称作简单联合作用或剂量相加作用。这是一种非交互作用，混合物中每个化学物的作用途径和作用机制相同，只是作用程度不同。简单联合作用对机体产生的毒效应可用数学方式表达，即在调整混合物中各个化学物的效力差异后，将其剂量相加。这种作用形式也作为毒性等价因子的基础，用于描述异构体或结构类似物的联合毒性，如对二噁英类物质。

第二个原理是简单不相同作用，也称为简单独立作用、独立联合作用、反应相加或效应相加。混合物中各化学物的作用方式、作用性质及作用位点可能不同，因而产生的效应各异，但各种成分的作用之间不相互影响。效应相加是指混合物中每个化学物的效应之和。“反应相加”常特指某人群中“有反应的人数”。事实上，假如人群中的每个个体对混合物中的各种化学物都有一定的耐受力，那么，只有当某种毒物的浓度超过个体耐受剂量时，该个体才会针对这种毒物产生反应。如此说来，有反应的人数并不代表混合物对该人群的平均效应。

第三个原理是交互作用，指两个化学物联合作用的结果比预期的剂量或反应更强（协同、增强、超相加）或更弱（拮抗、抑制、弱相加）。“交互作用”这个词不应该被视为生理学意义上描述化学物与靶器官或受体之间的生物学相互作用，它是根据实验现象对化学物特征进行的一种描述。“交互作用”的机制可以是物理化学和/或生物学的，交互作用可发生在毒代动力学的各个时相（化学物的吸收、分布、代谢、排泄）和/或毒效动力学相（化学物与靶器官组织的交互作用）。当混合物中的每种化学物影响同一过程的不同位点时，一种化学物的弱效应，可被影响该过程下一步的第二种物质的弱效应放大，因而联合作用产生的效应会超过其中任意一个化学物单独产生的效应（大于简单相加效应）。

就食物中化学物可能存在的联合作用或交互作用而言，我们往往关注剂量相加和协同（或超相加）作用，因为使毒性降低的交互作用不太可能引起健康问题。在剂量相加作用存在的情况下，虽然混合物中每种化学物的摄入量都低于它们各自的损害作用水平，但混合摄入后就会达到产生效应的水平（如超过单个化学物的 NOAEL），从而对健康造成影响。但从另一方面讲，交互作用的存在通常需要每种添加物都达到足够的量，从而使一种物质的作用受到另一种物质作用的影响而得以显现。

7.3 混合物研究的现状及对食物化学物研究的意义

对确定成分的化学混合物的毒理学研究表明，在明显毒性效应剂量下出现的混合作用或交互作用，不能用来预测非毒性效应剂量下（包括略低于 LOAEL 的剂量水平）发生的作用（Cassee et al.，1998；Groten et al.，2000 综述）。即使混合物中有一种化学物的剂量在轻微毒性效应水平，混合物表现出的联合作用类型可能不同于此化学物在明显毒性剂量水平时的作用类型。然而，确切地说，在无毒性效应剂量水平（包括暴露剂量仅略低于 LOAEL）发生的作用才是评估人类暴露于这些化学混合物的潜在危险性时真正应该考虑的问题。显然，当混合物中各种化学物的暴露剂量均在 NOAELs 范围内，就不会出现相加和增强作用，印证了上述三个基本原理中的“独立联合作用”（Cassee et al.，1996a；Groten et al.，1997；参见第 4 部分）。但另一方面，其他一些体内研究显示，具有相同靶器官和作用方式的混合物，即使每个单独成分的剂量水平都略低于 LOAEL，其联合作用上可能出现毒性，符合相加作用的原理（Jonker et al.，1996；Cassee et al.，1996b；Tajima et al.，2002）。“剂量相加”模式是危害评估的基本原理，它适用于暴露剂量从低于无毒性作用水平到 NOAEL 的全部范围。

从上述有限的几个毒理学研究中似乎可见，在大多数情况下，如果所暴露的混合物中每种化学物的剂量均为无毒性剂量（或低于毒性剂量），就不会出现健康问题。由于人类暴露于化学物的剂量通常远远低于 NOAEL，所以受相加作用或增强的交互作用引起的健康危害可能性较小。但有些情况除外，即混合物中各种成分具有相似的作用方式或有增强交互作用，以及混合物没有安全范围或安全范围很小。

为了考虑剂量相加作用，JECFA 对一些具有相同特征的食物添加剂制定一个“组 ADI（acceptable daily intake 每日容许摄入量）”。化学结构相似的食物添加剂可能有理由归为一组。当若干化学物都能代谢成同一种代谢产物，且该代谢产物的活性决定了这些化学物的毒性作用谱以及各自的 NOAEL 时，对这几种化学物就可制定一个组 ADI。当组内任一成分或各成分混合后使代谢产物达到潜在毒性剂量时，可以基于其中任何一个成分来确定 NOAEL 和 ADI（利用形成的毒性代谢产物的分子当量）。此 ADI 值适用于组内所有成分，各种成分的总摄入量不能超过 ADI（剂量相加作用）。一个极好的例子是丙烯醇酯类化学物，它们是一类常用的香料，动物实验显示它们代谢后可转化为丙烯醇而具有肝毒性。其 ADI 适用于所有丙烯基酯类化学物的混合摄入。可以应用简单剂量相加模式计算整体暴露量，因为混合物中每种化学物都产生相同的代谢产物。另一种情况是当某些食物添加剂具有相同的效应或相同的作用机制/方式时，即使它们的代谢产物不完全相同，这些添加剂也可归为同一类。鉴于食物添加剂这类非营养性食物成分的摄入量通常较低，因而一般认为各种添加剂间潜在的增强性交互作用的重要性不大。

对于安全范围相对较小（即推荐的 ADI 与最小毒作用剂量间的差距很小）的营养素，情况就有所不同。营养失衡既包括营养素缺乏，也包括营养素的摄入量超过安全范围。对食物添加剂，一般尽可能选择无生理活性的物质；但对营养素则相反，它们具有生理活性，这也是营养素的安全范围较小的原因。因此，在进行食物化学物的危险性分类时，应优先考虑安全范围小的营养素。然而，人体生长发育、生理功能的维持和繁殖都需要摄入混合营养素。配比平衡的营养素（平衡膳食）是人类健康的前提，而不能威胁人类健康。重要的是，要防止非营养素和非食物化学物（如药物、天然毒物）与营养素间的交互作用而导致的营养素缺乏。另外，也要考虑到它们之间发生增强交互作用的可能性。

最后，营养素混合物是极好的非相加作用化学混合物的例子，在危险性评估过程中使用剂量相加原理（作为默认原理），往往会过高估计化学物的危险性。如果在各营养素的推荐摄入水平范围内同时服用它们，根据剂量相加原理可以很容易计算出整体会达到产生损害作用的剂量，而事实并非如此。

7.4 局限性

食物中化学混合物的危险性评估存在许多问题。就危害识别而言，要检测存在于现实世界中的各种各样的（复杂的）化学混合物或所有可能剂量组合的简单（确定的）混合物的联合毒性是根本不可能的。而且，即使能够得到每个化学物的毒性资料，要把实验室中相对高浓度暴露条件下得到的动物实验结果外推到低浓度暴露的人类也存在一些问题（Henschler et al.，1996）。因此，在外推过程中，必须得到混合物的组成及各个成分的暴露资料。此问题已经是公认的饮用水中消毒副产物及污染物健康危险性评估的关键问题（ILSI，1996；Eisenbrand et al.，2000）。

化学混合物危害特征描述过程的另一个主要局限性是研究设计的合理性。研究混合物毒性最简单的方法，是将混合物的效应与相同暴露时间内相应浓度的各个组分的效应相比较，只需比较一个剂量水平下的情况，而不必逐一检测所有可能的剂量组合。这种方法已经用于评价未知（饮用水、烤箱挥发物、香烟烟雾）和已知的化学混合物（肾毒物、杀虫剂、致癌物和肥料）的联合毒性（Cassee et al.，1998）。尽管这种方法所需实验组数最少（n+1，混合物中的化学物种类数+混合物本身），但假如没有每个单独化学物的剂量-效应曲线，这种方法就不可能描述混合物中每两种化学物之间的协同作用或拮抗作用。任何由两种以上化学物组成的混合物都可能存在许多两因素或三因素交互作用。如果将所有这些因素都认真地考虑到，那么随着混合物中化学物种类的增多，可能的联合作用组合也随之增多，需要做的实验数将随混合物中不同化学物的数目呈指数级增加。同样，实验组数也会随着混合物中每种化学物的不同剂量水平数增加而增加。完整的实验设计会导致实验费用十分昂贵；即使只有两个剂量水平，事实上也是不可能全部完成的。常规

的毒性实验采用 2^n-1 个实验组，来识别所有化学物间的交互作用。出于人道和可操作性的原因，研究者不得不减少实验组的数目，因此出现了许多用统计学方法来进行实验设计。与普通实验相比，这些实验设计能够尽可能有效地评价混合物的效应。

7.5 化学混合物危害特征描述的改进

7.5.1 *危害指数*

除了必须对化学混合物进行简单的检测以外，显然有必要用一般的方法进行危险性评估。一个近似地评价混合物暴露危险性的方法是计算危害指数（Hazard index，HI）。HI 最早由美国环保局在混合物指南中（EPA，1986）提出。这个方法先计算单个化学物的危害系数；然后再将混合物中每个化学物的系数相加。

通常，不可能得到有关混合物中每个化学物的足够的毒理学资料来计算 HI。此方法中不包括交互作用资料，而且有可能会高估联合作用的可能性。例如，营养素混合物是极好的非相加作用化学混合物的例子，在危险性评估过程中使用剂量相加原理（作为默认原理），往往会过高估计化学物的危险性。如果在各营养素的推荐摄入水平范围内同时服用它们，根据剂量相加原理可以很容易地计算出整体会达到产生损害作用的剂量，而事实并非如此。

还有另外一种方法，最早由 Muntai 和 Durking 在 1992 年提出，它在 HI 的基础上考虑到协同作用和拮抗作用。此方法以单个化学物的资料为基础，按权重依据（weight-of-evidence，WOE）分类估计成对的化学混合物的联合作用（相加、拮抗和协同）。在 WOE 方法中，在最后分类中用到几种权重因子，比如认识成对的交互作用的机制及阐明毒性作用的，增加某些不确定因子，如交互作用的修饰因子、暴露途径、体外资料等。单个化学物的资料越完整，预测的联合作用越准确。HI 方法被认为是评价联合作用危险性的首选。WOE 方法则是建立优先混合物后所采用的方法。正如 Mumtai 等（1998）阐述的，为了表明 WOE 方法在未来的危险性评估中的作用，必须首先通过实验研究进行验证。

7.5.2 *比较强度的方法*

7.5.2.1 **毒性当量因子法**

评估混合物暴露危害的另一个方法是毒性当量因子（toxic equivalency factor，TEF）法，该法已经用于特定环境污染物的评估。TEF 是基于结构上相关的化学物可能具有相似的毒性，因而表现出联合作用。例如，广泛存在的环境污染物氯代二苯并-对-二噁英（PCDDs），氯代二苯并呋喃（PCDFs）和二噁英样多氯联苯（PCBs）。它们具有相同的毒性作用机制，都是通过与特殊的细胞内结合蛋白-Ah 受体相互作用而产生毒性。这些单个同类物的毒性程度不同，但通常以复杂的混合物形式存在于食物中。为评价它们的联合效应，以毒性最强的 TCDD 为基准，将每种同类物分别与 TCDD 相比以确定其 TEF 值，将每种化学物的浓度乘以各自的 TEF 后再求和，即为混合物的整体毒性，用毒性当量（toxic equivalents，TEQs）表示。当然这是假设联合作用的整体剂量为各成分剂量之和。然而，当毒性强度较低（或更重要的是效力较低）的同类物取代毒性强度/效力较高的同类物时，联合作用也会出现部分相加作用。这种不确定形式和其他因素的总结比较（非相加交互作用、剂量反应曲线的形状不同、种属反应性不同）被广泛验证，TEF 方法仍是最可靠的评估具有二噁英样特征的卤代芳香烃混合物危害的方法（Van den Berg et al.，1998）。

另一个使用类似 TEF 方法的例子是对具有雌激素或抗雌激素活性化学物的危险性评价。这些化学物通过与雌激素受体相互作用而产生活性。许多不同的化学物都能与雌激素受体相互作用，目前雌激素样反应对人体健康的危害已经备受关注。除了工业化学物，食物中含有的内源性化学物，如生物类黄酮（bioflavonoids）和吲哚-3-原醇（indol-3-carbinol），都有雌激素活性。通过对膳食中工业和天然的雌激素水平的定量检测，及与作用最强的雌激素——雌二醇作用强度比较得到的雌激素当量值，可以评估膳食的总雌激素活性（Safe，1995）。

对一些食物成分，如食物添加剂，JECFA 和其他组织认为这些添加剂可能具有共同的特性，而为它们制定一个组 ADI。制定组 ADI 的基础是一组化学物本身或其代谢产物具有相同的作用机制（见 6.3）。

最近，国际生命科学会欧洲分会每日容许摄入量工作组（ILSI Europe Acceptable Daily Intake Task Force）采用了另一种评估混合暴露危险性的方法，对欧盟（EU）近期批准的350种食物添加剂间的交互作用的可能性进行了评估（Groten et al.，2000）。该方法与JECFA建立组ADI的标准相似，用来检测那些理论上对健康有影响的交互作用，但此方法没有考虑结构相似或代谢物类似的问题。这一工作组总共对65种添加剂制定了ADI值，在对数据进一步分析的过程中，按相同的靶器官分类，认为联合作用和/或交互作用最容易发生在靶器官相同的化学物之间，并且当剂量大于NOAEL时产生类似的损害作用（见4.）。在JECFA分类标准中，不再进一步分析“无特定ADI值”的添加剂。那些只在动物身上出现而与人类健康无关或弱相关的效应也不予考虑。利用优先选出的添加剂的毒理学资料，进一步确认这些添加剂中哪些对靶器官（肝和肾）的效应谱相同，并揭示它们在毒代动力学上的交互作用。进一步的分析表明，理论上不能排除4种添加剂对肝脏，3种添加剂对肾脏影响的交互作用。最后，在所选出的食物添加剂混合物对肝脏和肾脏的暴露危险性评估过程中还要考虑到具体的暴露情况。

美国杀虫剂项目提出一个类似的方法来评价从多种途径（包括食物、饮水和空气）暴露杀虫剂后的累积危险性。为对一系列有相同毒性机制的杀虫剂进行累积危险性估计，OPP（Office of Pesticide Programs）根据科学可靠的资料将其分为若干个“相同机制组”（common mechanism group，CMG），然后按照以下4个步骤进行评价，即危害评估、剂量-反应关系评价、暴露特征描述及危险性特征描述。第一步和第二步是建立通用的毒性测量方法，采用WOE程序确定同一个CMG组内的化学物通过共同机制产生的毒性终点。以有机磷酸盐为例，它们即是在剂量相加原理的基础上建立了累积危险性的评估方法（Office of Pesticide Programs，2000）。

以上各种方法（危害指数、当量因子、相同靶器官毒性）在使用时均需与暴露资料及安全系数相结合，以评估混合物中各成分对健康的影响。毫无疑问，应该通过简单的实验来证实。理论上认为的混合物具有的危害特征

7.6 差距分析

单一化学物和混合物的研究设计在复杂性上有显著差别。混合物研究的实验设计主要依据是混合物中各种成分的数量以及是否需要评估各成分的交互作用这两点。不管它们当前和潜在的用途如何，混合物的研究需要更加广泛的实验和交叉验证。

大体而言，为评估交互作用，可以利用机制（mechanistic）或经验（empirical）模型。在这里，经验模型除了指根据经验确定剂量-反应关系外，还包括关于剂量或浓度以及效应的相关资料。而机制模型则指了解关于反应步骤顺序的额外资料以及定量参数。例如，为了描述化学物和靶受体或酶之间的相互作用，联合作用的机制可以用Michaelis-Menten动力学描述。通常情况，作用于相同受体的化学物可以出现“竞争性拮抗”现象，由于与相同受体的竞争性结合，导致联合作用的最终效应小于按效应相加原理计算的预期结果。实际上，这种交互作用也可以凭经验认为是联合作用（剂量增加）的一种特例。机制模型的一个基本问题在于，对于大多数的联合作用研究，现有的关于使用这些模型的资料不完备。因此，目前经验模型使用得更多。

化学混合物的危害特征描述需要多学科的协同研究。为了取得有意义的进展，实验毒理学家、流行病学家、数学家、模型开发者和健康评估者需要紧密合作，以保证在相关领域不同方面的并行研究，并确定实验所选择的代表化学混合物的正确性。

最后，对于新的食物成分与原有成分的混合物进行危险性评估时，常规上不再对所有已经认可的（但结构上不相关的）具有相同损害效应的类似物进行系统的再评估。建议基于可能的共同毒性作用机制，在今后的食物化学物审批过程中，对在NOAEL剂量以上表现出靶器官毒性的化学物，应该考虑它与先前已经认可的作用于相同靶器官的化学物可能存在交互作用。

8 微量元素和营养素补充剂

8.1 现状

随着越来越多的强化食物和营养素补充剂的出现，关于摄入什么水平的微量元素和补充剂是

"安全的"以及如何进行安全性评价的问题日益受到重视。对于必需营养素，很明显有两个方面的危险性，即缺乏与摄入过量而产生毒性（Dalton，1986）。一些国家和国际委员会已经或正在进行这个问题的研讨，如美国国家科学院食物和营养委员会（1998a）以及欧共体食物科学委员会等。此外，国际化学品安全项目（IPCS）也正在进行有关人体痕量元素危险性评估的原则和方法研究。

常规的食物化学物安全性评价程序，包括通过详细的动物实验毒理学资料评价毒性特征，确定NOAEL或LOAEL，以及通过适当的安全系数或不确定系数导出ADI。但这不能简单地用于一般的营养素安全性评价。营养素损害效应的发生可由于摄入过少（缺乏）或摄入过多（毒性）引起，一个完整的危险性分析应该把这两个方面的损害效应都考虑进去（Mertz，1995）。此外，在一定量范围内摄入微量元素是保持健康所必需的，但如果微量元素毒性实验对NOAEL所用的不确定因子像通常的食物添加剂和污染物所用的不确定因子一样大，按这个标准摄入在许多时候就会导致微量元素缺乏。为了与传统的ADI相区别，美国（National Academy of Sciences，1998b）和欧共体都提供了可供选择的术语，现在建议使用"可耐受的最高摄入量（tolerable upper intake level，UL）"这一名词。这里"可耐受的"是指在这个剂量水平，个体在生物学上能够耐受的概率很大。美国国家科学院将UL定义为"在普通人群中，对几乎所有个体都不引起健康危害的每日营养素的最高摄入量"。因此，对于营养素来说，可能需要两个参考摄入值，一个低值[如每日推荐摄入量（RDA）或者参考剂量（RfD）]用于定义营养素缺乏发生率较低的营养素摄入量；还有一个UL，用于定义营养素过量，但造成的损害效应发生率较低的营养素摄入量。IPCS认识到这个状况，建立了"经口摄入量的可接受范围（Acceptable Range of Oral Intake，AROI）"的概念。这个概念以营养素摄入的稳态调节范围为基础，在该范围内，营养素缺乏及过量造成毒性的危险性都很低（处于低限的营养素缺乏人群和处于高限的营养素过量产生毒性的人群少于或等于2.5%）（WHO，2002）。毒性的发生率取决于营养缺乏综合征的特点、毒性效应的特征以及两条剂量-反应关系曲线的分离程度。一般认为，处于AROI高限的毒性发生率是可以接受的。

因此，在微量元素和营养素补充剂的危险性评价中，应该注意到RDA或其他类似的推荐摄入量与引起损害效应的最小摄入量之间的剂量间距；因为，这对用于NOAEL和LOAEL的安全系数或不确定系数十分重要。如图1（A）所示，因子"X"表示RfD是RDA的倍数。在有些营养素，缺乏和造成毒性的剂量之间的范围可能很宽，如抗坏血酸；但有些也可能比较窄，如锌，而且这个范围在不同的亚人群中可能是不完全相同的。有些情况下，如图1（B）所示，一个亚人群的RDA和另一个亚人群的引起毒性的最低剂量之间发生重叠，如视黄醛，其成年男子的RDA对于一个怀孕的妇女就具有不可接受的致畸危险性。此外，对于孕妇和哺乳期妇女，锌的RfD也小于RDA。当营养素过量造成的损害效应很小或可逆时，"安全系数"被定为1（如镁或氟）。但是如果从缺乏到产生毒性的剂量间隔较大或者毒性很大并且不可逆时，安全系数相应增大。很显然，需要制定科学的标准来完善这种评价。不同营养素间的相互作用对安全性评价提出了另一个难题；如铜和锌，或者维生素B_6、B_{12}和叶酸，不能简单地分别制定RDA或NOAEL来评价安全性，而需要进一步考虑如何将这些相关评价联系起来。尽管UL在概念上与ADI相似，但它的推导过程比ADI更加复杂。因为实验动物对营养素的需求在质和量上都与人不同（如对于大、小鼠，抗坏血酸都不是必需营养素）。因此，人群资料对营养素的安全性评价具有更重要的意义。通常认为那些数据准确、覆盖范围广的人群资料是最有价值的资料，在UL的制定中起着最重要的作用，它可以避免使用过大的安全系数。但是在UL的确定过程中，一般这些资料也有一些通常的局限性。就过量摄入造成损害效应的人群资料而言，通常情况下，质控好的人群试验本身数量就很少，即使有这样的资料，也往往是急性或短期暴露资料。临床上关于高剂量治疗或者滥用补充剂引发副作用的人群资料常常较少，并且主观性强，一般统计效能较差。因此，不太可能用十分精确的资料评价人类慢性暴露的LOAEL或NOAEL，制定UL过程中所用的不确定系数反映了这些数据的缺陷。然而，如上所述，对于那些个体和人群营养素需求量与预计的可耐受摄入水平差值很小的情况，急需可行的替代方法来有效地评估其安全性。

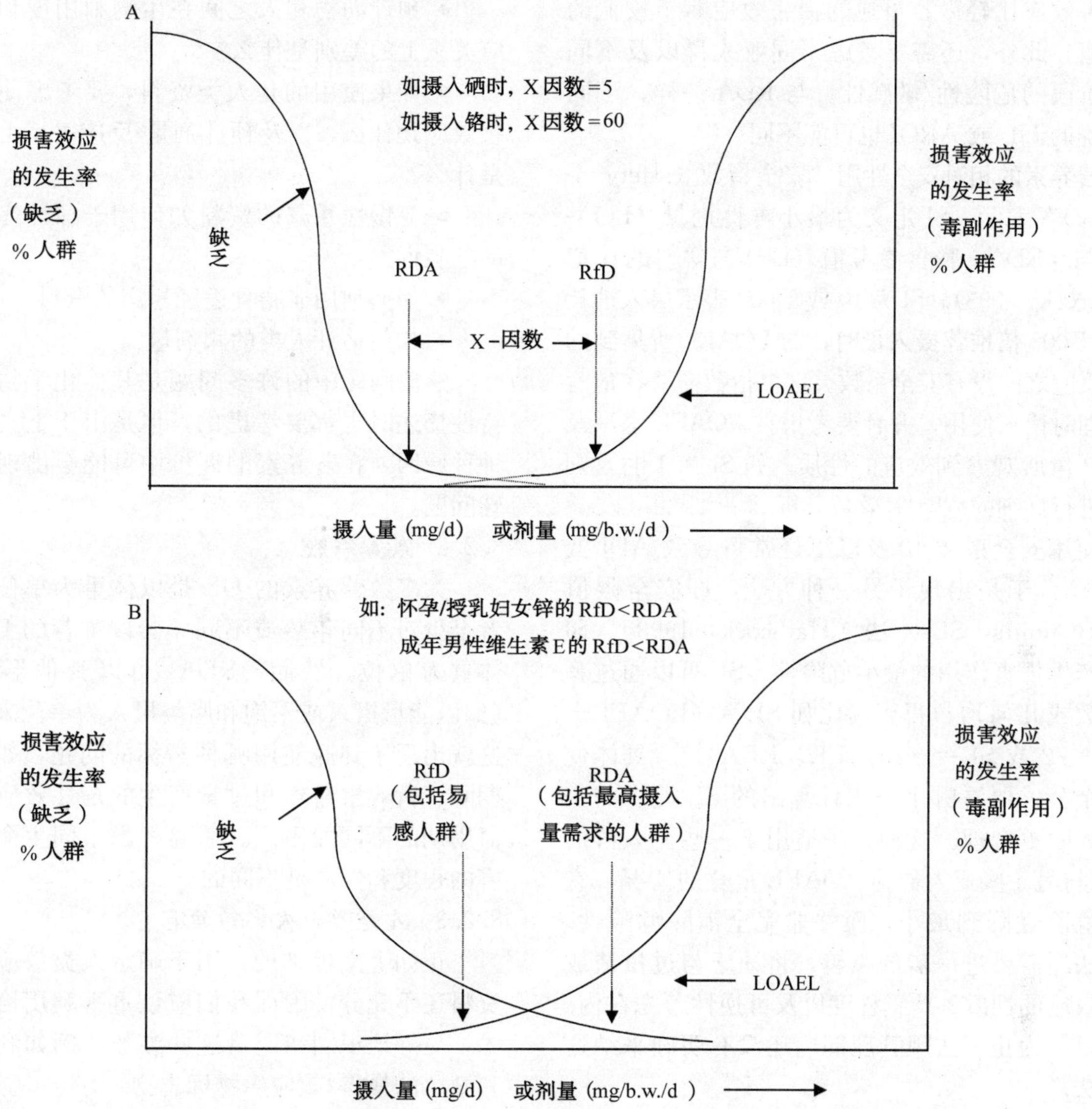

图 1　营养素摄入量和损害效应的关系。推荐的每天推荐摄入量（RDA）和毒性参考剂量（RfD）之间的可变范围。LOAEL＝观察到的最低损害效应水平。营养素摄入不足和过多导致的损害效应存在交叉重叠

营养素安全性评价的另外一个复杂因素来自不同营养素间的相互作用，因为这种情况不能用 RDA 或 NOAEL 简单表示。像某些金属（如铜和锌）和维生素（如维生素 B_6、B_{12} 和叶酸）。对于叶酸，实际上美国国家科学院制订的 UL 不是依据叶酸的毒性，而是依据大剂量摄入叶酸可能掩盖维生素 B_{12} 的缺乏，因为叶酸能改善维生素 B_{12} 缺乏的血液症状，但对其神经系统症状则不能改善。很显然这与 ADI 的制订方式完全不同，如果有更好的检测维生素 B_{12} 缺乏的技术，那么基于直接的损害效应制定的叶酸 UL 可能会更高。

性别、年龄、生理状况和饮食习惯的不同也会造成营养素需求和毒性的差异。鉴于这种情况，RDA 就按照不同年龄段和不同性别划分。而常规毒性评价除了基于体重外，并不以此划分。这种情况是由于毒理学家和营养学家研究的侧重点不同。营养需求的推算是根据发生营养缺乏的“危险”或可能性曲线，而毒理学的“安全性评价”习惯上是根据阈值的概念。ILSI 的危险性科学研究所（RSI）和国际化学品安全规则（IPCS）建议在 AROI 推算过程中采用概率法值得进一步考虑和发展。因为毒性和缺乏两种情况危险性的严重程度和可逆性是不同的，可能需要对简单的危险性概率曲线进行加权，以便给严重的、不可逆的损害效应比轻微、可逆的损害效应赋予较低的概率值。此外，还需要考虑不同亚人群以及不同年龄阶段的危险性/敏感性。与 RDA 一样，不同亚人群的 UL 或 AROI 也可能不同。

营养素的相对安全性用“安全指数（safety index，SI）”表示，SI 定义为最小毒性剂量（LOAEL）与［RDA、膳食参考值（DRV）等］的比值（Hathcock，1993）。SI 为 10 或 1 000 表示摄入消耗 10 或 1 000 倍推荐摄入量时，与 LOAEL 所见到的毒性反应之间没有安全系数。这个指数需要在危险性管理时慎重使用，并且要考虑在 LOAEL 水平及更高剂量所观察到效应的性质。如 SI 为 1 时，则需要进行详细的危险性-效益分析。

使用安全系数 10 及以下经常可导致 ADI 低于 RDA，于是出现了另一种方法，即安全限值（safety limits，SLs）法（Hathcock，1993）。SI 表示产生损害作用的最小危险性。SL 可以通过算术均数或几何均数得到，比如 SL＝（LOAEL＋RDA）/2 或 SL＝（LOAEL×RDA）$^{0.5}$。具体使用哪个公式要看哪个公式计算出的 SL 提供的安全性界限更合理。这种方法适用于一些亚人群的 RDA 与另一些亚人群的 LOAEL 重叠的情况，它能将危险性降到最小，而并非完全消除危险性。此方法还需要进一步的完善，将缺乏与过量造成损害效应的性质、严重程度以及可逆性考虑在内。但到目前为止，法规管理部门还没有明确采纳这一方法。

8.2　存在的差距和需要解决的问题

由于上文提到的种种问题，需要明确一些问题和今后的研究需要。

8.2.1　*危害特征描述中的不确定性*

美国国家研究委员会（National Academy of Sciences，1998b）提出的有关危害特征描述中最重要的不确定性来源来自以下问题。

- 对于特定的人群/亚人群进行某种营养素的危害特征描述时，具体应该选择哪些数据？
- 如果使用的是动物资料，应该考虑哪些毒性终点以及使用哪种表示指标（体重、体表面积、膳食摄入等）？
- 预计动物和人之间在生物利用度和剂量反应关系上的差别是什么？
- 如果使用的是人类资料，要考虑使用的损害效应是什么，以及预计剂量-反应关系上的差别是什么？
- 亚慢性暴露的资料如何用于估计终生暴露的危险性？
- 如何利用非膳食途径暴露的资料？
- 如何估计人类的阈剂量？

这些问题中的许多问题是其他化学物的危害特性描述时也都要考虑的，但是由于上文提到的种种原因，在营养素的评价中可能会出现一些特殊问题。

8.2.2　*换算系数*

大多数营养素的 UL 是以体重为单位的，或者至少对不同年龄或不同年龄段推荐的 UL 是以体重为单位。然而，RDAs 可以其他形式表达（如以能量摄入或不饱和脂类摄入为单位来表示）。这就出现了到底使用哪种指标的问题，如在妊娠期间，营养素需求和过量产生的毒性效应都因生命周期的不同而不同。需要考虑不同生命阶段危害的程度和性质是不同的。

8.2.3　*人类效应水平的确定*

正如上文提到的，用于确定人类效应水平的资料还不充分，因而我们应该重视利用恰当的技术，更好地识别和定量这些参数，例如利用适当和敏感的暴露/效应生物标志物。

8.2.4　*营养素之间的交互作用*

目前关于营养素之间交互作用以及个体不同暴露环境的知识使人们认识到对于某些营养素不能只用单一的 NOAEL，进一步了解营养素之间相互作用的人群差异可能对进行危险性评估及确定适当的 UL 有帮助。

9　新食物、宏量营养素和全食品

新食物（即新资源食物）* 、宏量营养素和全食品（whole food）代表了一种特例，因为它们的消费量相对较高，而且营养问题通常是安全性评价的重要部分，因此，迫切需要一套完整的评价方法。鉴于宏量营养素和全食品的安全评价通

* 译者注

常与危害确定和危害特征描述相结合，故而在本章中都将考虑到。功能性食物也会简单提一下，因为考虑到最近对一些新食物、宏量营养素和全食品的安全评价已经涉及一些除了提供营养，同时还对生理健康有补益的产品。总的来说，功能性食物的危害确定和危害特征描述的方法与宏量营养素和全食品完全相同。但是，由于功能性食物具有人们希望得到的生理补益作用，因而更加受到关注。事实上这也暗示出传统的食物没有这种特殊作用（有益无害）。

9.1 新食物

在FOSIE新食物项目的工作框架里，根据现行的欧洲委员会法规将“新食物”单独列出来归为一类。这个“新食物条例”（European Commission，1997a）涵盖了所有先前没有在欧盟消费到有意义水平的食物和食物成分，包括转基因生物（GMO）、用新的工艺生产的食物，以及以前没有在欧盟消费过的植物和动物。不包括添加剂、调味剂、萃取剂，特别是低分子化学物都没有包括在内。GMO以及由GMO生产的食物的安全性评价没有包括在此项目内，因为它们是另外一个欧盟项目（转基因农作物安全性评价欧洲网络项目，ENTRANSFOOD）的研究内容。

虽然从管理的角度新食物作为单独的一类被列出，但其安全性评价可以按照低分子量化学物、微量营养素或者宏量营养素和全食品中任何一类的方法进行。例如，一种用特定的维生素和矿物质强化的传统植物（在营养价值上没有其他改变）按照条例应该被称为新食物。对这一植物的安全性评价可以按照前文提过的微量营养素的评价方法，并考虑到植物的来源和成分以及在膳食中的作用，从而正确估计其摄入量。然而，很多新食物要参照宏量营养素和全食品的评价方法，对其安全性有特殊的考虑，具体内容见下文。

9.2 宏量营养素和全食品

9.2.1 *现状*

传统食品是通过选择来保障安全的，而不是通过设计。同样，许多传统食品的加工过程，例如木薯通过浸泡和细菌糖苷酶的作用而解毒，是经过几千年的试验与失败过程才最终找到的最安全的方法。随着新食物和新的食物加工方法的出现，越来越需要有更加系统的安全性评价方法出台。鉴于方法上的相似性，这一部分将集中讨论宏量营养素和全食品的安全性评价。

目前对宏量营养素和全食品的毒理学评价方法仍受传统的食物添加剂和污染物评价方法的影响。宏量营养素和全食品的毒理学评价方法常常遵循国际上低分子量化学物评价的原则（如OECD，1995），但其危害确定和特征描述正在经历着相当大的演变。同时人们也更加意识到，十分有必要识别和避免动物实验中由于过高剂量而出现的与危险性评估无关的毒理学效应，以及应该重视发现肠道水平的局部效应，如营养素的吸收和平衡。显然，宏量营养素和全食品与“低分子量化学物”截然不同，这就解释了为什么需要其他更合适的方法进行评价，尤其是危害确定和危害特征描述不太容易截然分开，传统上，两者都依赖于体外实验和动物实验。危害确定是毒理学评价的第一步，主要目的是确定所有可能发生的损害作用，与剂量和其他因素无关。第二步进行危害特征描述，具体内容前文已有介绍。对于宏量营养素和全食品，传统的评价方法有着明显的局限性，因为对于它们不仅要从毒理学角度还要从营养的角度考虑，这就解释了为什么需要另外的更适当方法对它们进行评价。下文将详细阐述采用替代方法和/或附加方法的必要性。

表7中列举了一些低分子量化学物（如食物添加剂和污染物）和全食品的不同，进而解释为什么需要更适当的研究方法。

近来越来越多的人接受了这样一个观点，即对全食品的评价用“健康”（wholesomeness）一词比用“安全”更合适，这主要是出于对毒理学、营养学、微生物学以及环境影响的综合考虑。新食物、宏量营养素和全食品代表了一种特例，因为它们的消费量相对较高，而且对于安全性评价来说，营养问题通常是很重要的一部分。因此，迫切需要一套完整的评价方法。鉴于宏量营养素和全食品的安全评价通常与危害确定和危害特征描述相关联，故而在本章中都将被考虑到。功能性食物也会简单提一下，因为考虑到目前的一些新食物、宏量营养素和全食品的安全评价已经涉及一些除了提供营养，同时还对生理健康有补益的产品。总的来说，功能性食物的危害确定和危害特征描述的方法与宏量营养素和全食品完全相同。但是，由于功能性食物具有人们希望得到的生理补益作用，因而更加受到关注。事实上这也暗示出传统食物没有这种特殊作用（有益无害）。

表7　低分子量化学物和全食品的不同

添加剂/污染物	食物
简单的、化学上定义清楚的物质	复杂的混合物
在膳食中所占比例小（通常少于1%）	在膳食中所占比例大，摄入量大（通常>10%）
无营养作用（几乎没有例外）	营养的影响可能与剂量有关
有特定代谢途径，通常容易研究	代谢复杂，存在交互作用
急性作用明显	很难产生急性作用（通常不存在）

引自 JECFA Expert Consultation (2000)

目前对全食品和宏量营养素安全性评价的重点是建立在比较的基础上，即将待评估的食物与另一个具有可接受的安全水平的物质（通常是有安全使用史的物质）相比较。有一个食物添加剂的例子可以解释这种评价方法，那就是酶解聚的羧甲基纤维素钠（CMC-ENZ）与传统使用的羧甲基纤维素钠（CMC）亚慢性经口毒性资料的比较。虽然CMC不是宏量营养素，但道理是相似的。CMC作为食物中的增稠剂和稳固剂有着长期的安全使用史。将这两种化学物加在食物中进行试验，最高含量分别都达到10%。在各自的中剂量和高剂量组，两种化学物都出现了相应的改变，而且CMC与CMC-ENZ两组间变化的频率和强度相同。因此可以得出结论：这两种物质的毒性相似（Bär et al.，1995）。基于原有对CMC的知识，这一结论能够指导下一步有针对性地选择毒性实验。

这种"实质等同"（substantial equivalence）原理不是对安全评价的替代，而是一个完整安全性评价必要的甚至是核心的部分，它能够指导毒理学实验有针对性和按个例进行。对于那些与一种传统食物或食物成分不具有实质等同性的食物，并不能认为它就是"不安全"的。这恰恰表明，新食物的安全评价比较复杂，要建立在对新食物独特的成分和特性的了解基础之上。尽管实质等同原理最初是为GMO而建立的，现在也被用于新原料和加工过程的安全性评价。

实质等同的概念得到进一步的改进，ILSI欧洲工作组建议按照完全等同、部分等同或不等同进行产品分类（Jonas et al.，1996）。除了有针对性的毒性实验，此方法避免动物实验的不必要重复，并且提倡对历史资料的充分利用。重要的是，它鼓励采用一种综合性的安全性评价方法，基于对作用机制的了解、营养的安全性评价以及在必要时进行的常规毒理学研究。

9.2.2 *局限性*

宏量营养素/全食品与食物添加剂或膳食中含量较低的其他化学物的毒理学评价的根本差别在于，在动物喂饲实验的设计中，难以使用传统的毒理学安全系数（Borzelleca，1992）。对于那些人类膳食中含量很高的全食品和原料，要在动物实验中达到人类膳食中剂量的100倍或以上通常是不可能的。正常情况下，膳食中加入的混合物含量不超过5%（OECD，1995），高于这个含量就可能出现营养失衡/缺乏，而对于营养素来说，膳食合并相等的营养素的消耗可达60%的水平（OECD，1995）。然而，随着膳食暴露水平的增高，损害作用发生率的增长并不呈现毒理学的相关性，而且过高的剂量还会引起继发效应，例如，营养失衡或者代谢超负荷，都会导致损伤作用的发生。对于此类研究的解释通常很困难，而且还会得出错误的结论。

历史上还有几个证明这一问题的例子。30年前对改性淀粉、糖醇和其他一些难消化碳水化合物的安全性评价中，在高剂量喂饲的啮齿类动物中出现的生理改变很难解释。一些类似的研究报道了在结构不同的物质中出现相同的毒理学效应，包括盲肠扩张、肾钙质沉着、肾上腺髓质增生和肿瘤（Roe，1993）。目前普遍认为，在大鼠实验中观察到的盲肠扩张是一种适应性的改变，而并非毒理学损害作用，肾钙质沉着的发生可能由于钙代谢的失调（Lynch et al.，1996）。在对木糖醇的长期实验中发现的肾上腺髓质增生和嗜铬细胞瘤也可归因于钙的稳态失衡（Roe，1984）。

受试物的剂量过高往往能够引起继发效应，然而到底多大的剂量算是"高剂量"，在很大程度上取决于受试物的种类。因而，对于低分子化学物，啮齿类动物毒性剂量选择的标准实验方法对于宏量营养素和全食品并不适用。一般而言，在生物学和营养学上惰性的受试物，如难消化的脂肪替代品（如Olestra），与高活性的营养素相比，在给动物染毒时可以使用较大的剂量。在进行高剂量多不饱和脂肪酸喂养试验时，应视情况给实验动物适量补充维生素E来避免氧化应激水平的增高以及相应的组织损伤。这说明在正式实验之前，了解受试物对营养状况的影响是十分重要的。

在对动物实验结果的解释过程中，另外一个重要的因素是了解受试物的组成。如上所述，对新食物和食物成分安全性评估的核心是与现存的具有可接受安全水平的食物相比较，这就需要掌握受试物及参考食物或是参考成分的理化数据。然而，在通常情况下，可得到的信息十分有限；例如，由于气候的影响和植物种属类别的不同，植物成分存在着自然差异。虽然，法规管理部门已经反复强调对受试物进行充分的化学特征描述十分必要，但历史资料的一个显著局限恰恰就是对受试物的特征描述不完整。大多数近期的研究都十分重视化学特征的描述，只有少数例外。可能以后对宏量营养素进行危害确定/危害特征描述时能够更好的利用现有的相关化学物的毒性资料。不幸的是，即使可能有特定知识产权的未发表报告，但是它们中的大多数数据都没有公开发表，因而很难被利用。

9.2.3 *可靠性*

虽然，高剂量引起的继发效应使宏量营养素的安全性评价复杂化，但到目前为止还没有发现动物实验不能描述哪种与人类相关的危害。像糖醇、淀粉、脂类替代品这些物质，最常见的关于人类不良反应的报道是短期的肠道不适，这些效应往往可以通过其物理-化学性质的数据而预知，并不需要借助体内实验，许多正常的膳食成分都可以引起类似症状。

对于相对惰性的宏量食物成分，传统的高剂量喂饲实验方法在剂量严格限定的情况下，仍可用于确定和描述其潜在危害。在啮齿类喂饲实验中，一般受试物在食物中的含量不高于5%，但在一些特殊的情况下还可适量增加。但是，在进行毒理学实验前一定要参考已有的关于受试物特殊功能和营养作用的资料，在此基础上设计针对损害作用危险性检测的实验。这方面做得很好的例子是脂肪替代品Olestra，以及功能性食物成分植物固醇酯（PEs）等。

Olestra是一种既不能被消化又不能被吸收的无能量的脂肪替代品，因而，肠道是唯一的暴露器官。因此Olestra的毒理学评价的重点就集中于胃肠道的结构和功能以及肠道对营养素的吸收。

植物固醇（PE）是正常的食物成分，也是一种被推崇的营养性功能成分，它能够降低肠道对胆固醇的吸收，进而降低血液中胆固醇的水平。然而，实验显示，要达到降低血胆固醇的目的，需要摄入比正常膳食高约7～10倍的PE量。那些富含PE的食物，如涂抹用脂肪，在欧盟被列为新食物。对PE的研究十分广泛，除了临床研究，也有用传统动物实验对其进行危害确定和危害特征描述的例子，像啮齿类喂饲实验中，PE在饲料中的含量高达8.1%（Hepburn et al.，1999）。另外，基于怀疑PE可能对雌性功能具有影响，也有研究者进行了相关的体内和体外实验。通过这些实验，已经确定PE的安全消费量水平。

9.2.4 *有待改进的方面*

多年来，对于新食物和宏量成分的危害确定和危害特征描述，传统研究方法始终存在其局限性。一些国际和全国性会议针对这些局限性展开了讨论，并提出了相应的替代/附加方法（Allgood，1996；Fix and Allen，1998；Raiten，1999）。与传统的低分子化学物危害确定和危害特征描述一样，对新食物和宏量成分的安全性评估也不是按照标准化的方法而是视具体物质而定。

ILSI欧洲分会工作组提出了新食物安全性评估的指南（Jonas et al.，1996）。这些指南的中心是应用与传统食物等同或相似的安全性评估方法对新食物进行评估，即所谓的SAFEST方法。SAFEST实际上是一个如何应用实质等同原则的指南，它同时也提出了部分等同或不等同时安全性评估的程序，即通过对等同和相似的研究，识别新食物中的不同，然后直接针对不同之处进行安全性检验。

Borzelleca (1996) 提出一种安全性评估模型：第一步是"信息收集和整理"，第二步进行"毒理学特征描述"（选择标准的毒理学实验），第三步为"特殊的毒理学实验"。对宏量营养素的安全性评估，Munro 等 (1996) 也提出了一种类似的但更为详细的替代方法。旨在确定受试物的理化性质，加上对代谢和其他毒代动力学的研究，能够为有针对性毒理学实验设计提供指导。

从上文的论述中可以得出以下一般性结论：

● 宏量营养素和全食品安全性评估的目的与传统食物一样是为了确定它们的安全性。因此，其标准并不是绝对安全，而是基于与传统食物相比的一种实用方法。此比较方法最早由 OECD 针对新食物提出，即所谓的实质等同原则。欧盟和其他一些科学组织进一步完善了这一方法。

● 众所周知，啮齿类动物高剂量喂饲研究（以最大可耐受剂量为最高剂量）在对宏量营养素和全食品安全性评估中有很大的局限性，因而要考虑用其他方法。

● 已提出了一些替代/附加实验，例如，使用宏量营养素含量高达 60%（或更多）的半合成饲料，或者直接使用人类膳食。这种饲料可根据啮齿类的营养需要而互换宏量营养素 (Huggett et al., 1996)，而且允许掺入其他宏量营养素，比例大约是 20%～30%。在动物喂饲研究中，受试物应与人类食用方式相同。这样既保证了同时检测食物加工过程中的任何副产品，又能避免受试物中的抗营养作用或是毒性作用被加工过程破坏而对实验结果造成影响。

● 人体实验的数据对于宏量营养素和全食品的安全性评估非常重要。提倡多应用人类耐受性试验以克服动物喂养实验的局限性，这一点在危害特征描述中尤为重要。当得到大量的动物实验安全性数据后，要尽快进行有对照的人群实验。特别是新食物及其成分的营养安全性问题已受到注意。如下情况需进行营养评估：

i. 如果食物或者食物成分的可能消耗量大；

ii. 如果食物或者食物成分有特殊的营养功能；

iii. 如果这种食物或营养成分很可能导致营养失衡；

iv. 如果新的加工方法可导致应用常规加工方法时不出现的营养成分变化；

v. 必须进行动物毒理学实验时。

尽管在细节上有不同，大多数宏量营养素和全食品的安全性评估中的替代/附加实验都遵循一个相同的程序，它可以分为三个阶段，即①信息的收集和评价；②与普通食物比较；③毒性实验。

9.2.4.1 信息的收集和评价

包括：

● 物理、化学、营养特征的描述；

● 生产和加工过程的详细资料；

● 暴露评估。

在进行所有实验之前要详细描述食物或宏量营养素的化学特征。与 1970 年的评价新食物，例如与评价单细胞蛋白所用的方法相比，近年采用的化学特征描述方法有很多优点（如毛细管电泳、聚合酶链反应、激光解吸附矩阵飞行时间质谱、MALDI-TOF）。随着生物信息学的发展，化学特性描述领域将会不断有新的方法出现，对受试物的特征描述和分类也相应会有新的发展。

食物加工过程可能增加也可能降低（天然）毒物的水平。进行加工食物的毒理研究时有必要对天然原料也进行毒理学评价，从而确定加工过程是否会影响原料的天然毒性。此类研究有助于改进加工工艺。

9.2.4.2 与普通食物比较

当实验的焦点在比较传统的对照物与新食物在化学及生物学上的差异时，成分的等同性可以使现有的毒理学数据得到更好的利用。

9.2.4.3 毒性检测

包括：

● 特殊的有针对性的毒性实验；

● 人体临床试验；

● 比较毒代动力学研究；

● 机制研究。

对营养作用的专门研究应该在毒理学研究之前进行，否则，如果出现了没有预知的营养效应，毒理学实验将难以设计和解释。关键的问题在于与传统的毒理学评估实验相比，实验设计中的特异性有多高——对每一种宏量营养素或全食品都做个案处理。

概括地说，为了克服传统安全性检测程序在

对宏量营养素和全食品进行危害确定和危害特征描述上的局限性，目前已经提出了几项对完善实验设计和整体安全性评价的建议，所有建议共同的主题都是与一般公认的安全食品进行比较，进行广泛的特征描述，并强调尽早使用人群资料，以及任何实验都应采取有针对性的个案处理方法。

所有这些方法都需要详细的评价，并对必要的步骤达成全面的一致意见。例如，2002 年 Barlow 等（2002）根据过程/判别途径方法，提出的判别树（decision-tree）系统，使得宏量营养素和全食品的安全性评价在化学、技术、毒理学和其他资料的评估方面更系统化。

9.2.5 *存在的差距和需要解决的问题*

应用标准毒理学实验进行危害特征描述时，就适应性反应和损害作用的区分来说，宏量营养素和全食品比低分子量化学物更为复杂。对于宏量营养素和全食品，除了毒理学效应之外，还要评价受试物对营养状况的影响。这对合理的设计动物实验及结果解释十分必要，它能够避免作出错误结论。另外，还需要进一步了解啮齿类动物以及人类身体中其他宏量营养素和微量营养素的需要量、营养素之间的交互作用以及对生物利用度的影响。有人建议利用改变饲料成分的方法进行啮齿类动物喂养实验或增加对人体资料的利用。但目前似乎还没有针对这些特殊问题应采取的合适方法的指南。除了对其他营养素的影响之外，在宏量营养素和全食品的评估过程中，还需要考虑它们对天然毒素和污染物的生物利用度及机体自身解毒能力的影响。该领域需要进一步研究的是确定啮齿类动物实验的营养范围。营养学家和毒理学家的通力合作将会大大提高对宏量营养素和全食品的安全性评价水平。

宏量营养素/全食品与低分子化学物的另一个明显的不同是，标准体内毒理学实验（对危害特征描述）中使用的不确定因子难以达到 100，需要接受较低的不确定因子是可以理解的，但至今仍没有一个“可以接受”的标准。在这种情况下，迫切需要建立一个兼顾不确定因子和营养稳态性两个方面关系的概念。

用某种具有特定生物学功能的组分对食物强化有利于人体健康。这些成分尽管含量较低，但是正常膳食中的一部分。对于这些含有特殊功能成分的食物，要根据其生物功能进行特殊的有针对性的安全性评估。新食物的微生物学安全性评估是这方面的一个例子，但至今并未得到真正的重视。与现行的安全性评价标准相比，过去的标准需要确定在暴露的这段时期内，消费者的确食入了这种微生物，并要描述其特征，而现行的方法就存在其局限性，因为有多种方法可进行细菌鉴别，而在细菌分类领域还没有统一或公认的标准。虽然实质等同原则可用于新的菌株，但细菌是典型的按其活力比按其成分更容易分类的种属，这在传统的根据细菌代谢模式进行的分类中得到体现。因此，食入后细菌在食物基质和肠道的代谢活性是安全性评估的关键。由于食物基质的成分和发酵都会影响细菌的代谢能力，因而在进行安全性评价时也要对生成物进行检查。

由于动物喂养实验的局限性，进行宏量营养素和全食品的危害确定和特征描述时，需要增加人群资料（van den Brandt et al.，2002），尤其是营养试验和耐受性试验对于确定消费者的营养状况不会受到已知营养作用（如抗营养效应）的食物替代品及未知营养作用的新食物的危害。通过动物研究发现敏感的检测营养改变的生物学指标，有助于促进人群研究。通过识别可引起损害效应的早期生化指标可进一步提高人群实验水平（Schilter et al.，1996）。在低剂量时就能检测到这些早期生化指标的改变，而不必非要用到产生毒性反应的剂量，这使得毒理学研究的敏感性增加。下一步需要研究的是对这种方法在动物实验中进行验证，并证实这些方法能否用于人类临床试验。

10 一般结论和今后的研究需要

10.1 一般结论

食物和膳食中低分子化学物危害特征描述的重点在于定量地描述损害作用的剂量-反应关系。一般以确定 NOAEL 为起点，即不引起统计学和生物学上的损害作用发生频率和严重程度增加的暴露水平。也可通过对反应数据的回归拟合，确定损害作用开始增加的剂量水平（基准剂量）。对于无阈值的危害作用，可应用低剂量外推及其他模型（Edler et al.，2002）。危害特征描述也包括确定最敏感的动物种系，因为它们经常被默认作为反映人类处于最差自然状态的模型。此外，还应注意确定种属间在毒代动力学和毒效动力学方面质和量上的不同，以便将动物实验资料外推到人。

就危害特征描述而言，一般认为啮齿类动物是人类的较好模型。但对多种化学物来说，动物与人有量上的差异，尤其是代谢。因此将动物实验结果外推到人时要利用这些资料修改未经默认的不确定因子。同样，动物和人也存在质上的差异，如有些化学物可引起特异性种属毒性综合征。在这种情况下，动物实验的数据不能预测该化学物对人体的危害。另外，要认识到一些人体的毒性综合征并不能用动物模型复制，危害特征描述的中心问题是阐述所观察主要效应的作用方式/机制，以便能说明相关的人体情况。但是动物实验所用剂量常大大高于人体暴露于食物和膳食中低分子化学物的剂量，所以危害特征描述既包括从高剂量到低剂量的外推，也包括从实验动物到人的外推。

食物可被看作是极其复杂多样的化学混合物，估计含有上千种化学物（营养素、低分子化学物、植物代谢产物）。这些化学物可引起简单的相似作用（剂量相加）或者简单的不相似作用（独立作用），也可能通过交互作用导致更强的效应（协同、增强、超相加）或是更弱的效应（拮抗、抑制、弱相加）。应该认识到交互作用发生的可能性，但也应明确交互作用其实很少发生，因为暴露水平往往远低于它们的 NOAEL。

微量营养素危害特征描述必须考虑到由于摄入量过低（缺乏）和过高（中毒）引起的损害效应，所以为了保证健康，微量营养素的摄入应当限制在一个适当的范围内。对微量营养素产生交互作用时的危害特征描述是一个复杂的问题。不同性别，不同生命阶段，不同生理条件和膳食习惯对营养素的需要量及产生的毒性都可能不同。

目前在宏量营养素和全食品的危害确定和危害特征描述中所用的方法，很大程度上是传统的主要用于食物添加剂和污染物评价的方法。针对这一方法的局限性，如动物喂养试验的设计，以及饲料成分对营养状况的影响，有人提出了一些新的实验策略和原则。实质等同原则是将宏量营养素和全食品与已知认为安全的食物（常是根据过去人们的安全食用史）进行比较。经欧盟确定的新食物，从安全性评价的角度，既可归为低分子量化学物、微量营养素，也可以归为宏量营养素和全食品进行评估。需要指出的是，宏量营养素和全食品的评估不能按常规的评估程序，而应视具体情况而有针对性地处理。

10.2 存在的差距和需要解决的问题

10.2.1 *低分子化学物*

对剂量反应关系毒性资料的解释和外推的中心内容是了解毒物作用的方式。因此，对一些目前对作用方式还不甚了解的低分子化学物来说，显然很有必要进行机制方面的研究，尤其是当人体暴露量接近假定的 ADI/TDI 值时。另外很有必要搞清动物实验中具有明显种属反应差异的终点事件与人类的关系。机制研究要阐明观察到的效应作用的方式能否外推到人体实际暴露水平以及是否对人体有影响。

另外，非放射性标记技术，如核磁共振技术的进一步发展应用，可能会帮助更好地了解受试物的毒代动力学，提高危害特征描述水平。为了更好地解释实验结果，有必要对这些方法进行可靠性验证及不断尝试，逐步积累相应的数据资料。

应用新的分子生物技术，包括基因组学及蛋白组学技术将会得到大量的科学数据。相应面对的主要挑战将是如何解释这些数据以及如何把这些数据用于危害确定和特征描述的过程。整体动物实验能够帮助在关键事件中找出无意义的反应。为了积累解释分子生物学数据的经验，应当注意分子生物学方法与传统毒理学方法的结合应用。

10.2.2 *化学混合物*

虽然食物的暴露通常以复杂的混合物形式存在，但在进行食物中化学物的危害特征描述时要将其看成为一个整体。因此，掌握更多的食物化学物之间交互作用的资料显然是十分必要的。除了应用目前的方法之外，混合物的研究设计还需要进一步广泛的实验以及进行交叉验证。

化学混合物的危害特征描述，需要毒理学家、流行病学家、数学家、模型研制者和卫生评审者的通力合作，以证明混合物危害特征描述过程中所选择的化学物是正确的。

对于那些在食物中的剂量高于 NOAEL 时可出现靶器官毒性作用的新化学物，为了确定与食物中其他化学物之间的交互作用，有必要基于相同的毒性机制作进一步的研究。

10.2.3 *微量营养素和营养素补充剂*

要根据最新的科学数据确定食物中微量营养素摄入的安全范围，对那些摄入安全范围很窄的微量营养素要特别注意。另外，还需要了解在不同的摄入水平，微量营养素和营养补充剂在人体内的动力学过程和对健康的危害，以及这些参数在人群中的变异。进一步研究微量营养素和营养补充剂在不同年龄、性别、生理条件（孕期和哺乳期）以及营养状态（如高脂肪摄入）下的动力学变化过程是十分必要的。

工业生产的微量营养素的生物利用度可能不同于相应的天然成分。此外，合成的微量营养素可能包含与天然成分不同的异构体；相应地，这些异构体在体内的代谢也与天然成分不同，因而会产生不同的健康效应。

矿物质和微量元素间的多种交互作用已有描述，而且大多数是定性的。两者缺乏或过多都会引起交互作用，对膳食中其他成分的吸收和代谢产生不良影响。另外，有些维生素也能与其他营养素发生交互作用。因此，有必要对微量营养素、营养补充剂和其他食物成分的交互作用进行定量研究。在研究的设计中，营养学家和毒理学家的通力合作是非常重要的。

10.2.4 *新食物、宏量营养素和全食品*

在新食物、宏量营养素和全食品的安全性评估领域里，危害确定和特征描述并不像低分子量化学物那样分别地按顺序进行。安全性评价是基于与传统食品的比较，而且按个例进行。基本步骤可分为如下几个阶段：背景资料的收集和评估、与传统食品的比较和有针对性的毒性检测。

为了使比较更加有效，需要对受试物进行详细的描述。对（最少）数据需要量的指导原则将会大大提高实质等同原则的实用性。

宏量营养素和全食品的危害特征比较复杂，因为除了要确定其潜在的毒性效应之外，还必须评估受试物对营养的影响。这就意味着有必要增加对实验种属或人的营养需求、营养素间的交互作用以及对其他营养素的生物利用度影响方面的研究，继而建立啮齿类动物营养需要指南。营养学家和毒理学家的进一步协作将会大大改进安全性评价的实验设计以及结果的种属间外推。

传统的安全性评价方法建立在动物喂养试验的基础之上。动物喂养实验在评估宏量营养素和全食品上有一定限制，所用剂量包含的不确定因子达不到100，在此情况下可接受较低的不确定因子，但需要确定“可接受”的具体标准到底是多少。在这种情况下，有必要建立起一个能够兼顾不确定因子和营养稳态的指导原则。

显然，在宏量营养素和全食品的安全性评估早期就需要增加人群试验的数据。动物实验中发现的反映营养改变的合适生物指标可以为人群试验设计提供帮助，并且可极大的提高人群资料的价值；但需要对这些指标进行验证。

目前已经提出了多种关于宏量营养素和全食品以及特殊营养作用食物（“功能性食物”）的评估指南和判别树方法。对于现有公开方法的全面总结，将能够为改善测试系统和发展判别树方法提供依据。

参考文献

Allgood, G., 1996. Concluding remarks on the proposed safety appraisal framework for evaluating macronutrient substitutes. Regulatory Toxicology and Pharmacology 23, 560–561.

Anders, M.W., 1985. Bioactivation of Foreign Compounds. Academic Press, Orlando, FL.

Anders, M.W., Dekant, W., Vamvakas, S., 1992. Glutathione-dependent toxicity. Xenobiotica 22, 1135–1145.

Andersen, M.E., Clewell, H.J., Gargas, M.L., Smith, F.A., Reitz, R.H., 1992. Physiologically based pharmacokinetics and the risk assessment process for methylene chloride. Toxicology and Applied Pharmacology 87, 185–205.

Baker, V.A., Hepburn, P.A., Kennedy, S.J., Jones, P.A., Lea, L.J., Sumpter, J.P., Ashby, J., 1999. Safety evaluation of phytosterol esters. Part 1. Assessment of oestrogenicity using a combination of *in vivo* and *in vitro* assays. Food and Chemical Toxicology 37, 13–22.

Bär, A., Til, H.P., Timonen, M., 1995. Subchronic oral toxicity study with regular and enzymatically depolymerized sodium carboxymethylcellulose in rats. Food and Chemical Toxicology 33, 909–917.

Barlow, S.M., Grieg, J.B., Bridges, J.W., Carere, A., Carpy, A.J.M., Galli, C.L., Kleiner, J. Knudsen, I., Koëter, H.B.W.M., Levy, L.S., Madsen, C., Mayer, S., Narbonne, J.-F., Pfannkuch, F., Prodanchuk, M.G., Smith, M.R., Steinberg, P., 2002. Hazard identification by methods of animal-based toxicology. Food and Chemical Toxicology 40, 145–191..

Bhattacharyya, M.H., Wilson, A.K., Rajan, S.S., Jonah, M., 2000. Biochemical pathways in cadmium toxicity. In: Zalups, R.K., Koropatnick, J. (Eds.), Molecular Biology and Toxicology of Metals. Taylor & Francis, London, pp. 34–74.

Bliss, C.I., 1939. The toxicity of poisons applied jointly. Annals of Applied Biology 26, 585–615.

Borghoff, S.J., Short, B.G., Swenberg, J.A., 1990. Biochemical mechanisms and pathobiology of α_{2u}-globulin nephropathy. Annual Reviews of Pharmacology and Toxicology 30, 349–367.

Borzelleca, J.F., 1992. The safety evaluation of macronutrient substitutes. Critical Reviews of Food Science and Nutrition 32, 127–139.

Borzelleca, J.F., 1995. Post-marketing surveillance of macronutrient substitutes. Food Technology, September.

Borzelleca, J.F., 1996. A proposed model for safety assessment of macronutrient substitutes. Regulatory Toxicology and Pharmacol-

ogy 23, S15–S18.
Boyd, M.R., 1980. Biochemical mechanisms in chemical-induced lung injury: roles of metabolic activation. CRC Critical Reviews in Toxicology 7, 103–176.
Brodie, B.B., Reid, W.D., Cho, A.K., Sipes, G., Krishna, G., Gillette, J.R., 1971. Possible mechanism of liver necrosis caused by aromatic compounds. Proceedings of the National Academy of Sciences of the U.S.A. 68, 160–164.
Calabrese, E.J., Beck, B.D., Chappell, W., 1992. Does the animal-to-human uncertainty factor incorporate differences in surface area? Regulatory Toxicology and Pharmacology 15, 172–179.
Calabrese, E.J., Baldwin, L.A., 1998. Can the concept of hormesis be generalized to carcinogenesis? Regulatory Toxicology and Pharmacology 28, 230–241.
Caldwell, J., 1980. Comparative aspects of detoxication in mammals. In: Jakoby, W.B. (Ed.), Enzymatic Basis of Detoxication, Vol. 1. Academic Press, New York, pp. 85–111.
Caldwell, J., 1981. The current status of attempts to predict species differences in lung metabolism. Drug Metabolism Reviews 12, 221–237.
Cartwright, R.A., Glasham, R.W., Rogers, H.J., Ahmad, R.A., Barham-Hall, D., Higgins, E., Kahn, M.A., 1982. The role of *N*-acetyltransferse phenotypes in bladder carcinogenesis: a pharmacogenetic epidemiological approach to bladder cancer. Lancet 2, 842–845.
Cassee, F.R., Groten, J.P., Feron, V.J., 1996a. Changes in the nasal epithelium of rats exposed by inhalation to mixtures of formaldehyde, acetaldehyde and acrolein. Fundamental and Applied Toxicology 29, 208–218.
Cassee, F.R., Arts, J.H.E., Groten, J.P., Feron, V.J., 1996b. Sensory irritation to mixtures of formaldehyde, acrolein, and acetaldehyde in rats. Archives of Toxicology 70, 329–337.
Cassee, F.R., Groten, J.P., Van Bladeren, P.J., Feron, V.J., 1998. Toxicological evaluation and risk assessment of chemical mixtures. Critical Reviews in Toxicology 28, 73–101.
Cohen, S.M., Lawson, T.A., 1995. Rodent bladder tumors do not always predict for humans. Cancer Letters 93, 9–16.
Cohen, S.M., 1995. Role of urinary physiology and chemistry in bladder carcinogenesis. Food and Chemical Toxicology 33, 715–730.
Cohen, S.M., 1999. Calcium phosphate-containing urinary precipitate in rat urinary bladder carcinogenesis. In: Capen, C.C., Dybing, E., Rice, J.M. (Eds.), Species Differences in Thyroid, Kidney and Urinary Bladder Carcinogenesis IARC Scientific Publications no. 147. International Agency for Research on Cancer, Lyon, pp. 175–189.
Cohen, G.M., 1986. Basic principles of target organ toxicity. In: Cohen, G.M. (Ed.), Target Organ Toxicity, Vol. 1. CRC Press, Boca Raton, FL, pp. 1–16.
Conney, A.H., Pantuck, E.J., Hsiao, K.C., Kuntzman, R., Alvares, A.P., Kappas, A., 1977. Regulation of drug metabolism in man by environmental chemicals and diet. Federation Proceedings 36, 1647–1652.
Corcoran, G.B., Ray, S.D., 1992. The role of the nucleus and other compartments in toxic cell death produced by alkylating hepatotoxicants. Toxicology and Applied Pharmacology 113, 167–183.
Cottrell, S., Andrews, C.M., Clayton, D., Powell, C.J., 1994. The dose-dependent effect of BHT (butylated hydroxytoluene) on vitamin K-dependent blood coagulation in rats. Food and Chemical Toxicology 32, 589–594.
Counts, J.L., Goodman, J.I., 1995. Principles underlying dose selection for, and extrapolation from, the carcinogen bioassay: dose influences mechanism. Regulatory Toxicology and Pharmacology 21, 418–421.
Crump, K.S., Hoel, D.G., Langley, C.H., Peto, R., 1976. Fundamental carcinogenic processes and their implications for low dose risk assessment. Cancer Research 36, 2973–2979.
CSTEE, 1998. Phthalate migration from soft PVC toys and child-care articles. Opinion of the Scientific Committee for Toxicology, Ecotoxicology and the Environment (CSTEE), Directorate for Health and Consumer Protection, Brussels, 24 April 1998.
Dahl, A.R., Haldey, W.M., 1991. Nasal cavity enzymes involved in xenobiotic metabolism: effects on the toxicity of inhalants. CRC Critical Reviews in Toxicology 21, 345–372.
Daly, A.K., Cholerton, S., Gregory, W., Idle, J.R., 1993. Metabolic polymorphisms. Pharmacology and Therapy 57, 129–160.
Dalton, K., 1986. Toxicity of vitamins. British Medical Journal 292, 903.
Davidson, I.W., Parker, J.C., Beliles, R.P., 1986. Biological basis for extrapolation across mammalian species. Regulatory Toxicology and Pharmacology 6, 211–231.
Dekant, W., 1993. Bioactivation of nephrotoxins and renal carcinogens by glutathione S-conjugate formation. Toxicology Letters 67, 151–160.
Dourson, M.L., Stara, J.F., 1983. Regulatory history and experimental support of uncertainty (safety) factors. Regulatory Toxicology and Pharmacology 3, 224–238.
Dourson, M.L., Felter, S.P., Robinson, D., 1996. Evolution of science-based uncertainty factors in noncancer risk assessment. Regulatory Toxicology and Pharmacology 24, 108–120.
Dreosti, E., 1998. Nutrition, cancer, and aging. Annals of the New York Academy of Sciences 854, 371–377.
Druckrey, H., 1967. Quantitative aspects of chemical carcinogenesis. In: Druckrey, H. (Ed.), Potential Carcinogenic Hazards from Drugs. UICC Monograph. Berlin, pp. Springer–Verlag.
Dybing, E., Omichinski, J.G., Søderlund, E.J., Brunborg, G., Låg, M., Holme, J.A., Nelson, S.D., 1989. Mutagenicity and organ damage of DBCP and Tris-BP: role of metabolic activation. In: Hodgson, E., Philpot, R.M., Bend, J.R. (Eds.), Reviews in Biochemical Toxicology, Vol. 10. Elsevier, New York, pp. 139–186.
Dybing, E., Soderlund, E.J., 1999. Situations with enhanced chemical risks due to toxicokinetic and toxicodynamic factors. Regulatory Toxicology and Pharmacology 30, S27–S30.
Dyer, H.M., Kelly, M.G., O'Gara, R.W., 1966. Lack of carcinogenic activity and metabolic fate of fluorenylacetamides in monkeys. Journal of the National Cancer Institute 36, 305–322.
Eaton, D.L., Gallagher, E.P., 1994. Mechanisms of aflatoxin carcinogenesis. Annual Reviews of Pharmacology and Toxicology 34, 135–172.
Edler L., Poirier K, Dourson M., Kleiner J., Mileson B., Nordmann H., Renwick A., Slob W., Walton K., Würtzen G., 2002. Mathematical modeling and quantitative methods. Food and Chemical Toxicology 40, 283–326.
Eisenbrand, G., Hofer, M., Kroes, R., Shuker, L., 2000. Proceedings of a workshop "Assessing health risks from environmental exposure to chemicals: the example of drinking water", 18–20 May, 1998. Food and Chemical Toxicology 38 (Suppl. 1).
Eisenbrand, G., Pool-Zobel, B., Baker, V., Balls, M., Blaauboer, B.J., Boobis, A., Carere, A., Kevekordes, S., Lhugenot, J.-C., Pieters, R., Kleiner, J., 2002. Methods of in vitro toxicology. Food and Chemical Toxicology 40, 193–236.
Eldefrawi, A.T., Eldefrawi, M.E., 1987. Receptors for γ-aminobutyric acid and voltage-dependendt chloride channels as targets for drugs and toxicants. FASEB Journal 1, 262–271.
Ellwein, L.B., Cohen, S.M., 1990. The health risks of saccharin revisited. Critical Reviews in Toxicology 20, 311–326.
El-Masri, H.A., Bell, D.A., Portier, C.J., 1999. Effects of glutathione transferase theta polymorphism on the risk estimates of dichloromethane to humans. Toxicology and Applied Pharmacology 158, 221–230.
EPA, 1986. Guidelines for the Health Risk Assessment of Chemical Mixtures. EPA/630/R-98/002. US Environmental Protection Agency, Washington, DC.
EPA, 1999. Guidelines for Carcinogen Risk Assessment (SAB Review Draft, July 1999). Environmental Protection Agency (http://www.epa.gov/ncea/raf/crasab.htm).
European Commission, 1997a. Regulation (EC) No 258/97 of the European Parliament and of the Council of 27 January 1997 concerning novel foods and novel food ingredients. Official Journal of the European Communities No L43/1.
European Commission, 1997b. Commission Recommendation of 29

July 1997, 97/618/EC. Official Journal of the European Communities L253/1.

Fix, L., Allen, J.L., 1998. Summary of the symposium establishing the safety of fat and macronutrients substitutes presented at the 33rd annual meeting of the Society of Toxicology, San Diego, California, March 13–17, 1994. Regulatory Toxicology and Pharmacology 27, 200–203.

Flamm, W.G., Lehman-McKeeman, L.D., 1991. The human relevance of the renal tumor-inducing potential of *d*-limonene in male rats: implications for risk assessment. Regulatory Toxicology and Pharmacology 13, 70–86.

Flanagan, P.R., McLellan, J., Haist, J., Cherian, M.G., Chamberlain, M.J., Valberg, L.S., 1978. Increased dietary cadmium absorption in mice and human subjects with iron deficiency. Gastroenterology 74, 841–846.

Forbes, A., 1996. The need for human data: the role of clinical trials and postmarketing surveillance in the safety assessment of macronutrient substitutes. Regulatory Toxicology and Pharmacology 23, S20–S21.

Fromm, M.F., 2000. P-glycoprotein: a defense mechanism limiting oral bioavailability and CNS accumulcation of drugs. International Journal of Clinical Pharmacology and Therapeutics 38, 69–74.

Gallenberg, L.A., Vodicnik, M.J., 1989. Transfer of persistent chemicals in milk. Drug Metabolism Reviews 21, 277–317.

Gaylor, D.W., Chen, J.J., 1986. Relative potency of chemical carcinogens in rodents. Risk Analysis 6, 283–290.

Gennings, C., 1996. Economical designs for detecting and characterizing departure from additivity in mixtures of many chemicals. Food and Chemical Toxicology 34, 1053–1059.

Gerde, P., Muggenburg, B.A., Hoover, M.D., Henderson, R.F., 1993. Disposition of polycyclic aromatic hydrocarbons in the respiratory tract of the beagle dog. I. The alveolar region. Toxicology and Applied Pharmacology 121, 313–318.

Gerlowski, L.E., Jain, R.K., 1983. Physiologically based pharmacokinetic modeling: principles and applications. Journal of Pharmaceutical Sciences 72, 1103–1127.

Goering, P.L., Klaassen, C.D., 1983. Hepatotoxicology of copper, iron and cadmium. In: McCuskey, R.S., Earnest, D.L. (Eds.), Comprehensive Toxicology, Vol. 9. Elsevier Science, Oxford, pp. 389–406.

Gold, L.S., Bernstein, L., Magaw, R., Slone, T.H., 1989. Interspecies extrapolation in carcinogenesis: prediction between rats and mice. Environmental Health Perspectives 81, 211–219.

Gold, L.S., Sawyer, C.B., Magaw, R., Backman, G.M., de Veciana, M., Levinson, R., Hooper, N.K., Havender, W.R., Bernstein, L., Peto, R., Pike, M.C., Ames, B.N., 1984. A carcinogenic potency database of the standardized results of animal bioassays. Environmental Health Perspectives 58, 9–319.

Green, T., Doe, J., Ellis, M.K., Foster, J.R., Odum, J., 1997. The role of glutathione conjugation in the development of kidney tumours in rats exposed to trichloroethylene. Chemico–Biological Interactions 105, 99–117.

Groten, J.P., Butler, W., Feron, V.J., Kozianowski, G., Renwick, A.G., Walker, R., 2000. An analysis of the possibility for health implications of joint actions and interactions between food additives. Regulatory Toxicology and Pharmacology 31, 77–91.

Groten, J.P., Schoen, E.D., van Bladeren, P.J., Kuper, F.C.F., van Zorge, J.A., Feron, V.J., 1997. Sub-acute toxicity of a combination of nine chemicals in rats: detecting interactive effects with a two level factorial design. Fundamental and Applied Toxicology 36, 15–29.

Gustafsson, J.A., Mode, A., Norstedt, G., Skett, P., 1983. Sex steroid induced changes in hepatic enzymes. Annual Review of Physiology 45, 51–60.

Hague, A., Elder, D.J.E., Hicks, D.J., Pareskeva, C., 1995. Apoptosis in colorectal tumour cells: induction by the short chain fatty acids butyrate, propionate and acetate and by the bile salt deoxycholate. International Journal of Cancer 60, 400–406.

Hague, A., Paraskeva, C., 1995. The short-chain fatty acid butyrate induces apoptosis in colorectal tumour cell lines. European Journal of Cancer Prevention 4, 359–364.

Hanke, J., Krajewska, B., 1990. Acetylation phenotype and bladder cancer. Journal of Occupational Medicine 32, 917–918.

Hard, G.C., Rodgers, I.S., Baetcke, K.P., Richards, W.L., McGaughy, R.E., Valovic, I.R., 1993. Hazard evalution of chemicals that cause accumulation of α_{2u}-globulin, hyaline droplet nephropathy, and tubule neoplasia in the kidneys of male rats. Environmental Health Perspectives 99, 313–349.

Hartmann, M., Hartwig, A., 1998. Disturbance of DNA damage recognition after UV-irradiation by nickel (II) and cadmium (II) in mammalian cells. Carcinogenesis 19, 617–621.

Hartwig, A., 1998. Carcinogenicity of metal compounds: possible role of DNA repair inhibition. Toxicology Letters 102–103, 235–239.

Hartwig, A., Groblinghoff, U.D., Beyersmann, D., Natarajan, A.T., Filon, R., Mullenders, L.H., 1997. Interaction of arsenic(III) with nucleotide excision repair in UV-irradiated human fibroblasts. Carcinogenesis 18, 399–405.

Hathcock, J.N., 1997. Safety limits for nutrient intakes: concepts and data requirements. Nutrition Reviews 51, 2285–2787.

Hawkins, R.A., 1986. Transport of essential nutrients across the blood-brain barrier of individual structures. Federation Proceedings 45, 2005–2059.

Hayes, R.B., Bi, W., Rothman, N., Broly, F., Caporaso, N., Feng, P., You, X., Yin, S., Woosley, R.L., Meyer, U.A., 1993. *N*-Acetylation phenotype and genotype and risk of bladder cancer in benzidine-exposed workers. Carcinogenesis 14, 675–678.

Henschler, D., Bolt, H.M., Jonker, D., Pieters, M.N., Groten, J.P., 1996. Experimental designs and risk assessment in combination toxicology: panel discussion. Food and Chemical Toxicology 34, 1183–1185.

Hepburn, P.A., Horner, S.A., Smith, M., 1999. Safety evaluation of phytosterol esters. Part 2. Subchronic 90-day oral toxicity study on phytosterol esters—a novel functional food. Food and Chemical Toxicology 37, 521–532.

Herrold, K.M., 1969. Aflatoxin induced lesions in Syrian hamsters. British Journal of Cancer 23, 655–660.

Hinson, J.A., Pumford, N.R., Nelson, S.D., 1994. The role of metabolic activatioin in drug toxicity. Drug Metabolism Reviews 26, 395–412.

Hobbs, W.R., Rall, T.W., Verdoorn, T.A., 1996. Hypnotics and sedatives; ethanol. In: Hardman, J.G., Limbird, L.E., Molinoff, P.B., Ruddon, R.W., Gilman, A.G. (Eds.), Goodman and Gilman's The Pharmacological Basis of Therapeutics, ninth ed. McGraw-Hill, New York, pp. 361–396.

Hoel, D.G., Portier, C.J., 1994. Nonlinearity of dose-response functions for carcinogenicity. Environmental Health Perspectives 102 (Suppl. 1), 109–113.

Hook, J.B., 1981. Toxicology of the Kidney. Raven Press, New York.

Howden, C.W., Birnie, G.G., Brodie, M.J., 1989. Drug metabolism in liver disease. Pharmacology and Therapeutics 40, 439–474.

Huggett, A.C., Marchesini, M., Perrin, I., Schilter, B., Tschantz, J.C., Donnet, A., Morgenthaler, P., Sunahara, G., Würzner, H.P., 1996. The Application of Human-type Diets in Rodent Feeding Studies for the Safety Evaluation of Novel Foods. pp. 135–150. OECD Document Series, Food Safety Evaluation. OECD, Paris.

Hughes, R., Rowland, I.R., 2001. Stimulation of apoptosis by two prebiotic chicory fructans in the rat colon. Carcinogenesis 22, 43–47.

IARC, 1990. IARC Monographs on the Evaluation of Carcinogenic Risks to Humans. Vol. 49. Chromium, Nickel and Welding. International Agency for Research on Cancer, Lyon.

IARC, 1991. IARC Monographs on the Evaluation of Carcinogenic Risks to Humans. Vol. 52. Chlorinated Drinking-Water; Chlorination By-Products; Some Other Haologenated Compounds; Cobalt and Cobalt Compounds. International Agency for Research on Cancer, Lyon.

IARC, 1993. IARC Monographs on the Evaluation of Carcinogenic Risks to Humans. Vol. 58. Beryllium, Cadmium, Mercury, and Exposures in the Glass Manufacturing Industry. International Agency for Research on Cancer, Lyon.

IARC, 1999a. In: Species Differences in Thyroid, Kidney and Urinary

Bladder Carcinogenesis. Capen, C.C., Dybing, E., Rice, J.M., Wilbourn, J.D. (Eds.), IARC Scientific Publications no. 147. International Agency for Research on Cancer, Lyon.

IARC, 1999b. IARC Monographs on the Evaluation of Carcinogenic Risks to Humans. Vol. 71. Re-evaluation of Some Organic Chemicals, Hydrazine and Hydrogen Peroxide (Part One). International Agency for Research on Cancer, Lyon.

IARC, 2000. IARC Monographs on the Evaluation of Carcinogenic Risks to Humans. Vol. 77. Some Industrial Chemicals. International Agency for Research on Cancer, Lyon.

IARC, 2001. IARC Monographs on the Evaluation of Carcinogenic Risks to Humans. Vol. 79. Some Thyrotropic Agents. International Agency for Research on Cancer, Lyon.

IARC, in press. Predictive Value of Forestomach and Gastric Neuroendocrine Tumours in Rodents in Carcinogenic Hazard Identification. IARC Scientific Publications no. xxx. International Agency for Research on Cancer, Lyon.

Ilett, K.F., David, B.M., Detchon, P., Castleden, W.M., Kwa, R., 1987. Acetylation phenotype in colorectal carcinoma. Cancer Research 47, 1466–1469.

ILSI, 1996. Disinfection By-products in Drinking Water: Critical Issues in Health Effects Research. International Life Sciences Institute, Health and Enivronment Scienes Insitiute, Washington, DC.

Ings, R.M.J., 1990. Interspecies scaling and comparisons in drug development and toxicokinetics. Xenobiotica 20, 1201–1231.

IPCS, 1986. Principles of Toxicokinetic Studies. Environmental Health Criteria 57. International Programme on Chemical Safety, World Health Organization, Geneva.

IPCS, 2000. General Scientific Principles of Chemical Safety. Training Module No. 4. International Programme on Chemical Safety, World Health Organization, Geneva.

Isom, G.E., Baskin, S.I., 1997. Enzymes involved in cyanide metabolism. In: Guengerich, F.P. (Ed.), Comprehensive Toxicology, Vol. 3. Elsevier Science, Oxford, pp. 477–488.

JECFA, 2000. Joint FAO/WHO Expert Consultation of Foods Derived from Biotechnology, Topic 1: The Concept of Substantial Equivalence, its Historical Development and Current Use, Biotech 00/03. World Health Organization, Geneva.

Jonas, D.A., Antignac, E., Antoine, J.M., Classen, H.G., Huggett, A., Knudsen, I., Mahler, J., Ockhuisen, T., Smith, M., Teuber, M., Walker, R., De Vogel, P., 1996. The safety assessment of novel foods. Food and Chemical Toxicology 34, 931–940.

Jonker, D., Woutersen, R.A, Feron, V.J., 1996. The additivity assumption tested for combinations of similarly acting nephrotoxicants. Food and Chemical Toxicology 34, 1075–1083.

Kadry, A.M., Skowronsky, G.A., Abdel-Rahman, M.S., 1995. Evaluation of the use of uncertainty factors in deriving RfDs for some chlorinated compounds. Journal of Toxicology and Environmental Health 45, 83–95.

Kalberlah, F., Schneider, K., 1998. Quantification of Extrapolation Factors. Schriftenreihe der Bundesanstalt für Arbeitsschutz und Arbeitsmedizin–Forschung–FB 797. Dortmund, Berlin.

Kari, F.W., Dunn, S.E., French, J.E., Barrett, J.C., 1999. Roles for insulin-like growth factor-1 in mediating the anti-carcinogenic effects of caloric restriction. Journal of Nutrition, Health and Aging 3, 92–101.

Kasten, U., Mullenders, L.H., Hartwig, A., 1997. Cobalt(II) inhibits the incision and the polymerization step of nucleotide excision repair in human fibroblasts. Mutation Research 383, 81–89.

Keenan, K.P., Ballam, G.C., Dixit, R., Soper, K.A., Laroque, P., Mattson, B.A., Adams, P., Coleman, J.B., 1997. The effects of diet, overfeeding and moderate dietary restriction on Sprague-Dawley rat survival, disease and toxicology. Journal of Nutrition 127, 851S–856S.

Kensler, T.W., Egner, P.A., Dolan, P.M., Groopman, J.D., Roebuck, B.D., 1987. Mechanism of protection against aflatoxin tumorigenicity in rats fed 5-(2-pyrazinyl)-4-methyl-1,2-dithiol-3-thione (oltipraz) and related 1,2-dithiol-3-thiones and 1,2-dithiol-3-ones. Cancer Research 47, 4271–4277.

Kensler, T.W., Curphey, T.J., Maxiutenko, Y., Roebuck, B.D., 2000. Chemoprotection by organosulfur inducers of phase 2 enzymes: dithiolethiones and dithiins. Drug Metabolism and Drug Interactions 17, 3–22.

Knutti, R., Rothweiler, H., Schlatter, C., 1982. The effect of pregnancy on the pharmacokinetics of caffeine. Archives of Toxicology (Suppl. 5) 187–192.

Kolars, J.C., Awni, W.M., Merion, R.M., Watkins, P.B., 1991. First-pass metabolism of cyclosporin by the gut. Lancet 338, 1488–1490.

Kowaltowski, A.J., Turin, J., Indig, G.L., Vercesi, A.E., 1999. Mitochondrial effects of triarylmethane dyes. Journal of Bioenergetics and Biomembranes 31, 581–590.

Krasovskii, G.N., 1976. Extrapolation of experimental data from animals to man. Environmental Health Perspectives 13, 51–58.

Kriek, E., 1969..On the mechanisms of action of carcinogenic aromatic amines. I. Binding of 2-acetylaminofluorene and N-hydroxy-2-acetylaminofluorene to rat liver nucleic acids in vivo. Chemico–Biological Interactions 1, 3–17.

Kroes, R., Galli, C., Munro, I, Shilter, B, Tran, L., Walker, R., Wurtzen, G., 2000. Threshold of toxicological concern for chemical substances present in the diet: a practical tool for assessing the need for toxicity testing. Food and Chemical Toxicology 38, 255–312.

Kruse, H.P., Kleesen, B., Blaut, M., 1999. Effects of inulin on faecal bifidobacteria in human subjects. British Journal of Nutrition 82, 375–382.

Kwei, G.Y., Alvaro, R.F., Chen, Q., Jenkins, H.J., Hop, C.E., Keohane, C.A., Ly, V.T., Strauss, J.R., Wang, R.W., Wang, Z., Pippert, T.R., Umbenhauer, D.R., 1999. Disposition of ivermecting and cyclosporin A in CF-1 mice deficient in mdr1a P-glycoprotein. Drug Metabolism and Disposition 27, 581–587.

Lang, N.P., Butler, M.A., Massengill, J., Lawson, M., Stotts, R.C., Hauer-Jensen, M., Kadlubar, F.F., 1994. Rapid metabolic phenotypes for acetyltransferase and cytochrome P4501A2 and putative exposure for food-borne heterocyclic amines increase the risk for colorectal cancer or polyps. Cancer Epidemiology and Biomarkers of Prevention 3, 675–682.

Lang, N.P., Chu, D.Z., Hunter, C.F., Kendall, D.C., Flammang, T.J., Kadlubar, F.F., 1986. Role of aromatic amine acetyltransferase in human colorectal cancer. Archives of Surgery 121, 1259–1261.

Lehman-McKeeman, L., 1997. α2u-Globulin nephropathy. In: Goldstein, R.S. (Ed.), Comprehensive Toxicology, Vol. 7.. Elsevier Science, Oxford, pp. 677–692.

Lindstedt, S.L., Boyce, M.S., 1985. Seasonality, body size and survival time in mammals. American Nature 125, 873–878.

Lindstedt, S.L., Calder, W.A., 1981. Body size, physiological time, and longevity of homeothermic animals. Quarterly Reviews of Biology 56, 1–15.

Lipman, R.D., Smith, D.E., Blumberg, J.B., Bronson, R.T., 1998. Effects of caloric restriction or augmentation in adult rats: longevity and lesion markers of aging. Aging 10, 463–470.

Littlefield, N.A., Farmer, J.H., Taylor, P.W., Sheldon, W.E., 1979. Effects of dose and time in a long-term, low-dose carcinogenesis study. Journal of Environmental Pathology and Toxicology 3, 17–34.

Lower Jr., G.M., Nilsson, T., Nelson, C.E., Wolf, H., Gamsky, T.E., Bryan, G.T., 1979. *N*-acetyltransferase phenotype and risk in urinary bladder cancer: approaches in molecular epidemiology. Preliminary results in Sweden and Denmark. Environmental Health Perspectives 29, 71–79.

Lu, F.C., 1985. Safety assessments of chemicals with threshold effects. Regulatory Toxicology and Pharmacology 5, 460–464.

Lu, F.C., 1988. Acceptable daily intake: inception, evolution, and application. Regulatory Toxicology and Pharmacology 8, 45–60.

Lynch, B.S., Tischler, A.S., Capen, C., Munro, I.C., McGirr, L.M., McClain, R.M., 1996. Low digestible carbohydrates (polyols and lactose): significance of adrenal medullary proliferative lesions in the rat. Regulatory Toxicology and Pharmacology 23, 256–297.

McClain, M., 1985. Mechanistic considerations for the relevance of animal data on thyroid neoplasia to human risk assessment. Mutation Research 333, 131–142.

McNamara, B.P., 1976. Concepts in health evaluation of commercial and industrial chemicals. In: Mehlman, M.A., Shapiro, R.E., Blumenthal, H. (Eds.), Advances in Modern Technology, Vol. 1, Part 1, New Concepts in Safety Evaluation. Hemisphere, Washington, DC.

Madara, J.L., 1995. Epithelia: biologic principles of organization. In: Yamada, T. (Ed.), Textbook of Gastroenterology, second ed.. J.B. Lippincott Company, Philadelphia.

Manson, M.M., Ball, H.W.L., Barrett, M.C., Clark, H.L., Judah, D.J., Williamson, G., Neal, G.E., 1997. Mechanism of action of dietary chemoprotective agents in rat liver: induction of phase I and II drug metabolizing enzymes and aflatoxin B_1 metabolism. Carcinogenesis 18, 1729–1738.

Marrs, T.C., 1985. Toxicology of pesticides. In: Ballantyre, B., Marrs, T., Turner, P. (Eds.), General and Applied Toxicology. Macmillan, Basingstoke, pp. 1329–1341.

Matsamura, F., 1985. Toxicology of Insecticides. In: Matsumaro, F., second ed.. Plenum Press, New York, pp. 121–133.

Mertz, W., 1995. Risk assessment of essential trace elements: new approaches to setting recommended daily allowances and safety limits. Nutrition Reviews 53, 179–185.

Miller, E.C., Miller, J.A., Enomoto, M., 1964. The comparative carcinogenicities of 2-acetylaminofluorene and its N-hydroxy metabolite in mice, hamsters, and guinea pigs. Cancer Research 24, 2018–2031.

Miller, J.A., 1970. Carcinogenesis by chemicals: an overview—G.H.A. Clowes Memorial Lecture. Cancer Research 30, 559–576.

Miller, E.C., Miller, J.A., 1985. Some historical perspectives on the metabolism of xenobiotic chemicals to reactive electrophiles. In: Bioactivation of Foreign Compounds. Academic Press, New York, pp. 3–128.

Monro, A., 1993. The paradoxical lack of interspecies correlation between plasma concentrations and chemical carcinogenicity. Regulatory Toxicology and Pharmacology 18, 115–135.

Mordenti, J., 1985. Pharmacokinetic scale-up: accurate prediction of human pharmacokinetic profiles from animal data. Journal of Pharmaceutical Sciences 74, 1097–1099.

Mordenti, J., 1986. Man versus beast: pharmacokinetic scaling in animals. Journal of Pharmaceutical Sciences 75, 1028–1040.

Morgenroth, V., 1993. Scientific evaluation of data-derived safety factors for the acceptable daily intake. Case study: diethylhexylphthalate. Food Additives and Contaminants 10, 363–373.

Mumtaz, M.M., Durking, P.R., 1992. A weight of evidence approach for assessing interactions in chemical mixtures. Toxicology and Industrial Health 8, 377–406.

Mumtaz, M.M., de Rosa, C.T., Groten, J., Feron, V.J.H., Hansen, H., Durkin, P.R., 1998. Evaluation of chemical mixtures of public health concern: estimation vs. experimental determination of toxicity. Environmental Health Perspectives 106, 1353–1361.

Munro, I.C., McGirr, L.G., Nestmann, E.R., Kille, J.W., 1996. Alternative approaches to the safety assessment of macronutrient substitutes. Regulatory Toxicology and Pharmacology 23, S6–S14.

Murphy, S., 1986. Toxic effects of pesticides. In: Klaassen, C.D., Amdur, M.O., Doull, J. (Eds.), Casarett and Doull's Toxicology, third ed.. Macmillan, New York, pp. 543–547.

National Academy of Sciences, 1975. Principles for Evaluating Chemicals in the Environment—A Report of the Committee for the Working Conference on Principles of Protocols for Evaluating Chemicals in the Environment. National Academy of Sciences, National Research Council, Washington, DC.

National Academy of Sciences, 1998a. Selected issues in risk assessment. II. Mixtures Drinking Water and Health, Vol. 9. In: National Academy Press, Washington, DC, pp. 95–184.

National Academy of Sciences, 1998b. Dietary Reference Intakes: A Risk Assessment Model for Establishing Upper Intake Levels for Nutrients. Food and Nutrition Board, Institute of Medicine. National Academy Press, Washington, DC.

Nessel, C.S., Lewis, S.C., Stauber, K.L., Adgate, J.L., 1995. Subchronic to chronic exposure extrapolation: toxicologic evidence for a reduced uncertainty factor. Human and Ecological Risk Assessment 1, 516–526.

OECD, 1984. Toxicokinetics. OECD Guideline for Testing of Chemicals, No. 417. Organisation for Economic Co-operation and Development, Paris.

OECD, 1995. Giudelines for testing of chemicals, OCED Paris.

Office of Pesticide Programs, 2000. Proposed guidance on cumulative risk assessment of pesticides chemicals that have a common mechanism of toxicity. June 22, 2000. Public Comment Draft. US Environmental Protection Agency, Washington, DC.

O'Flaherty, E.J., 1997. Toxicokinetics: distribution of toxicants. Comprehensive Toxicology, Vol. 1. In: Bond, J. (Ed.), General Principles. Elsevier Science, New York, pp. 115–134.

Okey, A.B., Riddick, D.S., Harper, P.A., 1994. Molecular biology of the aromatic hydrocarbon (dioxin) receptor. Trends in Pharmacological Sciences 15, 226–232.

Oser, B.L., 1981. The rat as a model for human toxicological evaluation. Journal of Toxicology and Environmental Health 8, 521–542.

Park, B.K., Naisbitt, D.J., Gordon, S.F., Kitteringham, N.R., Pirmohamed, M., 2001. Metabolic activation in drug allergies. Toxicology 158, 11–23.

Pieters, M.N., Kramer, H.J., Slob, W., 1998. Evaluation of the uncertainty factor for subchronic-to-chronic extrapolation: statistical analysis of toxcity data. Regulatory Toxicology and Pharmacology 27, 108–111.

Pohjanvirta, R., Viluksela, M., Tuomisto, J.T., Unkila, M., Karasinska, J., Franc, M.A., Holowenko, M, Giannone, J.V., Harper, P.A., Tuomisto, J., Okey, A.B., 1999. Physicochemical differences in the Ah receptors of the most TCDD-susceptible and the most TCDD-resistant rat strains. Toxicology and Applied Pharmacology 155, 82–95.

Poland, A., Knutson, J.C., 1982. 2,3,7,8-Tectrachlorodibenzo-p-dioxin and related aromatic hydrocarbons: examination of the mechanism of toxicity. Annual Reviews of Pharmacology and Toxicology 22, 517–554.

Pool-Zobel, B.L., Neudecker, C., Domizlaff, I., Ji, S., Schillinger, U., Rumney, C.J., Moretti, M., Villarini, M., Scassellati-Sforzolini, G., Rowland, I.R., 1996. *Lactobacillus*- and *Bifidobacterium*-mediated antigenotoxicity in colon cells of rats: prevention of carcinogen-induced damage *in vivo* and elucidation of involved mechanisms. Nutrition and Cancer 26, 365–380.

Poulsen, E., 1993. Case study: erythrosine. Food Additives and Contaminants 10, 315–323.

Purchase, I.F.H., Auton, T.R., 1995. Thresholds in chemical carcinogenesis. Regulatory Toxicology and Pharmacology 22, 199–205.

Quinn, G.P., Axelrod, J., Brodie, B.B., 1958. Species, strain and sex differences in metabolism of hexobarbitone, amidopyrine, antipyrine and aniline. Biochemical Pharmacology 1, 152–159.

Radomski, J.L., 1979. The primary aromatic amines: their biological properties and structure-activity relationships. Annual Reviews of Pharmacology and Toxicology 19, 129–157.

Raiten, J.R., 1999. Alternative and Traditional Models for Safety Evaluation of Food Ingredients. Life Science Research Office, Bethesda, MD.

Raunio, H., Husgafvel-Pursiainen, K., Anttila, S., Hietanen, E., Hirvonen, A., Pelkonen, O., 1995. Diagnosis of polymorphisms in carcinogen-activating and inactivating enzymes and cancer susceptibility—a review. Gene 159, 113–121.

Renwick, A.G., 1991. Safety factors and establishment of acceptable daily intakes. Food Additives and Contaminants 8, 135–150.

Renwick, A.G., 1993a. Toxicokinetcs. In: Ballantyne, B., Marrs, T., Turner, P. (Eds.), General and Applied Toxicology, Vol. 1. Stockton Press, New York, pp. 121–151.

Renwick, A.G., 1993b. Data-derived safety factors for the evaluation of food additives and environmental contaminants. Food Additives and Contaminants 10, 275–305.

Renwick, A.G., 1999. Exposure estimation, toxicological requirements and risk assessment. In: van der Heijden, K., Younes, M., Fishbein, L., Miller, S. (Eds.), International Food Safety Handbook. Marcel Dekker, New York, pp. 59–95.

Renwick, A.G., Lazarus, N.R., 1998. Human variability and non-cancer risk assessment—an analysis of the default uncertainty fac-

tor. Regulatory Toxicology and Pharmacology 27, 3–20.
Rickert, D.E., 1997. Toxicokinetics: routes of elimination. In: Bond, J. (Ed.), Comprehensive Toxicology, Vol. 1. General Principles. Elsevier Science, Oxford, pp. 149–156.
Ritchie, J.M., 1980. Tetrodotoxin and saxitoxin and the sodium channels of excitable tissues. Trends in Pharmacological Sciences 1, 275–279.
Ritter, J.M., Lewis, L.D., Mant, T.G.K., 1993. A Textbook of Clinical Pharmacology. Arnold, London.
Roe, F.J.C., 1984. Perspectives in carbohydrate toxicology with special reference to carcinogenicity. Swedish Dentistry Journal 8, 99–111.
Roe, F.J.C., Bär, A., 1985. Enzootic and epizootic adrenal medullary proliferative disease of rats: influence of dietary factors which affect calcium absorption. Human and Experimental Toxicology 4, 27–52.
Roe, F.J.C., 1993. The Leon Golberg Memorial Lecture. Recent advances in toxicology relevant to carcinogenesis: seven cameos. Food and Chemical Toxicology 31, 909–925.
Ross, R.K., Yuan, J.M., Yu, M.C., Wogan, G.N., Qian, G.S., Tu, J.T., Groopman, J.D., Gao, Y.T., Henderson, B.E., 1992. Urinary aflatoxin biomarkers and risk of hepatocellular carcinoma. Lancet 339, 943–946.
Rowland, I.R., 1991. Nutrition and gut flora metabolism. In: Rowland, I.R. (Ed.), Nutrition,Toxicity and Cancer. CRC Press, Boca Raton, FL, pp. 113–136.
Rowland, I.R., Rumney, C.J., Coutts, J.T., Lievense, L.C., 1998. Effect of Bifidobacterium longum and inulin on gut bacterial metabolism and carcinogen-induced aberrant crypt foci in rats. Carcinogenesis 19, 281–285.
Rulis, A.M., Hattan, D., 1985. FDA's priority based assessment of food additives. Regulatory Toxicology and Pharmacology 5, 152–174.
Rumack, D.H., Matthew, H., 1975. Acetaminophen poisoning and toxicity. Pediatrics 55, 871–876.
Safe, S.H., 1986. Comparative toxicology and mechanism of action of polychlorinated diben-*p*-dioxins and dibenzofurans. Annual Reviews of Pharmacology and Toxicology 26, 371–398.
Safe, S.H., 1995. Environmental and dietary estrogens and human health: is there a problem? Environmental Health Perspectives 103, 346–351.
Schenkman, J.B., Thummel, K.E., Favreau, L.V., 1989. Physiological and patho-physiological alterations in rat hepatic cytochrome P-450. Drug Metabolism Reviews 20, 557–584.
Schilter, B., Holzhäuser, D., Cavin, C., Huggett, A.C., 1996. An integrated *in vivo* and *in vitro* strategy to improve food safety evaluation. Trends in Food Science Technology 7, 327–332.
Schoen, E.D., 1996. Statistical designs in combination toxicology: a matter of choice. Food and Chemical Toxicology 34, 1059–1067.
Sies, H., 1997. Oxidative stress: oxidants and antioxidants. Experimental Physiology 82, 291–295.
Singh, J., Rivenson, A., Tomita, M., Shimamura, S., Ishibashi, N., Reddy, B.S., 1997. *Bifidobacterium longum*, a lactic acid-producing intestinal microflor, inhibits colon cancer and modulates the intermediate biomarkers of colon carcinogenesis. Carcinogenesis 18, 1371–1377.
Slob, W., 1998. Thresholds in toxicology and risk assessment. International Journal of Toxicology 18, 259–268.
Slob, W., Pieters, M.N., 1998. A probailistic approach for deriving acceptable human intake limits and human health risks from toxicological studies: general framework. Risk Analysis 18, 787–798.
Swenberg, J.A., 1995. Bioassaydesign and MTD setting: old methods and new approaches. Regulatory Toxicology and Pharmacology 21, 44–51.
Tajima, O., Schoen, E.D., Feron, V.J., Groten, J.P., 2002. Statistically designed experiments in a tiered approach to screen mixtures of *Fusarium* mycotoxins for possible interactions. Food and Chemical Toxicology 40. In press.
Takayama, S., Ahihara, K., Onodera, T., Akimoto, T., 1986. Antithyroid effects of propylthiouracil and sulfamonomethoxine in rats and monkeys. Toxicology and Applied Pharmacology 82, 191–196.
Thomson, A.B., Hunt, R.H., Zorich, N.L., 1998. Review article: olestra and its gastrointestinal safety. Alimentary Pharmacology and Therapeutics 12, 1185–2000.
Thorgeirsson, U.P., Dalgard, D.W, Reeves, J., Adamson, R.H., 1994. Tumor incidence in a chemical carcinogenesis study of nonhuman primates. Regulatory Toxicology and Pharmacology 19, 130–151.
Thornton-Manning, J.R., Dahl, A.R., Bechtold, W.E., Griffith Jr., W.C., Henderson, R.F., 1995. Disposition of butadiene monoepoxide and butadiene diepoxide in various tissues of rats and mice following a low-level inhalation exposure to 1,3-butadiene. Carcinogenesis 16, 1723–1731.
Thummel, K.E., Oshea, D., Paine, M.F., Shen, D.D., Kunze, K.L., Perkins, J.D., Wilkinson, G.R., 1996. Oral first-pass elimination of midazolam invovles both gastrointestinal and hepatic CYP3A-mediated metabolism. Clinical Pharmacology and Therapeutics 59, 491–502.
Truhaut, T., 1991. The concept of acceptable daily intake: an historical review. Food Additives and Contaminants 8, 151–162.
Trump, B.F., Berezesky, I.K., 1995. Calcium-mediated cell injury and cell death. Federation of the American Society of Experimental Biology Journal 9, 219–228.
Van den Berg, M., Birnbaum, L., Bosveld, A.T.C, Brunstrom, B., Cook, P., Feeley, M., Giesy, J.P., Hanberg, A., Hasegawa, R., Kennedy, S.W., Kubiak, T., Larsen, J.C., van Leeuwen, F.X., Liem, A.K., Nolt, C., Peterson, R.E., Poellinger, L., Safe, S., Schrenk, D., Tillitt, D., Tysklind, M., Younes, M., Waern, F., Zacharewski, T., 1998. Toxic equivalency factors (TEFs) for PCBs, PCDDs, PCDFs for humans and wildlife. Environmental Health Perspectives 106, 775–792.
van den Brandt, P., Voorrips, L., Hertz-Picciotto, I., Shuker, D., Boeing, H., Speijers, G., Guittard, C., Kleiner, J., Knowles, M., Wolk, A., Goldbohm, A., 2002. The contribution of epidemiology. Food and Chemical Toxicology 40, 387–424.
Vermeire, T., Stevenson, H., Pieters, M.N., Rennen, M., Slob, W., Hakkert, B.C., 1999. Assessment factors for human health risk assessment: a discussion paper. Critical Reviews in Toxicology 29, 439–490.
Videla, S., Vilaseca, J., Antolin, M., García-Lafuente, A., Guarner, F., Crespo, E., Casalots, J., Salas, A., Malagelada, J.R., 2001. Dietary inulin improves distal colitis induced by dextran sodium sulfate in rats. American Journal of Gastroenterology 96, 1486–1493.
Vogel, W.H., 1993. The effect of stress on toxicological investigations. Human and Experimental Toxicology 12, 265–271.
Walker, C.H., 1978. Species differences in microsomal monooxygenase activity and the relationship of biological half-livers. Drug Metabolism Reviews 7, 295–323.
Walsh, C.T., 1997. Toxicokinetics: oral exposure and absorption of toxicants. In: Bond, J. (Ed.), Comprehensive Toxicology, Vol. 1 General Principles. Elsevier Science, New York, pp. 51–61.
Ward, J.M., Peters, J.M., Perella, C.M., Gonzalez, F.J., 1998. Receptor and nonreceptor-mediated organ-specific toxicity of di(2-ethylhexyl)phathalate (DEHP) in peroxisome proliferator-activated receptor alpha-null mice. Toxicologic Pathology 26, 240–246.
Watkins, P.B., 1997. The metabolic barrier of the gastrointestinal tract. In: ed. R.S. McCuskey, D.L.Earnest (Ed.), Comprehensive Toxicology. Vol. 9, Hepatic and Gastrointestinal Toxicology. Elsevier Science, New York, pp. 549–558.
Weil, C.S., McCollister, D.D., 1963. Relationshp between short-term and long-term feeding studies indesigning an effective toxicity test. Agricultural and Food Chemistry 11, 486–491.
WHO, 1986. Principles of Toxicokinetic Studies. Environmental Health Criteria, 57. World Health Organization, Geneva.
WHO, 1987. Principles for the Safety Assessment of Food Additives and Contaminants in Food. Environmental Health Criteria, 70, World Health Organisation, Geneva.
WHO, 2000. Consultation on assessment of the health risk of dioxins; re-evaluation of the tolerable daily intake (TDI): Executive Summary. Food Additives and Contaminants 17, 223–240.
WHO, in press. Principles and Methods for the Assessment of Risk from Essential Trace Elements. Environmental Health Criteria. World Health Organization, Geneva.

Wildfang, E., Healy, S.M., Aposhian, H.V., 2000. Arsenic. In: Zalups, R.K., Koropatnick, J. (Eds.), Molecular Biology and Toxicology of Metals. Taylor & Francis, London, pp. 75–112.

Wogan, G.N., 1973. Aflatoxin carcinogenesis. Methods in Cancer Research 7, 309–344.

Wohlleb, J.C., Hunter, C.F., Blass, B., Kadlubar, F.F., Chu, D.Z., Lang, N.P., 1990. Aromatic amine acetyltransferase as a marker for colorectal cancer: environmental and demographic associations. International Journal of Cancer 46, 22–30.

Wrighton, S.A., Stevens, J.C., 1992. The human hepatic cytochromes P450 involved in drug metabolism. CRC Critical Reviews in Toxicology 22, 1–21.

Younes, M., Meek, M.E., Hertel, R.F., Gibb, H., Schaum, J., 1998. Risk assessment and management. In: Herzstein, J.A., Bunn, W.B., Fleming, L.E., Harrington, J.M., Jeyartnam, J., Gardner, I.R. (Eds.), International and Occupational Environmental Medicine. Mosby, St. Louis, MO, pp. 62–74.

Zhou, J.R., Erdman Jr., J.W., 1995. Phytic acid in health and disease. Critical Reviews in Food Science and Nutrition 35, 495–508.

数学模拟及定量方法

L. Edler[a], K. Poirier[b], M. Dourson[b], J. Kleiner[c,*], B. Mileson[d], H. Nordmann[e], A. Renwick[f], W. Slob[g], K. Walton[f], G. Würtzen[h]

[a]Deutsches Krebsforschungszentrum, German Cancer Research Center, Abteilung Biostatistik R 0700, Postfach 10 19 49, D-69009 Heidelberg, Germany
[b]TERA, Toxicology Excellence for Risk Assessment, 1757 Chase Avenue, Cincinnati, OH 45223, USA
[c]ILSI Europe, avenue E. Mounier 83, Box 6, B-1200 Brussels, Belgium
[d]Technology Sciences Group, Inc., Toxicology, Ecotoxicology and Risk Assessment Division, 1101 17th Street, NW, Washington, DC 20036, USA
[e]Ajinomoto Switzerland AG, Innere Güterstrasse 2-4, PO Box 4559, CH-6304 Zug, Switzerland
[f]University of Southampton, Clinical Pharmacology Group, Biomedical Sciences Building, Bassett Crescent East, Southampton SO16 7PX, UK
[g]RIVM, National Institute of Public Health and the Environment, PO Box 1, NL-3720 BA Bilthoven, The Netherlands
[h]Coca-Cola Nordic & Baltics, Strandvejen, 60- 5th, DK-2900 Hellerup, Denmark

摘　要

本文综述了目前用于危害特征描述的数学方法和统计学技术，同时描述了欧洲制定规则时常用的数学模拟和定量方法，以及常用于食品中化学物危险性评估的其他有发展前景的方法。本文还比较了FAO/WHO联合食品添加剂专家委员会（JECFA）、美国食品与药品管理局（FDA）和美国环保署（EPA）等机构现行方法的异同点，并建立发展和改良定量方法的框架。通过分析各方法的差距，明确了每种方法尚需修订、改进和提高效率的方面。在这些重要评估的基础上，提出了今后的研究需要。通过这些工作，我们认为：以数学模型模拟剂量-反应关系可以改进危险性评估的过程。利用数学模拟充分地描述剂量-反应关系，需要有足够数量的剂量组来获得不同反应水平的剂量范围。但只要实验设计合理，该方法并不一定会增加研究所需实验动物的总数。在剂量-反应关系的特征描述中，应尽可能利用化学特异的作用方式或机制和/或毒代动力学的数据。单一的危害特征描述方法不适用于所有类型的危险性评估，因此需要提供其他不同的方法，以便使所用的方法最适合现有的数据特点及危险性特征。我们认为：今后对剂量-反应关系的深入研究应进一步考虑结果的不确定性和变异性。

关键词：危害特征描述　危险性评估　数学模拟　基准　概率方法　毒代动力学模型　分类回归

目　录

1 引言

原则上说，低分子量化学物质（low molecular weight chemicals）、微量营养素（micronutrients）、营养补充剂（nutritional supplements）、常量营养素（macronutrients）、全食品（whole foods）、新食品（novel foods）以及食品加工（food processing）等都可能对人体健康产生危害。因此，人类的食品安全问题一直为危险性评估者、公共卫生官员以及食品工业界所关注。人类食物中正常存在的一些微量成分，如果达到高剂量时则对人体产生有害作用。因此，有必要开展适用于危险性评估的毒理学和方法学研究。其主要目的是通过危害识别、危害性特征描述和暴露评估，来制定人类暴露的安全水平。

以下部分所描述的方法已经汇编起来，包括

用于欧洲制定法规过程中的数学模拟和定量方法。通过比较FAO/WHO联合食品添加剂专家委员会（JECFA）、美国食品与药品管理局（FDA）和美国环境保护署（EPA）等组织的现行方法，有助于危险性评估者、公共卫生官员以及食品行业选择适当的实验和评估程序，并对危险性特征进行客观的定量描述。

欧洲食物和膳食中化学物危险性评估（FOSIE）协调行动工作组的任务是对用于食物安全性评估的危害性特征描述中所使用的定量方法进行广泛、深入的研究。其工作方法是评价当前危害性特征描述中使用的数学方法和统计学技术并提出应用定量方法的发展前景。工作组试图建立一个新的、改良定量方法的工作框架，以适用于食品和膳食中化学物的危险性评估。通过差距分析，确定目前正在使用的方法中需要修订、改良和提高效率的方面。在这些工作的基础上，提出未来的研究方向。需要指出的是，下面讨论的定量方法主要用于评价食品中的化学物，如食品污染物或天然存在的有毒物质，但原则上也适用于其他食物类别，如宏量成分和全食品。数学模拟专题组主要的工作目的是研究食物安全评价中应用数学和统计学模型中的主要问题。不涉及以人类流行病学研究中得到的数据建立的暴露模型和危险性模型。以下所描述的模型是从包括人类试验在内的毒理学资料建立和发展而来的，不适用于流行病学领域。van den Brandt 等（2002）将在他的文章中讨论以分析流行病学的标准方法为基础，建立流行病学风险模型；Kroes 等（2002）将讨论暴露模型。我们极力主张模拟和定量分析要以通过诸如GLP认证的有质量保证的数据为基础。

在提交这个工作组的综合研究结果之前，首先简要地介绍目前欧盟用于食品安全性定量危险性评估的方法。

1.1 欧盟（EU）应用的方法

20世纪60年代初期，JECFA的科学家们建立了食品添加剂每日容许摄入量（ADI）的概念；这是对20世纪50年代初FDA工作的进一步发展。这个方法假定可以通过动物实验和人体研究来确定了一个最大安全剂量（这个剂量对健康没有明显的损害效应），并以此剂量除以一个适当的安全系数来确定人群的“安全”摄入量。目前，欧盟仍在用这种传统的方法对食物中的化学物质进行评价。所采用的实验方法是由经济合作与发展组织（OECD）检测化学物指南所确定的，且被欧盟有关化学物和制剂的法规所采纳。在1989年颁布的工业化学物指导原则中，描述了对食品添加剂进行评估的最低数据要求；除此之外，目前还没有其他的定量方法。1974年欧盟成立了食品科学委员会（SCF），为欧洲委员会提供任何与食品消费过程有关的健康保护和人体安全问题的建议，特别是食品的成分、可能使食品发生变化的加工过程、食品添加剂和加工助剂的使用以及食品污染等。对新食品成分，如添加剂，或者发现污染物时，则需对其进行安全性评价。当有能够改变现有评价结果的新资料提交到委员会时，委员会应考虑重新评价。欧盟的毒性、生态毒性和环境科学委员会（CSTEE）定期发表有关工业化学物质和其他暴露因素对人类健康和环境危险性的报告。

在欧洲，专门从事环境问题评价与专门从事食品评价的官方机构所采用的致癌物特征描述方法不尽相同。美国环保署所采用的方法基于对致癌反应的作用机制/模式的理解程度。当对反应模式特点的了解尚不充分，或者剂量与反应确定呈线性关系时，则可以采用线性数学模型进行低剂量外推。如果对反应模型的了解已比较清楚，且剂量反应关系表明存在阈值，则使用类似于非致癌效应的暴露阈值/安全因子的方法。欧盟SCF和JECFA认为定量的低剂量危险性外推法并没有充分的科学依据，他们建议食物中的致癌物质应减少到“尽可能低的水平”（As Low As Reasonably Achievable，ALARA）或“不能再低的水平”。

自1975年以来，SCF一直对食品添加剂和污染物进行评估，并出版了评估报告。欧盟对香料的安全性评估已考虑多年，欧洲理事会以及其他的一些国际组织，如国际香料工业组织（IOFI）以及美国香料和香精制造商协会（FEMA）等均做了许多工作。欧洲理事会已经列出了一份可以直接作为香料或者香精原材料的香料名单（1970年第一版）。基于欧洲理事会的工作，SCF也提出了一份简要清单，列出了“最终食品产品中含量甚微但最具活性的香料”。这一清单已被收入食品香料法规（EC，1988）中，但该清单不包括可以直接作为香料使用的物质。对于化学特性比较清楚的香料物质，目前已出台的一项评价法规（EC，1992）提出，先找到一种与欲评价的香料化学结构相似的物质，且该物质的毒理学和生物学特性已知，然后可以应用结构-活性关系（SAR）对该香料进行评价。1995 年，JECFA 第 44 次会议提出了一项以化学物的结构、预期的代谢特征和美国 FDA 评估包装迁移物的“法定阈值（threshold of regulation）”概念为基础的评估方案。这些评估方法的出台主要依靠 Hattan 和 Rulis（1986）的工作，他们对 FDA 的食品添加剂优先评估（PAFA）数据库中具有亚慢性和慢性毒性资料的物质进行分析，这些物质同时也收录在有毒物质的毒性档案（Registry of Toxic Effects of Toxic Substances，RTETS）以及 Gold 等的致癌物的致癌性数据库（1984）中。Munro、Kroes（1998）和 Munro（1999）等人进一步发展了这种方法。SCF 已经接受了 JECFA 对同种香料所做的评估。

对于常与食物接触的包装材料，SCF 对 1976 年以来使用的与食物相接触的塑料包装制品的单体以及其他原材料进行了毒理学评估；另外，还通过有关法令，对陶瓷中重金属的迁移和玻璃纸降解问题进行规定。1990 年，SCF 颁布了一项陈述评估资料的规范，其中与食物相接触的物质和原料危险性评价的部分没有采用美国 FDA“法定阈值”的方法。SCF 还发表了一篇报告，内容是关于新食品安全性评价过程中需要考虑的问题以及其在上市前的审核阶段应当提交的安全性评价数据。SCF 规定了评价的决定树（decision tree），其中毒理学和营养学方面的评价程序还是依据传统的 ADI 概念设计的。

1.2 本文大纲

我们在本文中描述了 8 种评估食物安全性/危险性的方法，这些方法在对资料的要求、资料的复杂程度、在不同情况下资料的适用性以及危险性评估结果的类型和质量方面各有不同。每种方法都按照统一的顺序进行讨论。首先，提出与该方法相关的数学模型和定量方法；然后考虑模型适用的亚人群和应用此模型的资料要求；接下来讨论方法的优点，局限性和不足；继而阐明方法的适用性；最后，如果可以获得相关资料，报告立法机构对此方法的接受程度。在每一节的结尾提出了该方法存在的差距及研究需要。

第 2 部分阐述了结构-活性资料的用途，在尚未充分了解化学物毒性的情况下，可以应用结构-活性资料进行评价。如果人群的暴露水平非常低，那么可设定毒理学相关的阈值（Threshold of Toxicological Concern，TTC）作为法定的参考剂量。如果人群对于一种食物成分的摄入量低于 TTC，则不需要其他化学物的毒性资料就可对其进行安全性评估。第 3 部分介绍了阈值法，应用阈值法应本着这样一个前提，即存在特定的剂量水平，在这一水平之下的暴露，不会产生显著的生物学效应。在这一部分中对未观察到有害作用水平（NOAELs），或有害作用起始点的相关暴露水平作出了解释，并用标准不确定系数（uncertainty factors，UFs）来估计每日容许摄入量（ADI）或其他相应的值。即使在对有害效应发生的生物学过程所知有限的情况下，不确定系数的方法仍然适用。第 4 部分阐述了分类回归方法；目前这种方法的应用还很有限，但它能够对所有观察到的有害作用进行一个回归分析。该方法不仅能够对使用不确定系数的起始点进行估计，也能够提供较高剂量作用时的毒性资料。在第 5 部分中讨论了不同化学物的调整系数（Chemical-Specific Adjustment factors，CSAFs）法，该方法利用阈值对传统的不确定系数进行了修正，它直接利用不同化学物的毒理学和生物学知识，被认为是对过去默认的系数法的改良。而后的几节分别阐述从基准剂量着手进行低剂量外推（第 7 部分），以及获取 ADI 的可能分布（第 8 部分），在这两种方法中，用 CSAFs 代替 UFs 的优势就显现出来。低剂量危险性估计的标准数学模型将在第 6 部分中讨论。如果假定任何暴露水平都具有生物学意义上的显著危险性，就可以应用这些模型。历史上，应用简单的数学模型，如一次打击模型（one-hit models）或线性多阶段模型（linearised multistage model）等可以有效地进行化学物间的比较，但实得数值更主要是由所选用模型决定的，而不是实验数据所决定。我们指出该方法的局限性，提出建立的新方法应利用所有可获得的剂量-反应资料，并更偏重于以生物学原则为基础。在接下来的三部分（7～9 部分）中讨论的方法和模型都可以更加充分地利用所有可获得的资料，但同时那些方法只有在资料充足的情况下才能使用。基准剂量（benchmark dose），定义为能够产生本底水平以上预期变化的统计学可信区间下限值，表示为BMDL，将在第7部分中讨论。这种方法可以确定低剂量外推法模型的起始点。在第8部分中，我们将讨论概率性危险评估法，该方法利用不确定系数的概率分布来估计真实存在的生物学无害作用水平（NAEL）的概率分布。如果能得到毒代动力学和毒效动力学的机制方面的资料，就能够进一步优化危险性特征描述，这将在第9部分中通过对以生理学为基础的毒代动力学模拟（physiologically-based toxicokinetic modelling）（PBTK模型）的方法来阐明。PBTK模型可以用于危险性评价的各种阶段（定义靶剂量、不同种属间以及不同暴露途径间的外推、整合成一个毒代动力学和毒效动力学相结合的模型、CSAFs的修正）。如果要更详细地讨论动力学研究在体内、体外毒理学中所起的作用，以及构建PBTK模型的信息来源，可参考Eisenbrand等（2002），特别是Dybing等（2002）的论文。在第10部分中，我们将以表格的形式对第2～9部分中介绍的方法进行总结性的评价和比较。对于每种方法，我们都将检验其主要特征、对资料的要求、适用性以及立法机构的接受程度，并讨论其可靠性、精确度、有效性和预测能力。在第11部分中，对前面各部分提到的研究需要以表格形式作了全面总结。最后，在第12部分中，叙述整篇文章的结论，并以表格的形式进行汇总。

2 结构-活性关系（SAR）和毒理学关注的阈值

在某些特定的情况下，通常缺乏足够的化学物毒性资料，如发生意外后要进行紧急评价，或者人群的暴露水平非常低，这时可以利用结构-活性关系。在食品安全性评价领域，如果人群对某种化学物的暴露水平极低，一般不必考虑其毒理学性质，可认为其危险性是可以忽略的。这种方法已主要用于对包装材料迁移物和香料的评价。

结构-活性关系分析基于化学物的生物学活性，与其结构和官能团相关，尤其当已知结构类似的化学同系物的资料或者用详细而明确的靶点资料来预测化学物活性时，该方法十分有效（详细的讨论见Barlow等，2002）。SAR分析已广泛地应用于制药业，主要用来预测药物与受体结合的能力、可能的治疗作用及其动力学模式。在危险性评估中，SAR广泛应用于危害识别，如评估潜在的遗传毒性，同时也用在生态毒理学领域中。根据对现有大量化学物的毒性分析，利用SAR可以预测一种新化学物的潜在毒性。基于对2000多种化学物的经口LD_{50}值的分析，SAR对其中95%的化学物的毒性预测值在其真实毒性值的8倍以内，但应用于眼刺激作用时却不是很成功（DiPasquale和Hayes，2001）。另一项对含有234种不同化学物的小型数据库的研究，对慢性动物实验得到的最低有害作用剂量的分析也得到了类似的预测结果（Mumtaz et al.，1995）。目前许多以计算机为基础的专家系统可用于对各类SAR资料的分析。然而，这些方法尚没有被用于模拟剂量-反应关系。现在正在研究联合使用SAR和PBTK模型的新方法来提供信息，以代替整体动物实验（Eisenbrand et al.，2002）。

“阈值”一般有两个不同的含义。对于大多数毒性形式而言，剂量或暴露必须达到一定水平才可能产生有害作用；因而，人们认为在剂量-反应曲线中存在一个“阈值”（具体的验证将在第3部分中讨论）。另外，阈值还指暴露水平很低不会引起任何毒性效应时的剂量。换句话说，实际上也就是一种“关注阈值”（threshold for concern）或者“法定阈值”。

2.1 模型和方法

当化学物没有特异毒性资料时，根据结构-效应关系进行安全性评价是一种很实用的方法；它可以避免在一些不重要的危险性评估中进行动物实验以及动用人力资源。这种方法的评估依据是，当人群对于某化学物的暴露水平明显低于其结构类似物的毒性剂量时，则具有足够的安全范围（safety margin）。安全范围还需考虑由动物毒性资料外推到人的一些常规因素（见下文），以及与结构类似物之间可能的毒性差异。

美国FDA在1993年提出，对于与食品接触材料的迁移问题，可以0.5ppb为膳食浓度的法定阈值（Federal Register，1993）。如果膳食中的浓度低于这个限值，则其暴露后产生的效应可以忽略。选择这一浓度作为阈值，是因为此浓度比动物实验中非农药类物质引起毒性作用的剂量低2000倍，比农药引起毒性作用的剂量低200多倍。但联邦注册局（1993）声明：这一规定不包括已知的致癌物以及其化学结构提示为可疑致癌物的物质。然而，由于一种未经检验的化学物有可能为致癌物，因此，法定阈值必须要与已知致癌物的致癌性资料相比较。对477种致癌物剂量-反应资料的分析显示，在大多数情况下，如果迁移物质是不能肯定的致癌物，那么这种暴露水平在人的一生中引起癌症的可能性不到百万分之一（见下文）。因此，0.5ppb的浓度对于有阈值和没有阈值的资料都适用。

JECFA用于评价香料物质的方案是对FDA所用方法的改良。该方案根据化学物质的结构特征提出了一系列阈值，并应用Cramer的决定树（Cramer et al.，1978）将化学物的结构特征与其毒性结合考虑（结构-活性关系）。在Cramer的决定树中，根据化学物的结构及其功能基团将化学物质分成三类：

Ⅰ类：物质的化学结构简单，具备高效的代谢模式，口服毒性低。

Ⅱ类：比Ⅰ类物质的无毒性结构少，但并不提示该类物质有毒性；此类物质可能具有活性功能基团。

Ⅲ类：此类物质的结构无明显的安全性特征，或提示具有明显的毒性。

根据各类中包含的所有已试验过的化学物的慢性或亚慢性毒性资料，可得出每一类物质的NOAEL分布（见下文），进而可以归纳出这三类化学物的毒性阈值（Munro et al.，1996）。首先分析每一类化学物的NOAEL分布，得到每类化学物的NOAEL高值的第5百分位值，再以这个剂量值除以通常所用的“安全”系数100，就得到了每一类化学物的阈值（见5.）。这三类化学物（分别包括137、28和448种化学物）的NOAEL的第5百分位值分别为3.0、0.91和0.15mg/（kg·d）；假设人的体重是60kg，则每人每天的暴露阈值应分别为1 800、540和90μg（Munro et al.，1996）。不过对于这三类化学物中的神经毒素、发育毒素和免疫毒素，该阈值的准确性要打折扣。最近有一篇综述（Kroes et al.，2000）对这三类化学物质的NOAEL进行了分析，并对Munro等（1996）就NOAEL在第III类阈值以下的19种化学物质的分析结果进行了评价。该综述支持Munro等人（1996）所得出的阈值，认为神经毒性是最敏感的终点。因此，具有神经毒性的化学物质的NOAEL比第Ⅲ类化学物质的阈值更低。

对于香料类物质，JECFA采用每天1.5μg的暴露阈值，该阈值适用于不产生无害代谢产物的化学物，或其本身及结构类似物尚无毒性资料的情形。阈值1.5μg是通过分析已知致癌物的剂量反应资料，用一个高度保守的模型外推得到的，其危险性为百万分之一。这一阈值的选择是基于10^{-6}危险性估计值的分布，并假设未经检验的化学物可能为致癌物。尽管得到1.5μg/d这一阈值的方法很保守，但JECFA认为这一程序和所获得阈值仍不适用于具有遗传毒性结构的化学物。

评价香料物质要根据其结构和代谢的毒性估计值以及暴露水平等一系列问题（图1）。

作为实例，JECFA评价了一系列的47种主要为乙醇、乙醛、羧酸、乙缩醛和酯类等香料物质，这些物质在体内均可代谢为无害终产物。其中41种物质由于其摄入量的估计值低于相应类别化学物的阈值，因而无需关注它们的安全性；其余的6种物质中，有5种是内源性化学物，另外一种是根据2年动物喂养实验得出的NOAEL来进行评估的（WHO，1994）。

2.2 亚人群

SAR方法不特别考虑亚人群的问题，只是用阈值法和无阈值法来产生各类不同结构化学物的毒理学关注阈值（见第3，6部分）。

2.3 资料要求

能否通过构效关系来推导阈值取决于化学物的结构和暴露情况。必须要知道其化学结构，才能根据Cramer的决定树进行分类。通常阈值法用于那些缺乏资料，需要根据模型和推测来估计暴露水平的化学物。

JECFA香料评价方案中用以与阈值比较的是人均摄入量的估计值，它是根据欧洲和美国的资料，用产品的年总生产量和消费者的总数计算得到的。计算过程中保守地假定食品和饮料生产企业只报告了其产量的60%，而且只有10%的人口消费了香料。

2.4 优点、局限性和不足

SAR 方法的优点在于其可以简单地评价当前的暴露是否安全。而主要的局限性是，与阈值法相比，该方法需要确定所评估化学物的结构—活性关系。另外还有一个难点就是与暴露估计值有关的评价应用于安全性评估，如果暴露增加了，就需要重新进行评价。

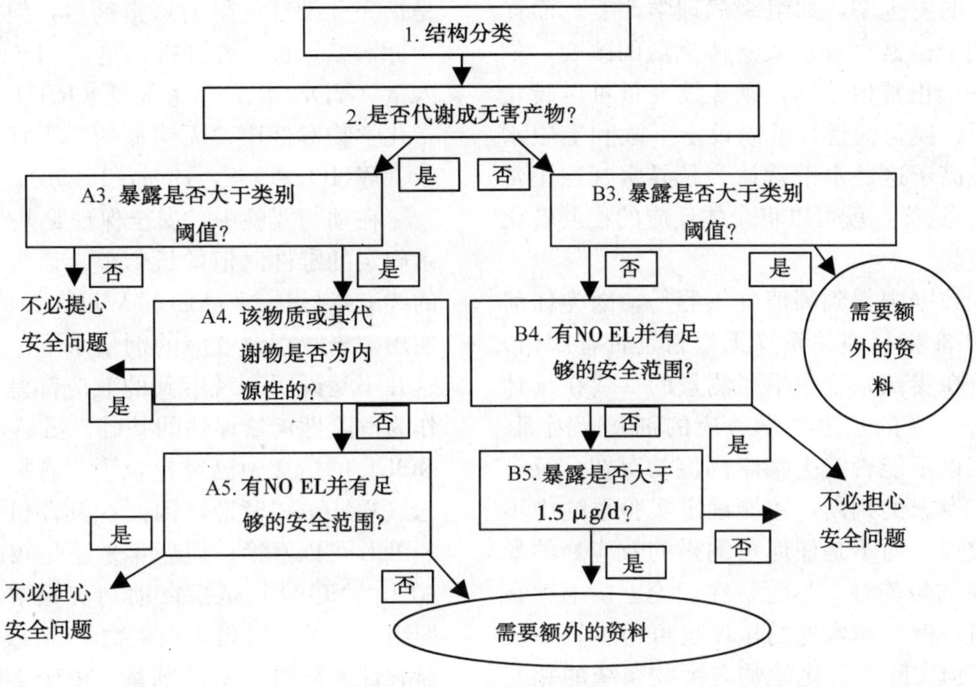

图 1 JECFA 在评估香料物质对所使用的判定树（根据 JECFA 第 51 次报告修改（WHO，2000）

2.5 适用性

虽然，实际上 JECFA 将图 1 所示的程序仅用于结构上不显示有遗传毒性且低暴露的化学物，或者其代谢物为内源性物质的化学物；但在理论上说，该方法适用于所有化学物。

2.6 立法机构和政府的接受程度

在欧盟，JECFA 方案已基本上被 SCF (1999) 接受，并且欧盟已经颁布了相关法律，允许使用这一方案对化学结构肯定的香料物质进行评价（EC，2000）。但 SCF 仍暂时拒绝应用 TTC 概念。尽管可能的遗传致癌物每天 1.5μg 的阈值是利用了十分保守的低剂量线性外推模型得到的（见下），但 JECFA 和 SCF 都不接受这一阈值。其原因可能是因为向人类食物中有意添加任何剂量的具有遗传毒性化学物都是不合适的。虽然对食物中天然含有的遗传毒性物质的评价并没有认可每天 1.5μg 的阈值，但在缺乏足够的化学物剂量-反应资料的情况下，它可以为危险性管理提供有用的参考。

2.7 差距和研究需要

Cramer 的判定树是 JECFA 建立香料物质结构类别和确定阈值所用的决策方案的重要组成部分。但这是一个比较早的资料，应该根据最近的毒理学和代谢资料重新验证。

3 阈值法

对于某些危害，如非遗传毒性作用，人们通常假设存在一个暴露阈值，在该阈值之下的暴露并不产生显著的生物学效应。目前，欧盟就是采用这种方法评估没有发生显著有害作用的暴露剂量。然而，使用下述方法时不要求科学意义上的绝对阈值，而将阈值看作是生物学上或政府的可接受的剂量水平。

人们对于除致癌之外的大多数毒性作用，包括遗传毒物和其他的遗传毒性效应的剂量-反应曲线是否真的存在生物学阈值有相当多的争论。通过动物实验所得的效应或反应的数据可能是一个计数资料，也可能是连续变量。计数资料的例子是某种损害的发生率，如组织病理学改变；而连续变量的例子是器官重量或身体重量的改变。如果能确定一个正常值范围，则连续变量可以转化为计数资料；换句话说，可以设定下限和上限水平，低于或高于这些水平就认为是异常（在正常范围之外）；这样，就可以将个体反应的程度转化为计数效应。

从实验数据中得到阈值并不容易，因为任何实验得到的剂量-反应关系（无论它是否有阈值）都可能含有在受试系统中不可测量的（或在统计学上无显著意义的）生物学效应的剂量。因而，既不能证实也不能否定生物学阈值的存在。只有根据经验和专家的判断，才能确定实验系统中不产生任何效应（而不是任何可测得的效应）的暴露剂量存在的可能性。尽管，在理论上，不存在绝对的阈值，例如非常低的浓度也可与生物系统相互作用；但实际上，化学物与生物系统的相互作用必须超过稳态和细胞保护性作用才能引起毒理学效应（Dybing et al.，2002）。尽管每个细胞都有其生物学阈值，但由于细胞稳态和保护过程的存在，细胞群中所有细胞的阈值并不一定相同。因此，对细胞群体而言，无法确定真正的生物学阈值。个体间情况也是如此，因为不同个体之间，以及同一个体的不同状态下，其阈值也是不同的。剂量-反应资料也是相对群体而言而不是针对单个细胞或者个体的。就确定阈值这一问题，Slob（1999）进一步作了阐述，他认为一个实用的方法是以对单个有机体无害的毒理学终点变化的大小来确定阈值。

尽管在危险性评估中证明阈值是否存在尚有争论，但在过去的30～40年中，对毒性作用作出有阈值和无阈值的详细分类已经构成了危险性评估的基础（WHO，1999b）。

3.1 模型和方法

阈效应的确定并不是直接利用剂量-反应关系低剂量外推的结果（见6.1），而是通过安全系数或不确定系数（考虑到种属间的差异和个体间的差异）得到一个代表阈值的剂量，该暴露剂量对人类不产生生物学明显的不良健康效应（安全保证）。安全保证是定量危险性评估的一个例子，它是一个“生物学上不显著”的危险水平，而不是一个特异的定量估计，从字面上看，“安全保证”是指完全没有危险的暴露剂量，但实际上所有的指标，如，每日容许摄入量（ADI）、每日耐受摄入量（TDI）以及参考剂量（RfD）等结果，都是指化学物对健康“无明显的”不良健康效应的剂量（WHO，1987，1994，1999b）。

在动物实验中，安全保证是基于剂量-反应关系确定的毒性阈值的近似值。通常用来代表阈值的终点指标是NOAEL（WHO，1999b），有时也使用“未观察到效应的剂量水平”（NOEL），但这并不是说所有观察到的效应都是有害的，都能作为危险性定量评估的基础。虽然，JECFA认为NOEL的定义中已经包含了“有损害作用”的概念（WHO，1987），因而在其评价中NOAEL和NOEL可以互换；但近年来还是较多地使用NOAEL。NOAEL是指在动物实验中，受试组和对照组出现的有害效应在生物学和/或统计学上没有显著性差异时的暴露剂量。由于NOAEL是一个不能检测到有害效应的剂量；因此，在实际应用中可以认为其值接近动物的阈值。虽然，高于NOAEL的剂量-反应关系不能用于定量；但它能够帮助估计在不同剂量水平检测到的效应是否与实验有关。

对于污染物来说，如果与对照组相比，所有实验组均产生显著效应时，就用观察到有害作用的最低剂量（LOAEL）代替NOAEL。显然这种估计的结果要高于阈值；因此，在危险性评估中通常需用更大的不确定系数（见下）。LOAEL和NOAEL一样，也是一种实验观察结果，其数值大小取决于研究的设计。基准剂量法（见7.）是另一种更加科学、可靠的方法，用于那些不能确定NOAEL的数据的危险性评估。

当以阈值替代值（如NOAEL或基准剂量）得到人类对于非遗传毒性化学物的安全暴露水平（如ADI）时，最常使用的不确定系数为100。这一系数是在大约40年前，由Lehman和Fitzhugh提出的（Lehman and Fitzhugh，1954）。100这个系数由两个10倍的系数相乘得到，第一个10是一般人类对于毒物的敏感性可能比通常的受试动物高10倍（种属间系数），另一个10是一般人和敏感人之间的差异（个体间、种属内或人的变异系数）（WHO，1987；见5.）。使用这一默认的不确定系数，是在考虑到种属间差异和人群中变异的情况下，将通过实验动物得到的剂量-反应关系曲线外推到比较敏感的人类。将两个系数相乘是假定这两个系数是相互独立的；对于一些化学物，人类与实验动物有10倍的种属间差异，一般人和敏感人也有10倍的种属内差异。通过10倍的安全系数，可以将实验动物的NOAEL外推到类似大小、相对均匀的人群，得到人类安全摄入量（以每公斤体重表示）。确定此系数的依据是，一般人群对某种毒物的易感性是测定NOAEL的实验动物（如狗、兔子、大鼠、小鼠）的10倍（WHO，1987）。针对人群变异的10倍系数是考虑到不同个体对于外部剂量反应的差异，以及一般人与敏感人NOAEL暴露水平的差异。就剂量-反应关系而言，这样就可以允许敏感人群与一般人群平均水平处于剂量-反应曲线中的不同位置。

目前，在人群中只进行过少数几项以危险性评估为目的的有对照的研究。在这些研究中，出于伦理上的原因，这些研究中出现的反应都是经过谨慎研究的。只有充分了解敏感实验动物种属毒性作用产生的生物学过程，并且测量的终点适度且可逆，经伦理委员会批准后才能进行临床试验。含碘食用色素（FD&C Red No. 3）就是利用人类反应数据得到ADI的实例。在大鼠慢性喂养实验中，所发现的主要毒性效应是甲状腺肿瘤。有多项研究表明，这是一种非遗传毒性的继发毒效应，主要是碘对促甲状腺激素（TSH）分泌的反馈机制引起的。一项人体有对照的实验表明，甲状腺损害最敏感的生物学指标是引起血清TSH的变化，该反应的NOAEL为60mg/d（大约为每天每公斤体重1mg）；在此基础上考虑10倍的人群个体间差异，得到的ADI值为0.1 mg/（kg·d）（WHO，1991）。

3.2 亚人群

表示人群中个体差异的10倍系数考虑了人群中的差异，包括儿童和老人等高危人群。Renwick和Lazarus（1998）对人群中个体差异的分析表明，10倍系数是恰当的，但我们必须注意到有时会遇到化学物的效应在不同个体中的差异非常明显的情况（例如：外源化学物代谢的多态现象，如CYP2D6，或细胞保护途径的多样性，如G6PD缺乏）。

通常认为婴幼儿和儿童可能是敏感的亚人群，是因为与成人相比，他们还不成熟（Rebwick et al.，2000）。这种不成熟主要影响他们消除化学物质的能力（毒代动力学）或者影响靶器官的反应（毒效动力学）。由于显而易见的原因，有关这方面研究的人体反应资料极少。对已发表的文献（代谢动力学和效应动力学）的分析显示，美国食品质量保护法案要求婴幼儿和儿童使用额外的10倍系数没有道理，因为通常使用的100倍的系数已经考虑到了种属间差异以及人群中个体间的差异（Renwick et al.，2000）。然而，如果缺少生殖和发育的毒性研究，或者目前的试验方法不完善，或者对新生儿和儿童的毒性作用是根本不可逆的，那么在危险性评估中再加上一个额外的、“严重”系数则是适当的。

对于潜在的敏感亚人群加一个额外的系数应建立在科学原理和了解的基础上，这是十分重要的。

3.3 资料要求

一种化学物，如食品添加剂或农药，在被批准使用前必须进行的毒性研究范围和实验设计的指导原则早已建立（EC，1980，1989；FDA，1982，1993；WHO，1987；OECD，1993）。数据的充足性影响不确定系数的选择（WHO，1994）。对于污染物的危险性评估如果不得不使用不理想的数据，例如无NOAEL值，或者没有慢性（长期）动物实验数据（见第8部分对这些因素的概率分析）时，就要使用额外的不确定系数，来弥补数据资料的缺乏（Dourson et al.，1992；Beck et al.，1993；WHO，1994；Vermeire et al.，1999）。

3.4 优点、局限性和不足

阈值法的主要优点是简单而且实用，容易适用于各种数据。

阈值的代表值（通常是NOAEL）是计算ADI、TDI或RfD的基础，但它们的计算过程往往都要用到不确定系数或安全系数，因而都存在局限性。

使用 NOAEL 的主要问题是它可能低于、等于或高于阈值，这取决于下列研究设计的特征。

组的大小：组越大，则灵敏度越高。目前在实验指导原则中通常推荐的组的大小在灵敏度和可行性之间做了很好的权衡。

测量有害效应的灵敏度：检测方法越灵敏，所得的 NOAEL 就越低。不适当的检测方法会得出较高的 NOAEL；因此，以制定规定为目的所做的研究必须符合良好实验室规范（GLP），或者尽量详细报告研究过程，以便为危险性评估提供质量保证。

剂量间隔：在实际的数据中，NOAEL 取决于动物实验中选择的剂量水平和在 LOAEL 水平时的效应强度。剂量间隔与剂量-反应曲线的斜率相关，如果间隔较大，且高于 NOAEL 的第一个剂量组仅产生很轻微的作用，那么得到的 NOAEL 可能会低于阈值。相反，如果剂量间隔小一些，那么 NOAEL 则可能等于或高于阈值。

如果研究中只有最高剂量组出现不良效应，且不能肯定该效应是真实的还是随机的假阳性结果时，问题便出现了。在这种情况下，用与最高剂量相邻的下一个剂量作为 NOAEL 会使评估过于保守。

NOAEL 方法并不能对高于 ADI 值的危险性提供任何信息，但用剂量-反应模型可以得到这些信息。可能的话，更多地利用剂量-反应资料，并使用更好的测量标准（如基准剂量）来替代单一的 NOAEL，那么危险性评估过程就更加科学。使用基准剂量意味着阈值的大小或是否存在阈值无关紧要，因为基准剂量可以设在无不良效应的剂量水平。

100 这个不确定系数的设立是基于 10 倍的种属间差异与 10 倍的人群中个体差异的乘积（WHO，1987）。通常默认的 100 倍系数值已广泛应用于各种具有不同毒代动力学或毒效动力学性质的化学物，近来的许多综述都对其正确性进行了评价（Dourson and Stara，1983；Calabrese，1985；Hattis et al.，1987；Lewis et al.，1990；Sheehan and Gaylor，1990；Renwick，1991；Calabrese et al.，1992；Naumann and Weideman，1995；Dourson et al.，1996；Renwick and Lazarus，1998）。这些综述对这个在 20 世纪 50 年代提出的“不确定系数”的正确性进行了专门的讨论，因为，最近毒理学和危险性评估领域均有明显进步。这些综述指出，在某些情况下，不确定系数可能过小（例如，化学物代谢呈现遗传多态性），或者过大（例如，化学物在消化道的吸收可忽略不计）。最后的结论是，即在可能的情况下，使用与所评估数据更加特异相关的数值来替代简单的默认系数，如使用化学物特异的调整系数（见 5.），将会使危险性评估过程有更加科学的基础。

3.5 适用性

对 NOAEL 应用 100 倍和 10 倍的不确定系数，是所有从事有阈值效应的化学物质的危险性评估（安全保证）机构均能接受的标准方法。这种方法容易应用，而且确定了实施的指导原则和程序（WHO，1987）。

3.6 立法机构和政府的接受程度

以体重为基础来表达（如 mg/kg · d）的 NOAEL 除以不确定系数（或安全系数），就得到人类不产生明显不良效应的暴露水平。尽管各机构所使用的术语不完全相同［NOEL 与 NOAEL；每日容许摄入量（ADI）与每日耐受摄入量（TDI）及参考剂量（RfD - 美国使用］；安全系数与不确定系数），但它们的研究方法基本相同。人类的“安全”暴露量通常被定义为单位时间“可接受”（对于添加剂；WHO，1994）或“可耐受”水平（对于污染物；WHO，1994）。例如，化学物的每日容许摄入量（ADI）或对有蓄积性的化学物采用暂定每周耐受量（provisional tolerable weekly intake，PTWI）。由动物实验计算 ADI 或 TDI 时，通常使用默认的不确定系数 100，这一数值是 20 世纪 50 年代后期由 FDA 提出的，随后被 JECFA 采用。100 倍的系数已经在国际上使用了 40 年，且作为一个合理的数值被广泛接受。

3.7 差距和研究需要

为了明确种属间和种属内的默认不确定系数的合理性和局限性，需要继续进行动物和人体的毒代动力学、毒效动力学以及体内反应的研究。通过应用不确定系数的概率（见 8.）和/或发展与通路及过程相关的类别默认系数（见 5.），默认不确定系数的应用能够得到进一步改善。

默认系数能覆盖的人群百分比是危险性管理

中的一个重要问题。可以利用算术标准差或几何标准差结合人群分布模型对此进行估计（Renwick and Lazarus，1998）。使用化学物特异的数据或类别默认值，按个案分别对不确定系数的适宜性进行定量的评估，可使得默认系数法得到进一步的发展。

4 分类回归

4.1 模型和方法

专家建议将分类回归（categorical regression）的方法用于非致癌毒性资料定量的剂量-反应分析。分类回归是一种评估化学物质暴露对健康的潜在危险性的统计工具。按毒性强度分级进行的分类回归，可以评估在给定剂量下，某一特定强度的毒性效应发生的可能性。当然，一般不可能直接观察到毒性效应，但是可以估计其发生的概率。

分类或顺序回归是指对全部毒性的各种强度级别的实验剂量进行的统计回归（Hertzberg and Miller，1985；Hertzberg，1991；Hertzberg and Wymer，1991）。通常，这些强度级别可以用一个定性图表来表示，以确定不同的作用水平［例如，无作用水平（no-effect level），无有害作用水平（no-adverse-effect level），最低有害作用水平（low-adverse-effect level）以及作为最严重有害作用水平的明显毒性作用水平（frank-effect level），如表1所示］。使用毒性分级，可把剂量与由不同研究测得的相关效应联系起来，以预测毒性作用的严重程度。通过这种方式，就可以兼顾所有级别的有害效应，而不仅仅注意临界效应（critical effect）。这种方法适用于在一个单独的强度评分系统内的二分、连续性和描述性的数据。此外，

表1 分类回归分析中用到的 NOAELs、LOAELs 和 FELs 的毒性强度评分[a]

分级	毒性作用	分类回归评分（典型的）[bc]
1	酶诱导或其他的生化改变，无病理学变化和器官重量变化	NOE
2	酶诱导和亚细胞增殖或其他的细胞器改变，但无其他的显著作用	NOE to NOAE
3	增生、肥大或萎缩，但无器官重量改变	NOAE
4	增生、肥大或萎缩，并伴随器官重量改变	LOAE
5	可逆性细胞改变：云雾样浊肿、水样变、脂肪变性	LOAE
6	坏死或组织变性但不伴有显著的器官功能减退；不伴有任何行为、感觉或生理性改变的神经病变	LOAE 到 AE
7	坏死、萎缩、肥大或组织变性且伴有可察觉的器官功能减退；伴有任何可测量的行为、感觉或生理性改变的神经病变	AE
8	坏死、萎缩、肥大或组织变性且伴有可察觉的器官功能减退；任何伴有显著的行为、感觉或运动变化的神经病变；任何生殖能力的减弱；任何胚胎毒性的表现	AE 到 FE
9	明显的病理学改变并伴有严重的器官功能障碍；任何丧失行为或运动控制、丧失感觉能力的神经病变；生殖功能障碍；任何伴有母体毒性的致畸作用	FE
10	死亡或显著的寿命缩短；不伴有母体毒性的任何致畸作用	FE

a 引自 DeRosa et al.（1985）

b NOE＝无可观察到的作用；NOAE＝无观察到的有害作用；LOAE＝可观察到的最低有害作用；AE＝有害作用；FE＝明显作用

c 这些危险性分类是近似的，可根据实际数据的情况以及毒理学家对效应的分级而变化

在某些情况下，该数学方法能够将浓度（剂量）、和暴露时间结合起来作为确定反应的自变量。因而，对于多个暴露期长短不同的实验，使用这种方法能够将它们各自获得的毒性数据综合起来研究。回归的结果可用于不同暴露水平对健康影响的危险性评估。这种评估方法在其应用方面与参考剂量法相似，当用模型拟合不同暴露水平下的（充足的）研究数据时，应用这种方法就可以估计任何特定暴露时间范围内的剂量。

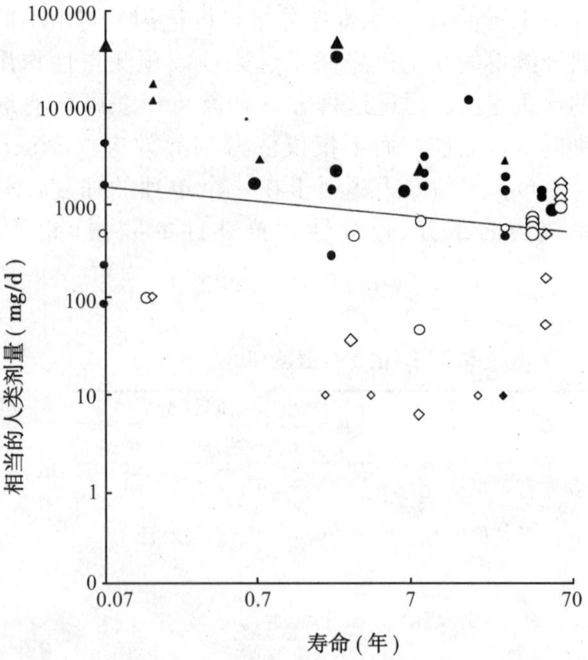

图 2　人类和动物甲氧氯经口毒性分类回归模拟

图中显示了不同靶器官的效应水平。通过体表面积换算，将实验动物的剂量转换成人类接触剂量。图中 X 轴坐标的得出方法为：动物染毒时间除以相应的物种寿命再乘以 70 年（假定人类的平均寿命）；也就是说，假定所有实验动物终生暴露期的长短均为 70 年。图中标志符号的大小表示相应研究数据的有效性。不同效应强度表示为：△明显毒性作用水平；●有害作用水平；○无观察的到的有害作用水平；◇无观察到的作用水平。根据 Dourson 等（1985）修改

图 2（来自 WHO，1994）是一个用分类回归法模拟人和动物的毒性资料的例子。毒性强度回归使用 Dourson 等人（1985）的甲氧氯的数据。图 2 将可得到的明显毒性作用水平，有害作用水平，无观察到的有害作用水平以及无观察到的作用水平归纳成相应人类暴露剂量（mg/d）及暴露时间（以生命时段表示）。为了简化，不区分数据来自动物或人群。图中的每一个符号都代表一项实验中的一个剂量组，来自不同靶器官的数据可以用在同一个分类回归中。图中的实线代表在人类终生暴露的情况下，如何利用明显不同的数据，通过分类回归模型来拟合以暴露时间为自变量的 NOAEL 的最适曲线。图 2 也同时揭示了如何将剂量和时间结合起来预测毒性的方法（另见 Beck et al.，1993）。

为了应用分类回归模型，需要得到各种毒性级别的不同剂量（或暴露）的效应资料。由于大多数毒性研究仅仅包括少数几个剂量组，故有害作用的类型十分有限。一般情况下，这些有害作用包括无作用、无有害作用、有害作用和严重致命作用，或用毒理学术语分别称为无观察到的作用水平（NOEL），无观察到有害作用的水平（NOAEL），观察到有害作用的最低水平（LOAEL）或有害作用水平（AEL）以及明显毒性作用水平（FEL）。表 1 是毒性强度评分以及分类回归中如何使用毒性强度分级的例子（摘自 DeRosa et al.，1985）。这些标记的剂量水平必须通过多个研究获得，但是研究中的暴露时间不必完全一致（持续暴露的时间可以看作是模型的一个因子）。

理论上讲，虽然要求试验人群的效应类型必须相似，但只需针对剂量-反应曲线上的几个关键作用水平做少量效应的研究，就足以构建一个分类回归模型。当然，获得的数据越多，曲线的形状就越好，模型可信区间的估计也就更窄。

Dourson 等（1997）进行了一项氨基甲酸酯类杀虫剂涕灭威的个案研究。该研究说明如何应用分类回归模型来预测超过 RfD 水平的危险性。动物实验资料也支持人类研究的结果。最后的分析用两套不同的人群暴露研究数据，这两项研究都是以测量血液中胆碱酯酶受抑制程度为终点的。结果表明，如不将血液胆碱酯酶抑制看作是一种有害效应，在比 RfD 高 10 倍的剂量下，产生有害效应的危险性的最大可能估计值仅为 0.008%。如将血液中的胆碱酯酶抑制率为 20%或更多看作是一种有害效应，在比 RfD 高 10 倍的剂量下，产生有害效应的危险性的最大可能估计值为 0.1%。虽然对高于 RfD 的剂量进行危险性评估时，分类回归被看作是一种模型依赖的方法，但是这种数学方法可能对一般公认的危险性评估方法具有辅助作用。

分类回归的另一较有前途的应用在于描述化学物质的暴露-反应关系，并帮助危险性评估者确定最适当的数据和模型进行危险性评估。Guth 等 (1997) 的研究表明，同时使用浓度和时间作为暴露水平来分析吸入四氯乙烯后的毒性效应时，可以采用分层分类回归的方法进行危险性评估。用于有序数据分析的一般线形模型可用来估计毒性强度和暴露剂量不同的情况下效应发生的可能性。这种方法对偶然暴露反应的评估有用。这样的评估往往需要不同程度暴露的相关信息，包括从轻微的、短暂的损害或功能丧失，到产生严重的甚至威胁生命的效应时相应的浓度和暴露时间等资料。Guth 等收集了 12 项不同研究得到的人类和啮齿类动物的研究结果，并对这些资料进行有害程度分类［终点效应包括啮齿类动物的一般中枢神经系统（CNS）损害、麻醉直至死亡；人类的功能性损害、头昏眼花及嗜睡］，并建立了急性吸入性暴露反应的分类回归模型。该模型为具有一般斜率的分层分类回归模型，它可以用来确定人类急性暴露于四氯乙烯 12 小时的限量范围。分层回归模型是 meta 分析的一种形式，由于其考虑到了不同亚群之间的差异，因而较基本分类回归模型的应用范围更广。它为危险性评估者提供了一种在急性暴露情况下，能够同时兼顾暴露浓度和连续暴露时间，并以效应程度分级的危险性评估方法。对一般的食物污染物（如农药）也可使用类似的方法。

4.2 亚人群

分类回归方法的优势在于可以将多项研究，包括不同种属的研究所获得的数据综合起来。虽然在有相应人群资料的情况下，分类回归法也可以对敏感亚人群进行危险性评估；但在一般情况下，分类回归模型估计危险性时不需要特别考虑敏感性亚人群的情况。

4.3 资料要求

均质分类回归模型假定所有的实验组，除自变量（剂量和暴露时间）以外，其他的实验条件都相同。当参数不同时，可利用模拟软件对异质性的数据进行分层处理，将随机的实验效应取平均值。Simpson 等人（1996）对此方法做了一些修改，他以组为单位进行毒性强度评分，并对同一组内个体间反应的相关性作出某些假设，从而将连续变量和二分变量的终点效应综合起来。

分类回归分析的数据既可以是连续数据也可以是计数数据；然而在确定程度分级时，对它们各自需考虑的问题却有所不同。对于计数资料，需要毒理学家根据终点的性质对其进行分类；而对于连续资料，首先必须明确每个毒性强度级别的反应程度，超过特定程度的反应应当归到相应的其他毒性级别中去。在相关的毒理学文献中可查到效应分级标准，比如有关组织病理学结果描述、血液学或酶功能变化等。其他不符合定义的数据如果能够归入某一效应强度级别，并能够和其他数据结合起来进行分析，那么也是可用的。

4.4 优点、局限性和不足

本方法的优点在于，它可以结合所有相关的研究结果和毒理学判断来估计危险性评估的起点，例如 NOAEL。另外，它可以对评估的不确定性进行量化。危险性评估者通过综合分析多项有限个体危险性评估的结果，可以大大提高分析的统计学效力。

本方法使危险性评估者利用多个彼此独立的变量来解释一个特定的反应，预测与各种暴露水平相关的效应，并能将多项研究结果综合起来分析。这样，通过将拟合模型进行适当的内推和外推，分类回归方法便可以预测研究对象在任何特定暴露剂量（或者当模型中包含时间变量时，则为任何剂量与暴露时间的组合）下的效应级别。

例如，当无法测量相等时间间隔或浓度下产生的效应时，利用此方法可以对效应进行预测。该模型同时也为预测不同暴露强度下的效应提供了可能。这使得危险性评估人员在危害强度日益增长的情况下，能够作出保护人群的有效决策。

分类回归还能提供在剂量超过危险性评估剂量，如 ADI，TDI 或 RfD 时的可能毒性强度信息。NOAEL 方法的局限在于它只是确定“安全的”或“可接受的”摄入水平。当暴露超过这些水平时，则需要其他的相关信息来帮助确定情况的紧迫性（例如：饮用水污染达到什么程度才需要停止公众的饮用水供给?）。此时危险性评估中的数字，如 ADI 或 RfD 就几乎不起作用了；因为所设计的这些点估计值一般是低于人群毒性阈值的。分类回归方法的优点之一是它可以提供毒性随剂量的增加而增加的信息，并且可用于评估超过 RfD 或参考浓度（RfC）的潜在危险性。目前已有几篇文献对此方法的应用进行了阐述（Dourson et al.，1997；Teuschler et al.，1999）。

使用分类回归模型，尤其是需要对多个研究结果综合分析时，一个主要缺点为：需要确定毒性效应的级别，并把来自不同研究的结果进行统一分类。这就限制了该方法的通用性，特别可能在对不相关的终点进行联合分析时掺入主观因素。同时，目前对于分类回归中实验剂量分组以及所得效应的强度分级并未标准化，尚需制定统一的标准。回归数据中包含不同类型的损害效应时就会出现问题，因为不同效应的强度分级带有很强的主观性，例如，当把生殖毒性与神经或肾脏毒性结合到一起时，对结果的分析过程往往会有一定的主观性，而非科学的判断。

分类回归方法的其他局限性还包括曲线拟合度容易产生误导；例如，外推过程无法确认其精确度以及区分或否定模型的力度不够等。此外，可信区间可能掩盖了关键性的假设，尤其是当数据来源于不同物种或有不同时间间隔产生，或两者情形兼有的综合资料时更容易出现。

4.5 适用性

本方法可用于评估同一类型或同一器官连续效应的严重程度。然而，若将程度不同的各种效应综合分析时，模型的有效性就会降低。

应用分类回归方法需要毒理学危险性评估和统计学方面的专门知识。目前的危险性评估中很少使用这种方法。现有的使用此方法的例子有急性吸入四氯乙烯（Guth et al.，1997）和口服涕灭威（Dourson et al.，1997）的毒性数据分析等。其他的研究也已经对急性吸入性暴露管理做了大量工作，但这些评估结果至今还未被用于法规性文件。这些评估中一般使用的不确定系数为 30（10 倍为用计量法计算的人群变异性，3 倍为用计量法计算的物种间外推的不确定性），用分类回归法计算出基准剂量后得到安全的急性暴露水平。值得注意的是，在危险性评估中采用的这些方法是动物研究的结果，因此需要考虑引入从动物外推到人（种属间）的不确定系数。

应用上述数学模型进行分析，需要有专门为分类回归设计的软件。美国环保署（EPA）已经开发了一个作为先驱程序的软件包，用来检测使用分类回归法评估急性吸入性毒性的可行性。最近 EPA 又新开发了一个名为 CatReg 的软件（EPA，2000b，c），主要用于急性吸入毒性的评估。危险性评估者已经开始使用该软件，并通过 EPA 提供的其他评估方法对该软件用于危险性评估的可行性进行了验证（EPA，2000b，c）。

4.6 立法机构和政府的接受程度

对于所有危险性评估的新方法，都需要一段适当的模型试用期，以便在正式推广前发现其缺陷。分类回归方法有很大的发展前途，但只有当前文提到的一些问题得到合理回答后，立法机构才能对其应用感到有信心。

4.7 差距和研究需要

尽管这种数学模型很有前途，但目前其使用尚有局限性，仍然有一系列问题需要通过建立应用指南，或者进一步调查研究和验证模型来解决。

(i) 本方法能否用于敏感人群？

(ii) 在特定强度或强度分级下如何规范地应用？

(iii) 对于联合研究、排除研究、接受或拒绝特殊终点的指导原则是什么？

(iv) 在其他公认的危险性评估方法适用的场合，使用本模型的指导原则是什么？

(v) 能否建立一个规则或指南来解释并认可分类回归模型得到的结论？

(vi) 如何解释拟合模型的斜率？是由于干扰？或是不同研究间的变异？还是什么别的原因造成的？

另外，如果数据只来自少数几个研究而不是大量研究的结果，那么分类回归方法可能不适用。这是由于生物学变异较大、测量终点的标准不同以及构建模型的力度不够造成的。

5 化学物特异性调节系数

5.1 模型和方法

用于评价食品中存在的化学物危险性的特异的定量模型有赖于描述毒性资料及揭示最终反应的生物学过程的科学数据的多少。对数据充分的化学物来说，可以通过更加科学的、定量的剂量反应分析而得到化学物特异性调节系数（Chemical-specific adjustment factors，CSAFs）来代替比较简单的由两个10倍系数相乘得到的100倍默认系数（见3.）。

虽然常用从动物实验获得的毒性资料进行剂量-反应关系分析，但现在已有可以综合描述针对同一反应中不同生物过程的定量数据的工作框架（Renwick，1993；WHO，1994）。在这种模型中，每个种属间和个体间差异的10倍系数进一步细分成不同的毒代动力学（决定化学物质向靶器官的运送）和毒效动力学（决定靶器官对化学物质的反应）系数（图3）。每个独立的子系数都对应一个不确定性的来源（图3；Renwick，1993）。国际化学品安全项目（the International Programme on Chemical Safety，IPCS）（WHO，1994）支持将人群中个体变异的10倍系数再细分的做法，同意Renwick和Lazarus（Renwick和Lazarus，1998）最近的一项分析对毒代动力学和毒效动力学采用相同的权重的做法。在可以获得化学物特异性调节系数的情况下，这个框架（图3）允许对四个默认的子系数中的任意一个进行替换。CSAFs与其他默认系数的乘积（参看国际化学品安全项目2000年Ottawa会议总结：http：//www.Ipcsharmonize.org/CSAF summary.htm）可以得出复合化学物特异性调节/不确定系数（过去称为数据源性的不确定系数）。

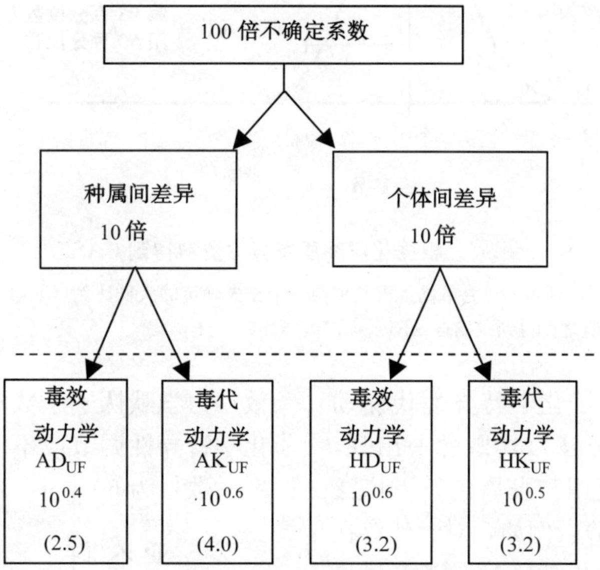

图3 将通常的100倍不确定系数细分为毒代动力学和毒效动力学两部分（WHO，1999b）

AD_{UF}-从动物到人的效应动力学不确定系数

AK_{UF}-从动物到人的代谢动力学不确定系数

HD_{UF}-人群变异的效应动力学不确定系数

HK_{UF}-人群变异的代谢动力学不确定系数

基于化学物的特异性资料可以用调节系数（AF）代替不确定系数（UF）

对于不同种属间毒效动力学和毒代动力学的差异，可以用实验种属某个适当参数的平均值与人类相同参数进行比较，从而估计差异的大小（见5.3），以此替代种属间的默认系数。

最好将人类毒代动力学或毒效动力学参数的变异看作是一种分布，即通过测量这一特异性参数的变异来决定化学物特异性调节系数（CSAF）适用人群的比例。根据预先确定的可接受的人群覆盖率，如人群的第95百分位，97.5百分位或99百分位（图4）得到的参数值，与人群的平均值或中位数的比值，就可以计算得出人群变异的CSAF。相关代谢动力学或效应动力学参数的人群分布可以是单峰、双峰、正态、对数正态、偏态分布等。在大多数情况下，人群分布情况都是未知的，这时往往需要确定一个实用的默认分布，如单峰或对数正态分布。Renwick 和 Lazarus（1998）曾使用这种方法确定了人群中默认系数没有覆盖的比例。他们对 60 种化学物的药代动力学资料（如，血浆浓度一时间曲线下面积）以及 49 种具有相关效应的药效动力学资料（如体外反应数据）进行分析，发现 99.9%健康成年人的代谢动力学默认系数的分布为正态分布，99%为对数正态分布，而效应动力学默认系数正态分布和对数正态分布的比例分别为 99.7%和 98%。利用人群分布的优点在于，对于亚人群既可以单独进行分析（Renwick and Lazarus，1998），也可以通过修改适当参数估计的人群分布来获得。

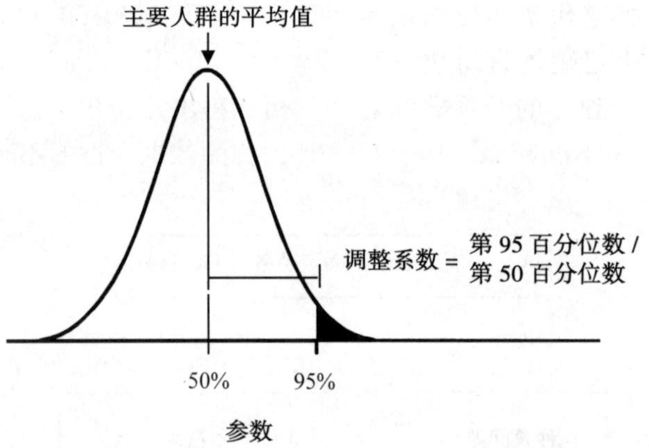

图 4　根据化学物质特异性资料得到 CASF

CASF 可以通过一个参数的人群均值与一个预先确定的人群比例（如第 95 百分位数）值之比得到（摘自 Silverman 等，1999）

CSAF 方法是一种依赖于化学特异性代谢动力学和效应动力学资料的方法，其概念一出现，人们便结合诸多实例对其应用和发展进行了广泛的讨论（Kroes et al.，1993）。例如，对天然存在于水和食物中的硼元素的分析就经过了诸多讨论（Dourson et al.，1998）。Dourson 等人（1998）通过对人类及大鼠的毒代动力学和毒效动力学参数分析，认为使用种属间 10 倍的默认系数（代谢动力学系数 4 倍，效应动力学系数 2.5 倍）是可取的，因为大鼠对硼的清除能力要比人类的高 3－4 倍，而反映种属间效应动力学差异的数据（用于修正效应动力学默认的子系数）又无法得到。另外，对于个体间差异，Dourson 通过测量怀孕妇女肾小球滤过率（硼从体循环系统被清除的通经）的变异并结合目前效应动力学数据的缺乏情况（Dourson et al.，1998），估计了一个 6 倍的差异系数（代谢动力学系数 1.8 倍，效应动力学系数 3.1 倍），对默认的 10 倍系数作了修正。这样，通过把化学物特异性毒代动力学系数和毒效动力学默认子系数相结合，可以得到硼的复合化学特异性调节或不确定系数（或数据源性不确定系数）为 60［（4×2.5）×（1.8×3.1）］。

5.2　亚人群

就整个人群中的个体变异而言，化学物特异性的毒代动力学或毒效动力学子系数的大小主要取决于需要覆盖的人群比例（这是一个危险性管理的决策）、存在的潜在“危险”亚人群的大小以及整个人群和亚人群中某一参数的变异度。目前有两种基于亚人群分布分析来计算亚人群调整系数的方法。其一是 Silverman 等（1999）提出的通过比较第 95 百分位的亚人群与第 50 百分位整体人群得到易感亚人群的调节系数（图 5）。然后，再由易感亚人群的发生率来确定整个人群的覆盖率。另一种方法是确定一个覆盖全人群（健康成年人和亚人群的分布）中某一预定比例的调节系数；然后，通过可以随机选取数据点的计算机软件（如 Monte Carlo），将每个亚人群的分布综合起来，从而得到代表全人群均值以及变异性的特定参数的模型。这种分析兼顾了主人群与亚人群间某一参数估计值的均数和变异系数的不同（Renwick and Lazarus，1998），同时也考虑到了全人群中亚人群的发生率。

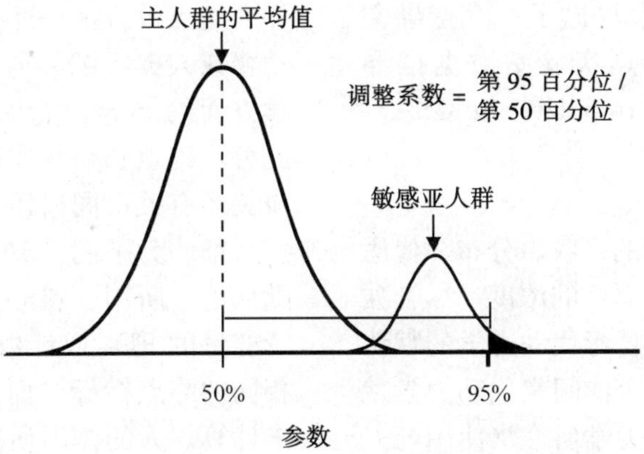

图 5　Silverman 等（1999）建议的对敏感亚人群的分析

危险性管理者在应用亚人群的化学物特异性数据的模型时，必须阐明以下问题：

(i) 是否应该覆盖一个恒定比例的亚人群（如 90%、95%、99%等）?

(ii) 是否可以用人群的人口统计学资料来考虑亚人群的发生率?

(i) 使用一个覆盖 90%罕见亚人群（如 1/10 000)的系数，因为它能覆盖全人群的 99.9999%，这样做是否有道理?

(iv) 选用一个覆盖 99%全人群（包括亚人群在内）的系数是否有道理?

事实上，对于一个易感亚人群来说，食物中的某种化学物的毒代动力学或毒效动力学数据是很难得到的。而要对某个特定"高危"人群进行危险性评估，只能根据某些与所评估的化学物的清除途径（毒代动力学）或作用机制（毒效动力学）相同的其他化学物在亚人群中的研究（参看本节最后的差距和研究需要）。

5.2.1　*婴儿和儿童*

最近有一篇关于成年人和儿童动力学差异的综述指出，儿童（但不包括婴儿）通过代谢和排泄对药物及外来化学物的清除速度要比成人快得多（Renwick，1998）。因此，只有一小部分的危险比成年人高，当然这个结论还要经过逐例的检验。然而，由于新生儿的肝脏代谢系统还不成熟，机体清除率低，这些都使得他们成为潜在的易感亚人群（Dorne et al.，2001）。

5.2.2　*种族差异*

种族差异可能由基因、膳食或环境因素所致，可影响动力学或反应性或两者兼有。在许多研究中，代谢动力学参数的平均估计值在不同种族之间差异很小，3.16 倍的默认系数不受种族影响，在不同种族均适用（Renwick and Lazarus，1998）。但在有些情况下会出现种族差异，表现为清除率下降。如果在一个种族中出现清除率下降，并伴有个体差异的增加，那么则可能是这个种族中少数健康成人的分布与多数健康人不同。例如，治疗性药物地昔帕明、苯甲二氮草、甲基强的松和尼莫地平等，均有这种现象。以化学物特异性资料为基础的 P450 介导的氧化反应就具有种族差异。

5.2.3　*代谢多态性*

当某种化学物质的清除过程受个体基因多态性影响时，其遗传学差异与危险性评估有很大关系。如果已知某种化学物质是具有多种表型的代谢过程的底物，则代谢动力学默认的 3.16 倍不确定系数就成了问题。当化学物特异性资料显示多态性分布时，在危险性评估中就要使用化学物特异性的调节系数。

5.3　资料要求

什么类型和质量的资料才能用于确定 CSFA 已成为一个研究课题。2000 年 5 月，国际化学品安全项目（IPCS）召开了一次危险性评估中人类变异和不确定性的专题讨论会（德国，柏林），利用个案研究来检验替代种属间和个体间毒代动力学和毒效动力学差异的不确定系数的默认值所需的数据种类和质量。此次大会提出了一个指导文件，以帮助危险性评估者利用实验室数据推导CSAF（http：//www. Ipcsharmonize. org/CSAF-summary. htm）。

5.3.1 *毒代动力学*

化学物在人体及动物体内的吸收、分布、代谢和排泄过程影响该物质在活性部位的浓度，尽管独立的某一方面的数据并不能代替毒代动力学的默认值。能够进一步修正种属间或个体间毒代动力学默认值的资料应来自体内毒代动力学研究（使用与人类实际情况最相近的暴露路径），或者来自与PBTK模型结合的代谢清除过程体外实验（如，通过肝脏代谢来估计体内的清除），或者有时在环境或职业暴露后进行的体内测量。

对于毒代动力学来说，需要知道所观察到的临界效应（critical effect）是否与在靶器官的毒性物质的最大浓度（C_{max}）或总体暴露量（血浆浓度一时间曲线下面积、ACU或清除率）有关。在急性毒性实验中，使用化学物特异性的体内试验资料都是以AUC（1/清除率）或C_{max}为基础的。AUC可以预测亚慢性或慢性毒性（如在动力学的稳态阶段）。应用体内生理参数（如清除率）的主要优点就在于可以把所有的体内过程都涵盖在评估之中，其中也包括肝外组织的作用。这种研究特别适用于原形物具有活性的情形。如果某种化学物质在一种组织中代谢后，其代谢产物在另一种组织中发挥作用，就应该对其代谢产物进行毒代动力学研究。

此外，根据动物资料和适当的种属间换算系数，PBTK模型还可用来测量靶器官中化学物质的浓度（见9.）。当可以获得原形化学物转化为活性代谢产物过程的生理参数以及不同代谢途径间内剂量的外推参数时，PBTK模型也是适用的。PBTK分析主要用于处理动物资料低剂量外推时的种属间差异，也可以用来替代种属间的不确定系数的动力学部分。

5.3.2 *毒效动力学*

理论上说，从毒物与其靶分子开始相互作用（如使用体外受体结合试验法）到出现最终的毒性反应，其间任何一个步骤的数据，都可以用来代替种属间和个体间毒效动力学的默认的子系数。对于不同种属间和人群中不同个体间反应的差异，这些数据只能来源于对最终毒性效应本身或其中导致终点效应的一个中间产物的体内或体外（用动物或人类组织）研究；并已经排除了毒代动力学方面的差异。如果需要利用替代终点的数据，此替代终点必须与作用模式和终点效应的剂量-反应关系有关；同时限定的受试种属必须能反映这些特征。为了用CSAF替代种属间效应动力学的默认值，所用资料必须以等效剂量计算（如，连续变量的ED_{10}或计数资料的ED_{50}），动物和人用相同的终点指标，而不是用相同剂量的反应差异来计算。人的体内研究的资料，可得到毒代动力学（toxicokinetics）和毒效动力学（toxicodynamics）两个方面的变异数据；然后可以用人的个体间变异的10倍不确定系数得到人的NOAEL这一安全暴露值，而不必再计算CSAF。

5.4 优点、局限性和不足

通过把反映种属间和人群中个体间差异的2个10倍系数进一步分为毒代动力学和毒效动力学子系数，就可以建立以化学物特异性资料为基础的危险性评估框架。很明显，对于一种化学物质来说，如果用这些资料替代默认的调节子系数，对该化学物质的危险性评估将更具科学性。如果没有合适的资料，两个子系数的乘积即为通常的默认值10。

然而，这种化学物特异性调节系数法也有一些缺点；到目前为止，仅有少数的数据库含有适当的信息，可用化学物特异性资料替代四个默认子系数中的某一个（Kroes et al.，1993），且这些资料大都有种属间毒代动力学的不确定性。而且即使有人体反应或代谢动力学的资料（用来替代人群中个体间毒代动力学和/或毒效动力学的默认值），但研究所用实验对象的数量通常较少，因此得不到人群的分布类型（如正态、对数正态、二项分布或偏态）。

5.5 适用性

使用CSAF前，需要额外进行在毒理学相关剂量下的实验动物和人体毒代动力学和/或毒效动力学研究。在没有化学物特异性资料的情况下，通常使用默认的 100（10×10）倍不确定系数，而CSAF方法是对标准默认值的改进，但它与现行的默认系数法是一致的（见 3.）。因此，危险性评估者能否使用此方法取决于化学物相关资料的可获得性及其质量。

5.6 立法机构和政府的接受程度

国际化学品安全项目（IPCS）在一个分项目，即规范化学物暴露危险性评估方法中提出了立法机构应用 CSAF 的指南。该项目的主要目的是确定定量分析毒代动力学及毒效动力学相关种属差异和人群中个体差异时所必须具有的资料。IPCS 的指导性文件使得 CSAF 方法日益被接受；同时欧盟食品委员会（SCF）已经将把不确定系数进一步分为毒代动力学和毒效动力学子系数的概念用于对环己氨磺酸盐（甜味素）和二噁英的危险性估计。

5.7 差距和研究需要

对大多数化学物来说，通常不具有确定 CSAF 大小所需的毒代动力学或毒效动力学资料；但是在许多情况下，可能已知化学物的代谢转归，或者比较容易通过动物和/或人类的体内或/和体外实验得到。目前这些代谢资料只用于危险性评估的定性过程，还没有用于定量分析。建立不同实验种属和人群中各种代谢转归的默认不确定系数可将通常的默认子系数修正为“与种属和/或途径相关的默认值”（图 6），这些新的默认值尤其适用于那些那些只有代谢资料而没有动力学资料的化学物。这种修正将成为使用化学物特异性资料和现有毒代动力学和毒效动力学默认值之间的桥梁（Renwick and Lazarus，1998；Renwick et al.，2001；Silverman et al.，1999；Dorne et al.，2001；Walton et al.，2001a，b）。

可以预见，由动物和人类不同清除路径（毒代动力学）或不同作用（毒效动力学）决定的种属间和途径相关的默认系数，能够使法规框架（图 6）达到更高的水平，使法规制定机构能掌握关于化学物的补充资料（如体外代谢研究）。

6 无阈值法

一般认为，一些涉及遗传毒性的危害不存在阈值；因此，不能确定其无明显有害效应的暴露水平。在这种情况下，只能估计人类暴露（定量的危险性评估；剂量-反应外推）的危险性（通常的发生率）的可能大小。

毒代动力学	毒效动力学	
根据数据的 或 种属和 / 或途径相关的 或 通常的默认值 4.0	根据数据的 或 种属和 / 或过程相关的 或 通常的默认值 2.5	种属间
根据数据的 或 途径特异的 或 通常的默认值 3.16	根据数据的 或 过程特异的 或 通常的默认值 3.16	个体间

图 6　基于具有共同的代谢动力学或效应动力学特征的化学物分析得到化学物特异性调节系数或途径/过程相关系数来代替原有的默认不确定系数（Renwick 和 Lazarus，1998）

为了给无阈值效应提供定量的危险性评估方法，必须将实验得到的发生率外推到低剂量和低危险水平。通过定量危险性评估，既可以得到特定危险水平下的暴露剂量，也可得到特定暴露水平下的危险性。在过去的 40 年里，人们一直在努力评估危险性为 10^{-6} 时的暴露剂量，并相继建立了越来越复杂的数学模型。

6.1 模型和方法

定量评估无阈值效应（如癌症）的危险性，通常使用动物实验中发病率的剂量-反应资料，来估计与人类相关暴露水平的危险性。在实际中遗传毒性化学物的“安全剂量”通常以十万分之一或百万分之一的发生率为标准（这是一种危险性管理决定），但动物实验所测到的危险发生率通常大于二十分之一。因此，使用这种方法时通常要将剂量-反应关系外推至少 4 个数量级。当外推超过 3 或 4 个数量级时，所用的模型将对定量危险性评估的结果产生十分重要的影响（ECETOC，1996）。由于曲线估计的不精确性，在动物实验观察范围内的剂量-反应曲线通常不能向下外推出低危险性的估计值。因此，必须选择适当的模型。

目前已提出了很多模型（图 7），但仅有少数应用于实际中（ECETOC，1996）。

对于发生率极低的效应，如危险性为 10^{-6}，最常用的数学模型是线性多阶段（linearised multi-stage，LMS）模型。另外，还可以从以下两种方法中选择其一进行简单的线性外推：(i) 选择在实验范围内的某一发生率，或 (ii) 通过对反应数据拟合而得到发生率。简单的线性外推需要在剂量-反应曲线上选择一个点，该点应接近或位于实验剂量范围内，以此作为线性低剂量外推的起始点。在剂量-反应曲线上选择起始点进行低剂量外推时，该点可以是 LOAEL，或者是通过适当的数学模型拟合实验所得数据而得到的 10%或 25%反应（ED_{10} 或 ED_{25}）的固定值，或是产生该效应剂量的 95%可信区间下限值。其他外推剂量-反应资料的数学模型，如 Weibull 模型，通常使用的较少。

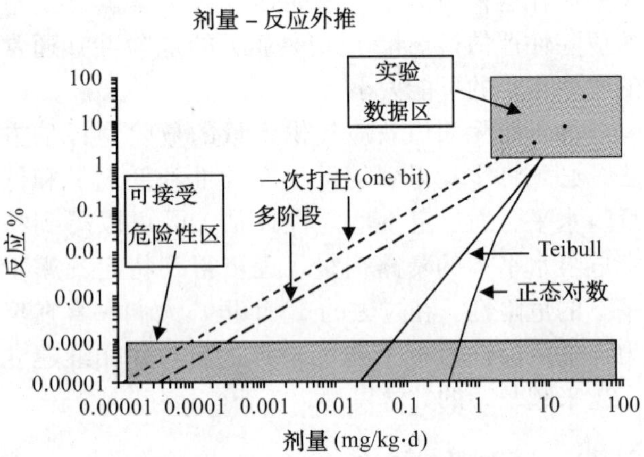

图 7　低剂量危险性估计的数学模型（来自于 ECETOC，1996）

可以通过种属间比较或结合已知靶器官剂量的活性化学物的 PBTK 模型（见 9.），将动物实验中的剂量调整成等价的人类剂量来考虑种属间差异。虽然有了这些方法，最终的数值主要还是根据所选择数学模型的外推来确定。如果同时研究了与受试化学物浓度相关的靶器官反应的种属间差异，那么可以根据这些信息对剂量-反应关系作进一步修改，从而建立一个包含所有毒代动力学和毒效动力学信息的完整生物学剂量-反应关系，用来代替简单的外部剂量-反应关系。尽管有必要假设关于不同毒代动力学和毒效动力学过程的低剂量线性关系；但是，建立以生物学为基础的剂量-反应模型，可使在低剂量外推过程中能够根据化学物的作用方式来确定外推模型曲线的形状。

当危险性评估以一般人群膳食摄入量的流行病学资料为基础时，没有必要进行跨越几个数量级的外推，因为流行病学研究通常包括较多的研究对象，而且危险性管理者所关心的暴露危险性往往接近流行病学研究对象的暴露危险性。新近 JECFA 对黄曲霉毒素的评估（WHO，1999a，b）(van den Brandt et al.，2002) 就是利用人类致癌物剂量-反应关系的例子。黄曲霉毒素是一种已知的动物和人类的致癌物，在人类主要作用于肝脏。人类的食物污染主要来源于一种叫作曲霉菌产生的真菌毒素。由于世界各地的农业生产状况不尽相同，所以黄曲霉毒素的可能摄入量存在着很大的地区差异。但在研究黄曲霉毒素与肝癌发生率的地区差异时，发现乙型或（可能还有）丙型肝炎病毒感染的差异使研究变得更加复杂，因为肝炎病毒也是肝癌的危险因素。关于黄曲霉毒素的资料很多，包括动物体内实验和毒性机制的研究、流行病学资料以及大量有关污染程度的报告。JECFA 利用现有的流行病学资料，分别对乙型肝炎表面抗原阳性和阴性者进行了危险性评估，发现这两组人群对于污染物的最大耐受剂量不相同。同时，JECFA 也指出了现有资料中一些不肯定的问题，包括：(i) 只包括发现黄曲霉毒素暴露与肝癌发生率存在正相关的研究；(ii) 不知道剂量-反应曲线的形状；(iii) 不知道黄曲霉毒素暴露评估的可靠性和精确度；(iv) 用目前的摄入量与目前的肝癌进行相关分析，这对于致癌物来说是不适当的；(v) 早期的研究低估了病人中乙型肝炎的感染率；及 (vi) 在多数研究中，原发肝癌的组织学证据有限。这项对黄曲霉毒素的分析反映了解释流行病学资料过程中存在的一些本质的问题。

6.2　亚人群

在剂量-反应外推的过程中很少考虑人群中的个体差异。考虑个体差异的方法之一就是使用单侧剂量-反应关系 95%可信区间的上限值，因为实验数据的差异能体现人群反应的差异。然而，很多实验数据的变异与样本量较小有关，或者体现的是不同受试物的种属间差异，而不是人群中的个体间差异。

6.3 资料要求

对外推的资料要求与所使用模型的复杂程度直接相关。常用的线性低剂量外推默认值法只需要有一个剂量组的肿瘤发生率增加即可。这种方法由于简单、实用，而被广泛采用。但要在实验剂量范围内拟合适当的剂量-反应模型，就必须包含足够的剂量组。因此，通常的一个对照组再加上三个剂量组的研究设计并不能有效区分不同数学模型的好坏。此外，有必要假设实验下限值和人类在百万分之一危险性水平之间的剂量-反应曲线的形状。

6.4 优点、局限性和不足

以简单的线性外推法利用动物资料推导低剂量或低危险性的情况，其主要优点是易于应用，它甚至可以用于只有一个剂量组出现肯定的肿瘤效应的资料。而且，线性外推法是一种比较保守的方法，一般不会低估危险性。

在将剂量-反应曲线外推至实验剂量范围以外3或4个数量级的过程中包含着一定的假设和误差（Lovell and Thomas，1996）。低剂量外推法是建立在假设基础之上的，这种假设就是：即使只暴露于一个分子的受试物，在理论上也可能产生效应。尽管这一假设在大约20年前首次提出时似乎振振有词；但是，随着我们对于DNA修复机制、其他的细胞保护和稳态机制的认识逐渐增加，这一假设的理由似乎越来越站不住脚，剂量-反应关系可能实际上是亚线性（sublinear）的。但是，由于目前尚没有更加有效的方法对人类预期的暴露水平进行反应评估；因此，线性外推法仍被作为一种默认的方法。

利用简单的线性外推法进行低剂量危险性评估［如，真正安全剂量（virtually safe dose，VSD)］的主要决定因素是线性外推的“起点”值。应用此方法得到的低剂量危险性估计值受实验剂量范围内曲线斜率的影响并不大。

数学模型的选择不能完全依赖于统计学上对实验数据的“拟合度”指标，因为通常在实验剂量范围内会有多种模型与数据拟合很好。选择模型的标准还应包括生物学合理性、适用性、简单性，并要与现行的公共卫生政策保持一致。

6.5 适用性

低剂量线性模型是最简单的模型，广泛适用于多种类型的实验数据。它仅需要在剂量-反应曲线上选择一个点作为剂量-反应关系线性外推的起点；这一起点可以是研究中唯一有阳性反应的剂量组。从一个确定的发生率，如TD_{10}，进行线性外推，使用一个简单的计算器就可以完成；但要选择适合实验数据的拟合模型，则需要利用恰当的计算机程序。

6.6 立法机构和政府的接受程度

国际上使用的方法各种各样，目前还没有一个明确一致的意见。这些方法包括线性多阶段模型和从剂量-反应曲线上的某一固定点，如TD_{50}、TD_{25}、TD_{10}、TD_{5}、或LOAEL进行外推的简单线性外推法。认可一种模型的主要标准是其能广泛地适用于各种剂量-反应资料，也就是说，它应该是一种简单而且实用的方法。那些从事低剂量危险性评估的机构将LMS模型和使用简单线性关系的方法作为一种默认方法。但也有许多机构并不接受低剂量外推法，而且不计算特定危险性时的暴露量。在这种情况下，建议危险性管理者将暴露量降低到可行的最低水平（as low as reasonably practicable，ALARP）或可以达到的最低水平（as low as reasonably achievable，ALARA）。

6.7 差距和研究需要

目前还不了解在极低剂量和低预期危险性时的剂量-反应曲线的形状。根据生物学原理，零剂量与可观察到有害作用发生率不断增加的剂量之间的剂量-反应关系为线性的假设越来越显得有问题，除非有害作用发生的机制与自然背景下的过程是完全一致的（Crump，1995）。为了更好地理解极低剂量时的剂量-反应关系，必须进行以下几方面的研究：

1. 改进研究设计，使得实验的剂量-反应关系更加准确；例如，使剂量组数目和每个剂量组的实验动物数达到最佳。

2. 分析癌前病变出现的剂量-反应关系资料（例如，肝脏的灶性病变、生物学标志物、DNA加合物和DNA修复）。

3. 将毒代动力学研究作为慢性致癌性研究的一部分或辅助研究。对于剂量依赖性的认识，例如通过建立考虑靶器官中活性化学成分剂量的PBTK模型，可以提高对低剂量可能发生的生物学作用的理解。在这些研究中应考虑到食物消费量、生长状态及衰老等因素。

4. 使用转基因动物进行研究可以提供不同生物学过程所起作用的信息，如DNA修复或凋亡。这种研究可以确定剂量-反应关系中的任何变化，并与正常的动物相比较以及研究它们的生物学基础。

5. 了解特殊化学物的作用机制，对于选择适当的极低剂量危险性（如，VSD）外推模型十分重要。

7　基准剂量

7.1　模型和方法

另一种评估非癌症终点的方法是基准剂量（benchmark dose，BMD）法。美国环保局（EPA，1995）对基准剂量的定义为："与本底相比，达到预先确定的损害效应发生率的统计学可信区间的低限……"，称为基准剂量可信区间低限值（BMDL），它与基准剂量点（BMDP）的概念不同，后者是指能够引起预期改变的剂量点值，有时也被使用。

BMD方法本质上并不是低剂量外推法。与NOAEL一样，BMDL通过使用不确定系数，对可接受暴露水平（如，ADI）进行评估。NOAEL和BMDL使用相同的不确定系数。尽管相对于NOAEL方法来说，BMDL方法利用了更多的剂量-反应信息，具有一定的优势，但它只适用于符合模拟要求的数据。因此，BMDL并不能替代NOAEL，应当作为一种额外的危险性评估工具，它可能对某些特定的危险性评估具有优势。

基准剂量法是由Crump（1984）和Dourson等（1985）首次提出的，试图通过纠正上述以默认法应用NOAEL中的一些明显不足。例如，在毒性研究中，NOAEL方法受到研究者对实验剂量选择的限制，剂量间隔越大，实验所得的NOAEL（或LOAEL）的准确度就越低。而且，在NOAEL方法中，没有充分利用剂量-反应曲线的形状所提供的有价值的信息（尽管曲线形状可能影响不确定系数的选择）。默认法的主要问题还在于，它不能识别NOAEL水平可能出现的相关效应；因为，实验方法的灵敏度不足以检测到这些效应。

BMD法利用更多的剂量-反应信息。它首先将可获得的资料进行数学拟合，然后确定与特定反应相关的剂量水平。对计数资料来说，可以是高于基线水平的特定有害效应发生率；而对于连续资料，则是指特定效应变化的百分数。这样，基准剂量就不受研究者对实验剂量选择的限制。另外，可以肯定的是在BMDL剂量产生的效应不会超过某一确定水平（如，基准反应水平，BMR）。最大可能法（maximum likelihood method）是一种常用的方法，所产生的与BMR（或BMDP）相对应的剂量点估计值，通常被称为最大可能估计值（MLE）（图8）。为了更好地保护健康以及更好地解释统计学的不确定性，通常用统计学低限值（通常是95%可信区间的下限值）来替代MLE。最常使用的是基准剂量的可信区间低限值（BMDL），有时也简单地表示为BMD。图9和图10显示了本方法在评价谷类作物中脱氧雪腐镰刀菌烯醇（DON）毒性评价中的应用。

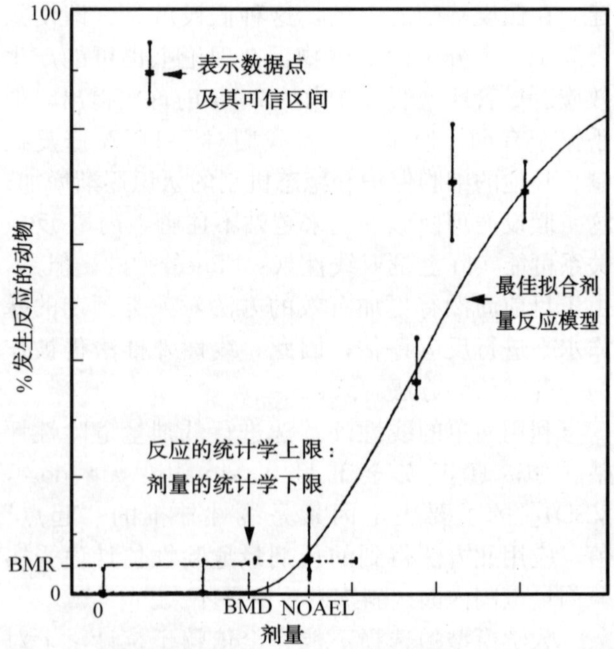

图8　BNDL计算实例

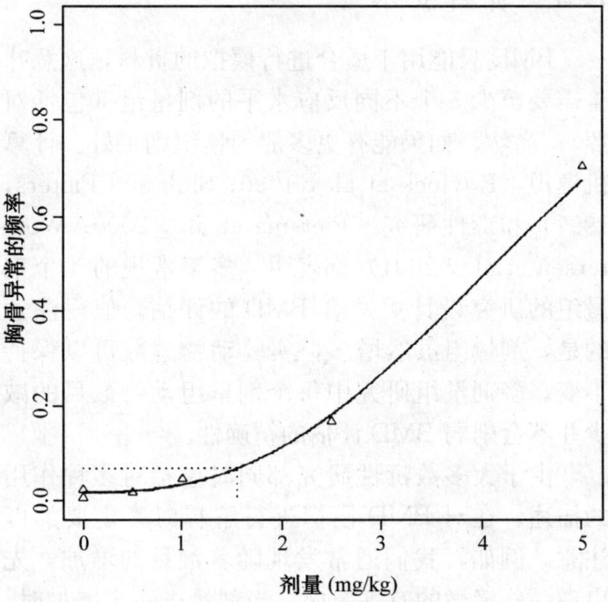

图 9　基准剂量法在脱氧雪腐镰刀菌烯醇计数反应资料中应用的实例（胸骨融合、分叉或不规则的频率）　图中的标记代表各组观察到的反应频率。基准反应定义为有5%外加的个体发生反应，图中用水平的虚线标出，相应的临界效应剂量（CED，点值估计）用垂直的点线标出。这些数据适合 Weibull 模型。CED 的 90%可信区间是（1.20，1.89）；因此本数据的基准剂量下限值（BMDL）为 1.20mg/kg

BMD 是基于临界效应的整个剂量-反应曲线提供的资料得出的，而不是仅仅根据单一剂量（如，NOAEL）。因而，BMD 能反映出剂量-反应曲线的整体特征。举例来说，两个具有相同 NOAEL 和 LOAEL 的研究可能具有不同的 BMD，原因是 LOAEL 以上的剂量-反应曲线的斜率不同（图 11）。在这个例子中，斜率较小物质其 BMDL 也较小，因为它在 NOAEL 范围内的反应性较高。

BMD 可以作为摄入限量（ADI、TDI 或 RfD）研究的起始点。与其他剂量反应评估方法一样，拟合的模型还可以用来评估高于或低于 BMDL 剂量时的危险性。但一般并不推荐使用包括毒理学阈值估计在内的低剂量外推法，因为我们一般不了解每个化学物的毒性作用机制，以及应该如何进行外推。此外，在接近 BMD 值水平的危险性评估中，利用动物实验的剂量-反应关系结果能否进行人类反应的评估，需要由危险性评估人员加以判断。如果 BMD 来源于人群资料，危险性评估人员必须判断用以得到 BMD 的人群

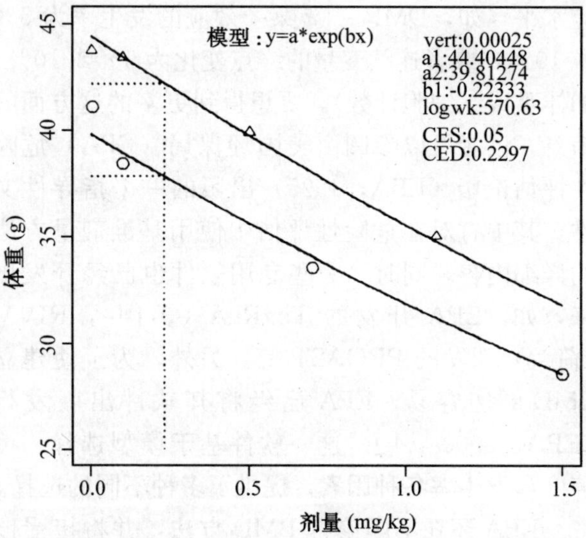

图 10　基准剂量法在脱氧雪腐镰刀菌烯醇连续反应资料（体重）中应用的实例　图中的标记表示各剂量组的平均值（○—雌性，△—雄性）。以临界效应大小（CES）为 0.05 作为基准反应，如体重降低 5%，图中用水平虚线标出。相应的临界效应剂量（CED，点估计值）用垂直虚线标出。在剂量-反应模型拟合过程中，考虑到了组内标准差和样本量的大小。另外，统计学分析显示不同性别的曲线斜度参数 b 没有显著性差异，说明不同性别的反应是相似的（敏感性相同）。这意味着不同性别的 CED 相同。CED 的 90%可信区间为（0.21，0.25）；因而，本数据基准剂量可信区间下限值（BMDL）为 0.21mg/kg

图 11　由斜率不同的剂量-反应曲线计算 BMDL

是否足以代表要保护的人群，或者必须对所使用的替代人群资料适当与否提供证据。

使用 BMD 方法及确定 BMDL 时要做许多决定；例如，使用什么样的数学模型；在计算可信

区间时采用多大的可信度以及如何预定义基准反应水平（如，DMR=1，某一效应的发生率为5%或10%，或者连续变量的终点变化为5%或10%，如体重或红细胞计数）。要想得到更多的这方面的信息，读者可以参阅由美国环保局（EPA）危险性评估论坛（EPA，1995）出版的一个指导性文件，其中有对在危险性评估中使用基准剂量方法的详细内容。同时，一些专用软件也已经开发出来，如，EPA开发的ToxRisk（美国），RIVM（荷兰）开发的PROAST等。另外，为了使建立BMD更加容易，EPA已经将其软件出版发行（EPA，2000a，b）。这一软件基于模型选择、可信度和发生率各种因素，提供了多种不同的选择。

EPA还在不断修订BMD方法，并将接受该领域其他人士的审议（EPA，2000d）。修订后的文件预计将在2001年出版。

7.2 亚人群

虽然，用BMD代替NOAEL通常可以更加准确的确定危害和敏感性；但是，亚人群问题在根本上没有变化。因此，如果能够获得亚人群的资料，那么BMD方法可能有助于对敏感性的差异进行更加准确的评估。例如，如果同时拥有健康小鼠和糖尿病小鼠暴露于不同剂量的同一化学物的剂量-反应关系资料，使用恰当的剂量-反应模型拟合这些数据，就可以正确估计出动物模型之间的敏感性差异，进而用于对人类的外推。

基于人类资料建立的模型避免了不同种属间的外推，因而使用这种模型向低于BMD的剂量外推（如对于敏感人群）较为容易。然而，危险性评估人员必须注意判断所得到的BMD能否充分代表被保护的人群。如果能够充分代表，那么稍低于BMD的剂量外推是适当的（但是由于以上提到的原因，这种外推并不适用于极低剂量或阈值确定）。如果BMD的确定是以不包括极敏感人群在内的观察人群为基础的，那么对于敏感个体就需要采用不确定系数（例如，一个由工人群体中得到的BMD，如不使用不确定系数，则不能直接用于包括体弱者在内的人群）。

Baird等（2001）通过对实验所得的BMD使用概率评估系数，提出了几种处理人群中存在不同亚人群的方法。这些将在第8部分进一步讨论。

7.3 资料要求

BMD只能用于适合进行模拟的资料，这意味着需要至少3个不同反应水平的剂量组（包括对照）；当然，如果能有更多的剂量组则更好。计算机模拟（Kavlock et al.，1996；Slob and Pieters，1997）和毒性研究（Piersma et al.，2000；Woutersen et al.，2001）都表明，多于常规的4个剂量组的研究设计更适合BMD的评估。值得注意的是，剂量组虽然增多，实验动物总数可以保持不变。多剂量组研究中每个剂量组动物数目的减少并不会削弱BMD评估的精确性。

由于大多数毒性研究都同时包括对多种作用的描述，在对BMD模拟进行解释时一定要加以注意。例如，我们通常发现随着剂量的增加，先出现一些轻微的有害效应；当剂量进一步增加时，这些效应反而可能会部分消失，而出现更加严重的效应。对这些轻微效应的模拟可能会得出错误结果，或者结果很难解释，因为反应强度没有随剂量的增加而增强。

7.4 优点、局限性和不足

BMD方法的主要优点就是可以将它和一个明确的反应水平联系起来。由此，作为人类危险性评估起点的剂量水平就可以更好地建立在毒理学判断（选择基准反应水平）的基础上，而对数据的统计学特征（统计学特征在评估NOAEL时更重要）的要求则相应降低。但另一方面，这一优点也揭示了危险性评估的一个固有难题：常常不清楚什么反应水平的BMR可被界定为无有害效应。例如，将有害效应的临界点定为血液中红细胞计数减少5%还是更少（或更多）？再如，在动物实验中，把肝细胞肥大发生率增加5%还是10%定为有害效应？这些问题需要毒理学家和临床医务工作者另行讨论。我们通常不知道与NOAEL相关的反应水平，与此相比，对于BMR的清楚描述可以说是一种进步；但对BMR的选择问题需要达成共识。BMD方法的一个重要贡献就是它有助于危险性评估人员在讨论BMD的适合性时，更多地从毒理学问题考虑。

BMD方法还有以下优点：与NOAEL相比，它在评估时用到了实验中所有的剂量-反应数据信息，且不受研究者对剂量选择的限制；此外，它还可以用于评估可信区间，这对于 NOAEL 来讲是不可能的；再有，没有确定 NOAEL 的研究也可以估计 BMD，而不必再进行另外的实验，而这些实验有时是昂贵的。此外，一些作者还论述了 BMD 方法进行危险性评估的其他优点（Crump，1984；Dourson et al.，1985；Kimmel and Gaylor，1988；Barnes et al.，1995；Slob and Pieters，1998）。

如果只基于 NOAEL 的毒性实验设计，而不能很好地拟合剂量-反应关系时，BMD 方法的应用就很困难。正如上文已经讨论过的，BMD 方法重视的是剂量组间反应水平的不同，而不是强调各个剂量组内发生相同反应的动物数量。Appel 等（Appel et al.，2001）利用 BMD 方法对五种职业暴露化学物的几项重要研究结果进行重新评估和分析。虽然这些研究都有三个处理组和一个对照组，但并不是所有这些剂量-反应资料都适用于基准剂量法，特别是那些只在最高剂量组观察到效应的资料。为了防止这种情况的发生，在毒性研究时应该设立更多的剂量组。在这次重新评估中出现的另一个问题是：有时某一个剂量组偏离了其他处理组形成的整体反应模式；而又无法确定这种偏离究竟是由实验误差造成的，还是由于剂量的不同而引起的，因为毒性实验中的剂量组是不重复的。但是，如果采用更多的剂量组（而每组中动物的数量相应减少），这个问题就显得不那么重要了。在多研究设计中，往往会设相似的剂量组，作为其他剂量组的重复，其目的是要显示剂量-反应关系的一般模式。目前还有一个需要额外研究的领域，即如何既恰当地设计毒性实验有利于确定 BMDL（而不是 NOAEL），同时又可尽量减少实验动物的数量。

BMD 方法不适应于剂量组数目太少的情形，当每个剂量组中的动物数量太少时，无论是确定 BMDL 还是 NOAEL 都存在问题。例如，利用体形较大的动物，如狗，进行实验，每个剂量组中的动物很少，即使观察到临界效应，如果测试的灵敏性不高，得出的 NOAEL 往往会过高。然而，BMD 方法能够充分利用所有的剂量-反应数据，并量化结果的不确定性。不过，由于 BMD 方法要求数据呈现出明显的剂量-反应关系，因而其使用也受到限制。所以，对于典型的含有四个剂量组，而每个剂量组中仅有少量动物的研究，无论是对于 NOAEL 方法还是 BMD 方法，实际上都不可靠。

7.5 适用性

BMD 方法很适合分析含有三个或以上剂量组的数据。迄今为止，已有多项资料评估采用了这种方法。例如，美国 EPA 和加拿大卫生部（Health Canada）就得到了数个基于 BMDL 的危险性评估值（例如，EPA 的甲基汞 RfD，或 EPA 的二硫化碳，三氧化锑以及四氟乙烷 RfCs，或加拿大卫生部的 1，3-丁二烯 TDI）。这些数据可从“国际毒性危险性评估”（International Toxicity Estimates for Risk，ITER，网址为 www.tera.org/iter）获得。BMD 方法已用于 1，2-二溴巴比土酸-3-氧丙烷（Pease et al.，1991）、硫化氢（Alexee et al.，1993）、铬（Malsch et al.，1994）和可溶性镍（Haber et al.，1998）等的独立评估。

7.6 立法机构和政府的接受程度

无论在美国还是欧洲，对于食品添加剂的评价都不使用 BMD 法；因为，该方法在可接受性上和应用上与毒性检测指导程序有抵触，因为该程序的结果是特征清楚的 NOAEL。但是在北美，美国 EPA 和加拿大卫生部目前都常规采用 BMD 方法评估对环境立法有重要意义的化学物质。其他国家和独立组织也受其影响，发表了多篇文献强调 BMD 方法在其他化学物评估中的应用。出于对 BMD 应用的兴趣，美国 EPA 新近开发了一套专用软件（EPA，2000a）。一些国际机构，如国际化学品安全项目（International Programme on Chemical Safety）等，也将 BMD 方法列为他们的基本方法（Dourson et al.，1985；WHO，1994）。

危险性评估者对食品和食品成分的评价需要借助 NOEAL 以外的方法，BMD 方法能够发挥作用，这对 BMD 来说还是一个新的应用领域。需要指出的是，从当前的实际情况来看，利用 BMD 方法研究得到的结果与 NOAEL 方法确定的剂量是十分相似的。采用 BMD 方法不会导致容许摄入量的大幅度改变，同时 NOAEL 还可继续使用（当无法计算 BMDL 时），因为它们是近似可比的。

7.7 差距和研究需要

到目前为止，BMD 方法的应用仅限于评价环境中以及工作场所的化学物，还未应用在食品和食品成分的研究中。有些文献比较了 BMD 和 NOAEL（见上文中的引用）的应用，但也未涉及食品添加剂领域。尽管应用有限，但也发现了 BMD 方法的一些问题，希望通过制定应用指南或对模型的深入研究来解决。

BMD 方法是否可同时描述不同组别（例如，大鼠和小鼠、慢性和亚慢性暴露、健壮和虚弱的老鼠）的剂量-反应关系，还需要通过适当的数据分析进一步研究，从而获得更好的组间敏感性差异的定量评估信息。这些定量信息对于 CSAF 的应用将很有帮助。

其他研究领域还包括：

（1）需要制定能够得到 BMDL 的最少剂量-反应资料的标准。

（2）辨别毒性实验类型的不同（比如，灌胃法和膳食暴露）是否会影响对 BMD 或 NOAEL 方法的选择。

（3）建立合并研究结果的规则，使得可以同时描述不同研究中观察到的同一终点的剂量-反应关系，且能够将不同化学物的毒性研究间的差异反映出来。

（4）如果具有可接受的 NOAELs 时，提供使用 BMDL 的标准。制定一个科学的方针或指南来解释或认可 BMDL 得到的结论。

（5）规范剂量-反应模型的选择，模型选择应取决于所研究的数据，而不是进行分析的人。

（6）为模型选择一个特定的基准反应（BMR）。在各种文献中 BMR 的定义（测量）并不相同，例如计数资料的特殊额外危险性，或连续性终点资料的某些百分比的改变。我们必须指出上述各部分之间的关联，说明其是正性的或负性的效应，并说明对不同毒性终点的最佳检测手段。

（7）为了在 BMD 评估中达到必需的精确度，必须优化 BMD 研究设计方案，包括剂量组的数量和每组动物的数量。

（8）研究动物和人类间的差别在反应曲线的下端是否也相同。

8 概率性危险评估

8.1 模型与方法

8.1.1 *基本框架*

第 3 部分所讨论的默认值方法，是通过将 NOAEL 除以一系列不确定系数而获得可接受摄入量或暴露限制：

$$\text{ADI, TDI, RfD}=\frac{\text{NOAEL}}{\text{UF}_1\text{x}\text{UF}_2\text{x}\text{UF}_3} \quad (1)$$

换句话说，ADI、TDI 和 RfD 完全是从可操作角度定义的，即如何估计它们的数值。这种操作性定义决定了通过此程序得到的结果是单一值，其性质（不确定性）不能用这个方法量化。因此，每个 ADI 的保守程度是未知的；而且事实上，由于使用不确定系数的数量不同，不同化学物的 ADI 并不相同，这与数据的特征和数据多少有关。

在本节将要讨论的概率法受上述的影响很小。根据我们通常的科学知识和可获得的资料，概率法得到的是一个数值范围，而不是一个确定值。这种方法获得的 ADI 值以一个特定的保守水平为基础，从而使得不同化学物的 ADI 更具可比性。

与方程（1）中 ADI 的操作性定义相反，概率法是以某一目前未知但被认为具有充分保护作用的剂量水平，例如，在大多数人中并不引起有害效应的剂量水平为起点。其目的是根据我们可能获得的相关信息对这一未知水平进行估计；并且根据资料的性质，对估计的精确性（不确定性）进行评估。

在个体水平，我们将 NAEL（no-adverse-effect level）定义为在特定个体中不产生有害效应的（未知的）剂量。这样，在考虑实验资料以前，我们可以把动物毒性研究中观察到的能够真实反映该种属（同该品系）中所有个体的平均 NAEL 定义为 $\text{NAEL}_{\text{animal}}$，再对实验资料进行分析（注意，NAEL 和 NOAEL 是两个根本不同的概念，后者仅对某一个数据系列有意义；而 NAEL 是真实的，但不能确切地知道有害效应的边缘剂量水平。）同样，我们可以将 $\text{NAEL}_{\text{average human}}$ 和 $\text{NAEL}_{\text{sens. human}}$ 分别定义为一般人群和敏感人群的真实 NAEL。对于任何特定化学物，我们将两个 NAEL 的比值定义为外推系数（extrapolation factor，EF)，例如：

$$EF_{\text{interspec}}=\frac{NAEL_{animal}}{NAEL_{average\ human}} \quad (2)$$

$$EF_{\text{intraspec}}=\frac{NAEL_{average\ human}}{NAEL_{aens.\ human}}$$

由这两个方程式可以直接得到：

$$NAEL_{sens.\ human}=\frac{NAEL_{animal}}{EF_{\text{interspec}}EF_{\text{intraspec}}} \quad (3)$$

同理，可以将方程式（3）扩展，向其他类型外推，如从亚慢性到慢性暴露的外推。

现在的问题是如何估计未知的 $NAEL_{sens.\ Human}$ 以及如何将估计中的不确定性量化。概率法对方程式（3）等号右侧每个概率值不同的实数一系列可能的数值进行估算。这样，评估公式（3）右侧每一个实数都是一个分布而不是单一数值，综合这些实数的分布得到一个 $NAEL_{sens.\ human}$ 的分布，可以用来描述估算的不确定程度。下文将对此做详细的阐述，首先将对方程式（3）中的各个实数进行评估。

8.1.2 *动物无有害作用剂量（$NAEL_{animal}$）的不确定性*

评估 $NAEL_{animal}$ 通常所用的方法是将每个剂量水平与对照组进行（统计学）比较，得出 NOAEL。NOAEL 方法的应用有一些限制（见 3.），其中之一就是（真正的）$NAEL_{animal}$ 的评估人员不可能评价 NOAE 中的不确定性，这使得 NOAEL 不适用于概率性危险评估。基准剂量法（第 7 部分）能够得到 $NAEL_{animal}$ 的点估计值及其不确定性分布，如图 12 所示。基准剂量法是以数据与剂量-反应模型相拟合为基础的。假定一个特定临界效应的值（critical effect size，CES），根据适当的剂量-反应模型拟合就可得到相应的临界作用剂量（critical effect dose，CED），后者实际上是一个点估计值。通过多种统计学方法可以得到完整的 CED 不确定性分布，例如步移法（bootstrapping）（Slob and Pieters，1998），或者最大可能法。需要指出的是，Crump（1984）最初提出的基准剂量是在 CED 不确定性分布的低百分位区（也就是可信区间低限）。因此，CED 不确定性的分布可以看作是 Crump 基准剂量的延伸。

8.1.3 *概率外推系数（EF）*

方程式（3）的分母是由许多外推系数组成的，它们对于任何一种特定化学物来说都是未知

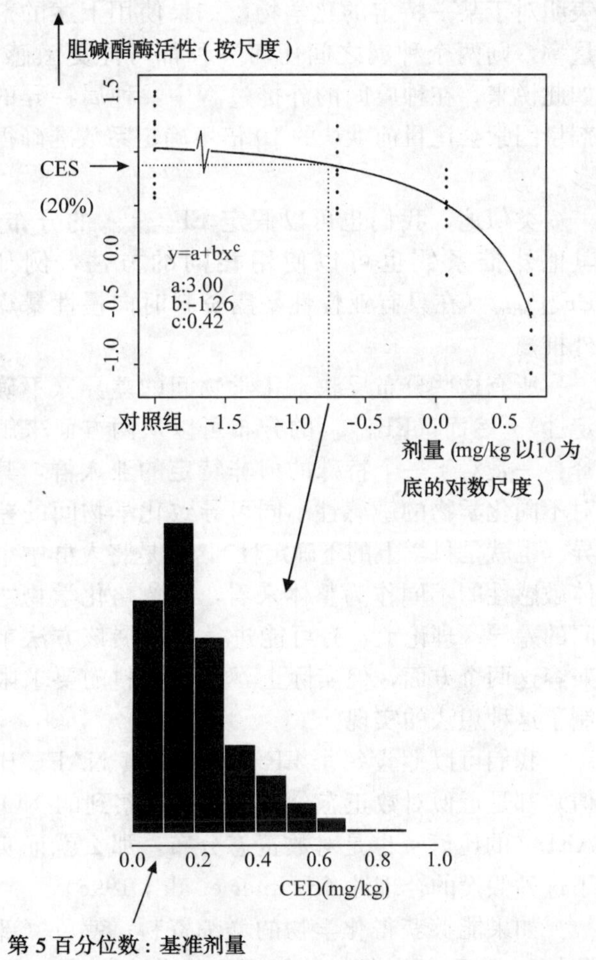

图 12 上图：剂量取对数（点代表个别动物）后，回归得到的红细胞中胆碱酯酶活性（μmol/ml，纵坐标）的函数。当 CES 为胆碱酯酶活性抑制 20%时得到 CED 的估计值为 0.17mg/kg

下图：相应的 CED 的不确定性分布（得自 500 次蒙特卡罗运算资料的拟合回归模型）。最低第 5 百分位数（0.04mg/kg）相当于基准剂量

的。因此，我们所能做的就是努力寻找间接信息，如其他化学物的历史性资料，也许会提示一些关于这些系数可能值的信息。这些信息可以用每个 EF 的分布形式来表示。例如，我们可以认为 $NAEL_{animal}/NAEL_{average\ human}$ 的比值表示 $EF_{interspec}$（也就是种属间 EF）在不同化学物之间的变化。如果可以估计多种化学物的这一比值（利用相关的人类资料），那么这些比值的分布就可反映化学物间的差异。对这些分布的检验显示，各分布的代谢剂量率（每 $BW^{0.75}$ 的剂量）中位数大致相同（Baird et al.，1996；Vermeire et al.，1999）。这

表明对于某一特定的化学物，如果使用上述的剂量率，则两个种属之间任何一种都可能更敏感。如此说来，在种属间的外推过程中，种属特异的剂量因素会比目前默认的10倍不确定系数准确得多。

类似地，我们也可以假定$EF_{intraspecies}$的分布。其他外推系数也可以使用相同的方法，例如$EF_{subchronic}$（在只有亚慢性暴露资料时向慢性暴露外推）。

所有这些分布反映了化学物间的差异（不确定性）。然而，$EF_{intraspec}$的分布可以从两方面来解释：一是对于一个特殊的但非特定的亚人群，其对不同化学物的敏感性不同可导致化学物间的差异（也就是科学上的不确定性）；二是将人群中个体敏感性的不同作为整体来看，而忽略化学物之间的差异。理论上，有可能进一步发展该方法来兼容这两个方面，但实际上，对于资料的要求限制了这种想法的实现。

我们可以假设每个EF（也就是真NAEL比值）都是近似对数正态分布。如果观察到的NOAEL（的比值）也是对数正态分布，那么就证实了这种假设的合理性（Kramer et al.，1996）。

如果能够获得化学物的详细资料，就可（部分的）基于这些资料估计EF的分布（见5部分）。但如果无法获得任何有关EF的详细化学资料，就只能使用默认的EF分布，这些默认的分布可能是基于其他化学物的资料。一种显而易见的估计EF分布的方法就是从历史资料中获得相关的NOAEL比值之间复杂的关系。例如，可以通过研究多种化学物慢性与亚慢性NOAEL的比值来估计$EF_{subchronic}$的分布。要获得$EF_{interspec}$的分布，还必须是人类的研究资料，如药物档案。另一种方法是检验不同动物种属间的NOAEL比值，用这些比值的分布代替从动物到人的$EF_{interspec}$分布（Vermeire et al.，1999）。

关于$EF_{intraspec}$分布的信息可以从一些研究中获得，如比较人类动力学或者相关生理或生化参数变异，以及化学物在个体间的变异（Hattis et al.，1999b）等等。在这种情况下，敏感性差异可认为是由于人群作为一个整体的一般性差异而造成的，而敏感人群是整体分布曲线的尾部。在这种解释中，危险性评估的结果至少在理论上与高危人群所占的比例（小部分）有关（Evans et al.，2001）。另一种获得$EF_{intraspec}$分布的方法是针对某种化学物（包括药物）或其他制剂进行资料检索，获得有关特殊敏感人群以及普通人群的剂量-反应信息。在这种情况下，$EF_{intraspec}$的分布就反映各种不同的敏感亚人群对不同化学物的反应性以及终点的不同。

尽管文献中的剂量-反应资料大都报告了NOAEL，但要注意的是，NOAEL有很大的主观估计误差，NOAEL比值更是如此，常常会导致过高地估计相应EF的变异。不幸的是，目前我们还不能对NOAEL的估计误差进行定量，因此削弱了能得到更加真实的EF分布的额外有害差异的修正。目前认为，使用基准剂量法得到CED比值是一种较好的估计EF分布的方法（见第7，8部分的研究需要）。

Vermeire等（1999）在对相关文献进行综述后，提出了各种EF的默认值分布。

8.1.4 *ADI、TDI和RfD的概率评估*

得出概率性ADI的过程如图13所示。右上角是从特殊化学物研究中得到的临界（连续性）终点相关的资料。在这个例子中，各点代表实验中动物个体的观察结果，较大的标记表示组平均值。首先假定某一个临界效应大小（CES），也就是相对于对照中观察终点水平的百分比变化，假定这一变化对观察终点来讲是非损害性的；然后，通过适当的剂量-反应模型，得出相关的临界作用剂量（CED_{animal}）及其不确定性分布；最后，用这种分布除以相关的EF分布，通常是种属间或种属内EF，如果有必要的话，也可除以其他EF分布，如从亚慢性到慢性的外推。

在图13中，所得到的$CED_{sens.\ human}$的分布可解释为一个未指定的特殊人群中CED的科学不确定性。因此，这一分布不适用于确定在人群中低于预先确定的CED的人群比例。

最后，可以选择一个$NAEL_{sens.\ Human}$分布中较低百分位数的一个数值，这一数值可作为ADI（或者TDI、RfD）。一般选择第5百分位数作为较低的百分位数；因为科学上，通常认为5%是一个可接受的（Ⅰ类）错误（包括求NOAEL的经典方法的显著性检验）。因此，用概率法计算得到的ADI（或TDI，RFD）一般不会高于敏感人群真实的NAEL（由这种不可能性的定量信息可知）。

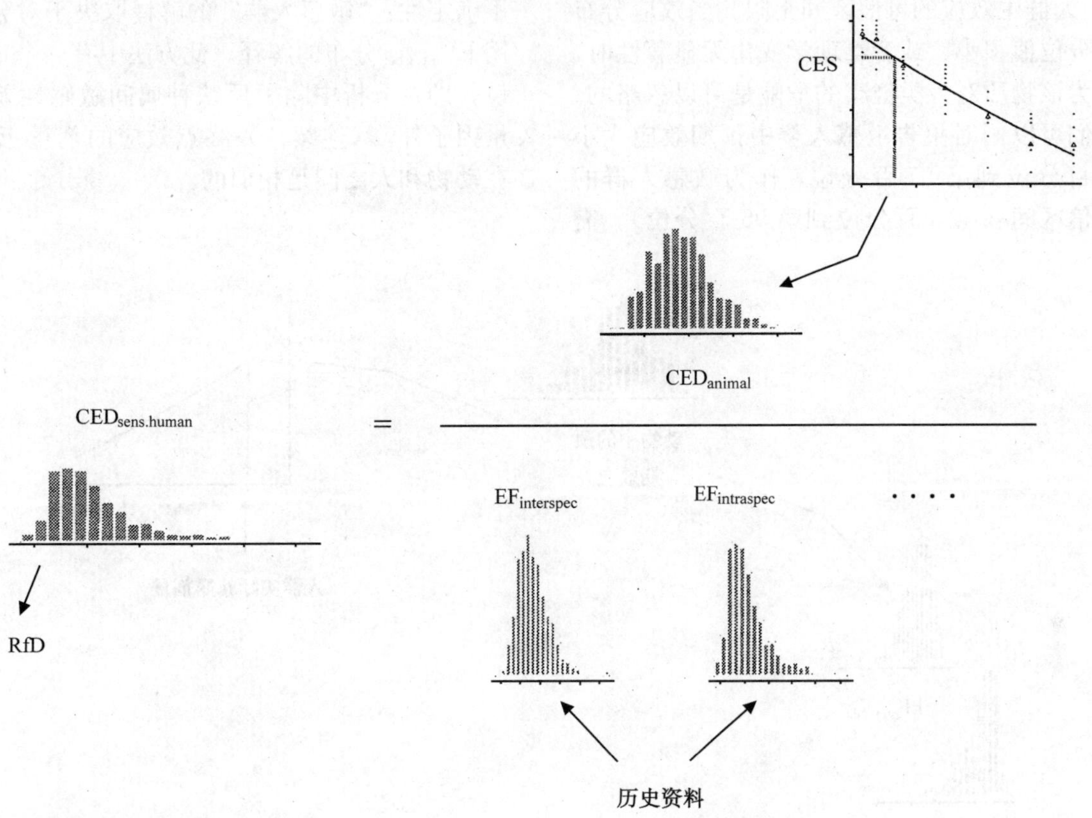

图 13　ADI、TDI 或 RfD 概率评估的图解　右上角的图显示一项动物研究中得到的连续性终点的剂量-反应关系数据，使用了适当的模型并得到 CED 分布（分子）。分母包括所作外推的分布。结果的分布（等式的左侧部分）表示敏感亚人群中 CED 的不确定性。它的低百分位点可以看作是 ADI、TDI 或 RfD

对最终分布的严格解释应为敏感人群中 NAEL 的科学的不确定性分布，认识这一点是十分重要的。"敏感人群"的定义不能从最终的 $EF_{intraspec}$ 分布直接得到，还要看如何对 $EF_{intraspec}$ 分布进行解释（见 8.1.3）。

8.1.5　*在实际暴露水平的危险性评估*

无论是普通人群还是特殊暴露人群，都可以用概率法估计任何暴露剂量可能对健康产生的影响。实际的暴露剂量可能低于或高于 ADI（或 TDI、RfD），但实际上人们通常最关注的是超出暴露限值时的情况。

当暴露剂量增加时，反应率（人群百分比）和反应程度（个体中的作用大小）也应同时增加。然而，到目前为止，概率法仅用于这二者之一。Baird 等（1996）和 Evans 等（2001）的分析是预先确定有害效应的大小，然后对某一人群中（在这个人群中有特定比例的人可能产生这种效应）引起效应的剂量的不确定性分布进行评估。Slob 和 Pieters（1998）采用另外一种方法，目的是估计（未指定的）敏感亚人群中个体效应的大小，后一种方法如图 14 所示。按照一定的比例，由人类实际暴露水平（可能与特殊的暴露群体相关）确定动物剂量水平后（取决于动物种属，见 Baird et al.，1996；Vermeire et al.，1999），通过相关的毒理学研究，得到剂量-反应资料，从而估计该剂量在动物体内效应的大小。对于连续性参数（如，红细胞计数、器官重量、酶活性水平）的临界剂量-反应资料，效应的大小是根据与对照组的正常水平相比，实验组终点水平的变化的百分数来衡量的。由于实验误差，与估计效应大小有关的不确定性是可以定量的，且由此可得出动物实验中预期效应大小的分布。然后，将这种分布与特殊评估相关的外推系数的分布结合，就可估计实际暴露水平下敏感人群效应大小的科学不确定性。因此这一分布的较高百分位值可用来评估（敏感）人群中效应的可信区间上限。当效应分布的高百分位值很小，或者毒理学变化无显著性时，可以认为该物质对人类健康的危险是可以忽略的。或者我们可以同时报告敏感人群中预期效应大小的第 5 百分位到第 95 百分位，作为敏感人群的 90％可信区间（第 5 百分位到第 95 百分位）。需要再次强调的是，最终的分布仅仅反映科学上的不确定性："敏感人群"的解释取决于对分析中所用 $EF_{intraspec}$ 分布的解释。此方法中有一个重要的假设，即在分析中除了反映种属间敏感性差异的剂量因子外，（连续性）终点效应的剂量-反应关系在动物和人之间是相似的。

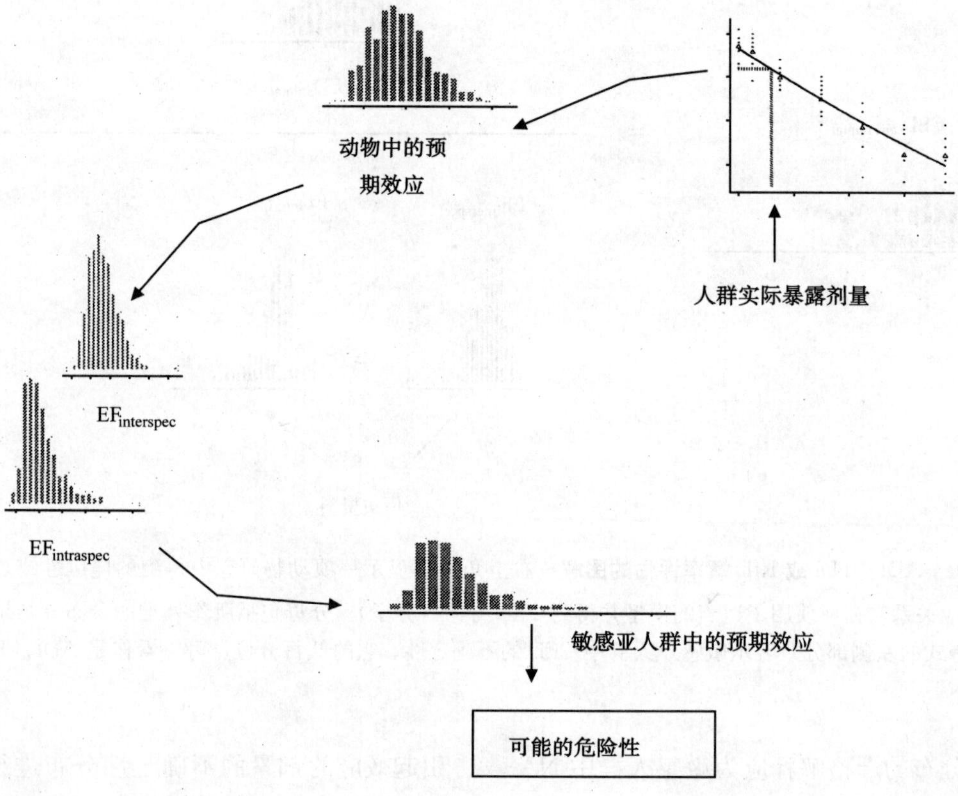

图 14　概率性危险评估的实例。其目的在于使人类在特定的暴露水平下产生可能的健康效应　右上角的图显示一项动物研究中得到的连续性终点的剂量-反应关系数据，使用适当的模型（递减曲线）进行评估，中上图显示在人类实际暴露水平下，动物中效应的大小和相应的不确定性分布。将这个分布与 EF 分布结合，就得到敏感亚人群中预期效应大小的分布。需要注意的是，在这个实例中，动物研究的观察终点是连续性的，因此，我们把敏感亚人群中预期效应的最终分布定义为连续性效应的大小（如，红细胞计数的百分比变化）。其中较高的百分数，也就是"可能的危险性"，可以被看作是敏感亚人群中预期效应可信区间的上限

在 Pieters 等（2002）的报告中有一个实际暴露水平下概率性危险评估的例子。他通过估计目前谷类作物中脱氧雪腐镰刀菌烯醇的摄入量，评估敏感亚人群中各种终点的可能效应的大小。例如，他们以 20 岁妇女摄入量分布的第 95 百分位值为基础，估计胎儿胸骨异常的发生危险的增加在 0.0 到 0.6％之间（90％可信区间）。对于体重降低效应，以 1 岁女婴摄入量分布的第 95 百分位值为基础，得到此效应估计值的 90％可信区间为 0.2％～24.6％。因此得出结论，胎儿发生胸骨异常的危险性很小，因为可信区间上限的数值很小。然而，在 1 岁女婴中，体重减轻的程度可能很小

（大约 0.2%），也可能很大（大约 25%），因而对于这个终点，无法得出一个肯定或否定的最终答案。

8.2 亚人群

当不能得到敏感亚人群对特定化学物反应的信息时，概率性危险评估为同一种属的不同个体间外推提供了一个默认的分布，这与 NOAEL 方法中的默认系数类似（见 3.）。如果可以获得化学物特异的反应信息，则可根据这些信息来调整 $EF_{intraspec}$ 的默认分布。调整后的分布有可能比默认分布中位数高，但区间小（几何标准差较小）。由此可知，敏感亚人群的额外信息可以降低不确定性。

8.3 资料要求

对方程式（3）的分子的要求与基准剂量法是相同的：必须有剂量-反应资料以进行剂量-反应模拟；也就是说，至少有 3 个可以产生不同反应水平的剂量组（包括对照组）（见 6.3）。当然，剂量组越多则更好。如果不能得到这些资料，而且也没有可靠的基准剂量，我们可以用 NOAEL 替代 NEL_{animal} 的不确定性分布，并在此基础上进行不完全概率评估。

在不能获得化学物特异信息的情况下，要获得概率外推系数就不得不使用默认的分布。在 1999 年 Vermeire 等（Vermeire et al.，1999）提出概率外推系数的默认分布。如果可以获得所有评估因素的化学物特异性信息，那么很明显，这些信息可以进一步完善相关的默认分布。因此，概率法通过 CSAF 周围分布对 CSAF 法（见 5.）进行了一个反映其余的不确定性的补充。

8.4 优点、局限性和不足

概率法最明显的优势在于，除了危险性水平本身，它能够将与特殊评估有关的不确定性进行定量：危险性决定分布的位置，不确定性决定了分布的宽度。在使用默认的不确定系数的方法中，高毒性和资料不足（不确定性较大）都可能导致 ADI（或 TDI、RfD）值偏低。

作为默认方法的扩展，概率法克服了一些现有的不足，并且没有引入任何新的不足。有人或许认为，概率法的一个弱点是，在缺乏化学物特异性资料时，概率法会使用默认的种属间分布，而不是严格的以数据为基础，而默认的分布在某种程度上看来是主观随意选择的。然而，需要注意的是，目前实验中经常用到的 10 倍默认系数也同样存在着这样的不足（见 3.）。

概率法的一个重要的优点是它可以估计人群实际暴露水平对健康可能产生的效应（见 8.1.5）。这种分析的结果可导致在人群中这种健康效应是可能的（有必要采取措施）或者不可能（没有必要采取措施）的结论；当然概率法也可能得不到肯定的结果。即使如此，概率法仍然可以为决策提供信息和帮助。根据人群中可能产生效应的严重程度，人们可以比较降低危险性评估不确定性所需的费用与减少人群暴露所需的费用。因此，概率法的一个重要优点就是它改进了对决策过程的指导作用。

8.5 适用性

在评价 CED 的分布时，概率法的适用性取决于基准剂量法，例如，合适的剂量-反应模拟软件以及由适当的模型得出基准剂量。唯一增加的就是软件应该能够得出与每一个 CED 相关的不确定性分布，例如用步移法。为了将各种分布结合起来，需要使用具有 Monte Carlo 分析功能的软件，现有的一些商业软件（如 Crystal Ball，@Risk）都可以达到此目的。

8.6 立法机构和政府的可接受性

尽管概率法还没有被立法机构正式接受，但其价值正逐渐被危险性评估人员和管理者所认可。例如，RIVM（荷兰）最近公布了一则有关分布评估因子的事实清单（Vermeire et al.，2001）。当谷物中的脱氧雪腐镰刀菌烯醇的含量超过用默认方法得到的 ADI 时，可以使用概率法对其进行估计（Pieters et al.，2002），在这类问题的处理中，概率法已受到了管理者的重视。

8.7 差距和研究需要

概率性危险评估的质量取决于外推系数分布的真实性。因此，该方法主要的研究需要是找到每一个分布的定量支持。这可以通过搜集汇总相关剂量-反应关系的历史资料来完成。鉴于 NOAEL 容易出现较大的误差，进而严重损害其比率的分布，故对于原始资料，还是应该用基准剂量法重新分析。当方程式（3）的分母为各种不同的分布时，在不同分布相乘的过程中，每一个分布中的额外的不合理变异也将扩大。使用基准剂量法可以减小结果比值的评估误差。此外，如果提供一个可能的校正工具，校正额外变异在结果比值中的分布，则可以对估计误差进行定量。

化学物特异性资料或途径相关资料可以用于改进相应的EF的分布（见5.）。因此，同第5节所提及的一样，研究需要的热点在于概率法的框架。

必要时应通过一些特殊的实验研究来填补文献中的空白。例如，有较好的人类剂量-反应资料，但却不能在类似的动物实验中得到相同的结果。要获得可用于其他化学物的默认 $EF_{interspec}$ 分布，有动物实验资料支持的人类资料是非常有用的。

9 以生理学为基础的模型（PBTK）

9.1 模型与方法

在毒理学和危险性评估中，最重要的是准确描述剂量-反应关系和将从动物模型所得的结果外推到人。PBTK 模型（Eisenbrand et al.，2002；Dybing et al.，2002）具有同时改善上述两个方面的潜力。PBTK 模型是一系列基于机体特异和化学物特异的相关信息的数学方程式，这些信息描述了化学物在机体内的吸收、分布、代谢和清除特征（Gerlowski and Jain，1983；Andersen，1991）。PBTK 模型中包括机体特异性的生理学信息，如心输出量、组织血流和组织容量以及所研究化学物的信息，包括反映其清除和代谢信息的组织/血液分配系数和代谢动力学常数等。PBTK 模型方程式的结果提供对化学物及其代谢产物在组织或器官中的浓度随时间变化的估计值。PBTK 模型能够在任何给定剂量、暴露途径和暴露方式下，对个体靶点处化学物的活性形式随时间的变化进行定量。另外，在可获得化学物作用于人类的特有信息时，用人类的生理学资料来代替动物的生理学资料，就可以从一个动物 PBTK 模型推导出相应的人类 PBTK 模型。

要构建 PBTK 模型首先要假定机体由一系列代表独立组织或组织群的"房室"构成。选择哪些具有组织代表性的房室进行研究，取决于所研究的化学物的特性及其产生的效应。例如，对于中枢神经镇静剂的研究就需要代表大脑的房室，而研究药物的肝代谢则必定要使用代表肝脏的房室。选择好适当的研究房室后，就可以建立描述化学物通过每种组织时的变化微分方程。目前，已发表了许多这类方程的使用实例，甚至初学者都会发现一个特殊的模型使用起来十分容易。需要提供给微分方程的机体特异性参数包括：组织血流，器官容积和心输出量，在某些特定的情况下还需要肺通气率。描述生理学特征的参数值大多可以从文献中查到（Brown et al.，1997）。而化学物特异性参数通常必须由实验确定，至少清除率常数和组织/血液分配系数是这样。用于确定以上参数的特定的方法，在很大程度上取决于所要研究的化学物的理化性质和毒代动力学的特征。如果模型中包括代谢物的分布，就必须确定原形化学物及其代谢产物的特异性参数。用模型求出最后的结果，需要一台配备可以求解多个微分方程软件的个人电脑。虽然有许多其他的软件可以用来计算，但最常使用的软件包是 ACSL（Advanced Continuous Systems Language，Pharsight Corporation，Mountain View，CA，USA）。

目前已构建并验证了许多 PBTK 模型，其结果也已发表。其中有一些人们感兴趣的例子，例如，人类通过皮肤接触和吸入两种途径暴露于汽油添加剂甲基叔丁醚及其代谢产物叔丁醇，对这种情况的危险性评估就使用了 PBTK 模型（Rao and Ginsberg，1997）。该研究中，作者对人类在洗澡过程中的吸入和皮肤接触进行了评估，而这两种途径可引起中枢系统急性损害。他们认为，虽然地下水中的甲基叔丁醚的浓度可能引起人们对于地下水源的关注；但在引发可能的急性神经毒性之前，其浓度必须提高到水的感官性状发生明显改变的程度，而这种水水不可使用的。

三氯乙烯是一种常见的地面及地表水的污染物，是利用 PBTK 模型进行研究（如，Fisher et al.，1991）的热点。其中一个特殊的模型就是模拟三氯乙烯代谢物，包括三氯乙醇和啮齿类致癌物质三氯乙酸的形成以及肝肠循环（Stenner et al.，1998）。三氯乙烯能够在啮齿类动物胃肠道快速吸收，并在两小时内从血液中清除，但是血液中三氯乙酸的浓度在12小时以后达到峰值。与早期模型相比，综合研究三氯乙烯的肝肠循环和代谢，可以更精确地描述靶组织中活性代谢物的剂量水平。

砷是一种在自然界中广泛存在的元素，很难描述其特征。在毒理学中，砷的化学性质非常复杂，因为它既可以三价存在，又可以五价存在，并且能形成许多不同的具有毒理学意义的化学物。用于评价人体无机砷暴露的 PBTK 模型源于对仓鼠和兔的相关模型的外推，仅调整了体重、代谢率和吸收率（Mann et al.，1996）。该模型描述了无机砷的四种主要代谢物，砷酸盐、亚砷酸盐、甲基砷酸盐和二甲基砷酸盐的吸收、分布、代谢和清除。所评估的摄入途径包括经呼吸道吸入砷烟尘以及通过饮用水和食物经口摄入。PBTK 模型模拟了不同摄入暴露途径下的代谢动力学效应，模拟了不同的实际暴露情况。

9.2 敏感亚人群

敏感亚人群对化学物的效应可使用 PBTK 模型从多种途径来进行评估。遗传差异对化学物毒性的影响可以结合动力学参数和遗传多态性来进行评估（Hattis et al.，1999a）。例如，一般认为酗酒者患肝硬化的危险较大，尽管实际上酗酒者中只有 12%～13%最终可能患肝硬化。导致这种敏感性不同的原因仍不清楚。Pastino 及其同事（Pastino et al.，2000）认为，人群中乙醇脱氢酶的遗传多态性可影响不同人群对酒精的清除率，当然这还不能完全解释肝硬化的易感性的不同。为了确定动力学参数和乙醇脱氢酶异构体的表达是否能解释肝硬化的易感性的不同，PBTK 模型需要收集并综合更多的各种异构体的动力学资料。模型中需要的其他参数还包括从已知乙醇脱氢酶表型的人群所测的血液乙醇水平。在 PBTK 模型中加入肝脏中每种乙醇脱氢酶异构体的动力学常数，将有助于评估每种异构体对肝硬化易感性作用的权重。

人群对特定毒物敏感性的差异可以用个体间的生理学差异来解释。在 PBTK 模型中，通过输入参数的分布可以对这种敏感性差异进行评估（Hattis et al.，1999b）。

9.3 资料要求

即使是最简单的 PBTK 模型也需要大量的资料。换言之，越是复杂的模型，需要的资料也越多。PBTK 模型需要的资料包括：生理学和解剖学的指标、不同介质中化学物的分配系数、代谢转化途径的描述以及在假设有限制性扩散吸收时，需要转运参数。这些资料可以直接测得或者根据专家判断和统计学方法估计。重要的种属特异性生理学指标，如器官容积、心输出量、局部血流量、肾清除率以及肺泡换气率等可通过实验获得，也可在文献中查到（Brown et al.，1997）。基于化学物对不同类型组织的亲和力，化学物特异性分配系数描述了特定化学物在生物膜两侧的化学转运。分配系数可用于估计特定组织中未结合化学物的数量。一种特定的化学物评估模型涉及到的分配系数可能包括血/气分配系数，肌肉/血液分配系数和脂肪/血液分配系数。在 9.1 部分提到的甲基叔丁醚和三氯乙烯模型中，如果对原形化学物的代谢产物感兴趣，就需要描述代谢转化途径。虽然有文献（Barton et al.，2000）提出可以使用相关化学物的代谢资料作为替代；但如果可能，模型中还是应该包含受试化学物对人类作用的特异性信息。像其他模型一样，PBTK 方法对数据的模拟也有不确定性，无论是模型本身还是拟合的数据均是如此。有一些方法可以解决 PBTK 模型本身和模型参数中的不确定性（Nestorov et al.，1997）；例如，可以用分布代替单一的数值来表示生理学参数。敏感性分析可以描述某些参数的变化对模型所得结果的影响。

9.4 方法的优点和局限性

PBTK 模型的最大优点在于：对任何实际给定的暴露水平，它都可以计算在体内靶点处化学物的活性形式的量随时间的变化，并且可以在人类生理学资料和化学物特异性资料的基础上进行外推。通过选择适当的模型参数，PBTK 模型可以描述不同种属、不同性别和不同状况下组织中有毒物的剂量，降低了在使用其他方法时，从动物实验研究得到的毒物资料外推到人的不确定性。这种不确定性的降低是由于方程式中引入了代表生理学进程的数据。将机制相关资料和 PBTK 模型相结合可以帮助我们理解毒理学研究中得到的剂量-反应资料，从而减少或不再需要使用默认的不确定系数（见 3.）。在危险性或安全性评估中，这些模型利用数据信息来代替种属间外推系数

(见 5.)，提供了一种以可获得的所有科学资料为基础的安全性或危险性评估方法。

PBTK 模型是一个强有力的毒代动力学研究工具，但它也有缺点，方法本身的某些局限性使其不能按常规应用。如果危险性评估比较困难，则建立 PBTK 模型就需要相当多的时间和资源。至少，它要求中高的程序设计技能；对于多种类型的化学物，组织/血液分配系数和清除速率常数很难得到精确值，并且费时。此外，尽管最终确定动物的 PBTK 模型的可靠性可以通过比较预期的模型与经验毒代动力学资料来获得，但人类这方面的资料通常是短缺且很难获得。这些模型往往缺乏透明度，为了使之能够被广泛接受，必须克服这一缺陷。验证 PBTK 模型时可能会遇到一些问题，尤其是通过数据拟合间接估计未知参数时。在使用 PBTK 模型的过程中，应清楚地描述和引证毒代动力学过程和统计学方法，从而使模型中的各类参数值都可以与资料很好地拟合，但在从动物到人的外推过程中可能对内剂量有不同的估计。建造模型者面临的重要挑战是阐明这些复杂的问题，使得今后 PBTK 模拟能够常规、广泛地应用于毒理学的各个领域。

9.5 适用性

PBTK 模型适用于评估通过任何途径暴露化学物后靶器官中的剂量。因此，PBTK 模型是食品中化学物危险性评估的一个十分有用的工具。

9.6 立法机构和政府的接受程度

美国的立法机构已经开始接受以 PBTK 模型为基础的毒性评价和危险性评估。美国职业安全与健康管理局（OSHA）曾使用 PBTK 模型来估计二氯甲烷的危险性；因为，与其他许多物质相比，人对于二氯甲烷的代谢资料了解的较多。最终，OSHA 采用的是 Bayesian 方法，在这种方法中所有的生理学资料和二氯甲烷的特异性资料都可以用来估计二氯甲烷致癌性的危险性分布。OSHA 使用人类 PBTK 参数分布的均值和第 95 百分位的点估计值以及致癌能力的最大可能估计值得到最后的危险性估计。

9.7 差距和研究需要

增加对靶组织作用的描述可以进一步优化和扩展 PBTK 模型。一旦了解化学物的作用机制，就可以精确地描述化学物对靶组织的作用，也就是化学物的毒效动力学过程。以生理学为基础的药代动力学和药效动力学（PBPK/PD）模型已经用于药理学研究，其目的在于将靶组织中的剂量一浓度关系和浓度一效应关系结合起来。PBTK/TD 模型是人类健康危险性和安全性评估的一种手段（Becking，1995；Medinsky，1995；Della Paschoa et al.，1998；Yang et al.，1998；Derendorf and Meibohm，1999)。PBTK/TD 模型认同在定量危险性评估中起重要作用的剂量-反应关系的精确特征描述。在这些模型中，PBTK 模型得到的组织含量与靶点有效剂量的作用在数量上是相关的。这些模型可以从某一个特定的暴露而预测毒物作用的时间进程。将机制资料与这些模型相结合，就可以更合理地将危险性从动物外推到人，同时可阐明动物的毒性作用机制与人类相似还是不同。

已经建立 PBTK/TD 模型用于生物学系统多种化学物效应的评估，而且可以用来估计交互作用，如抑制作用和增强作用（Mumtaz et al.，1993；Krishnan et al.，1997)。因为，食物中的许多化学物相互之间或与机体之间可发生有益的或有害的交互作用，这类模型在描述食物成分的毒性和有益作用的特征方面是非常重要的。使用该模型需要进行微分计算，因而优化的微分计算软件是必不可少的。

PBTK/TD 模型的应用已从药理学研究领域扩展到毒理学研究领域，尤其在危险性评估中的应用将使之逐渐成为研究人员的主要工具。这些模型可以进一步优化对潜在的敏感亚人群的危险性估计，在某些情况下还可以对人类日益增加的敏感性根源加以识别。

10 总体评价和各种方法的比较

在前面的几节中介绍了定量方法和数学模型的应用。它们都是食品危险性评估中很有价值的工具，在这节中将对它们加以总结。表 2 描述了 8 种方法的主要特征，包括它们对亚人群的适用性以及应用时的要求，所需资料的类型、数量和性质。

首先讨论的是那些以 SAR 为基础并与 TTC 概念同时应用的方法，它们适用于没有充足的毒性资料，而且人类暴露剂量极低的情况。尽管这些方法有时会用到结构类似物的剂量-反应信息，但这些方法并不直接依赖于剂量-反应资料。因此，我们可认为它们同其他方法是不相关的。然而，我们发现，将这种方法在选择亚人群的常规标准、资料要求、适用性和接受程度等方面与其他方法进行比较很有意义。SAR 和 TTC 方法已被广泛用于食品包装材料的迁移和香料的评估中，因为它们的暴露水平极低。阈值法使用默认的假设，其重点在于通过不确定系数（UF）来确定一个剂量水平作为暴露的起点，在该暴露水平之下，危险性是可以忽略的。用 CSAF 代替 UF，可以进一步优化基本的评估方法。很明显，CSAF 方法中的特征描述与 PBTK 模型的使用有很强的关联性。在有明确生物学信息和化学结构资料的情况下，PBTK/TD 模型是获得 CSAF 的有效工具。如果一种化学物的作用模式提示其可能不存在无明显有害效应的剂量水平，那么可使用无阈值的低剂量外推模型。在实验剂量范围内，这些模型经常以剂量-反应曲线上的某一点为起点进行简单的线性外推。阈值法和无阈值默认法都只利用了全部资料的一部分，而最近发展起来的基准剂量法却试图充分利用全部的剂量-反应信息。其他三种方法（概率性危险评估法、分类回归法和 PBTK 模拟法）在本文中被认为是食品化学物危险性评价中评估剂量-反应资料和定量分析剂量-反应关系的支持方法。这些方法对于资料的要求有很大的不同（表 2）。重要的是，CSAF、概率性危险评估和 PBTK 模拟考虑和评价了特殊亚人群，而其他方法要么依赖默认值，要么根本不考虑特殊亚人群。无阈值法和 BMD 法对资料类型和数量的要求几乎是相同的。一个模型的复杂性决定了要获得剂量-反应关系的资料的数量和质量。在大多数情况下，化学物的危险性评估是在只能获得部分资料的情况下进行的，这使得我们不能描述剂量-反应关系的全部特征。这时，要么危险性评估不得不暂停直到获得足够的资料，要么只能采用默认的简单方法。

表 3 是对第 2～9 部分描述的各种定量方法的优点、局限性和不足的总结。在从默认值方法（如无阈值法和 NOAEL 法）到完全的剂量-反应模拟（如 BMD 法或分类回归法），以及从使用默认的不确定系数到使用以毒代动力学和毒效动力学信息为基础的 CSFA 方法的发展过程中，方法的复杂化逐渐增加。一种简单、易于理解的方法，如果过分依赖假设，其优势也会被抵消。相反，数学模拟方法的进一步复杂化以及对更多毒理学信息的应用，在某种程度上也被为了获得足够的资料而付出的努力和费用所抵消。如果剂量-反应实验设计的更加恰当，并且动物研究中所得的资料得到更加充分地利用，那么研究所需的动物数量就会大大减少。

化学物的危险性评估通常要将动物实验所得的资料外推到人。对实验动物给以高剂量是为了最大限度地识别危害。高剂量动物实验的结果通常要外推到人类在预期的较低暴露水平下可能产生的效应。对食物中化学物危险性进行评估的目的是要使人类食物中有害成分的含量降低到可以忽略或完全没有危险性的水平；因此，动物研究中发现的有害效应如果出现在人体中，是不可接受的。因此，人类的可接受暴露剂量通常比动物实验中所得到的不产生有害效应的剂量低 2 个或更多的数量级。从方法学角度讲，以上所讨论的方法主要用于评估人类膳食中含量较少的和非必需的成分；因此，人类与实验动物的暴露可能存在实质上的不同。这种方法适用于确定食品添加剂的可接受摄入量和污染物的可耐受摄入量，但它并不能应用于所有的食物成分。例如，对于常量营养素，动物实验和人类实际暴露之间的剂量差异不可能很大，因此在动物喂养实验中再加大暴露剂量是不可能的。但对于微量营养素，如果预期的人类摄入量远远低于动物实验中不产生有害效应的剂量，那么按照动物实验外推得出的安全摄入量，人类可能会发生营养缺乏症。

表 2　第 2～9 部分中描述的八种方法的主要特征、对亚人群的能力和所需资料的类型与范围

	主要特征	亚人群	资料需求
SAR 和 TTC	• 用于毒性资料尚不充分，但人类暴露量极低的情况 • 从其他化学物（包括致癌物）的毒性得到阈值	• 不特别考虑	• 化学物结构、摄入量估计
阈值法	• 假设存在阈值，在该剂量以下不出现明显的生物学效应 • 使用 NOAEL 作为（生理学的）阈值的替代指标 • 默认系数，CASF 或概率性不确定系数（UF）可用于种属间或人类间的外推	• 人群中个体间差异的 UF＝10，但是未特别考虑亚人群	• 确定 NOAEL，对于相同的终点，至少需要观察一个剂量有阳性结果和一个剂量无显著生物学和统计学阳性结果
CSAF 模拟	• 用化学物特异性信息来替代默认的不确定系数 • 建立在平均参数值（种属间）的比较以及平均数与百分位数（人的个体变异性）之间差异的基础之上	• 可得出敏感组的调节系数，根据化学物和人群特异性资料，寻找一般人群与敏感人群百分位数的差异	• 体内毒代动力学数据和/或体外清除率的测量与 PBTK 模型相结合和/或 • 使用等效剂量或等浓度的体内或体外毒效动力学数据
无阈值法	• 评估在人类暴露水平下的危险性大小 • 低剂量外推效应到大约五个量级 • 常用方法为： * LMS：线性多阶段模型，评估危险性低达 10^{-6} 时的暴露剂量 * 以数据中的一点（如 ED_{10} 或 ED_{25}，或以由 LMS 估计的 ED_{10}）作为起点进行线性外推	• 不特别考虑	• 对于以一个剂量点作为起点的线形外推法，可用一次观察到的发病率进行拟合 • 对 LMS 模型至少需要显示不同反应水平的三个剂量组和一个对照组
BMD	• 利用所有剂量-反应信息，估计出现某种效应（如，5%，10%的个体出现反应）的剂量 • 符合经验模型 • 默认值、CSAF 或概率性不确定系数可用于种属间或人群中不同个体间的外推	• 人群中个体差异的 UF＝10，但对亚人群不特别考虑	• 剂量-反应资料（至少三个剂量组和一个对照组，显示不同的反应水平）
概率性危险评估	• 提供 ADI、TDI 或 RfD 及其相应的不确定性 • 对一般和敏感人群使用真正的 NAEL 概念 • 用概率性外推系数（EF）代替单一的默认不确定系数 • 本方法也可用于评估实际暴露水平下的效应（非致癌性）大小	• 基于化学物和人群特异性资料，对亚人群使用特定的分布	• 将 EF 的默认分布用在 NOAEL 和 BMD 时不需要任何数据
分类回归	• 将所有得到的体内毒性资料综合分析 • 将多个研究中观察到的反应进行分类（不同种属、终点和暴露时间）	• 不特别考虑	• 同一化学物的多个剂量-反应数据（不同类型）
PBTK	• 可以使用特定的生理学和生化学信息评估活性形式的化学物原形或其代谢产物对动物靶器官的作用 • 可从动物外推到人，以及不同暴露情况间的外推 • 本方法的使用要根据被评估化学物的特性而定	• 对不同的亚人群可调整动力学参数	• 从文献或其他设计得当的实验中得到的大量生理学数据 • 模型验证所需的内部浓度测量

表 3　所介绍的八种方法的优点、局限性和不足

	优点	局限性与不足
SAR 和 TTC	• 避免了不必要的动物实验	• 假设化学物的结构可以预测毒性 • 依赖于人群的当前暴露估计
阈值法	• 应用简便且易于理解	• 假定阈值的存在 • NOAEL 方法并不排除由于实验方法的灵敏度有限而不能检测到的有明显生物学效应的剂量 • NOAEL 的价值取决于实验条件，如组的大小、测试有害效应的灵敏度和剂量间隔 • 不充分利用全部剂量-反应信息 • 使用默认的不确定系数（UF）
CSAF 模型	• 可以利用化学物特异性资料以减少不确定性	• 依赖于 10 倍系数再细分的合理性 • 需要大量资料
无阈值法	• 可以简单地应用线性外推法	• 线性外推法被认为是一种高度保守的方法 • LMS 不适用于低剂量模型，且外推依赖于模型 • 不能考虑低剂量与高剂量间的反应和修复之间的平衡
BMD	• 充分利用全部剂量-反应资料 • 可使用点估计的可信区间 • 是一种可以减少实验动物数量（每组不需要大量动物）的较好方法	• 很难为有害效应定义一个公认的基准反应水平（如，5%或 10%） • 剂量组较少时不适用
概率性危险评估	• 考虑了与危险性评估过程中定量方法有关的不确定因素 • 可纳入相应的化学物特异性信息，以减少不确定性 • 得出实际暴露水平的效应评估	• 在大多数情况下需要用默认的分布
分类回归	• 利用所有的研究结果，而不仅仅是最敏感的研究结果 • 可在特定剂量下（如，高于 ADI）对预测作用的严重程度进行分类	• 对分类需要做毒理学的判断 • 很难对拟合模型（不同终点，观测者的变动等）作出合适的解释
PBTK	• 可以模拟靶点处活性化学物量随时间变化的情况 • 能够用于任意种属和各种不同的暴露，以及终生的情况 • 在没有人类暴露资料的情况下，允许从动物资料外推到人 • 允许将靶器官的剂量-反应关系用于低剂量外推	• 需要大量的资料 • 没涉及动力学

表 4 所介绍的八种方法的适用性、计算的复杂性和软件的可获得性及立法机构或其顾问委员会的接受性

	适用性	计算的复杂性和软件	可接受性
SAR 和 TTC	• 仅适用于极低剂量的暴露	• 除了用 SAR 软件和数据库外，软件并不是必需的	• 美国 FDA 接受 0.5ppb 作为阈值 • JECFA 将此法用于香料的评价 • 对于可能的具有遗传毒性的致癌物，JECFA 和 SCF 不接受 1.5μgTTC
阈值法	• 广泛用于目前的研究	• 仅需要标准的统计学软件	• 所有机构均接受 NOAEL 和 UF 的使用或安全/暴露限值的使用
CSAF 模型	• 应用受限，因其依赖于获得适当的化学物特异性资料	• 仅需要标准的统计学软件 • 需要分析人群分布的方法	• IPCS 使用这种方法 • 已建立了指南 • 加拿大卫生部使用这种方法 • SCF 已使用 10 倍系数的分系数（环己氨基磺酸盐，二噁英类化学物）
无阈值法	• 线性外推已广泛应用，因为只需有限的资料 • 进行线性外推时，LMS 模型的适用性较其他模型低	• 线性外推不需要特殊的软件 • 可通过一些包括 ToxRisk 在内的几种来源获得 LMS 模型的软件 • 利用软件系统（如 SAS、SPSS、Aplus）进行程序化是可能的	• 有一些欧盟国已接受线性外推 • 欧盟国家没有广泛接受 LMS • 美国 EPA 接受 LMS
BMD	• 适用性较阈值法低	• 已开发出一些特殊软件，如 ToxRisk 软件或由 EPA（见 6.1）和 PROAST（RIVM）开发的软件 • 利用软件系统（如 SAS、SPSS、Aplus）进行程序化是可能的	• 没有被欧盟国家广泛接受 • 正逐渐被美国 EPA 和加拿大卫生部接受 • 已被 WHO 接受
概率性危险评估	• 适用性较简单决定法差	• 当使用默认分布时不需软件；而用 Monte Carlo 方法（Crustal Ball，@Risk）时需用软件	• 目前还没有被欧盟接受 • RIVM（荷兰）已经公布一个概率性危险评估的事实清单 • 用概率法进行暴露评估已被接受
分类回归	• 应用受限，因需要特殊方法	• 需要特殊软件（如，EPA 正在研制的）	• 没有被欧盟接受 • 已应用于一些个案研究（如，美国 EPA），同其他方法联合使用
PBTK	• 应用受限，因其依赖于获得适当的化学物特异性资料	• 偶尔方程式会很复杂，需要使用很多数学方法处理 • 需要 PBTK 模拟软件（如，Pharsight 公司的 ACSL）和适当的程序	• OSHA 使用，且对于一些化学物依赖 PBTK 模型 • 被美国 EPA 接受 • 被 JECFA 接受，应用于污染物评价 • 欧盟国家某种程度上将其用于其他的目的，而不是用于危险性评估

在2～9部分描述的各种定量方法的适用性如表4所示。这些方法的使用范围主要取决于预期暴露水平、资料的可获得性和质量、外推的难易程度以及是否有专门的软件。进一步的要求还有模型参数程序设计的资源或取得良好估计值的方法（尤其对于人群）。数学和数字的复杂性并不是上述大多数方法的内在的限制因素。然而，BMD法、概率性危险评估法、分类回归法，尤其是PBTK模拟方法的复杂性使得在应用它们时要付出相当大的努力。用于评估食物的危险性时，欧盟、其成员国以及其他国家和机构之间对于各种方法的接受程度大不相同。表4总结了欧盟、美国EPA、加拿大卫生部和WHO对各种方法的接受性以及JECFA和欧盟食品委员会（SCF）的相关政策。

对于这里讨论的不同方法，在应用于食物和膳食中不同种类的化学物（如添加剂、香料、食品生产原料、污染物、天然毒物、微量营养素、常量营养素、混合食物和食物加工过程）时应视具体情况作个案考虑。

11 差距和研究需要

上述评估方法的差距和研究需要汇总在表5中。本文所提出的差距和研究需要包括：扩充现有的数据库、对假设的验证、增加实验来弥补文献中毒理学和暴露剂量等方面资料的不足以及应用的指导原则和模型的验证。

主要的研究需要包括：建立和验证默认的不确定系数；更好地理解模型的生物学基础及有害作用的性质，从而进一步发展和完善剂量-反应模型；以及对有害作用的严重程度进行分级。显然，敏感的亚人群和人群中的个体差异是模拟过程中主要的不确定领域。

表5 所介绍的八种方法的差距和研究需要的综合总结

	差距和研究需要
SAR和TTC	• 扩充化学结构数据库和不同类型毒性的阈值资料 • 对Cramer决定树做进一步验证
阈值法	• 针对不同种属、不同类型代谢转归和不同作用机制，研发和验证适当的不确定系数 • 通过分析人类与动物或/和亚人群相关的历史资料，验证不确定系数默认值
CSAF模型	• 获得有关种属间和个体间10倍不确定系数再细分的毒效动力学资料
无阈值法	• 了解低剂量时剂量-反应曲线的形状 • 更好地理解外推中的生物学基础知识，如，通过使用生物学标志物、癌前病变、转基因动物和使用毒代动力学进行靶剂量估计 • 最佳设计方案，包括动物数量和剂量组数量
BMD	• 为得到关于基准反应水平的一致意见，需要了解有害作用的大小 • 综合不同人群的分析，以更精确地估计BMD比值 • 考虑动物数量的最佳设计 • 综合不同研究的结果
概率性危险评估	• 通过分析人类与动物或/和亚人群相关的历史资料，来更新默认的不确定性分布 • 用特殊实验来弥补文献中的资料空白 • 概率性危险评估与传统的不确定系数方法联合应用
分类回归	• 对模型使用和验证的指南 • 严重程度分级的标准 • 合并各项研究的标准（如：大规模和小规模研究的权重）
PBTK	• 将毒代动力学模型扩展成完整的毒代动力学/毒效动力学模型 • 缺少人类生理学参数变异的基础资料 • 将体外资料转化为体内资料的知识 • 用药物学研究结果验证人类生理学参数

应提倡对方法学进行深层次的改进，特别是在以下方面：(i) 不确定系数的性质及应用；(ii) 外推的分布研究；(iii) ADI 计算中固有不确定性的完整特征描述；(iv) 区分危险性评估中的变异性和不确定性；(v) 敏感的亚人群问题；(vi) 定义有害效应，尤其是对连续性终点，及 (vii) 接近或超过 ADI 的暴露的危险性。

12 结论

1. 单一的危害特征描述方法不可能适合于各种类型的危险性评估，或者适用于各种食物类别和所有数据库。必须使用不同的方法，使得评价中所用的方法对于所发现的终点以及描述剂量-反应关系资料的数据量和质量都是最适合的。因此，低分子量化学物、微量营养素和营养补充剂、常量营养素、完整食品、新食品和食品加工过程等，每一项都需要其特殊的定量评估方法。

2. 目前设计的大多数毒理学实验可进行危害识别和确定不产生有害效应的剂量水平（NOAEL）。使用目前的实验指南得到的资料并不都能满足剂量-反应数学模拟的需要。

3. 充分描述数学模拟中的剂量-反应关系特征，需要有多个可以产生不同反应水平的剂量组。

4. 剂量-反应关系的数学模拟可改进危险性评估过程。为了更精确地模拟，应该重新修改现有的程序；例如，增加处理组的数目。处理（剂量）组数目的增加并不一定导致研究中实验动物总数的增加，一个合适的设计甚至可能减少研究中动物的总数。

5. 如有可能，应该将与作用方式或机制相关和/或与化学物毒代动力学相关（如，使用 PBTK 模型）的化学物特异性资料引入到剂量-反应的特征描述中。可用毒代动力学资料，将外剂量校正为相应的内剂量（或靶器官剂量）。在由 PBTK 模型扩展到完全以生物学为基础的剂量-反应模型（PBTK-TD 模型）时，可以使用作用方式资料。

6. 可以利用有关化学物的作用方式或作用机制和/或毒代动力学的化学物特异性资料，计算化学物特异性调节系数，修正 10 倍系数的默认值。这些资料也可以用于改进概率性评估中外推系数的分布。

7. 对剂量-反应特征的进一步精确描述，应该包括结果的不确定程度和变异性。概率分析可进一步描述不确定性的特征，并且可以由此得出结果，如 ADI；此结果与预先确定的保守程度相关，例如，结果的不确定性分布的第 5 百分位数或第 10 百分位数。概率分析可以模拟不同保守程度对于结果的影响。

8. 简单默认法的应用相当广泛，如使用 NOAEL 和不确定系数或低剂量线性外推法，但由于这些方法没有对不确定性进行估计，很可能得出不精确的结果。对于致癌和非致癌效应，采用更加先进的方法可能会得出更加精确的结果，或者得出不确定性的估计值，或者两者都得到，但这些方法可能不适用于资料很少的情况。在需要对危险性定量时（如，摄入量超出 ADI、TDI 或 RfD），这些方法可能是非常有价值的。

参考文献

Alexeeff, G.V., Lewis, D.C., Ragle, N.L., 1993. Estimation of potential health effects from acute exposure to hydrogen fluoride using a "benchmark dose" approach. Risk Analysis 13, 63–69.

Andersen, M., 1991. Physiological modeling of organic compounds. Annals of Occupational Hygiene 35, 309–321.

Appel, M.J., Bouman, H.G.M., Pieters, M.N., Slob, W., 2001. Evaluation of the applicability of the benchmark approach to existing toxicological data. RIVM/TNO Report No. 601930001.

Baird, S.J.S., Cohen, J.T., Graham, J.D., Shlyakter, A.I., Evans, J.S., 1996. Noncancer risk assessment: A probabilistic alternative to current practice. Human Ecological Risk Assessment 2, 79–102.

Baird, S.J.S., Slob, W., Jarabek, A.M., in press. Probabilistic noncancer risk estimation. Toxicology.

Barlow, S.M., Grieg, J.B., Bridges, J.W., Carere, A., Carpy, A.J.M., Galli, C.L., Kleiner, J. Knudsen, I., Koëter, H.B.W.M., Levy, L.S., Madsen, C., Mayer, S., Narbonne, J.-F., Pfannkuch, F., Prodanchuk, M.G., Smith, M.R., Steinberg, P., 2002. Hazard identification by methods of animal-based toxicology. Food and Chemical Toxicology 40, 145–191.

Barnes, D.G., Daston, G.P., Evans, J.S., Jarabek, A.M., Kavlock, R.J., Kimmel, C.A., Park, C., Spitzer, H.L., 1995. Benchmark dose workshop: criteria for use of a benchmark dose to estimate a reference dose. Regulatory Toxicology and Pharmacology 21, 296–306.

Barton, H.A., Deisinger, P.J., English, J.C., Gearhart, J.N., Faber, W.D., Tyler, T.R., Banton, M.I., Teeguarden, J., Andersen, M.E., 2000. Family approach for estimating reference concentrations/doses for series of related organic chemicals. Toxicological Science 54, 251–261.

Beck, B.D., Conolly, R.B., Dourson, M.L., Guth, D., Hattis, D., Kimmel, C., Lewis, S.C., 1993. Improvements in quantitative noncancer risk assessment. Fundamental and Applied Toxicology 20, 1–14.

Becking, G., 1995. Use of mechanistic information in risk assessment for toxic chemicals. Toxicology Letters 77, 15–24.

Brown, R., Delp, M., Lindstedt, S., Rhomberg, L., Beliles, R., 1997. Physiological parameter values for physiologically based pharmacokinetic models. Toxicology and Industrial Health 13, 407–484.

Calabrese, E.J., 1985. Uncertainty factors and interindividual variation. Regulatory Toxicology and Pharmacology 5, 190–196.

Calabrese, E.J., Beck, B.D., Chappell, W.R., 1992. Does the animal-to-human uncertainty factor incorporate interspecies differences in surface area? Regulatory Toxicology and Pharmacology 15, 172–179.

Cramer, G.M., Ford, R.A., Hall, R.L., 1978. Estimation of a toxic hazard—a decision tree approach. Review. Food and Cosmetics Toxicology 16, 255–276.

Crump, K.S., 1984. A new method for determining allowable daily intakes. Fundamental and Applied Toxicology 4, 854–871.

Crump, K.S., 1995. Calculation of benchmark doses from continuous data. Risk Anal 15, 75–90.

Della Paschoa, O., Mendema, J., Voskuyl, R., Danhof, M., 1998. Pharmacokinetic-pharmacodynamic modeling of the anticonvulsant and electroencephalogram effects of phenytoin in rats. Journal of Pharmacology and Experimental Therapeutics 284, 460–466.

Derendorf, H., Meibohm, B., 1999. Modeling of pharmacokinetic/pharmacodynamic (PK/PD) relationships: concepts and perspectives. Pharmacology Research 16, 176–185.

DeRosa, C.T., Stara, J.F., Durkin, P.R., 1985. Ranking chemicals based on chronic toxicity data. Toxicology and Industrial Health 1, 177–191.

DiPasquale, l.C., Hayes, A.W., 2001. Acute toxicity and eye irritation. In: Hayes, A.W. (Ed.), Principles and Methods in Toxicology. Taylor & Francis, Philadelphia, pp. 853–916.

Dorne, J.-L.C.M., Walton, K., Renwick, A.G., 2001. Uncertainty factors for chemical risk assessment: human variability in the in vivo pharmacokinetics of CYP1A2 substrates. Food and Chemical Toxicology 39, 681–696.

Dourson, M., Maier, A., Meek, B., Renwick, A.G., Ohanian, E., Poirier, K., 1998. Boron tolerable intake: re-evaluation of toxicokinetics for data-derived uncertainty factors. Biological Trace Element Research 66, 453–463.

Dourson, M.L., Felter, S.P., Robinson, D., 1996. Evolution of science-based uncertainty factors in noncancer risk assessment. Regulatory Toxicology and Pharmacology 24, 108–120.

Dourson, M.L., Hertzberg, R.C., Hartung, R., Blackburn, K., 1985. Novel approaches for the estimation of acceptable daily intake. Toxicology and Industrial Health 1, 23–41.

Dourson, M.L., Knauf, L.A., Swartout, J.C., 1992. On reference dose (RfD) and its underlying toxicity data base. Toxicology and Industrial Health 8, 171–189.

Dourson, M.L., Stara, J.F., 1983. Regulatory history and experimental support of uncertainty (safety) factors. Regulatory Toxicology and Pharmacology 3, 224–238.

Dourson, M.L., Teuschler, L.K., Durkin, P.R., Stiteler, W.M., 1997. Categorial regression of toxicity data: a case study using Aldicarb. Regulatory Toxicology and Pharmacology 25, 121–129.

Dybing, E., Doe, J., Groten, J., Kleiner, J., O'Brien, J., Renwick, A.G., Schlatter, J., Steinberg, P., Tritscher, A., Walker, R., Younes, M., 2002. Hazard characterisation of chemicals in food and diet: dose–response, mechanisms, and extrapolation issues. Food and Chemical Toxicology 40, 237–282.

EC, 1980. Guidelines for the safety assessment of food additives. Cat.No. CD-NR-800–001-EN-C. Commission of the European Communities, Brussels.

EC, 1988. Council directive 88/388/EEC of 22 June 1988 on the approximation of the laws of the member states relating to flavourings for use in foodstuffs and to source materials for their production. Official Journal of the European Communities L184, 61–66.

EC, 1989. Presentation of an application for assessment of a food additive prior to its authorisation. Cat.No. CB-57–89–370-EN-C. Commission of the European Communities, Brussels.

EC, 1992. Guidelines for the evaluation of flavourings for use in foodstuffs: 1. Chemically defined flavouring substances. food science and techn., 29th series. Commission of the European Communities, Brussels.

EC, 2000. Commission regulation (EC) 1565/2000 of 18 July 2000 laying down the measures necessary for the adoption of an evaluation program in application of Regulation (EC) 2232/96 of the European Parliament and of the Council. Official Journal of the European Communities L180, 8–16.

Eisenbrand, G., Pool-Zobel, B., Baker, V., Balls, M., Blaauboer, B.J., Boobis, A., Carere, A., Kevekordes, S., Lhugenot, J.-C., Pieters, R., Kleiner, J., 2002. Methods of in vitro toxicology. Food and Chemical Toxicology 40, 193–236.

EPA, 1995. The Use of Benchmark Dose Approach in Health Risk Assessement. EPA/630/R-94/007. Risk Assessment Forum, Washington, DC.

EPA, 2000a. BMD Software Documentation. Office of Research & Development. National Center for Environmental Assessment, Research Triangle Park, NC.

EPA, 2000b. CatReg Software Documentation. EPA/600/R/-98/053. Office of Research & Development, National Center for Environmental Assessment, Research Triangle Park, NC.

EPA, 2000c. CatReg Software User Manual. EPA/600/R/-98/052. Office of Research & Development, National Center for Environmental Assessment, Research Triangle Park, NC.

EPA, 2000d. Draft Benchmark Dose Technical Guidance Document. EPA/630/R-00/001.

ECETOC, 1996. Risk assessment for carcinogens. Monograph No.24. European Chemical Industry Ecotoxicology and Toxicology Centre, Brussels.

Evans, J.S., Rhomberg, L., Williams, P.L., Wilson, A.M., Baird, S.J.S., 2001. Reproductive and developmental risks from ethylene oxide: a probabilistic characterization of possible regulatory thresholds. Risk Analysis 21, 697–718.

FDA, 1982. Toxicological Principles for the Safety Assessment of Direct Food Additives and Colour Additives used in Food (Redbook I). Food and Drug Administration, Washington.

FDA, 1993. Draft revised toxicological principles for the safety assessment of direct food additives and color additives used in food. Federal Register 58.

Federal Register, 1993. Food additives: threshold of regulation for substances used in food-contact materials. Federal Register 58.

Fisher, J.W., Gargas, M.L., Allen, B.C., Andersen, M.E., 1991. Physiologically based pharmacokinetic modelling with trichloroethylene and its metabolite, trichloroacetic acid, in the rat and mouse. Toxicology and Applied Pharmacology 109, 183–195.

Gerlowski, L., Jain, R., 1983. Physiologically based pharmacokinetic modeling: principles and applications. Journal of Pharmaceutical Sciences 72, 1103–1127.

Gold, L.S., Sawyer, C.B., Magaw, R., Backman, G.M., de Veciana, M., Levinson, R., Hooper, N.K., Havender, W.R., Bernstein, L., Peto, R., et al., 1984. A carcinogenic potency database of the standardized results of animal bioassays. Environmental Health Perspectives 58, 9–319.

Guth, D.J., Carroll, R.J., Simpson, D.G., Zhou, H., 1997. Categorical regression analysis of acute exposure to tetrachloroethylene. Risk Analysis 17, 321–332.

Haber, L.T., Allen, B.C., Kimmel, C.A., 1998. Non-cancer risk assessment for nickel compounds: issues associated with dose–response modeling of inhalation and oral exposures. Toxicological Science 43, 213–229.

Hattan, D.G., Rulis, A.M., 1986. FDA's priority-based assessment of food additives. III. Specific toxicity parameters. Regulatory Toxicology and Pharmacology 6, 181–191.

Hattis, D., Banati, P., Goble, R., 1999a. Distributions of individual susceptibility among humans for toxic effects. How much protection does the traditional tenfold factor provide for what fraction of which kinds of chemicals and effects? Annals of the New York Academy of Sciences 895, 286–316.

Hattis, D., Banati, P., Goble, R., Burmaster, D., 1999b. Human interindividual variability in parameters related to health risks. Risk Analysis 19, 711–726.

Hattis, D., Erdreich, L., Ballew, M., 1987. Human variability in susceptibility to toxic chemicals: a preliminary analysis of pharmacokinetic data from normal volunteers. Risk Analysis 7, 415–426.

Hertzberg, R.C., 1991. Quantitative extrapolation of toxicological findings. In: Krewski, D., Franklin, C. (Eds.), Statistics in Toxicology. Gordon & Breach Science, New York, NY.

Hertzberg, R.C., Miller, M., 1985. A statistical model for species extrapolation using categorial response data. Toxicology and Industrial Health 1, 43–57.

Hertzberg, R.C., Wymer, L., 1991. Modeling the severity of toxic effects. 1991. Air & Waste Management Assoc. Proceedings papers 84th Ann. Meeting & exhibition, 16–21 June 1991, British Columbia.

Kavlock, R.J., Schmid, J.E., Setzer Jr., R.W., 1996. A simulation study of the influence of study design on the estimation of benchmark doses for developmental toxicity. Risk Analysis 16, 399–410.

Kimmel, C.A., Gaylor, D.W., 1988. Issues in qualitative and quantitative risk analysis for developmental toxicology. Risk Analysis 8, 15–20.

Kramer, H.J., Ham, W.A.v.d., Slob, W., Pieters, M.N., 1996. Conversion factors estimating indicative chronic NOAELs from short-term toxicity data. Regulatory Toxicology and Pharmacology 23, 249–255.

Krishnan, K., Paterson, J., Williams, D.T., 1997. Health risk assessment of drinking water contaminants in Canada: the applicability of mixture risk assessment methods. Regulatory Toxicology and Pharmacology 26, 179–187.

Kroes, R., Galli, C., Munro, I., Schilter, B., Tran, L.A., Walker, R., Würtzen, G., 2000. Threshold of toxicological concern for chemical substances present in the diet: a practical tool for assessing the need for toxicity testing. Food and Chemical Toxicology 38, 255–312.

Kroes, R., Müller, D., Lambe, J., Löwik, M.R.H., van Klaveren, J., Kleiner, J., Massey, R., Mayer, S., Urieta, I., Verger, P., Visconti, A., 2002. Assessment of intake from the diet. Food and Chemical Toxicology 40, 327–385.

Kroes, R., Munro, I., Poulsen, E., 1993. Workshop on the scientific evaluation of the safety factor for the acceptable daily intake (ADI): editorial summary. Food Additives and Contaminants 10, 269–273.

Lehman, A.J., Fitzhugh, O.G., 1954. 100-fold margin of safety. Association of Food Drug Officials Quarterly Bulletin 18, 33–35.

Lewis, S.C., Lynch, J.R., Nikiforov, A.I., 1990. A new approach to deriving community exposure guidelines from "no-observed-adverse-effect levels". Regulatory Toxicology and Pharmacology 11, 314–330.

Lovell, D.P., Thomas, G., 1996. Quantitative risk assessment and the limitations of the linearized multistage model. Human and Experimental Toxicology 15, 87–104.

Malsch, P.A., Proctor, D.M., Finley, B.L., 1994. Estimation of a chromium inhalation reference concentration using the benchmark dose method: a case study. Regulatory Toxicology and Pharmacology 20, 58–82.

Mann, S., Droz, P.O., Vahter, M., 1996. A physiologically based pharmacokinetic model for arsenic exposure. II. Validation and application in humans. Toxicology and Applied Pharmacology 140, 471–486.

Medinsky, M., 1995. The application of physiologically-based pharmacokinetic/pharmacodynamic (PBPK/PD) modeling to understanding the mechanism of action of hazardous substances. Toxicology Letters 79, 185–191.

Mumtaz, M.M., Knauf, L.A., Reisman, D.J., Peirano, W.B., DeRosa, C.T., Gombar, V.K., Enslein, K., Carter, J.R., Blake, B.W., Huque, K.I., et al., 1995. Assessment of effect levels of chemicals from quantitative structure-activity relationship (QSAR) models. I. Chronic lowest-observed-adverse-effect level (LOAEL). Toxicology Letters 79, 131–143.

Mumtaz, M.M., Sipes, I.G., Clewel, H.J., Yang, R.S., 1993. Risk assessment of chemical mixtures: biologic and toxicological issues. Fundamental and Applied Toxicology 21, 258–269.

Munro, I.C., Ford, R.A., Kennepohl, E., Sprenger, J.G., 1996. Correlation of structural class with no-observed-effect levels: a proposal for establishing a threshold of concern. Food and Chemical Toxicology 34, 829–867.

Munro, I.C., Kennepohl, E., Kroes, R., 1999. A procedure for the safety evaluation of flavouring substances. Joint FAO/WHO Expert Committee on Food Additives. Food and Chemical Toxicology 37, 207–232.

Munro, I.C., Kroes, R., 1998. Application of a Threshold of Toxicological Concern in the Safety Evaluation of Certain Flavouring Substances. Annex 5. WHO, Geneva.

Naumann, B.D., Weideman, P.A., 1995. Scientific basis for uncertainty factors used to establish occupational exposure limits for pharmaceutical active ingredients. Human Ecological Risk Assessment 1, 590–613.

Nestorov, I., Aarons, L., Rowland, M., 1997. Physiologically based pharmacokinetic modeling of a homologous series of barbiturates in the rat: a sensitivity analysis. Journal of Pharmacokinetics and Biopharmaceutics 25, 413–447.

OECD, 1993. Guidance Document for the Development of OECD Guidelines for Testing of Chemicals. Environmental Monograph, No. 76. OECD, Paris.

Pastino, G., Flynn, E., Sultatos, L., 2000. Genetic polymorphisms in ethanol metabolism: Issues and goals for physiologically based pharmacologic modeling. Drug and Chemical Toxicology 23, 179–201.

Pease, W., Vandenberg, J., Hooper, K., 1991. Comparing alternative approaches to establishing regulatory levels for reproductive toxicants: DBCP as a case study. Environmental Health Perspectives 91, 141–155.

Piersma, A.H., Verhoef, A., Te Biesebeek, J.D., Pieters, M.N., Slob, W., 2000. Developmental toxicity of butyl benzyl phtalate in the rat using a multiple dose study design. Reproductive Toxicology 14, 417–425.

Pieters, M.N., Freijer, J., Baars, B.J., Fiolet, D.C.M., van Klaveren, J., Slob, W., in press. Risk assessment of deoxynivalenol in food: concentration limits, exposure and effects. In: Jackson, L.S., Trucksess, M.W., DeVries, J.W. (Eds.), Mycotoxins and Food Safety.

Rao, H.V., Ginsberg, G.L., 1997. A physiologically-based pharmacokinetic model assessment of methyl t-butyl ether in groundwater for a bathing and showering determination. Risk Analysis 17, 583–598.

Renwick, A.G., 1991. Safety factors and establishment of acceptable daily intakes. Food Additives and Contaminants 8, 135–149.

Renwick, A.G., 1993. Data-derived safety factors for the evaluation of food additives and environmental contaminants. Food Additives and Contaminants 10, 275–305.

Renwick, A.G., 1998. Toxicokinetics in infants and children in relation to the ADI and TDI. Food Additives and Contaminants 15, 17–35.

Renwick, A.G., Dorne, J.-L.C.M., Walton, K., 2001. Pathway-related factors. The potential for human data to improve the scientific basis of risk assessment. Human Ecological Risk Assessment 7, 165–180.

Renwick, A.G., Dorne, J.L., Walton, K., 2000. An analysis of the need for an additional uncertainty factor for infants and children. Regulatory Toxicology and Pharmacology 31, 286–296.

Renwick, A.G., Lazarus, N.R., 1998. Human variability and non-cancer risk assessment—an analysis of the default uncertainty factor. Regulatory Toxicology and Pharmacology 27, 3–20.

SCF, 1999. Opinion of the Scientific Committee on Food on a program for the evaluation of flavouring substances (expressed on 2 December 1999) (http://europa.eu.int/comm/food/fs/sc/scf/out45_-en.pdf).

Sheehan, D.M., Gaylor, D.W., 1990. Analysis of the adequacy of safety factors. Teratology 41, 590–591.

Silverman, K.C., Naumann, B.D., Holder, D.J., Dixit, R., Faria, E.C., Sargent, E.V., Gallo, M.A., 1999. Establishing data-derived adjustment factors from published pharmaceutical clinical trial data. Human Ecological Risk Assessment 5, 1059–1089.

Simpson, D.G., Carroll, R.J., Zhou, H., Guth, D.J., 1996. Interval censoring and marginal analysis in ordinal regression. Journal of Agricultural, Biological and Environmental Statistics 1, 345–367.

Slob, W., 1999. Thresholds in toxicology and risk assessment. International Journal of Toxicology 18, 259–268.

Slob, W., Pieters, M.N., 1997. Few, Large, or Many Small Dose Groups? An Evaluation of Toxicological Study Designs Using Computer Simulations. RIVM Report, No.620 110 006. National Institute of Public Health and the Environment, Bilthoven, the Netherlands.

Slob, W., Pieters, M.N., 1998. A probabilistic approach for deriving acceptable human intake limits and human health risks from toxicological studies: general framework. Risk Analysis 18, 787–798.

Stenner, R.D., Merdink, J.L., Fisher, J.W., Bull, R.J., 1998. Physiologically-based pharmacokinetic model for trichloroethylene considering enterohepatic recirculation of major metabolites. Risk

Analysis 18, 261–269.
Teuschler, L.K., Dourson, M.L., Stiteler, W.M., McClure, P., Tully, H., 1999. Health risk above the reference dose for multiple chemicals. Regulatory Toxicology and Pharmacology 30, 19–26.
van den Brandt, P., Voorrips, L., Hertz-Picciotto, I., Shuker, D., Boeing, H., Speijers, G., Guittard, C., Kleiner, J., Knowles, M., Wolk, A., Goldbohm, A., 2002. The contribution of epidemiology. Food and Chemical Toxicology 40, 387–424.
Vermeire, T., Stevenson, H., Pieters, M.N., Rennen, M., Slob, W., Hakkert, B.C., 1999. Assessment factors for human health risk assessment: a discussion paper. Critical Reviews in Toxicology 29, 439–490.
Vermeire, T., Pieters, M.N., Rennen, M., Boss, P., 2001. Probabilistic assessment factors for human health risk assessment: A practical guide. RIVM/TNO Report No. 601516005.
Walton, K., Dorne, J.-L.C.M., Renwick, A.G., 2001a. Categorical default factors for interspecies differences in the major routes of xenobiotic elimination. Human Ecological Risk Assessment 7, 181–201.
Walton, K., Dorne, J.-L.C.M., Renwick, A.G., 2001b. Uncertainty factors for chemical risk assessment: interspecies differences in the in vivo pharmacokinetics and metabolism of CYP1A2 substrates. Food and Chemical Toxicology 39, 667–680.
WHO, 1987. Principles for the Safety Assessment of Food Additives and Contaminants in Food. No.70. WHO, Geneva.
WHO, 1991. Erythrosine in Toxicological Evaluation of Certain Food Additives and Contaminants. WHO Food Additives Series 2. WHO, Geneva.
WHO, 1994. Assessing Human Health Risks of Chemicals: Derivation of Guidance Values for Health-based Exposure Limits. No. 170. WHO, Geneva.
WHO, 1999a. Evaluation of Certain Food Additives and Contaminants. 49th report of the Joint FAO/WHO Expert Committee on Food Additives. No. 884. WHO, Geneva.
WHO, 1999b. Principles for Assessment of Risk to Human Health from Exposure to Chemicals. No. 210. WHO, Geneva.
WHO, 2000. Evaluation of Certain Food Additives (Fifty-first Report by the Joint FAO/WHO Expert Committee on Food Additives). No. 891. WHO, Geneva.
Woutersen, R.A., Jonker, D., Stevenson, H., Te Biesebeek, J.D., Slob, W., 2001. The benchmark approach applied to a 28-day toxicity study with Rhodorsil silane in rats. the impact of increasing the number of dose groups. Food and Chemical Toxicology 39, 697–707.
Yang, R., Thomas, R.S., Gustafson, D.L., Campain, J., Benjamin, S.A., Verhaar, H.J., Mumtaz, M.M., 1998. Approaches to developing alternative and predictive toxicology based on PBPK/PD and QSAR modeling. Environmental Health Perspectives 106, 1385–1393.

膳食摄入量评估

R. Kroes[a], D. Müller[b], J. Lambe[c], M.R.H. Löwik[d], J. van Klaveren[e], J. Kleiner[f,*], R. Massey[g], S. Mayer[h], I. Urieta[i], P. Verger[j], A. Visconti[k]

[a]*Utrecht University, Institute for Risk Assessment Sciences (IRAS), Faculty of Veterinary Medicine, Yalelaan 2, PO Box 80176, NL-3508 TD Utrecht, The Netherlands*

[b]*Procter & Gamble Service GmbH, Sulzbacher Strasse 40, D-65823 Schwalbach, Germany*

[c]*Institute of European Food Studies, Biotechnology Institute, Trinity College, IRL, Dublin 2, Ireland*

[d]*TNO–Nutrition and Food Research Institute, Deptartment of Nutritional Epidemiology, Utrechtseweg 48, PO Box 360, NL-3700 AJ Zeist, The Netherlands*

[e]*RIKILT DLO, Bornsesteeg 45, PO Box 230, NL- 6700 AE Wageningen, The Netherlands*

[f]*International Life Sciences Institute-European Branch, 83 Avenue E. Mounier, Box 6, B-1200 Brussels, Belgium*

[g]*CSL–Central Science Laboratory, Sand Hutton, York YO41 1LZ, UK*

[h]*Red Bull GmbH, Brunn 115, A- 5330 Fuschl am See, Austria*

[i]*Gobierno Vasco, Department of Health, Maria Diaz de Haro 60, E- 48010 Bilbao, Spain*

[j]*INRA, Nutrition Humaine et Sécurité Alimentaire, 147, rue de l'Université, F-75338 Paris Cedex 07, France*

[k]*Istituto Tossine e Micotossine da Parassiti Vegetali, Consiglio Nazionale delle Ricerche, V.le L. Einaudi, 51, I- 70126 Bari, Italy*

摘　要

暴露评估是危险性评估过程的关键部分之一。即使对毒性较强的物质，也只有在摄取量达到有效毒性剂量时，才能产生有害效应。对食物中化学物的暴露评估主要从以下三个方面入手：①如何定量分析食物或膳食中存在的化学物，包括其在食物生产加工链中的变化；②如何确定含有相关化学物的每种食物的消费模式；③如何把消费者摄入大量特定食物的可能性和这些食物中含有高浓度相关化学物的可能性综合起来进行分析。本文认真综述了以上三个方面评估中使用的技术，以便确定目前所用方法在哪些领域可为评估提供可靠的基础，哪些领域还需要或希望改进；并对后者提出改进意见，例如：建立一个全欧食物成分数据库；更好地了解加工对每种食物化学物产生的影响；协调统一食物消费调查法与试图定期开展全欧洲的调查；评价概率模型以及建立新模型用于食物致敏原的暴露评估。在上述三个领域中，目前所用方法的局限性导致的不确定性，会造成高估或低估实际的摄入量和危险性。由于这些不准确性的存在，危险性评估者倾向于加入另外一个不确定因子来避免对健康相关效应的低估。其中一部分可采用寻找“最坏”情况的筛检法，这种“最坏”情况的假设会使摄入量的估计高于实际情况。筛检法可用于筛选当在“最坏”情况下仍然安全的化学物。对有潜在危险性的化学物，则需要获取更多的信息以使筛检更细致、估计更精确。然而，更多的信息和更精确的方法需要更多的资源。摄入量评估的最终目标是：①能够获得特定化学物在食物或膳食中存在与否及含量高低的适当估计；②评估含有这些化学物的食物的消费模式，尤其要包括对某种食物有高消费并由此而高摄入的特定人群；③建立和应用一些方法来可靠地预测化学物含量高的食物被高消费的可能性。已经证明在上述三个步骤中分别采用分层的方法有助于有效地利用现有资源。如果用一个相对粗略的方法——用来提供“最坏”情况的估计——提示一种食物的摄入量并不会达到毒理学上有意义的暴露（或者不会在人群中造成特定营养素的相对缺乏），就没必要采用更精确的方法。如果粗略估计提示在部分人群中存在高摄入量，就有必要采取更精确的方法来进行评估。目前实际使用的方法是粗略的初步估计食物中化学物的摄入量。现已建议在不久的将来对这些方法加以扩展、改进和验证，以建立一个符合成本-效益原则的暴露评估体系，用于已有的和潜在的化学物评估。该知识体系（包括敏感性、精确性等信息）可指导将来的资料收集。

目 录

1 引言

危险性评估分为四个阶段：危害识别（hazard identification）、危害特征描述（hazard characterisation）、暴露评估（exposure assessment）以及危险特征描述（risk characterisation）。最后一个阶段是综合前三个阶段所收集的信息，阐明一种化学物的毒性特征以及个体（部分人群或一般人群）接触程度的定性与定量信息。总之，根据 Paracelsus 的论点，即毒物取决于剂量。

就食物而言，暴露是有意的。很明显，不吃饭比吃饭对健康的危险性更大。一般来讲，不吃饭给人带来的危险性远远大于食物中已知的众多有毒物质对人体的危险性。食物中含有天然的、或有意或无意添加的许多物质，其中有人们希望的营养素、添加剂和其他一些组分，如膳食纤维或一些“植物化学物”——中性的物质（意味着在某些情况下我们基本上不了解它们的性质）；还有人们不希望的，如天然毒素、农药残留、真菌毒素，或有益成分的过量摄入，包括营养素。所有这些物质，摄入量过多或过少都会对人体产生危险性。因此，对摄入量进行可靠的评估是必不可少的。

暴露评估，作为危险性评估的一部分，其定

义为（WHO，1997）对通过食物或其他途径而可能摄入体内的生物性、化学性、物理性成分进行定性和/或定量评价。有数种方法可用于估计食物化学物的摄入量，方法的选择取决于所获得的信息以及要求评估达到的准确度和详尽度（Parmar et al.，1997）。没有一种单一的方法可以满足所有的选择指标，如成本、精确度、时间性等。因此，只能按个案的具体情况对方法加以选择和结合。为此，需要一个以分层和逐步法为特征的工作框架。这种方法的指导原则和范例可以在文献中查到（Parmar et al.，1997；Tennant，1997；WHO，1997；IOMC，1999）。第一步通常是确定评估的目的和/或选择化学物。

鉴于目的的多样性，不能简单地把暴露评估编制成一套固定的格式和方案。评估使用的是一套类似的预先设计好的问题。根据 Rees 和 Tennant（1993）所言，评估化学物摄入量时有 4 个指导原则，即：

1. 评估应当与所要达到的目的相一致。
2. 评估应包括对精确度的评价。
3. 应明确阐明所提出的假设。
4. 应当考虑到那些受化学物影响与一般人不同的关键人群。

美国环保局（EPA，1992）在对环境化学物的暴露进行定量评估时，采用了三种不同的方法即：

1. 在接触点对暴露进行测量，测量接触的浓度和时间，然后将两者进行综合（接触点测量）。
2. 分别测量暴露浓度和接触时间，然后综合这些信息（情景评价）。
3. 通过剂量估计暴露，暴露后通过内剂量（如，生物学标志物）反过来回推暴露剂量（回推）。

上述这些方法也同样适用于食物化学物。双份饭是接触点测量；食物供应、获取和消费与食物组分信息相结合是情景评价；而生物学标志物属于回推。在情景评价中，概率模型是一种先进的综合性方法。

对于一项暴露估计，最好是以可靠资料为基础的暴露评估，需要以下三方面的信息，例如：

（1）在一种特定食物或膳食中通常含有哪些化学物，含量是多少，哪些因素会影响它们的含量和特性，尤其是它们的生物学活性？

（2）含有这些化学物的食物的消费量是多少，包括高消费者在内的潜在相关危险人群的消费量是多少？

（3）对含有高水平所关注物质的食物，人们偶尔或者经常大量食用的情况和几率有多少？

图 1 以线路图的形式总结了上述问题，它也是包括下面章节的这篇综述的基本结构。

在许多情况下，通过使用以“最坏”（worst-case）情况假设为基础的筛检法，找出优先的化学物进行比较详细的暴露评估。例如，将报道的一种化学物的最高含量乘以一种特定食物的最高消费量。甚至有更保守的方法，如预算法（budget method）（Hansen，1979），假定膳食的大部分（如所有的加工食品）都可能含有某种化学物。然而，在这些假设下，一旦超过安全摄入水平，就要采用逐步法或分层法对资料和/或假设加以修正以达到适当的精确度。

我们可能需要更加精确地测量一种物质在不同食物中的含量及其各种含量水平的分布，即使在种属极为接近的植物品种中，宏量营养素也总是存在显著的差异。我们需要了解通常和/或在极端情况下的食物消费量，包括高水平的最终消费者或特殊人群，如老人、儿童、孕妇或是有特殊健康状况的人。最后，还必须确定有关的食物以什么样的频率、在什么情况下和什么时间被高水平摄入，并结合所关注物质的含量，评估其可能会导致人们不希望的摄入水平的可能性。

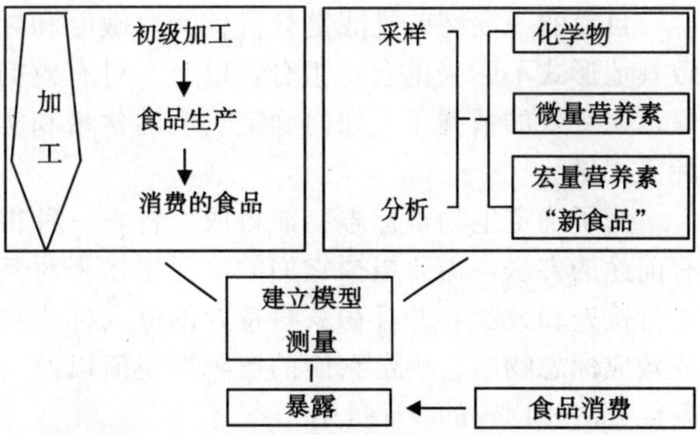

图 1　对食物中化学物的含量/质量需考虑的问题

本章分析了在目前的暴露评估中上述 1～3 三个步骤所应用的方法，讨论了这些方面的一般用途或特殊用途；它们在精度不断提高的分层法中的应用；它们目前的优点、缺点以及改进的方法；它们的实用性以及费用。本章还考察了上述方法与潜在有用信息的其他来源之间的相互依赖关系，这些信息中有的已存在于其他领域，有的则是全新的。我们已经认识到食物化学物的摄入量评估主要依赖于该物质本身的性质。这不仅仅与化学物的来源——天然的还是人造的，有益的还是有毒的，宏量组分还是微量组分有关，而且还与该化学物的背景信息，即它们的存在形式和含有这些物质的食物的消费情况密切相关。我们有必要仔细审查食物成分表（作为信息的方便来源）所提供的信息以及不同国家间和/或同一国家内存在差异的原因；考察食物的分类方法，从而使不同的食物消费调查具有可比性（或不可比性）；并且探索当获得更多信息时——从上市前评价到用于验证和校正最初假设的上市后资料收集，如何使评估更加完善。这包括各个阶段中食源性和非食源性的暴露信息；食物中的许多物质有多种用途和来源，如生育酚在食物中以维生素 E 或抗氧化剂的形式存在，但也存在于化妆品或其他非食物性产品中。通常，农药操作员对农药的暴露水平要高于食用含有农药食物的消费者。对一个新暴露源或最近发现的暴露源与已知暴露源之间的定性或半定量的比较有助于找出优先需要进行详尽评价的物质：如果一种物质长期大量地应用于其他领域（或地区）而没有出现任何问题，它与没有任何背景信息的化学物相比，存在的问题可能要少。

目前的一项特殊挑战是评价食物致敏原和导致其他形式不耐受的食物组分，以及在对有效剂量认识有限的情况下，如何确定它们的含量和实际摄入量。

为了确定生物学标志物能否成为将来一种很有前途的方法，需要根据它们的广泛用途来对其进行检查和分类，并且在获得特异的摄入标志物或效应标志物时，确定它们的实际期望值以及与其他方法相比较的验证费用。

在所讨论的三个领域中已有大量的可用信息，希望能够从食品界和食品以外领域所使用的标准方法中获得用于各种情况的最适宜方法，即模型将更实用、更简便或更经济。

2 化学物的存在及其转化：暴露评估中考虑的要点

2.1 引言

所食用的食物中含有多种不同的化学物，有些是人们所期望的（如微量营养素），有些是人们所不期望的（如农药残留和真菌毒素）。所有这些化学物在膳食中含量过高（如真菌毒素）或过低（如必需维生素）都可能对健康有害。在危险性评估过程中，需要以含有某种化学物食物的消费量和化学物在食物中的存在水平为基础，进行暴露评估。本节集中讨论摄入/暴露评估中的化学物方面的问题，即：确定在不同加工阶段食物中相关物质的含量，以及影响这些物质含量和性质的因素。

对一种特定化学物的摄入量估计取决于诸多因素，误差、错误假设或不准确测量都会导致与真实暴露之间有显著差异，关键问题是食物在消费时这种化学物浓度。图 1 显示了影响化学物浓度的各种因素。

首先，用于分析的食物的采样方法决定着测量值与真实值的接近程度。在这方面，要考虑与样本中化学物分布有关的（混合样本中的差异和这些物质的局部差异）因素，即采样代表性、采样完整性（样本中化学物的分布），以及样本间化学物浓度的差异。

在取得代表性样本之后，分析方法的精确度是很重要的。用于筛检或者评估高含量化学物的分析方法往往不如准确定量法精确，尤其是在检测低水平时。在不同时间点收集的资料可能会由于方法的改进或实际组分发生变化而受到影响；另一方面需要考虑的是由于分析者的技术水平、仪器和试剂不同而造成的实验室间的差异。对同一样本中同一种化学物，由不同的实验室来测量（或者同一实验室重复测量），可能会产生不同的分析结果。

气候、成熟度、土壤环境等因素也可能影响化学物的存在与否，因此，在采集食物样本和选择分析方法时都应将这些因素考虑在内。在食物生产链的不同阶段进行采样时，要考虑食品加工，如清洗、削皮或烹调，对化学物可能产生的影响十分重要。如果在食物生产链的初始阶段引入化学物后，在食品生产的后面的阶段测量其水平时，深加工的效应似乎要小一些。在某种程度上，化学物的浓度可能因样本均质化而被稀释。然而，在家庭中对食物的加工仍有可能显著影响化学物的浓度。

本节描述了用于监测食物中各种化学物的不同方法。重点是与暴露评估结果有关的采样方法、分析方法的精确度和加工效应。本节尽管只能介绍一个概况，但其目的在于阐明与食物中的重要组分和污染物密切相关的一些问题。

2.2 食物中化学物的含量

在目前暴露评估采用的许多方法（如点估计法、确定法、预算法等）中，通常不考虑食物中化学物含量的差异。一般只选择一种浓度来代表化学物的平均水平（均数或中位数）或者是定义不很明确的典型浓度，很少使用明确的上限百分位数。一般来说，常常难以获得描述数值分布的较精确数据。然而，众所周知，食物中化学物含量的差异可以很大，且在暴露评估中，必须将这一点考虑在内。因此，需要考察食物中化学物浓度的差异是天然的，还是由加工造成的，了解影响化学物浓度的因素，并了解对摄入量评估或暴露评估的影响。这些方面将在下面章节中加以阐述。

2.2.1 *影响食物中化学物存在与否的因素*

2.2.1.1 营养素和非营养素

营养素是食物的天然成分，是人类营养的基础和食物的核心组分。在某些情况下，特别是在加工食品中，往往为提供特殊的产品质量而添加一些营养素。某些（微量）营养素也可用作添加剂（如抗氧化剂或着色剂），或作为添加剂的一个组分加入到食品中，如硬脂酸钙乳化剂中的钙。天然食品的其他组分，如各种植物化学物，其有益作用而越来越引起人们的兴趣。这些物质的摄入量可能随着个人对特定食品的选择，功能食品的强化，或膳食补充剂的应用而增加。因此，应当尽可能获取更广的数据范围，既要包括可能对健康有益的摄入水平，又要包括可能导致有害效应的潜在过量水平。

食物成分表中列出了基本的，特别是常见食物的营养素含量。Deharveng 等（1999）最近的一项研究论述了这些营养素的含量水平，考察了它们在欧洲各国间是否具有可比性，并提出相应的改进方法。食物成分表主要是由各国分别制定的，并且是在不同的时期、为不同的目的、采用不同的标准确定所包含的或排除的某些食物种类和成分参数后形成的。自1970年以来，做了大量的工作来编制和改进食物成分表；由联合国大学食物和营养计划（http://www.fao.org/infoods）实施的国际食物数据系统（INFOODS），对食物成分表以及数据库的结构和内容，分析食物和编纂成分表的方法，以及国际间准确的信息交流程序提供了指导方针。近年来，已经开展了许多补充项目，其中一些项目仍在进行中。

现已确定了食物成分数据库的各种误差来源，包括：

- 缺失值：某些营养素，如维生素 D，并不是出现在所有食物成分表中。许多食物在成分的细节方面差异很大，如脂肪酸或氨基酸组成等；此外，并不是所有食物都列在食物成分表中，加工食品就经常被漏掉。因而，若将缺失值当作零来计算可能会低估摄入量。
- 加工效应：由于大多数加工食品未被列在食物成分表中，如果不规定和使用校正因子，而是直接由原料外推，可能会导致过高估计，如烹调后的食品。
- 数据的变异性：有些食物成分表为某些参数设定了变异范围，但在多数情况下，只给出平均值（均数或中位数）。即使是农业原料，由于其地理环境、成熟度、植物品种或动物品系、气候、地质状况或收获后的贮存情况不同，也会产生很大的组分变异。后来的加工过程可能会减少部分变异，但加工本身也可能会使变异增大。
- 采样和分析方法的差异：在食物化学物评估中，所有的化学参数都存在这一问题。
- 定义不同：由于食品科学的历史原因，或者个别国家的食物配制和食物选择习惯，欧洲不同国家对某些食物项目的定义可能有很大差别，因此会影响数据的可比性。
- 发展变化：不同时期编制的食物成分表对同一食物使用不同的数值。营养素数据库的变化可能由产品成分的真实变化所致，也可能是人为的改变（EFCOSUM Group，2001）。组分的真实变化可能反映了食品生产者配方的改变以及农业（育种）或食品加工方面的变化。人为的变化可能反映了人们在食物成分知识方面的不断完善，例如，分析技术的改进，采样方法的完善，对特殊食物的深入分析，或者原先未知的营养素数据信息的获得。因此，修正以前对食物成分的估计十分重要，只有这样，才能准确地反映食物摄取时的真实成分（Beemster et al.，2000）。

在某些情况下，由于消费者对肉中所含脂肪的偏好不同，或是影响食物矿物质含量的农业或环境的变化，或者只是主流食物贸易趋势的改变，都使这些变异相当大。使用者通常不清楚食物成分表的后来版本在多大程度上使用了新的或改进的数据，抑或只是重复使用不同地区的以前数据。

一方面，食物成分表列出的营养参数可用于其他用途的外推，认识到这一点十分重要。例如，食物脂肪可以指示亲脂性化学物——污染物或植物化学物的可能含量，或者可能由于膳食组成的改变而影响它们的生物利用率。另一方面是需要知道食物或膳食中的其他并存成分，以便了解微量营养素之间（如钙和铁）或微量营养素与其他食物成分之间的相互作用。人们希望能扩展食物成分表，使其包含目前还没有被视为营养素的其他天然成分（如某些植物化学物）和食物中存在的许多其他化学物。

在强化食品中，人们有意地加入营养素来提高营养品质，特别是用于提高营养素密度和含有强化食品的膳食的营养素密度。食品强化可以恢复在加工或贮存过程中损失的营养素，提供与原有产品具有相同营养品质的替代食品（如人造黄油作为黄油的替代品），给消费者提供更多富含营养素的食品，否则这些营养素的摄入达不到理想水平。由于各国的法规不同，食品强化的范围也因国家而异。在德国，强化食品已有悠久的历史，其比例在过去10年中大约增长了20%，但近年来一直比较稳定（Sicher-Hellert et al.，1999）。总之，对绝大多数人来说，强化食品只占其整个食物供应量和摄入量的一小部分（Wasserbacher and Elmadfa，2001）。但有些国家，如奥地利，强化食品的品种比较多，部分人群摄入的添加营养素占其总摄入量和需求量的比例也相当大（Wasserbacher and Elmadfa，2001）。食品强化最初的主要目的是对特定目标人群所喜爱的主要食品和个别食品进行强化。在美国，已经肯定强化谷类食品可以有效弥补儿童保健中心菜谱的缺陷，以满足儿童的营养需要（Briley et al.，1999）。

2.2.1.2 食品添加剂和加工助剂

加工食品几乎全部使用食品添加剂（如抗氧化剂、甜味剂、色素、乳化剂、调味剂和风味增强剂）来提供特殊品质。同样，在某些食品的加工过程中使用加工助剂有助于食品的制备，但并不对终产品造成技术上影响。在食品标签中通常会列出使用的添加剂，但不列出加工助剂。这一点对于确定这些物质，尤其是既用作添加剂又用作加工助剂的物质，是否存在及其含量十分重要。

可以在不同的加工阶段加入食品添加剂，但往往是在食品上市前的最后加工阶段加入添加剂以确保产品在销售时具有理想的性能。在早期加工阶段使用的添加剂的残留物，如个别产品成分，在终产品中可能仍然存在，尽管如此，如果它们从那一阶段起没有进一步的功效，就被认为是加工助剂，因此也就不在标签中列出。就食品添加剂来说，其添加的数量通常要受到食品法中对每类食品所规定的最大允许量的限制，从而确保食品的安全性，并避免消费者对食品的真实品质产生误解（Wagstaffe，1996）。对于低毒性的食品添加剂，往往没有规定“每日容许摄入量”（Acceptable Daily Intake，ADI）。例如，一些以极低剂量使用的香精，是允许在食品良好生产规范（GMP）的情况下使用的。GMP通常也作为加工助剂的选择标准。

生产者将从最高允许剂量出发来选择实际需要的食品添加剂，并确定其配方中使用的最低有效剂量。由于成本原因和食品良好生产规范（GMP）的限制，通常避免食品添加剂不必要的大量加入。添加剂的水平可以在最大允许剂量和零之间变化。绝大部分食品仅含有某类食品允许使用的全部添加剂中的少数几种，尤其是如果可以获得有相同功效的替代物或者其他替代方法，如适当的加工程序或贮存环境，就可以避免添加剂的使用。常规而言，当允许使用的几种添加剂有相同功效时，它们就可以相互替代或简单混合起来使用。在某些情况下，例如，高强度甜味剂天门冬酰氨酸甲酯（阿斯巴甜）和磺酸内酯钾（安塞蜜）混合后呈现协同作用，不仅能达到更好的效果，而且还可以降低每一种成分单独使用的剂量。

尤其对深加工食品而言，添加剂在保证消费

者期望的产品性质的同时，还可使产品的品质参数和稳定性达到标准化，从而达到贸易和家庭所要求的货架期。当某些产品需要依赖于添加剂才能达到较长的货架期时，必须意识到食品添加剂也会随着时间的延长而分解，因此，在货架期的最后阶段，添加剂的含量相对较低。就抗氧化剂来说，它主要是通过与产品中存在的氧气或由包装渗透到产品中的氧气发生反应来维持产品的稳定性。在这些情况下，了解可能有哪些分解产物产生十分重要，且在暴露和危险性评估中要将此考虑在内。农产品的成熟度也是决定添加剂使用与否的一个因素。出于校正的目的，有必要使用添加剂，如使用柠檬酸（或糖）来调和果汁或其他水果制品的甜味和酸味，或使用着色剂来使某类食物的色泽达到标准化。

食品添加剂使用模式的数据库往往难以获得。尽管食品添加剂和其他食品成分一样，必须按由多到少的顺序列在产品标签上，但在此基础上，就连评价它们的简单存在也要花费很大力气，因为标签上最多也只提供其使用数量的有限信息。对于香精而言，除了注明使用外通常不说明每种的香精成分。在绝大多数情况下，定量分析控制只限于政府部门确保遵守法定限量的监督工作。低于法定限量的水平意义不大，通常不会公布出来。至于加工助剂，其实际使用情况更难以评估，这不仅因为它们没有列在产品标签上，还因为它们在终产品中的含量差异很大，其含量取决于先前的加工程度和每一加工步骤中的实际需要量。对消费者直接使用的添加剂和其他成分，如盐、许多草药和调味品，进行定量也存在困难。

就香精而言，必须特别注意天然香精的使用，由于这些物质天然存在于许多食物中，所以它们与人工合成但性质相同的香精相比，受到的控制较少，因此，对香精的总摄入量进行评估存在困难。例如，烟熏香精的危险性评估建立在数量有限的标志性成分［尤其是多环芳烃苯并（a）芘和苯并（a）蒽］基础之上。加工程度越高，这些标记成分的水平就越低。现今在大多数工业生产过程中用的液体烟与直接烟熏相比，仅含有一小部分的标志物（Lijinsky，1991）。在其他例子中也可能会发生同样的情况，只是没有这样详尽的记载。

根据生产/进口数据，可以估计使用的添加剂数量。但这些数据只有助于说明平均暴露水平，或者检验其他方法所得数据的可靠性。尽管灵活性增加了，但出于保密和竞争的原因，生产商本身不愿与“外人”分享他们的私有信息（Hall and Ford，1999）。

2.2.1.3 农业化学物（农药和兽药）

农业中使用的农药有不同的用途：如，控制昆虫、真菌的繁殖或杂草的生长，消除直接繁殖或预防长期问题，由此形成了不同的农业化学物残留类型，农业化学物必须遵照良好农业生产规范（GAP）才能使用。在对农业化学物的审批过程中，需要评价农业化学物的毒性模式来确定农业操作人员和消费者均可接受的暴露量。GAP要制定农药的适宜使用剂量以及安全间隔期（最后一次施药与收获期之间的间隔）。如果不遵守GAP，则收获的庄稼中可能会出现不可接受的水平和残留（FAO/WHO，1999）。当允许一种农药在一个地区用于某一种作物时，那么至少在部分作物中可能会检测到残留。然而，按照GAP使用农药，会降低出现不可接受水平的可能性。尽管过量使用或使用时间不当并不符合成本效益原则，但农药的滥用仍然存在。

农药的使用方式差异很大，这会影响农作物和食品中的残留量。使用方式的差异与气候变异、年度变异（Van Klaveren，1999）以及成本和批准程序有关，并且在国家之间可能会有所不同。

兽药（如激素、抗生素）和农药一样，在批准用于特定用途后才能使用，尽管存在不合法使用的生长促进剂（如克仑特罗），但这些化学物在动物体内是否存在主要取决于其是否被正确使用。某些兽药被广泛地用于预防疾病，但大多数兽药只有在需要时才使用，它们的使用受良好兽医规范（GVP）的管理，包括药物使用时间与屠宰时间之间间隔的规定。此间隔越长，兽药就越有可能被动物代谢或排泄掉，在动物产品（如牛奶、肉）中的残留量也就越小。

2.2.1.4 毒素和环境污染物

食品中总会或多或少地存在一些有潜在毒性的化学物，包括天然毒素，它们或是食品的固有成分或是由植物自身产生的，例如，马铃薯青绿部分所含的龙葵素，扁豆中的凝集素或木薯中的含氰化学物。通过选择不同收获季节或加工方法可以部分控制产品中毒素的含量。如龙葵素，除去马铃薯的青绿部分就能避免其潜在毒性。其他如扁豆或木薯，适宜的加工可破坏其中的毒性化学物。然而，不适当的处理偶尔也会导致毒物的暴露明显增高，并产生毒性效应。目前，对大多数传统食物来说，人们对其个别成分的毒性以及确保安全的工业和家庭加工方式已有很多的了解。识别新型食品，特别是新引入欧洲的食品中毒性化学物的存在及其含量应引起重视，即使该产品在原产地已有安全使用的历史。适当地宣传如何确保水果或蔬菜安全的信息可能是产品进入欧洲市场的一个重要步骤。

其他由于特殊条件而可能存在的物质，包括天然成分，如真菌毒素或来自土壤的重金属，以及不同来源的人工合成化学物，包括环境污染物、来自动物饲料、植物肥料的污染物以及由包装材料迁移到食物中的物质。

根据已发表的估计（Charmley et al.，1994；Miller，1998），在25%的全球供应的食品中含有真菌毒素，它们或者直接来源于生长在收获后的农作物（如伏马菌素）和食品（如赭曲毒素A）上的真菌；或者间接来源于污染的动物饲料。食品中的真菌毒素种类很多，其中约20种是严重的农作物污染物。例如：黄曲霉毒素普遍存在于花生中，赭曲毒素A（OTA）普遍存在于温和气候中生长的大麦、玉米、小麦、燕麦、黑麦以及咖啡豆或干草中。伏马菌素存在于全球范围的玉米中，展青霉素存在于苹果及其制品中（Medlock，1996）。

真菌毒素的污染与气候密切相关，在湿热气候中生长的谷类含真菌毒素的可能性更高，而且污染经常发生在收获前后降雨量、湿度、温度都较高的季节内（Sweeney and Dobson，1998）。质量控制体系，如危害分析关键控制点（HACCP）有助于降低食物终产品中存在真菌毒素的风险。同样也有助于控制其他毒物，包括过量使用有益化学物（如微量元素或植物化学物）而引起的潜在危害。

选择有抗病力的农作物栽培品种，并且在不良气候条件下对收割前的农作物有效地使用杀真菌剂，农作物受到显著污染的危险性就会降低。选择在适宜的气候条件下收割农作物会降低贮存阶段粮食霉的变危险。在贮存阶段采取保护措施以避免潮湿、昆虫和其他环境因素的干扰也能达到同样的目的（Park et al.，1999）。

重金属、多氯联苯（PCBs）、二噁英和放射性核素是众所周知的环境污染物。例如，垃圾焚化炉的不当操作会使周围牛奶中的二噁英浓度升高，密执安湖和莱茵河中鱼体内多氯联苯和二噁英的含量比大西洋鱼体内的含量要高（Anderson et al.，1998；Van Klaveren，1999）。当铅在汽油中的使用受到限制后，它在许多产品中的含量都降低了。铯产生的放射性尘埃在切尔诺贝利周围地区（核反应堆事故后）和Belarus的大部分地区含量最高，有时在北欧的许多农产品或西欧的部分农产品中也发现放射性污染的水平升高。一旦确定了污染的来源并且降低污染物的进一步排放，那么食物链中的污染水平也会随时间而下降。绝大多数污染物来源于环境污染，然而，在某些情况下，天然来源也起一定的作用，如某些重金属和一定限度内的放射性核素。

动物源性食品（如肉类、动物器官、牛奶等）的环境污染物主要源于动物饲料的污染，其中干草和谷物的污染比加工饲料更为常见。动物饲料受污染后，化学物，尤其是亲脂性物质就会在食物链中逐渐蓄积。

另一个污染实例是在德国牛奶中发现二噁英含量升高，这是由于在牛饲料中掺加了来自巴西的干燥的柑橘果肉：而干柑橘果肉中含有过高的二噁英。这说明由于动物饲料的成分来源于全世界，因此难以将污染物的排放与其在动物饲料中的含量直接相联系。污染物的另一来源是误用某些成分，包括犯罪，例如，1999年发生在比利时的二噁英危机就是由于在动物饲料中加入了回收脂肪，而这些回收脂肪有意或无意地受到了含有多氯联苯和二噁英废弃物的污染。许多环境污染物性质稳定，也就是说，它们很难在一定时间内降解，从而造成其在环境和用于食品生产的动物体内蓄积。因此，动物性食品中化学物的含量与动物的年龄有关。

2.2.1.5 食物致敏原

在欧洲，部分人（1%～2%）患有真正的食物过敏症；而大部分人的食物过敏是非免疫形式的食物不耐受症，从半乳糖不耐受症到由一些谷类产品中的谷蛋白（面筋）所引发的腹部疾病。真正的过敏有致命性，而其他形式的不耐受症则会或多或少地给人们的生活带来严重不便。

在上述两种情况中，已知有许多物质——主要是天然食品及其组分含有潜在致敏性，但大多数食物过敏是由少数几种食物引起的（Bousquet et al.，1998）。

对于含有致敏原的食物和能导致不耐受的物质，只要贴上标签就可以了，没有必要做更多的暴露评估，只要建议那些对致敏原易感的人完全避开他们的“问题”食品即可。在没有估计到存在相关致敏原的情况下，也可能发生问题。较好的方法就是了解加工食品中任何可能的致敏原，或将它们主动列在标签中，或用替代物将它们替换掉。尤其对那些不常见的食物致敏原和/或食物中通常不会含有的致敏原，更应如此。数据库系统可能有助于消费者避开“问题”食品。由于数据库随着配方和工艺的改变而不断更新；货架上的同一食品（含有或不含致敏原），尤其是货架寿命较长的食品，不同生产批次的使用有所重叠；或者由于生产者想获得较大程度的法律保护而导致致敏原标注过度，由此会引发一系列实际问题。

可能由交叉污染或由未知来源物质引起过敏。除了要尽量追踪产品中所有成分的来源以鉴定其可能的污染情况外，还要通过实验室分析来提供额外的保证，尤其是对那些声称不含有任何致敏原的产品。当然，也可能存在下列情形，像花生这样的致敏原，从理论上讲，对某些病人并不存在致敏阈值。这就说明需要采取高灵敏度的方法，一般是免疫学的方法，检测现场生产过程来确定过敏物质的存在，和/或为了探索过敏反应的原因，从而降低过敏的复发危险性。

另外，主要是对其他不耐受症的致病成分的存在作出限制，例如，规定麦片和食品中谷蛋白的含量。对于那些标示不含有致敏原的食物来说，作出这些限制尤为重要。这样，易感人群才可能避免选择这些食物。

在某些情况下，有必要进一步评估可能发生交叉反应的物质，以便了解发生这些反应的危险性，并帮助人们回避含有此类物质的食品。

2.2.2 *采样方面的考虑*

2.2.2.1 **代表性样本和目标样本**

至少存在两种不同的采样方法。第一种方法旨在了解食物中化学物含量的代表状况，这种采样事先并不知道食品中化学物的含量。在代表性采样方法中，不同种类或品牌的样本可以根据其生产和消费数量（种类）或市场份额（品牌）来进行分层。通常，食物成分表是以代表性样本的数据为基础的。第二种采样方法——目标采样，是本着成本效益的原则，采集那些化学物含量可能较高的样本（Codex Alimentarius，1993，1999）。当怀疑一个生产批次超出目标水平或法定范围时，执法机构或食品控制机构以及生产商就会采取这种采样方法。与此相似，HACCP 系统主要在关键控制点进行样本收集。然而，在这种情况下，在这些点上的常规采样旨在代表特定的生产加工步骤，但选择的步骤要更易反映偏差或在出现问题时能够快速干预。对于后一种情况，采集的样本要有总体代表性。

许多残留物或污染物的检测程序将两种采样方法混合使用，部分原因是由于缺乏统计学知识，部分原因是由于样本的检测目的不明确。在欧洲，许多由公众机构组织的农药监测项目最初是为执法原因而成立的，主要是寻找非法的超标水平（EC，2000）。但公众活动不断要求比较国与国之间农药的检测结果并将这些数据用于总体危险性评估而不是用于法律监控。正因为如此，目前农药监测项目在代表性采样方面规定了更多的细则。

许多毒素和污染物监测项目将重点放在残留量可能容易升高的可疑地点或季节，年度或时间段。硝酸盐检测主要着重于关键季节采集的叶菜样本。多氯联苯和二噁英也主要是分析在污染地区，如河流、波罗的海或大湖中捕获的鱼。

从危险性管理的角度来看，将注意力放在所关心的地区和/或时间段上，似乎是正确的。鉴于有限预算和成本/效益的原因，对以暴露评估为目的的采样是否应该趋向于完全的、有代表性的检测产生了置疑。然而，必须认识到，以“怀疑”为基础的污染测量，即假定污染物的水平超过平均值，采集的样本不能为暴露评估提供真实的基础。因为，这些数据会大幅度地夸大实际污染水平。WHO 最近在网上发布了一篇在一次会议发表的有关食品中污染物和毒素暴露评估方法的文章（http://www.who.inst.fst）。这个会议认为目标数据（如为反映一个特殊问题而通常收集的非随机数据）对暴露评估是没有用的。然而，当无法获取其他数据时，这些数据也可用，但需认识到使用这些数据会过高地估计暴露。

2.2.2.2 **样本的均质性**

对产品进行采样测定其化学物的另一重要方面是样本的预期或已知（不）均质性。一般来说，样本数量要随待测化学物的预期含量变异的增大而增加。这样，将会得到化学物可能含量的可靠分布。一般而言，在一个特定地区收获的一种成熟植物，其营养素、天然毒素和其他成分，如植物化学物的天然含量的变异是小到中度。然而，来自不同地区、不同成熟度的植物间，变异可能很大。贮存时间和贮存环境也会影响检测到的含量。就添加剂来说，根据产品类型的不同，其有效含量往往在一个相对适中的范围内波动，但在许多情况下，有些允许使用的添加剂含量可能为零。在许多情况下，农业化学物残留、“外源性”毒素，如，真菌毒素和环境污染物，在食品中的含量存在很大的差异，但有时也可能有根本没有污染的情况（MAFF，1996；Pineiro et al.，1996；Deharveng et al.，1999）。因此，要想确保统计效率，记录分布曲线的均数和高端百分位数，必须有足够大的样本量（http://www.inst.fsf）。

有些物质，如真菌毒素，即使在同一批产品内，其分布也存在极大的不均匀性。毒素是由真菌产生的，并且很小的一个真菌污染灶，有时只污染几个花生或咖啡豆，就会决定分析的结果：如果采集的样本恰好包含这一污染灶，分析结果将会呈现明显的阳性，但这一批产品的污染程度可能会被夸大；而如果漏采污染灶，则可能造成“干净”的假象。因此，采集有代表性的样本，是监测的关键（Brera et al.，1998）。

浓度数据经常以综合的形式出现，即一个结果对应数个原始样本。为了估计一种化学物的平均浓度，应将每一个结果都权重为起始分析数目的函数。而且，即便能获得足够数量的结果，由于数据并不完全均一，往往不能建立一个完整的分布曲线。因此，为了合并此类数据，提出了几个假设。例如，在食品污染物领域，通常假定其呈对数正态分布；因此，对数据进行对数转换会提供一个几何标准差。这样，所得到的分布可以与随机模型中的摄入量数据合并。

水果蔬菜中的农药和大多数环境污染物的采样通常是采集混合样本（如 10 个苹果，2 公斤生菜），将样本制成匀浆后再作分析（Codex Alimentarius，1999）。最近主要工作的重点是立法，立法对混合样品中残留量水平的变异情况更有利（Harris，2000）。在一个有 10 个单位的混合样本中（如 10 个胡萝卜），农药可能只来源于其中的一两个。在这个例子中，1 个胡萝卜中的农药浓度可能比整个混合样本的浓度高出 10 倍。这一发现在国际上对急性毒性化学物的暴露评估有很大影响。在目前批准新农药的过程中，对有或没有急性毒性的农药设定了不同的评价程序。对没有急性毒性的农药，就把检验农药有效性试验（田间试验）中的混合样本的结果与平均消费量相乘；对有急性毒性的农药，使用混合样本所得的同样结果，但在暴露评估中还要包括一种能说明混合样本内残留量水平变异的变异系数。变异系数可能来自于采集个别水果、蔬菜的采样设计。如果没有这种变异系数，则只能采用一种假设的高变异系数（FAO/WHO，1997）。

2.2.2.3 **采集初级农产品或即食食物样本**

在暴露评估中，测定化学物在即食食物中的含量比测定其在初级农产品中的含量更有意义。然而，在许多情况下，尤其是对于天然毒素、农药残留或环境污染物，数据主要来自于农作物或主食。这些数据通常不考虑加工效应的影响，而加工过程既可能降低化学物的含量，如通过去除高污染部分（削皮）、弃去烹调后的菜汤，也可以升高化学物的含量，如在膳食脂肪中蓄积。

食物成分表中的营养素水平也存在同样情况，表中数据主要来自于对基本食物的可食部分的分析，而仅在少数情况下，来自于对加工或混合食品的分析。食物的加工程序越复杂，营养素的含量就越有可能是通过基本农产品的结果外推得到的。很显然，通过对加工食品或混合产品（在西方膳食中的比例不断增加）直接进行分析而得到的数据越多，数据就越有用。将添加了营养素（已知精确数量）的食品包括在内也很有意义。EPIC 研究认为这是一个需要改进的领域，并且会在该项目以后的步骤中对此进行专门研究（Deharveng et al.，1999）。如果食物成分表能够提供更多有关贮存或加工对营养素水平影响方面的数据，也会非常有益。与此类似，食物成分表若能阐明贮存加工的影响，或食物由于成熟度、植物或动物品种等的不同而存在的自然差异，同样也非常有意义。

对于重要参数，生产商在产品上市前收集数据时可能包含化学物浓度分析，并且在大规模生产后通过对市场样本的评估来扩大数据库。依据此类信息，就可以更加精确地估计在消费时食物中化学物的真实浓度。

在农药监测中，几乎都是对初级农产品或早期加工阶段的主食进行采样，而且这种做法不会发生改变。如前所述，采样和分析主要是为了执法，并且国内和国际法规都规定了初级农产品中农药残留的限量水平。这些限量大多不是以危险性评估为基础的，而是以良好农业生产规范(GAP）可以达到的水平为基础的。必须注意到这些限量中包括植物的不可食部分或在上市消费前已被去除的部分，如外层蔬菜叶或外皮。已知削皮、烹调、碾磨或其他相关的食品加工处理会影响即食食物中的农药浓度（Petersen et al.，1996；FAO/WHO，1999）。

尽管不像农药那样经常采样，但也对初级农产品进行采样用于许多其他化学物，如兽药、环境污染物和真菌毒素的分析。有时也会对即食食物进行检测，如检测苹果汁中的展青霉素、早餐谷物中的脱氧雪腐镰刀菌烯醇（DON)，以及牛奶中的黄曲霉毒素 M_1。然而用于大多数伏马菌素，赭曲毒素和脱氧雪腐镰刀菌烯醇的分析样本主要取自用作动物饲料的谷物，以控制其在食物链中的蓄积，或者将加工成谷物粥、面包这些人们可以直接消费的产品以前的谷物作为分析样本(Medlock，1996；EC，1999)。人们已经认识到，即使进行一些基本的净化步骤，如除尘，也会大大降低谷物中赭曲毒素的含量。总而言之，加工对食物中真菌毒素的含量有很大的影响（Scott，1994)。

利用初级农产品的监测数据进行暴露评估，要考虑可能含有初级农产品的所有食物。换句话说，有必要将初级农产品转换成即食食品。例如，一块普通的比萨饼中含有多少谷物（可能受到真菌毒素污染的)，一块比萨饼中用了多少肉（可能含有抗生素或兽药的)、青椒或西红柿（可能含有农药残留的）(Van Klaveren et al.，1999)。

由于 HACCP 等质控系统的引入，人们的注意力将会从简单的描述性方法转向以预防为主的概念。例如，一种化学物最可能在食物链的哪一个位置以关键水平出现，如何才能通过某些措施更好地控制这些水平。这可能意味着对包括农用化学品、天然毒素和环境污染物等许多物质，采样和分析控制方法将集中于初级农产品，而非加工食品，甚至包括农产品的生产过程，如动物饲料的成分或用作肥料的污泥。

鉴于采样方法的不同和最终分析数据的差异，有必要根据在特定的目的选择相应的采样方案。同时也要认识到采样和随后分析的成本，使其与可用于危险性评估的额外信息相平衡。

2.2.3 *分析方面的考虑*

2.2.3.1 分析技术的发展

分析化学的发展已经提高了食品中化学物测定方法的特异性和灵敏度。高灵敏度肯定会使食品中低含量污染物阳性结果的报道增加。虽然很难单独评价这些结果的意义，但当估计摄入量时，利用可以测定的低水平值当然要比处理与“小于”值有关的不确定因素好得多。

然而，也应该认识到在某些情况下，灵敏的分析方法并不能带来额外的益处。例如，就许多微量营养素来说，分析技术能显示出微克以下的含量实际上没有意义，因为在那种水平上，它们既无益也无害。许多食品添加剂的情况与此类似：允许使用是因为它们的毒性较低，而在很低的水平上，它们没有技术价值。因此，对于以上情况，中等灵敏度的分析方法就足以提供危险性评价所需的数据。

分析化学的另一个发展是：筛选法和生物学分析法比定量方法得到越来越多的应用。生物学分析法用于检测内分泌干扰物二噁英以及有胆碱酯酶抑制剂作用的化学物，它以测定某种化学物对细胞的效应为基础。一般说来，化学物对细胞的效应不是指一种化学物而是指具有相同生物效应的一类化学物（Hoogenboom et al.，1999)。而且，由于这种方法虽不能定量但检测速度快且相当经济，因而在一些化学物的测定中比定量方法更为常用。这种分析方法的发展给我们提出的问题是，如何在暴露评估中应用此类信息。

总之，我们需要在灵敏的分析方法和常规方法之间寻求一个恰当的平衡点。如果一个相当灵敏的方法耗时长且比较昂贵，这不仅影响它的实际应用，而且还影响某些情况下结果的有用性。这一点对易腐败食物来讲，非常关键，只有快速确定污染问题的存在才能及时防止污染产品的消费。因此，有必要寻找用于急性控制并有适宜灵敏度的快速筛检方法，并且至少在某些情况下，需要高灵敏度的方法（可能需要更长的时间）来收集常规数据，要根据具体情况判断哪种方法更合适。

2.2.3.2 **低于检测限的浓度**

如前所述，对农业化学物、真菌毒素和环境污染物的暴露评估，应该讨论它们的检出限（limits of detection，LOD）（EC，1999）；例如，即在此水平之下，使用可靠的分析方法也检测不出残留量。当含量低于检出限（LOD）时（特别是在涉及大部分样本时），在进行暴露评估时应该清楚交代如何处理这些结果。有下面几种处理方法可供选择。

- 检不出就认为是“真正”为零。这适用于检出限（LOD）远远低于可能引发任何不良健康效应的浓度时。
- 检不出就认为样本中的含量为检出限的一半或检出限。这适用于化学物有一定毒性，并且低水平也可能会显著影响总暴露的情形。只有当污染物可能存在时才使用这一假设。

当可以获得其他信息时，必须考虑对结果进行进一步的校正。美国环保局（EPA）采用的方法可作为一个例子，它根据使用农药的农作物比例来确定实际为零的检不出比例（FAO/WHO，1999；EPA，2000）。尽管可用农药的使用率资料来估计其使用情况，但使用农药的农作物比例有时是不可预测的，而且几乎所有国家都缺少农药使用模型的资料，但将来有可能会获得更加可靠的信息。在不同欧盟成员国人群赭曲霉毒素（OTA）的膳食摄入量评估中，建议用半检出限代替检不出。尽管对受赭曲霉菌感染而赭曲霉毒素又低于检出限的样本来说，这可能是最好的方法。但实际上，并非所有的样本都受到污染而含有赭曲霉毒素。这种情况下，可以将一部分样本，如没有被污染的样本，确定为零。类似的“实际为零”的例子可能是使用或没有使用农药的农作物之间的比较。

讨论怎样处理检不出结果对于累积危险性评估的确很重要；因为，在累积危险性评估中要考虑多种具有相同作用模式的化学物的同时暴露。这种情况对食物中绝大多数化学物来说很罕见（Cassin et al.，1998）。但目前已经对少数农药做了累积危险性评估（EWG，1998）。类似地，由于已经证明它们的作用模式相似，二噁英的累积暴露评估包括了 10 种二苯呋喃（PCDFs）、7 种对二苯基二噁英（PCDDs）以及许多非邻位和单邻位（non- and mono-ortho PCBs）多氯联苯（PCBs），对所有这些化学物的潜在毒性使用毒性当量因子（Toxic Equivalence Factor，TEF）方法（Berg et al.，1998）以权重的累积。在许多分析中，至少其中的某些化学物是检不出的，这些化学物在目前二噁英的暴露评估中被看作是零。如使用其他假设（半检出限或检出限），则会增大暴露计算的结果，这是否能反映暴露的生物学意义，取决于所用的分析方法和这种方法的检出限（LOD）。

2.2.3.3 **实验室间的差异**

尽管有各种已经验证的实验室分析方法，并有若干法规规定，但不同实验室间仍然存在很大的差异。对许多真菌毒素，一些样本检查项目都表明结果的差异很大（Friesen and Garren，1982）。然而，这种差异通常是由于参与的分析实验室缺乏经验和只使用半定量方法造成的。在痕量分析中，为达到较高的分析质量，实施了各种有效的检验方案，如 FAPAS（Key et al.，1997）和 WHO GEMS（Weigert et al.，1997）的检验方案，使实验室能够用已知真菌毒素含量的“盲样”来检验和监测他们的检测结果。把每个实验室的检测结果与最佳结果相比较，保密的结果以 Z 评分的形式报告，以表示每一个实验室的操作是否令人满意（Key et al.，1997）。

尽管在质量保证体系方面已取得很大进展，并且已充分认识到需要熟练检验，但实验室间甚至同一实验室内仍然存在分析差异。在暴露评估中如何用一种确定的方法来涵盖这些不确定因素还没有通用的指导原则。在不久的将来，概率模型可能有助于研究这些不确定因素对暴露评估结果的影响。当数据用于危险性评估时，需要更好地了解所有食物化学领域中的变异性，但就像采样时农作物中真菌毒素的影响所反映的情况一样，认识到在哪些地方对结果的影响最大也很重要。

2.2.4 *加工的影响*

上面提到的所有化学物都对加工的影响存在或多或少的敏感性。尤其是对于那些在食物链起始阶段（初级农产品）检测的化学物，如农药、一些环境污染物和真菌毒素，在暴露评估中要考虑加工的影响。忽略加工的影响通常会导致对暴露的过高估计，但有时也会低估食物在消费时其中化学物的含量。

对于上述化学物以及农作物中天然存在或经常出现的其他物质，加工意味着要考虑去除不可食部分（削皮）、清洗、烹调或其他加工方式对化学物含量的影响。这也包括使用某些食品添加剂，如使用食物酸可以破坏对 pH 敏感的成分。削皮可使柑橘属水果或马铃薯等中的许多农药或环境污染物部分地减少；冲洗可以完全或部分地清除不削皮食物上的某些化学物。如前所述，食品加工通常会使农药或污染物的含量降低（Petersen et al.，1996；FAO/WHO，1999）。然而，有时由于水分的去除（如茶叶、西红柿酱和炸土豆），或者由于食物脂相中脂溶性物质的蓄积，如奶油与牛奶相比，污染物的含量也会增加。有些食物在出售时化学物的浓度很高，但在食用时可能会被大大稀释，如茶。在制作果汁时，由于在生产过程中去除外皮，外来污染物的含量就会下降。果汁和其他许多农作物中污染物含量降低的另一个原因是通过匀浆而得到稀释：如将污染物含量很高的水果与低污染或无污染的水果混合在一起。同样地，前面提到的花生中存在的真菌污染灶，在花生被制成花生酱时会被稀释到较低水平。也应注意到，在许多情况下对原料进行分类挑选会明显地去除受污染的单位，如对制成果汁的苹果进行挑选可减少苹果汁的展青霉素，挑选用于制花生酱的花生可减少花生酱中的黄曲霉毒素，炒之前挑选咖啡豆可减少咖啡中的赭曲霉毒素（OTA）。这一方法有时专门用于减少污染，但在大多数情况下是用于控制其他的质量因素，如口味。有些物质主要影响产品的外层部分，或者从土壤和空气中沉积到农作物表面，这些物质一般要比渗入产品内部的物质对加工步骤更为敏感。

和农药一样，也有大量有关原食品中的兽药残留资料。这类资料主要来源于欧盟成员国在法规中要求检测肉、鱼和其他商品中的兽药残留。在这些项目中，所有样本都在原始的、未经烹调的状态下被分析。如果将这些数据用于危险性评估，可能会高估人群的暴露量。一些研究（如 Rose et al.，1997，1998）显示，兽药残留在食物烹调时会由于化学物的转化而减少，或者通过渗漏到烹调汁液中而流失。

加工处理，如干、湿碾磨过程，会使食物中真菌毒素的含量下降（Bennett and Richard，1996）。对热处理玉米产品中伏马菌素的稳定性也已做过研究。玉米粉经高温烘烤后，其中的伏马菌素几乎被全部去除；烘烤的玉米面包中伏马菌素的含量比未经加工的玉米粉中的含量要低 9%～48%（Castelo et al.，1998）。在加工玉米片的整个过程中伏马菌素会损失掉 60%～70%，其中有不到 30%的损失发生在中间的膨化步骤（De Girolamo et al.，2001）。苹果和苹果汁中的展青霉素通过发酵至少会损失掉一部分；因此，饮用发酵的苹果汁不会摄入展青霉素。然而，洗涤和分类仍是降低苹果汁中展青霉素的最关键步骤（Acar et al.，1998）。

食品添加剂也对加工过程，尤其是对家庭中的加工敏感。加工的影响随着添加剂的种类、使用方法和添加食物的不同而不同。用于奶酪片表面处理的防腐剂，90%以上会随着奶酪表面塑料薄膜的去除而消除。不耐热的或易氧化的添加剂，如，抗氧化剂，通过烹调加工会损失掉大部分。将烹调油或烹调汁弃去会降低脂溶性或水溶性添加剂的含量。但对于其他的大多数食品添加剂，家庭中的加工不会或很少会影响它们在食用时的浓度。食品防腐的新技术，如辐照技术或高压灭菌，可能会减少甚至消除传统防腐剂的使用；充气包装也会减少抗氧化剂的使用。

任何形式的加工都会影响食物中微量营养素的含量。一般来说，烹调不影响矿物质或痕量元素，但却能破坏部分维生素。然而，烹调有时也能提高维生素的生物利用率（如β胡萝卜素）。洗涤或弃除烹调汁会造成一些水溶性矿物质或痕量元素的损失；对其他食物组分，如有生物学活性的植物化学物，也能产生类似的效应。在大多数情况下，食物成分表包括典型加工步骤对微量营养素的影响。

当考虑加工对食物中特定化学物的影响时，应该考虑到丢失的部分发生了什么变化。当化学物是通过洗涤、挑选、弃除烹调汁或烹调油而被去除时，情况很简单。然而，如果某种化学物被破坏，就应该努力去了解食物在消费时含有哪些分解产物及其含量：对此类物质的摄入量评估可能会导致对一种新化学物的新危险性评估。

其他形式的加工也会导致食物中新化学物的形成。有时这种情况是有意的，如通过煮或煎来改变食物的口味。但其中有些变化是偶然发生的，因此得不到食物中新组分的具体信息，这种情况在常规加工中时有发生。工业化加工食品通常是在严格控制的条件下进行的，可以得到一些有关新化学物种类和含量方面的信息。而在家庭烹调过程中，尤其是对于那些加热不足或过分加热（烤焦）的食物，并不一定能得到相应的信息。

2.2.5 *食品上市前后的资料收集*

特别对加工食品来讲，生产商要全面收集一种新产品上市前的相关化学参数信息，并在商品销售后的一个长时间内继续评估。有时可通过行业，如果汁制造业的协作来收集这些资料，为所有关键组分收集广泛的参考数据（AIJN，2001）。这些信息能为现实生活中化学物的含量提供非常准确的数据，尤其是与加工和/或原料相关的变异性数据。随着时间发展而不断收集的大量分析资料，为一种或一类产品中化学物的含量评估提供坚实的基础。这些资料经常用来考察制造商最初设想的合理性，并有助于政府监管部门评价现场抽样检查的结果。

信息的收集取决于所选择的原料或产品的质量、稳定性和/或安全性参数的意义，或取决于有潜在争议性的评估结果。因此，收集的信息内容并不是包罗万象，而是侧重于添加的物质（或天然存在的物质）的含量、它们在原料表和终配方中估计可能发生的变异及在加工和产品货架保质期间的变化，还包括某种化学物与产品及其包装材料，以及膳食中其他成分的相互作用。

产品上市后尤其要收集大量有关原料或产品批次的相关资料，包括货架期产品中化学组分变化的信息。如果标签标明了货架后期产品中化学成分的含量，这可能有重要意义，因为此时的含量与产品在出厂或消费时的含量可能不同。绝大多数产品都在“最好在……之前”（best before）的日期以前被购买和消费。在产品上市前尤其是上市后收集的资料能为贸易商或消费者提供产品贮存方式的全面信息（如温度、光照、微生物污染的危险度等），重点集中在与推荐方法或以往经验的不同之处。这样，就可预测出典型的和实际的“最坏情况”。

在绝大多数情况下，有关食品组分和稳定性的资料都是生产商拥有的，很少公诸于众，这些资料用于内部的危险性评估。由于这些资料对预测和维持产品的可接受性起重要作用，生产商都愿意使这些评估尽可能可靠——毕竟，品牌的成功依赖于评估的准确性。

在消费者检验、市场检验和长期的营销中，不仅要评价产品的基本组分，还要特别指明腐败或不合标准的产品，特别是当确实或可能涉及健康问题时。任何涉及健康问题的报道都会引发一系列的追踪随访来了解产品是否出现了化学变化，即是否出现了生产失误或化学物的降解，然后对收集到的资料进行（重新）评价或者考虑是否需要扩大分析范围，还包括追踪原料的来源以便确定在最初生产阶段是否加入了有害物质。一般而言，遇到这种情况，需要从消费者或贸易环节中回收剩余产品做专门分析。

2.3 结论和研究需要

本节讨论了影响食品中化学物含量变化和监测项目或目标评估中化学物评价的诸多因素。对于许多天然组分（如微量营养素或植物化学物），以及农业化学物、真菌毒素和环境污染物来说，它们在食物中的含量本来就存在很大的差异。

用于资料收集和监测的采样方法包括严格的随机抽样和直接抽样或目标抽样。检测同一种化学物可以采用不同的分析方法。根据研究目的，分析方法可以提供非常接近真实值且重现性好的结果，或者仅限于筛检目的，尽可能要求方法减少假阴性，而不必像定量方法那样精确或达到同样低的检出水平。

尽管这些因素显著影响暴露评估结果，但是能纳入暴露评估过程的信息非常有限。国际组织建议使用有代表性的资料进行暴露评估，但绝大多数已有的资料都受上述一个或几个因素的限制。

如果暴露评估只依赖于少数几组化学物的现有资料，那就需要建立有关如何处理涵盖采样效应、分析方法的差异、加工效应的不完整信息等的指导原则。目前的暴露评估方法（如点估计法和确定性方法）还无法研究这些问题。

需要特别关注的领域包括：

- 采样：必须认识到采样方法对某些特殊成分结果的影响，并且要对特定条件下采用哪种方法最适宜达成协议。

● 分析：分析技术的标准化和验证是关键。另外，在个案的基础上找出虽不是最灵敏但却最适宜的分析方法十分重要。为不断地完善暴露评估，提供有关方法准确度、实验室间差异、重复性以及检出限等方面的信息也很重要。

●“未检出”：根据化学物的毒性，要对“未检出”作统一的解释。对低毒性化学物，可用零来表示；而对高毒性化学物，则要赋予一个合适的数值。用阳性值的变异信息来处理“未检出”的统计方法可能有所帮助。

● 食物成分表：绝大多数食物营养成分评价以及可能与营养素水平相关的其他化学物的间接评价都以食物成分表为基础。人们所希望的是协调并扩展这些成分表以便将其他参数（非营养素）、添加营养素的食品和一般的加工食品都包括在内。

● 其他天然组分：希望更好地了解常规食品中天然组分的存在情况以及功能食品中天然组分的添加情况。

● 农业化学物残留：如果暴露评估使用的是混合样本，就需要更多的资料和更好地了解农药在混合样本中的浓度变化。目前人们仅了解一部分农业化学物的加工效应，当缺少加工方面的信息时，建议在国际上进行信息共享，使用通用的假设规则。需要用已验证的方法将即食食物的摄入量转变为原农产品的数量。

● 添加剂/加工助剂：需要监测体系及使用供应商资料来完善添加剂/加工助剂的摄入量评估，以最高允许用量或在无法定限量时，使用假定的超高用量为基础是不够的。

● 毒素/环境污染物：这类化学物的监测项目把重点放在高危险产品、地区或时段上。应当注意在暴露评估中对数据的选择，尽可能考虑数据的完整性和代表性。

● 对所有的化学物，都需要建立适宜的标准来校正分析结果。

● 加工：必须在个案基础上把加工的影响纳入食物中化学物含量的评估。对农业化学物、毒素和环境污染物，其加工效应的数据库还远远不够完善。

在所有的领域中，有必要充分理解所收集资料的目标用途和预期用途以便从灵敏度不高的筛检方法和高度复杂的系统中选择最适宜的采样方法和分析方法。方法的选择取决于被评价物质的预期含量及其在食物中的变化。在资料收集体系中，根据随后的评估系统，如点估计和概率估计，有必要讨论平均值和高端百分位数的意义。显然，如果对化学物存在所做的最保守假设和最终摄入量都没有显示出任何危险性，一般而言，这就足够了。但若发现此摄入水平有潜在问题，就必须对化学物的实际存在情况和含量进行严格的评估。

3 暴露评估中的食物消费

3.1 引言

暴露评估是指对通过食物和其他相关来源的暴露而可能摄入的化学物进行定性和/或定量评估（WHO，1997）。

定量暴露评估所需的信息全部（或部分地）来自于监测项目。监测中需要采用适宜的方法对随后的评估提供有用的资料。如图 2 所示，对营养素来说，监测能较为理想地提供许多变量的信息，即从食物的可获得性、分配和消费及营养素的利用，最后到健康状态和死亡率。

本节首先讨论食物供应、获取和消费的测量方法，以及欧洲危险性评估采用的一系列现有调查的目录；其次讨论这些调查之间的可比性；然后，从危险性评估的角度分析一般的方法学问题；最后是对未来挑战的思考及总结。

3.2 膳食信息的来源

原则上，评估食物的消费时可以使用四种不同类型的资料，即食物供应资料，家庭消费调查资料，个体膳食调查资料，以及收集“双份饭”（duplicate diets）（Hulshof et al.，2002；Hulshof and Lowik，1998）。每一类型的资料对应于食物链的不同阶段，通过不同的方法获得。双份饭法与其他方法不同，因为它对摄入量的估计不依赖于其他来源的食物成分资料。它通过对双份饭样品的化学分析来了解浓度。生物学标志物构成第五种类型的暴露资料，通过测量生物学标志物能反映食物的消费和食物中化学物的浓度的综合情况。

表 1 列出了上述方法的某些特征，并将给予简要讨论。

表1　欧洲定量评价食物消费方法的某些特征

	测量水平	“正常的”观察时间	高估或低估消费	个体间差异	个体内差异	户外消费和混合食品的不确定性	总的食物消费
年国家平衡表	高估	无	无	无	有		
预算调查	家庭	2周	高估	无	无	有	有
个体调查							
一食物记录	个体	1～7天	低估	有	有，>2天	有	有
一24h回顾	个体	1～2天	低估	有	有，>2天	有	有
一食物频率	个体	1～12个月	低估	有	无	有	无
一膳食史	个体	2～4周	低估	有	无	有	有
双份饭	个体	1天	低估	有	无	无	有
生物学标志物	个体	1～30天	无	有	无	无	无（1种化学物）

	检查每份大小和配方	依赖应答者记忆	应答者负担	需要食物成分资料	只对一种化学物	其他来源
平衡表	无	无	无	有	否	无
预算调查	无	无	中度	有	否	无
个体调查						
一食物记录	有	无	中度	有	否	无（有，营养素）
一24h回顾	有	有	低	有	否	无（有，营养素）
一食物频率	无	有	低	有	否	无（有，营养素）
一膳食史	有	有	中度	有	否	无（有，营养素）
双份饭	有	无	高	无	否	无
生物学标志物	不适用	无	低	无	是	有

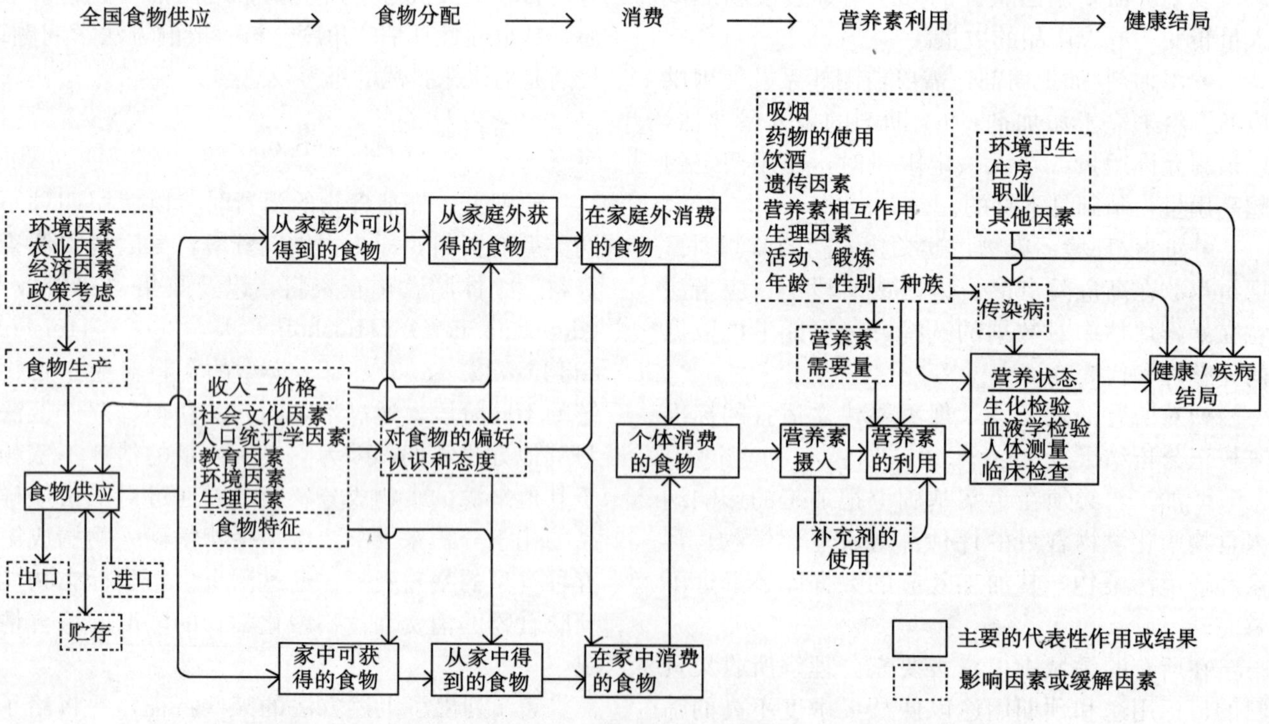

图2　食物选择、食物和营养素摄入及营养和健康状态的一般概念性模型

引自：生命科学研究办公室，FASEB（1989）

3.2.1 *食物供应资料*

食物消费资料可以对一个国家一年内所供应的食品提供一个总的估计值。食物平衡表（food balance sheets，FBSs）可用来计算食物供应量。食物平衡表是从国家水平上对食物的年生产量、存货变化、进出口，以及在农业和工业中的使用情况进行的统计，其结果是不分年龄和性别，对人均消费水平的估计。

食物供应资料涉及食物的可获得性，只是对可能的平均消费量作一个粗略的（过高的）估计。它不可能在食物和营养素在消费之前，充分考虑由于加工、腐烂和浪费而损失的部分。

尽管有其局限性，食物平衡表仍然很有用处，因为它们能说明食物的供应是否充分，并且能根据预计的潜在（有害）健康效应来粗略地反映人们所（不）希望的变化。由于食物平衡表已有悠久的历史，因此特别适用于趋势评估。为校正人群中食用者的比例和/或作为人均高消费量的一项粗略指标，经常将人均供应量乘以 10 倍（见 4.2）。

目前，食物供应资料主要用于未加工食品中污染物和农药残留的暴露评估。许多欧洲国家和非欧洲国家将这种方法作为危险性评估的第一步，该方法也可能有助于进行国家间的比较。

国际食物平衡表由联合国粮农组织（FAO）、经济合作发展组织（Organisation for Economic Cooperation and Development，OECD）和欧盟委员会统计局（statistical office of the Commission of the European Union，EUROSTAT）编制和发表。FAO 从 1949 年开始公布食物平衡表，其中也包括 1934～1948 年的信息。

欧盟委员会统计局（EUROSTAT）为欧盟 15 个成员国编制食物平衡表，经济合作发展组织（OECD）编制的食物平衡表覆盖数个欧洲国家。尽管食物平衡表的编制方法相似，但它们在覆盖范围、食物分类、商品的加工水平（如 FAO 列出 17 类的 300 种食物；而 OECD 列出 13 类的 70 种食物）以及营养素的转换上是不同的。

除了国际食物平衡表，许多国家编制国家食物平衡表。国家食物平衡表比较能反映最近信息，由于编制和表述的方法不同，它们与国际食物平衡表可能有所差别。

3.2.2 *家庭调查*

通过“预算调查”和食物消费调查，可以估计家庭可获得的食物量。第一种调查是根据消费支出调查得到食物购买方面的信息，可用于经济政策的制定。家庭消费调查也记录家庭购买食物和饮料的数量，但大部分只记录家庭用餐的开支。某些家庭调查除了计量购买的食物外，还计量食物存贮的变化。家庭调查一般不提供家庭如何处理食物，或者家庭成员的实际消费方面的信息。食物数量和/或食物开支方面的资料可以通过记录、访问或二者相结合来收集。家庭的非食物账目可记录 4 周，而对于食物账目来说，一般为 2 周。

大多数国家的家庭调查始于 20 世纪 40 年代或 50 年代。只有少数几个国家开展连续的调查，一些国家每 3～4 年就重复调查一次，而其他一些国家则每 5～10 年调查一次。在欧洲，最著名的调查之一就是英国的一项专门的，并仍在进行的家庭食物消费调查。目前，如在 FAO 的食品与营养政策论文集和 WHO 出版物中，可以得到大量有关家庭调查的资料。由于膳食资料是通过多种方法收集的，在采样方法、食物分类、营养素计算和资料收集的时间、频率以及方法上都存在着差异。因此，家庭调查并不适用于国家间的相互比较。

3.2.3 *个体膳食调查*

与食物平衡表和家庭调查相比，个体调查资料能够提供食物和营养素的平均摄入量及其在明确的个体组别中的分布，因此能更好地反映食物的实际消费情况。

用于收集个体膳食摄入量资料的方法有数种，可以简单地将它们分成两类：记录法和回顾法。记录法收集的是最近一天或几天的食物摄入量信息。回顾法反映以前的食物消耗情况，从前一天的摄入量（24 小时回顾）到日常食物摄入量（膳食史或食物频率）。如果需要更加详尽的信息，可以查阅 Pao 和 Cypel（1996）、Thompson 和 Byes（1994）、Hulshof 和 Lowik（1998）以及 Hulshof 等（2002）发表的文章。

3.2.3.1 **食物记录**

食物记录、膳食记录或食物日记覆盖一定的时间，通常是 1～7 天。如果需要总的每日的能量摄入和/或营养素摄入，食物记录应当包括进餐时和各餐间所食用的所有食物和饮料的定量数据。

在精确的称重记录中，被调查者要记录食物制备过程所用的所有食物的重量，以及不能食用的废弃物重量，烹调后全部食物的重量，每份烹调的食物重量和盘中废弃物的重量。

3.2.3.2 24 **小时回顾法**

在24小时回顾法中，经过训练的调查者让调查对象回顾和描述最近24小时或48小时内所吃的所有食物和饮料的种类及其数量。膳食回顾可以通过面谈或电话访谈的方式进行。食物的数量通常使用家庭测量、食物模型或照片来估计。

3.2.3.3 **食物频率法**

食物频率调查表（FFQ）是由单个食物或食物组组成的结构表。FFQ的目的是估计在指定的时间段内（如天、周、月、年）食物的食用频率。简单的FFQ可能集中于一种或几种特殊化学物。用来估计多种营养素的复杂的FFQ通常包括50到100种食物。

FFQ可以是定性的，半定量的，或完全定量的。定性的FFQ通常只能得到表中所列的每种食物在指定时间段内的食用次数。半定量的FFQ能使研究者估计一个标准的量或者要求调查对象说明他们对一个指定量的平均消费频率。定量的FFQ要求调查对象说明各类食物的消费量。

FFQ常用于根据食物或营养素摄入量以及食物类别的摄入量对个体进行排序分类，以便研究高摄入量和低摄入量的情况。

3.2.3.4 **膳食史法**

借助于膳食史法经训练的调查者可估计个体平时的食物总摄入量和进餐模式。调查对象要提供他/她们在一个较长时间段内（经常是一个“典型”周）的进餐模式信息，并且还要回顾前24小时内实际所吃的食物和量。另外，调查者用一份预先编制的日常消费的食物清单进行调查。最后，为了进行交叉核对，经常要求调查对象做一份3天的估计记录。参照时间通常选择上个月或上几个月；如果以上一年作为参照时间，则可反映季节差异。

3.2.3.5 **目前应用情况**

可能所有的（工业化）国家都已开展一些小规模的膳食调查。这些调查能提供有价值的信息，但由于采样中要考虑方便性和食物消费方法的不同，它们在国家营养政策和营养监测中的用途有限。

有几个欧洲国家开展了全国性的个体调查，详细内容请看 Hulshof et al.（2002）和 EFCOSUM Group（2001）。这些调查在人群覆盖范围、膳食资料收集方法、营养相关健康指标的选择等方面均有所不同。有些国家采用记录法收集膳食资料，但记录天数由1天到7天不等。目前认为7天的称重记录是膳食评估的最精确方法。

3.2.4 *总膳食*

为估计人群的膳食暴露，FAO/WHO建议使用总膳食研究。在总膳食研究中，要广泛收集消费的代表性食物样本，并分析其中需要研究的成分。用总膳食研究结果估计人群摄入量的准确度取决于所分析的食物是否能代表化学物的主要膳食来源。

总膳食研究可采用以下方法：

（1）市场菜篮子法（market basket）；

（2）单种食物法（individual food items）；

（3）双份饭法（duplicate portion）

市场菜篮子法以明确的一组人群的膳食摄入量为基础。购买平均膳食中的所有食物，并按标准的家庭程序制作，将其混合成几类食物；然后，在实验中对每类食物中添加剂、污染物和营养素进行分析。

单种食物法是在对几个年龄、性别组人群在全国食物消费调查的基础上，选出最常消费的一系列食物品种，将所有被选食物按照常用方法制作，并做实验室分析。双份饭法是对个体每天消费的食物进行实验室分析（Van Dokkum and de Vos，1990；Macdonald，1991）。

尽管总膳食研究不以统计学为基础，但却可为食物化学物的摄入评估提供有用的资料。总膳食研究的结果主要用于表明在供应的食物中农药残留、污染物和营养素的浓度变化趋势以及人群摄入量的变化。然而，总膳食研究只是应用一定数量的食物品种来代表成千上万种食物，因此，将样本食物中一种污染物的含量外推到个体摄入量并不合适。尽管如此，样本食物的浓度数据可以作为摄入量评估的参考值（Douglas and Tennant，1997）。

双份饭法虽然也是一种总膳食研究，却有其独特之处。首先，双份饭法提供个体摄入量信息，当无法得到全国性食物消费资料或者要对一个特殊的亚人群开展暴露调查时，这种方法特别有用（WHO，1999）。如果结合食物摄入量的称重记录，双份饭法是精确测量个体实际消费的最实用方法（WHO，1985）。然而，这种方法要求参与者的高度配合，且在实验期间，存在食物消费模式发生改变的可能。

收集暴露资料有许多不同的方法。双份饭法被选作测量个人膳食暴露的方法，其提供的资料可与美国环保局（US EPA）在暴露评估研究中监测的其他暴露途径相比拟（Berry，1997）。

必须强调应使用具有以下特点的方法，即适用于一般人群、能从多种暴露途径中估计个人暴露，并且一般可在研究参与者家中实施的方法（Thomas et al.，1997）。

20 世纪 60 年代初期以来，许多国家已经开始进行总膳食研究，例如，美国 FDA 的总膳食研究（FDA，2000），该研究从 1961 年开始每年进行一次。最开始时的目的是估计农药残留的人均摄入量或本底暴露（Harries et al.，1969），以及评估大气层核实验对食物造成的辐射污染程度（Pennington and Gunderson，1987）。在英国，总膳食研究最初是针对营养素的。目前，许多国家都在开展常规的总膳食研究，如美国、澳大利亚（ANZFA，1998）、新西兰（Cressey et al.，2000；Vannoort et al.，2000）、英国农业、渔业和食品部（MAFF，1996）以及西班牙的巴斯克（Urieta et al.，1996；Jalon et al.，1997），目的都是估计一般人群对多种化学污染物、农药残留、食品添加剂和营养素的暴露。

双份饭研究也已在许多国家中实施。Thomas 等人（1997）总结了一份包括 29 项双份饭研究的报告。其中大多数研究的目的是估计有毒重金属、砷或必需元素的膳食摄入量。有关有机化学污染物，如农药或多环芳烃（PAHs）报道较少。最近几年，英国和荷兰采用双份饭法来估计硝酸盐的暴露（Vaessen and Schothorst，1999；Ysart et al.，1999）。目前，在西班牙的巴斯克正在实施双份饭研究来估计食鱼量高的人对多氯联苯（PCBs）、二噁英、汞和砷的暴露及其硒和 ω-3 脂肪酸的摄入量。英国也在进行两项双份饭研究来估计英国人群赭曲霉毒素（OTA）的暴露和素食者对天然毒物的暴露（FDA，2000）。

3.2.5 *生物学标志物*

以生物学标志物为基础的方法可用于确定人们对食物化学物的暴露，这通常包括两个主要阶段。首先，进行人类志愿者研究（或者是用污染物的总膳食研究）来观察是否能在化学物的膳食摄入水平和在适当体液或组织中检测到的相应生物学标志物的水平之间建立一种量化关系。其次，还需要有生物学因子的信息，包括膳食中的成分（如亲脂性食物成分中的油脂），这些生物学因子影响所选生物学标志物的存在和水平。总之，一种生物学标志物的验证过程包括：确定它的生理学相关性和重复性，明确采样和分析方法的范围和局限性。

在大多数情况下，生物学标志物可能是食物化学物本身或是其代谢产物。所选体液通常为尿液和血液，但也可选择其他的体液，如乳汁、毛发、脂肪组织、口腔拭子、呼出气和粪便。

建立起量化关系后，第二阶段便是通过收集和分析适当的样本，将生物学标记物应用于目标人群。简而言之，如果第一阶段显示 24 小时内摄入的一种特定食物化学物完全经尿液排泄，分析志愿者 24 小时的尿液样本就能确定前一天这种食物化学物的摄入量。例如，对脂肪组织的检测一般是总的暴露评估。当涉及人群时，生物学标志物有助于确定暴露随时间的变化，对乳汁中二噁英或农药的分析就是生物学标志物的应用实例。

除了用于估计暴露外，生物学标志物也用于危险性评估的其他方面。因此，任何具有动力学或动态学变异因素（如新陈代谢或共价结合）的生物学标志物都可用于危害特征描述和暴露评估。单纯的暴露生物学标志物不因个体间吸收、新陈代谢或排泄的差异而变化（Edler et al.，2002；Eisenbrand et al.，2002）。

生物学标志物可用于探索许多慢性疾病的发展步骤，国家生物学标志物研究委员会在 1987 年描述了一种模型，该模型根据生物学标志物的反映形式将其分为：内剂量、生物学有效剂量、早期生物学效应、改变的结构和功能、临床疾病和易感性。

原则上，食物化学物的分类并不是评价它是否适合生物学标志物方法的主要决定因素，但可进行某些特殊种类的观察。如果食物中化学物，如食品污染物的含量很低，就需要高灵敏度的分析方法，那么建立生物学标志物方法就会面临更多的挑战。此外，化学物的结构越大、性质越独特（如赭曲霉毒素和黄曲霉毒素），生物学标志物方法就越不可能受到因缺乏生物学标志物特异性而引起的混杂效应的影响。

生物学标志物方法作为人类食物化学物暴露评估的一种方法，尚未得到广泛应用。最重要的决定因素之一是食物化学物在药代动力学和新陈代谢上存在个体间差异（ Dybing et al.，2002)。当假定的生物学标志物在无暴露时也呈阳性时，更是如此。例如，二氢鞘氨醇和鞘氨醇的比值可作为伏马菌素暴露的生物学标志物(Solfrizzo et al.，1997)。除了个体间差异，其他因素也能限制一种化学物的生物学标志物方法的应用。关键在于所选生物学标志物能否高度特异地反映特定食物化学物的暴露。对有潜在毒性，尤其是有致癌性的食物化学物，由于伦理道德问题，不能将它添加到食物中实施生物学标志物方法第一阶段的观察。在这种情况下，第一阶段就必须采用双份饭法或日记法（加以适当的分析），并测定食物化学物的摄入量。对于其他的食物化学物，只要不超过相应的 ADI/PTWI 值可将其添加到膳食中。但必须密切注意，确保外加化学物的药代动力学特征能准确地反映其在食物中天然存在时的药代动力学特征。

上述因素在整体上影响限制了使用生物学标志物方法进行暴露评估的食物化学物的比重。然而，一旦成功建立一种生物学标志物方法，并证实是一种准确可靠的测量膳食暴露的方法时，就可能适用于多数目标人群。

为了提高建立方法的成功机会，精心选择第一阶段调查中的生物学标志物十分关键。本文中有关人类的药代动力学和代谢研究，也包括动物模型，将对生物学标志物的选择提供有价值的信息。

尽管生物学标志物方法在职业暴露评估中已应用多年，但用于食物化学物的摄入评估还只是最近的事情。下面将简略概述一下生物学标志物在不同食物化学物评估中的应用。

3.2.5.1 真菌毒素

在人类食物化学物暴露评估中，首次是将生物学标志物应用于 20 世纪 80 年代后期对真菌毒素-黄曲霉毒素 B_1 的研究（Zhu et al.，1987；Gan et al.，1988），研究发现黄曲霉毒素 B_1 的膳食摄入量与其代谢产物黄曲霉毒素 M_1 在尿液中的排泄量之间存在显著的统计学关联。后来的观察研究倾向于使用与血清/血浆白蛋白结合的黄曲霉毒素 B_1（Wild et al.，1992；Turner et al.，1998）和尿液中黄曲霉毒素 B_1-DNA 的加合物（Groopman et al.，1992），结果二者与膳食暴露的相关系数为 0.8。生物学标志物还用于真菌毒素中伏马菌素的暴露评估。药代动力学资料和动物的代谢实验已经显示直接测量血液和尿液中的烟曲霉毒素或其代谢产物来作为生物学标志物是不可行的。因此，将注意力转向一种间接的生物学标志物，即血液和/或尿液中两种神经鞘氨酯的前体物，二氢鞘氨醇和鞘氨醇的比值。许多研究（如，Turner et al.，1999）正在评估这一比值作为伏马菌素的一种暴露标志是否有意义。尽管有人报道了第一项此类研究（van der Westhuizen et al.，1999)，但无论在血浆还是在尿液中都没有观察到这一比值的显著性差异。此外，最近还探讨了另一种方法，即把头发中的伏马菌素作为一种生物学标志物（WHO，1999；Sewram et al.，2000)。大约 20 年前就有人证实人的血液中存在赭曲霉毒素（OTA）（Hult et al.，1982)，提出可将其作为一种定量的暴露标志物，但这种方法的可行性很难评价。Breitholtz 等人（1991）建议使用血浆清除率方程把 OTA 的摄入量与其在血浆中的水平相联系，用于估计未知的毒代动力学常数，如真菌毒素的生物利用率。把上述方法估计的摄入量与由存在/消费资料得来的摄入量进行对比（EC，1997)，发现出入较大，在五组数据中有两组结果表明，由血浆得来的摄入量估计值要低 5～10 倍。最近，Gilbert 等（2001）报道了一项研究结果，在该项研究中，把血液和尿液中的水平作为膳食摄入量的估计函数，通过双份饭分析定量尿液中的水平。现已证明这种真菌毒素的膳食摄入量与尿液排泄量之间存在显著的统计学关联（$r=0.52$)，而且，目前正在进行更深入的研究进一步验证这种相关性。

3.2.5.2 其他食物污染物

生物学标志物方法已应用于对食物接触材料增塑剂对-己二酸酯的暴露评价（Loftus et al.，1994)。所选的生物学标志物是 24 小时尿中代谢产物 2-乙基己酸的排出。该研究将这种方法成功地应用到大约 112 个体，但后来好像再也没人用过这种方法。目前正在研究的用于二烷基苯二甲酸盐系列物的生物学标志物方法（Anderson et al.，2002），要求测量 24 小时尿液样本中每种苯二甲酸盐的单酯代谢产物。Pack 和 Leach（1991）已经建立了一种以生物学标志物为基础的操作方法来评估硝酸盐的暴露，该方法要求测量 24 小时尿液样本中硝酸盐的水平，在校正代谢损失和内源性合成后，计算膳食摄入量。而后，一项大规模的国际研究项目采用了这种方法评估硝酸盐的暴露（Hill et al.，1996）。众所周知，肉在烧烤或煎炸过程中能形成杂环胺（HAAs），炸肉中含量最高的是 2-氨基-1-甲基-6-苯基咪唑（PhIP），吃了这种肉后人的尿液中可检测到 PhIP 和其他的 HAAs。然而，由于代谢酶的活性不同，检测结果有较大的个体间差异，因而限制了将尿液的生物监测作为定量暴露评估方法的应用（Reistad et al.，1997）。最近，有研究者在人的毛发中检测到了 PhIP，并提出可将其作为一种暴露标志物（Reistad et al.，1999）。然而，吸烟可能是其中的一种混杂因素（Peluso et al.，1993），多种多环芳烃与此类似。人们食用了烤焦的肉后，在尿液中能同时检测到 DNA 加合物和代谢产物 1-羟基芘-葡萄糖醛酸苷（Strickland and Groopman，1995；Sithisarankul et al.，1997），但由于加合物和代谢产物的排泄模式存在很大的个体间差异，因此，它们作为暴露标志物的作用有限。

3.2.5.3 营养素

蛋白质的膳食摄入量可以通过测量 24 小时的尿氮（O'Donnell et al.，1991；Bingham et al.，1995；Ocke and Kaaks，1997；Bingham and Day，1997；Black et al.，2000）及血清中的尿素和肌酐（O'Donnell et al.，1991）来定量测定。称重得到的膳食摄入量与尿氮的相关系数在 0.5 和 0.8 之间，与血清尿素和肌肝的相关系数在 0.4 和 0.5 之间。现已报道锌（O'Donnell et al.，1991）、维生素 C（Bingham and Day，1997；Ocke and Kaaks，1997）、钠（O'Donnell et al.，1991；Bingham et al.，1995）、钾（O'Donnell et al.，1991；Bingham et al.，1995；Ocke and Kaaks，1997；Bingham and Day，1997）和维生素 A（Ascherio et al.，1992；Forman et al.，1993；Scott et al.，1996；Carroll et al.，1999）的膳食摄入量与其在血浆和/或尿液中的水平存在显著的统计学关联，相关系数为 0.3～0.8。维生素 E（Schafer and Overvad，1990；Ascherio et al.，1992）和脂肪酸（London et al.，1991；Tjonneland et al.，1993）的情况与此类似，已证实膳食摄入量与体内脂肪组织间的相关性。然而，尽管存在这些相关性，目前利用生物学标志物估计营养素和微量元素摄入量水平的工作仍十分有限。实际上，生物学标志物的主要用途似乎是用来验证其他不很昂贵的摄入量评估程序（如称重的膳食记录）。奇怪的是在绝大多数情况下，生物学标志物方法本身并没有得到验证。因此，必须强调：所有定量食物化学物摄入量的方法都必须以适当的方式加以验证。不论评价程序使用的是生物学标志物方法、双份饭法还是食物记录法等其他方法。

3.3 适宜方法的选择

必须注意的是没有一种单一的理想方法可用于食物或化学物的暴露评估。选择方法要依赖于研究目的、主要关注的食物、需要群体资料还是个体资料、需要对摄入量进行绝对估计还是相对估计、人群的特征（年龄、性别、教育程度、文化差异等）、关注的时段、描述食物所需的特异性水平，以及可利用的资源。判断一种方法是否适用，最重要的标准是研究目的和/或所研究的问题。目前采用的绝大多数方法并不是单单用于危险性评估，方法中得到的数据也可用于其他研究目的（除最初的目的外）。因此，应该注意方法的局限性，例如，将早期收集到的双份饭用于其他化学物的化学分析，就应考虑到食物采样和贮存过程中的损失对结果带来的偏差。

一般而言，要描述一组人群的平均摄入量，如果样本能代表研究人群，用 24 小时回顾法或一天食物记录法是适宜的；如果要描述群体中个体的日常摄入量分布，至少需要（不）连续 2 天的记录来估计个体摄入量在不同天之间的变异。

重复的 24 小时回顾或重复估计或称重食物记录也可用于确定个体营养素的实际摄入量和日常摄入量，测量所需的天数要视不同天之间摄入量的差异而定，有时，也取决于食物消费的季节差异。通常，要描述个体的能量摄入量和宏量营养素摄入量，至少需要 3～4 天的时间；如果存在季节差异，建议在一年内的每个季节分别选择几天收集摄入量资料；对于其他营养素，如胆固醇、维生素 A 和维生素 C，需要收集 20～50 天的摄入量资料，才能对个体摄入量进行准确评估。在这种情况下，如果只有少数几种食物是所选营养素的主要来源，那么用食物频率调查表（FFQ）来调查这些营养素可能是更好的选择。

膳食史和 FFQ 可用于评估相对较长时间的食物消费模式，若用于营养素摄入量的评估，必须将其进行一定程度的修正。

有时，将两种或多种方法联合使用，用一种方法的优点弥补另一种方法的缺点，可使准确性更高。当这些方法和数据在误差（结构）方面彼此独立时，可用来验证结果。例如，在美国农业部进行的全国食物消费研究中，将 24 小时回顾和两天食物记录综合运用；在第三次全国健康和营养调查（NHANESⅢ）中，除 24 小时回顾外，还采用了侧重于某些营养素的食物频率调查表(FFQ)。

要验证一种生物学标志物方法是否有效，就要与其他方法比较，如与双份饭法、总膳食及以计算为基础的方法估计的摄入量结果相比较，但实际进行比较时存在两个难点。

首先，不同摄入量评估法的侧重点可能不同。例如，双份饭法反映所有膳食来源的暴露情况，而总膳食法通常不包括在家庭外消费的食物。因此，在方法的验证过程中一定要合理解释不同方法间的差异。如果无法得到所需的信息，对这种差异的解释就比较主观。第二个难点是用于比较的数据缺乏，数据不完全或是针对不同的目标人群。

例如，英国比较了不同方法估计的硝酸盐摄入量，并报道了比较结果（Massey，1997）：生物学标志物方法估计的摄入量是每人每天 157 毫克，食物频率调查法估计的摄入量为 108 毫克，而总膳食研究的结果则是 54 毫克。总膳食研究既没有包括家庭以外的食物消费等其他因素导致的硝酸盐摄入，也没有包括饮用水和饮料中硝酸盐的摄入。而生物学标志物方法则将所有这些额外来源都包括在内，但由于可能有一小部分的膳食蛋白转化为硝酸盐，因而担心这种方法可能会产生一种正偏倚。硝酸盐的暴露评估中由方法自身偏倚而产生的这些差异很有意义，且应当注意到所有硝酸盐的暴露估计都低于 ADI 值（219 毫克每人每天，对一个 60 公斤体重的人来说）。

就营养素来说，已有的生物学标志物方法得到正式验证的例子很少。相反，生物学标志物方法能够验证以计算为基础的摄入量方法，如称重膳食记录（Schafer and Overvad，1990；London et al.，1991；O'Donnell et al.，1991；Ascherio et al.，1992；Forman et al.，1993；Tjonneland et al.，1993；Bingham et al.，1995；Scott et al.，1996；Bingham and Day，1997；Ocke and Kaaks，1997；Carroll et al.，1999；Black et al.，2000）。用于营养素/微量营养素的生物学标志物方法似乎很少与其他更直接的方法，如双份饭法，相互验证。建立与摄入量评估相关的生物学标志物方法是一个重要课题，Eisenbrand 等也对这一课题进行了讨论。

在危险性评估中，方法的联合使用是节约成本效益的策略。Brussaard 等人已经报道了这样的例子（1997），那项研究是针对微量营养素（尤其是维生素 B_6），先用食物频率法预选出平时维生素 B_6 摄入量低的成年人，再用三天的膳食记录测量食物总消费，并从中算出相关成分。检测暴露性生物学标志物可定量暴露水平，并验证摄入量的计算结果；检测效应性生物学标志物可估计低摄入水平的生物相关性。例如，将资料与统计分析相结合研究维生素 B_6 缺乏的（膳食）决定因素(用生物学标志物检测)。为确定摄入不足的危险比例，必须测量每个研究对象一天以上的食物消费，或者使用较长时间的摄入量回顾信息（如膳食史回顾法)。选择适宜时间段取决于评价目的、期望达到的精确度、关注的食物成分、个体内或个体间差异以及在造成健康危害之前低摄入或高摄入的时间。

方法的选择还取决于关注化学物是食物中本来存在的，新加入的，还是尚未加入的。在危险性评估中，如果暴露水平非常高，那么就相当于加入了一种新的化学物。本文阐述了一些众所周知、最常用的暴露评估方法，且主要用于监测食物中天然存在的化学物。表 2 选择性地给出了此类研究的特征。

表 2　化学物暴露评估的研究特征

	评估方向	与危险性评估的关联	研究重点	应避免的问题	主要用于
监测试验	化学物残留	化学物的转化	浓度	低估	新化学物
上市前研究	剂量反应	基础	浓度	低估和高估	新化学物
	潜在摄入量	假设的力度	浓度/消费量	低估	新化学物
上市后监测	摄入量的分布	检验摄入量的假设	消费量	低估	新化学物
监测	潜在危险性的筛检	成本-效益的选择	浓度/消费量	低估	已知化学物
	定量的危险性评估	基础	浓度/消费量	低估和高估	已知化学物

由于功能食品和新食品的出现，希望能加强食品上市前的研究和上市后的监测研究。关于上市前的研究，分为三类：

- 消费者使用试验；
- 人为干预研究，检验有效性和安全性；
- 试验市场评价。

最后一种研究与上市后的监测有交叉。产品在上市前，主要的摄入信息来自消费者使用试验。绝大部分上市前信息，尤其是消费者行为方面的信息，都有商业价值；因而，由于商业机密性，这种信息的使用是有限的。但上市前信息能改进对摄入量分布的预测（以及相应的效果）。如果没有任何信息，在一定程度上可以使用特征明确的模拟模型。

产品上市后收集的资料能证实在关键领域的评估。包括以下几个方面：

- 特定食物在常规生产中真正存在的相关物质。
- 随机和目标人群的实际消费量/摄入量数据。
- 消费模式的改变，例如，一种新出现的产品代替原有产品。

尽管不希望出现任何有害效应，但仍需建立一种方式（如通过 Internet ）来收集有关主观健康评价和无法预测的效应方面的资料，用于上市后的产品监测。只要将假关联的可能性排除在外，这些信息就可能与实际摄入量存在相关关系。对食品来说，上市后的监测是相对较新的事物，一般认为一种新产品或新成分进入市场时，在多数情况下并不需要这些资料。Van Dusseldrop 等人（2000）较详尽地阐述了有关上市后监测这个概念。

至于暴露评估，上市后监测的主要目的是检验对摄入量的假设，这些研究与市场营销研究密切相关，尤其当需要个别品牌的信息时。因此，在未来的暴露评估中，通过扫描零售食品的条码获得暴露评估数据是可能的，也是必需的。荷兰进行的一项验证性研究（Van Erp-Baart et al.，2002）（比较了通过扫描仪获得的家庭购买资料和用两天记录法获得的个体消费资料）的结果令人鼓舞。

基于前面的各种考虑，在选择方法时必须区分两种方式：首先是使用为其他目的而收集的现有资料。在这种情况下，要特别注意资料和（新）目的间的不符之处，验证的重点应当是确定这些差异可能引起的偏倚。在第二种方式中，收集新的资料，根据研究目的应当把验证的重点放在资料收集中最重要的不确定因素上。

3.4. 欧洲的可比性

现有的全国膳食调查不仅能为国家政策提供有价值的信息，而且在营养监测中也很关键。用适宜的方法重复调查，可以研究膳食摄入量随时间的变化趋势。然而，要详细评估欧洲的膳食摄入，就必须加强采样设计、膳食调查方法和目标人群的可比性。与各国调查不同，如果收集膳食摄入资料的方法及食物成分表在国家间有可比性，欧洲的调查就可用于国家间膳食摄入资料的比较。

在欧洲已经开展了几项有关膳食摄入量的研究，如，CALEUR（van de Vijver et al.，1999），DAFNE（Trichopolou and Lagiou，1997），EPIC（Riboli and Kaaks，1997），SENECA（De Groot et al.，1991）和 TRANSFAIR（Hulshof et al.，1999）。这些不同性质的研究提供了国家间的可比膳食摄入信息。

为了提高将欧洲的家庭调查资料用于国际间比较的可能性，从1993年开始，欧盟正在实施的一个项目（DAFNE，DAta Food NEtworking）将来自家庭预算调查（household budget surveys，HBS）的国际膳食暴露数据进行合并，其重点是在全国家庭预算调查的基础上，使用调查的食物及其相关资料，建立最适宜的方法，创建一个欧洲的食物数据库。目前已设计了一些方法用于计算 DAFNE 国家中可比食物项目或组别的每人每天的总平均利用率，或者根据城市化程度和家长的教育水平来计算每人每天的食物平均利用率。DAFNE 成功地将家庭预算调查的膳食暴露与国际水平相协调。DAFNE 的总目标是建立一个以家庭预算调查为基础的欧洲食物数据库。DAFNE 的任务包括：研究目前不同国家收集和处理家庭预算调查资料的方法，从国家的家庭预算调查中选择用于 DAFNE 项目的参数，如一般的营养参数和社会经济参数（Trichopolou and Lagiou，1997）。

EPIC 建立了在特殊人群中收集有可比性的个体膳食摄入资料的方法，该项目的理论基础是结合流行病学方法和实验室方法在欧洲进行一项大规模的前瞻性队列研究，以便进一步拓展对营养及其相关因素在肿瘤流行病学中所起作用的认识。EPIC 项目的目的是采用减小分子、增加分母的方法减小来自随机测量误差的个体内差异与实际摄入水平的个体间差异的方差比。通过建立更好的膳食评估方法和在不同饮食习惯的人群中进行研究可以达到这一目的。因此，一方面，已经建立和验证了有国家特异性的一些膳食评估方法，这些方法能尽可能详细地测量个体常见食物的摄入量。另一方面，还建立了高度标准化的膳食评估方法来校正 EPIC 各中心的膳食测定结果（Riboli and Kaaks，1997）。

建立欧洲健康监测项目可以检测整个社区人群的健康状况、趋势及其决定因素，有利于社区项目及措施的制定、监测和评估；并且，还能为成员国提供适当的健康信息用于比较和支持国家的健康政策。作为该项目的一部分，从1999年底以来，欧洲食物消费量调查（European Food Consumption Survey Method，EFCOSUM）项目计划确定一组（最少）膳食成分，这些成分是健康的相关决定因素。为提供在国家间有可比性的资料，此调查旨在确定一种方法来监测欧洲所有年龄、性别的国家代表性样本的食物消费。这种研究方法可单独使用，也可作为校正方法用于正在进行的研究。EFCOSUM 将利用其他相关项目，如，DAFNE 和 EPIC 在实施中取得的进展，并确保能与其他健康监测研究进行数据合并。有 14 个欧盟成员国和其他 8 个欧洲国家参与了 EFCOSUM 项目，并在 2001 年发表了调查结果（EFCOSUM Group，2001）。欧盟已进行了几个专门的新项目，利用现有的食物消费数据库进行危险性评估。欧洲科学合作（European Scientific Co-operation，ESCOOP）组织实施的其他项目是最直观的，常见的例子有“通过数据库管理者间的协作，本着保护公众健康的目的不断完善食物消费方面的知识”，“建立用于评估食品添加剂膳食摄入量的方法”，“食物中添加营养素的科学性检验”。特殊化学物的例子如“欧盟成员国人群赭曲霉毒素 A 膳食摄入量的评估”，“欧盟人群硝酸盐膳食摄入量的评估”以及“镉的膳食暴露评估”。

3.4.1 *资料的可比性*

要比较不同文化背景间的平均膳食摄入水平，24 小时回顾法是理想的方法，因为它有极高的参与率而且其在本质上是一种不受时间限制的方法，能详细记录各种食物或菜肴的数量。EPIC 研究选择 24 小时回顾法作为参照方法来验证各国的食物频率问卷，而且，EPIC 还将其作为参照测量用于国家间的校正研究，以纠正一些国家对平均膳食摄入量的系统性高估或低估（Kaaks and Riboli，1997）。在 EFCOSUM 项目中，24 小时回顾法是欧洲的最佳选择。

关于食物的编码，DAFNE 项目对 PROCOME 食物编码系统进行了检验。修订后的 PROCOME 版本有四个分类水平，包含了家庭预算调查的特殊要求，且根据国家的需要还可以增加第五个水平。除了 PROCOME 食物编码系统外，欧洲还有另外两个重要的食物编码系统（LANGUAL 和 EUROCODE）。

在多中心的研究中，食物记录资料的详细程度因国家而异。而且，食物类别在不同国家间可能有交叉。由于资料的详细程度不同，所以有必要将食物项目合并到最低信息水平。因此，在DAFNE项目中建立汇总表，可以提供参与国之间比较的食物类别。EPIC建立了适用于所有参与国的计算机化的24小时膳食回顾访问程序（EPIC-SOFT），提供可在欧洲国家间比较的食物消费资料。此程序首先采用普通规则对不同EPIC-SOFT版本中大约1 500～2 200种食物和150～350种食谱进行描述、定量和自检。此外，依据通用的分类系统，将EPIC-SOFT国家版本收集的膳食资料预先编码和分类（Slimani et al.，1999）。

Lowik等人（1998）发现不同国家的数据存在差异，如成人脂肪总摄入量的均值在79克/天（希腊）与119克/天（比利时）的范围内变动。另外，同一国家内的差异也很大，如在欧盟（希腊），成人脂肪摄入量的最低平均值是79克/天，相应的标准差是40克/天，而第95百分位数和最高值分别是148克/天和259克/天。由这些数据可见可比性指标的差异，如第95百分位数在国家间的差异比国家内的差异小。上述差异是由于资料的收集方法、目标人群、样本量和时间不同而造成的。尽管存在差异，但如果国家内差异很大，说明高摄入量的评估不必覆盖所有的欧盟成员国，也就意味着不必为获取更完全的信息进行额外的小样本调查。

在一定程度上，这一推理与全球环境监测系统/食品污染监测和评价计划（GEMS/Food）关于区域膳食的发展相一致，并由此形成13种区域性膳食，根据国际上公认的方法预测农药残留的摄入量（WHO，1997，1998）。

目前，尚无针对生物学标志物/或总膳食系统监测的欧洲监测程序或项目。国际上，WHO在美国堪萨斯城召开了总膳食研究的专题讨论会（WHO，1999），而且，最近（2001年7月）GEMS/Food-Euro在柏林也召开了欧洲总膳食研究的专题研讨会。然而，已有数项营养学研究使用生物学标志物方法。因为目前还没有标准化的生物学标志物的成熟检验程序，所以中心实验室最常使用的是化学分析法，SENECA研究（Haller et al.，1991）就是一个例子。TRANSFAIR研究，其中包括部分总膳食研究，也选择在中心实验室进行，但其研究重点是脂肪酸，尤其是反式脂肪酸（van Poppel et al.，1998）。

3.5 一般的方法学和验证问题

3.5.1 *不确定性*

理想的评估取决于对暴露和毒性的准确估计，虽然有关毒性方面的资料越来越多，但是，对主要的暴露机制知之甚少，这是许多危险性评估中不确定因素的一个主要来源。

任何暴露估计都有不确定因素，表3概括了危险性评估中暴露估计可能出现的误差。

表3 食物消费调查中主要的不确定因素

现行的终生摄入量
低估或高估（某些食物种类）
人群样本的代表性
暴露的其他来源（如，膳食补充剂）
编码系统不够明确或不够详细
数据缺失
一食物消费量（如，自来水）
一食物成分（如，一种食品的营养价值）
标准（平均）值
一食物成分
一配方
一份的大小
一家常食品的制备
消费前的食物成分资料
一（间接的）食物链的观察
一家常食品的制备
化学物的分析方法
一与标准（如RDA/ADI）的差异
一用于同一食物成分表中的不同食品

测量误差可被表示为 $X_i = T_i + b + E_i$

其中观察到的测量值（Xi）由于系统误差

(b) 和非系统误差（Ei）的存在而偏离其真值 Ti。在测量每个研究对象时都会产生系统误差；而非系统误差，在研究对象间的变化是不可预测的。X、T 和 E 都是有分布特征的变量（Armstrong and Bofetta，1999）。例如，通过使用食物成分表把食物数据转化为营养素数据可能会引入误差。在表中，一种食品通常只给出一个浓度值，实际上，食物构成的变化范围很大，如果研究对象在一定时期内食用一种并不是标准浓度的食物，就会引入系统误差。个体调查和不同调查结果的比较都存在一定程度的误差。当然，不同的测量误差对结果的影响不同，而且，在进行群组比较时，测量误差可能是特异的，也可能是非特异的。特异性误差意味着组间误差不同或组间测量的准确度不同（Armstrong and Bofetta，1999）。但要想得到任何定量的和可比的资料，似乎比较困难。因此，迫切需要建立一种有可比性的方法来定量测量误差对估计结果的潜在影响，并在此基础上，选择最主要的误差用于未来的质量控制系统。

任何可能的误差均会影响摄入量评估中的不确定因素，所以，在所有食物化学物的摄入量评估中，应该指出不确定因素，并对其进行评价。不确定因素可被定性描述，即采用哪种标准来选择或剔除特殊数据；或是对摄入量的范围等不确定因素进行定量。在每天摄入量的评估中，不确定因素的来源包括数据缺失或数据不完全、测量误差、采样误差、使用替代数据、用于预测的科学理论的缺陷以及这一理论或模型对被评价情况的代表性。分析不确定因素能给决策者提供摄入量评估中可能的变异信息以及数据缺失对摄入量评估的影响。

在调查和双份饭样本中收集食物消费资料用于暴露评估，可能会改变研究参与者的饮食习惯，导致误差的产生。假如人们以下面一种或几种方式改变他们的食物消费，摄入量就可能会发生变化。

- 消费的食物比平时增多或减少（消费减少的可能性更大）。
- 消费的食物与平时不同。
- 消费食物的来源与平时不同。
- 制备或消费食物的场所与平时不同。
- 使用不同的烹调方式或其他制备和消费方式。

饮食习惯发生改变的部分原因是参与者的厌倦情绪或缺乏兴趣，因而会影响样本的收集。选择方法时，研究者有时会遇到目的相互矛盾；一方面，要求采用简单的方法以便能尽量减少研究参与者的负担；另一方面，为使收集的数据可用，研究者需要较长的时间来获取准确的暴露资料。

如果在资料收集阶段参与者没有提供他们消费的所有食物样本，暴露评估就可能会出现误差。此外，称重和测量食物体积也会产生消费和收集误差。

评价由膳食摄入量变化或样本收集变化所致的摄入量测量误差很有意义。然而，对个体来说，这种误差的测量既困难又昂贵，而对群体而言，重要的是确定用于估计误差的膳食参数能否充分代表所研究的污染物。

生物学标志物方法的一个特殊优点是，根据定义，该法包含所有的消费食物和饮料。因此，食物/饮料的消费场所是在家中、工作中，还是在外卖场所或娱乐场所就变得无关紧要。生物学标志物测量包括所有来源的任何一种食物化学物暴露；此外，研究中的参与行为也不会改变参与个体的饮食习惯。诸如，食物/饮料的选择、体积大小、酒精的消费量和消费地点这些因素很少受到生物学标志物研究的影响。从这些方面来看，生物学标志物方法产生的误差可能要比用于暴露评估的其他方法小。

3.5.2 *漏报*

除生物学标志物方法之外，其他所有的膳食方法都可能产生高估和低估。在临床研究中，通常供给研究对象的能量要超过膳食记录的估计量。

Stockley（1985）发表了一篇有关验证双份饭收集法的综述。双份饭法低估了实际摄入量。在研究过程中，要连续几周记录称重情况，并收集双份饭，这样才能说明收集过程中食物摄入量的变化程度。由于记录本身会影响日常消费，因此采用另一种膳食方法给评估带来的变化不是绝对的而是相对的。

能量摄入量是测量食物收集误差的一种常用膳食参数。把能量摄入量（来自食物日记）和估计的能量消耗量与从收集食物中分析得到的能量作比较。多数情况下，食物能量的实验室测量结果要低于由食物日记和能量消耗计算所估计的能量摄入量。Kim 等人（1984）收集了 29 个受试者在4个不同季节一周的食物并进行研究，发现能量摄入量平均低13%。食物收集的其他研究也报道了类似的结果。导致这一结果的原因可能有以下几方面：在食物收集阶段，参与者消费的食物比平时少；收集到的部分比他们实际消费的部分少；或者参与者没有提供所有的消费食物样本。能量摄入的估计不能区分这些可能的误差，但双份饭法的效度误差可能与测量误差同等重要，甚至比测量误差更重要。

在许多膳食调查报告中，能量摄入量总是低于基础代谢消耗和体力活动消耗的估计值。能量摄入量漏报的问题普遍存在，所有测量能量摄入的方法都存在这一问题（Lissner et al.，1989；Livingstone et al.，1990）。人们发现在漏报者中尤以肥胖者和体重敏感者最为突出（Jebb and Prentice，1995）。而且，漏报随饮食成分的不同而发生改变。例如，酒精和脂肪，往往会出现漏报的情况（Feunekes et al.，1999；Goris et al.，2000）。对微量营养素来说，漏报会导致没有达到推荐量或目标摄入量的人群比例增加。一般而言，漏报与食物的低消费有关，低消费是由于不消费者的比例较大、消费频率较低或消费部分较少。在危险性评估中，漏报会影响膳食资料的有用性，由此，结果的偏离程度要视评估目的和所关注的化学物而定。

3.5.3 *分析方面的考虑*

要评估一种化学物的摄入量，需要有它在食物中的浓度信息。第2部分详细讨论了食物分析法的优缺点。为预测化学物的摄入量，必须把食物的消费资料与化学物的浓度资料相结合。图3显示了合并化学物浓度的不同方法以及在不同的综合水平上如何使用这些方法。对营养素来说，如果手工计算的话，既繁琐又易出错，因此，应使用计算机软件。输入资料时，应严格遵循质控程序。在计算过程中要充分考虑到食谱和食物的其他制备方法。

对营养素、农药和食品添加剂的分析，必须要考虑的一点是在食物消费之前化学物的变化。营养素与农药、食品添加剂之间的不同之处在于食物成分表是“输出”（output）（食物链末端或食物消费时的浓度），而食品添加剂尤其是农药的信息是“输入”（input）（食物链起点的浓度）。

除了与复杂的食物基质本身相关的几个问题外，双份饭法还提出几项挑战，对食物分析程序有更高的要求。双份饭的收集包括许多不同的食物种类，若对每个食物种类都进行分析，则成本较高，因此通常将它们合并成一个单一样本来分析。混合物的变异很大，且所含脂肪和其他物质的数量不同，这都对分析造成干扰，但若将食物按分析方法分组则不切实际或成本效益低。由于已污染的食物被未污染的食物稀释，混合膳食样本中污染物的水平可能很低，所以需要使用高灵敏度的分析方法，且采用的方法还必须能有效地处理大样本，以便使研究不会受到分析成本的限制。样本的分析成本通常是暴露研究中最昂贵的部分，有时会占到整个研究成本的2/3（Berry，1997）。

与食物分析法不同，目前尚无支持生物学标志物研究的确定参照物，如尿中的伏马菌素，血中的赭曲霉毒素（OTA）等。参与“生物学标志物技能检验计划（suitable proficiency testing schemes）”的实验室也寥寥无几。由几个实验室联合检验生物学标志物的分析实例也很少见。因此，使用生物学标志物方法的研究要靠其他方法来验证其分析结果，如重复检查法、空白试剂对照法、重复分析法以及使用内参照物。尤其是当相关代谢产物的含量极低时，用不同的分析方法定量进而确定生物学标志物的浓度也有助于方法的验证（Groopman et al.，1992；Wild et al.，1992）。

由于生物学标志物研究有定量性质，如果在第一阶段不能建立良好的剂量反应关系，有时会发现偏倚，并加以矫正。例如，Groopman 等（1992）发现当使用免疫测定法时，黄曲霉毒素 B_1 的摄入量与尿中代谢产物的关联很弱，进一步分析显示代谢产物黄曲霉毒素 P_1 与黄曲霉毒素 B_1 的膳食暴露无关，因此，必须选择尿液中黄曲霉毒素 B_1 的一种特殊代谢产物，即黄曲霉素-N^7-鸟嘌呤作为生物学标志物。

3.5.4 *时间因素*

膳食样本的收集时间要视收集资料的目的而定。如果是要提供某一时点食物在人群中的暴露分布情况，收集短期内（如1～3天）每个参与者的样本就足够了。相反，如果是为危险性评估提供资料，可能需要在几个月、不同季节甚至不同年收集连续几天的样本。

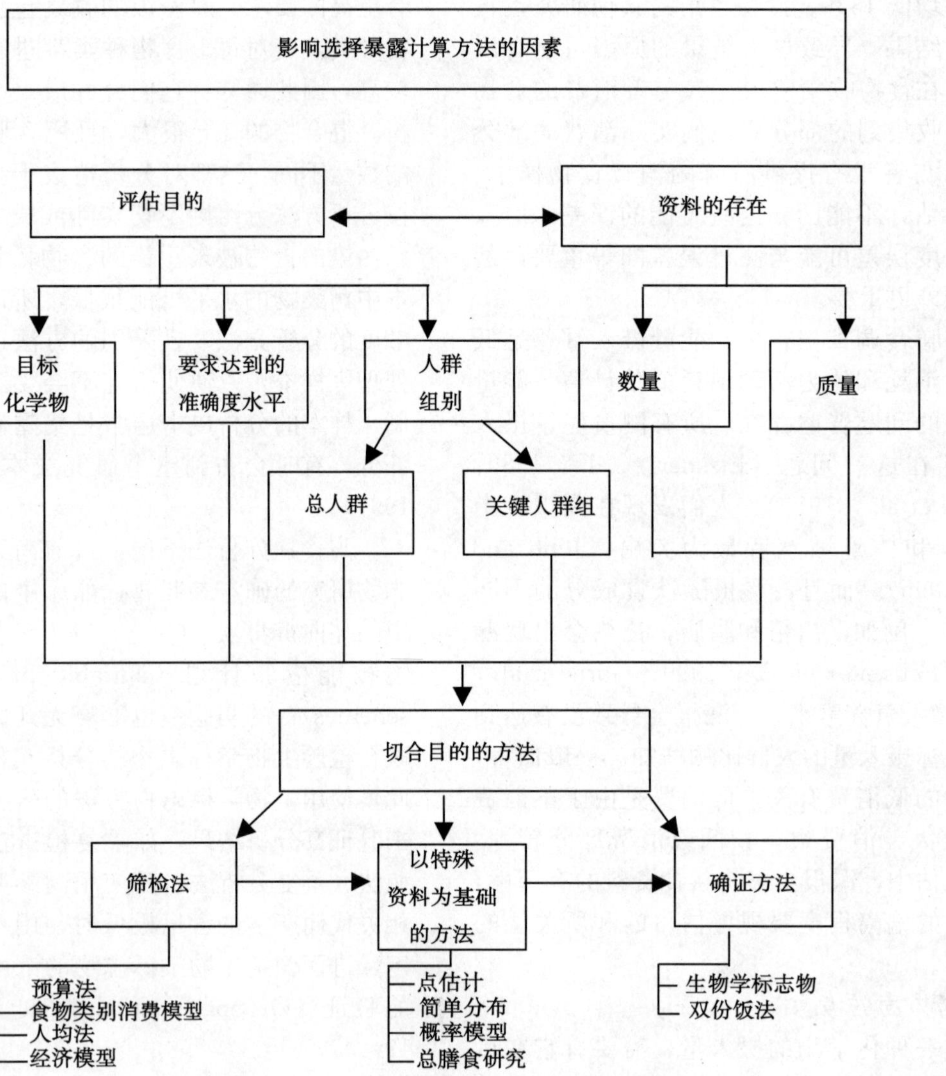

图 3　危险性评估管理中暴露评估的概略图

在以生物学标志物为基础的研究中，生物学标志物反映暴露所需的时间取决于两个主要因素，即食物化学物的药代动力学/代谢和生物学标志物在体液中的情况（综述见 WHO，2000）。头发，取决于它离毛囊的距离，可以反映几周到一年甚至更长时间的摄入量情况。

粪便适用于评估不被吸收的食物化学物的暴露，多用于 1～3 天的短期暴露评估；与血液有关的暴露时间主要取决于特定食物化学物的药代动力学和代谢过程。例如，OTA 经胃肠吸收后与白蛋白结合，白蛋白的半衰期大约是 15 天。因此，血液和尿液中的 OTA 含量反映前 1～2 个月的暴露，与白蛋白结合的黄曲霉毒素 B_1 的暴露时间与此类似（Wild et al.，1992）。尿液中生物学标志物反映的暴露时间更短，大概是一天左右，如硝酸盐和高强度甜味剂的生物学标志物，其原形物被快速排泄，并可以测量。尿液中的代谢产物和 DNA 加合物，已二酸酯和黄曲霉毒素 B_1，也用作短期暴露的生物学标志物；脂肪组织中生物学标志物反映的暴露时间取决于诸多因素，尤其是所关注的食物化学物的脂溶性，基于脂肪组织的生物学标志物一般反映几个月内的暴露情况。

关于食物化学物的摄入量评估，没有统一的时间框架，目前可分为三大类（Lowid et al.，1999）：

- 急性摄入量，相当于一天的摄入量。

• 习惯性摄入量，相当于生命某一特定阶段个体的通常摄入量；这就意味着可以根据个体内差异来调整摄入量。

• 在习惯性摄入量中有一部分是高摄入，如酗酒。

• 终生摄入量，相当于日常摄入量的总和。

短期资料是对某一个短时间内暴露的快速写照，必须根据短期资料对长期暴露的意义作出推断。推断时要小心谨慎，应当说明短期资料代表长期暴露的程度（EPA，1992）。在 EFCOSUM 项目中，Hoffmann 等（2002）讨论了“如何得到日常膳食摄入量的分布情况?”这一问题。在他们的论文中，比较了 NRC（1986）、Nusser（1996），Wallace（1994）和 Slob（1996）的方法，认为 Nusser 等人（1996）的方法是最佳选择。

3.5.5 *仅针对使用者*

一个与时间框架有关的问题是“仅针对使用者”。这一概念可能源于制定允许使用量的法规。从这一角度来看，将注意力集中在“仅针对使用者”，甚至集中在特殊食品或食品种类的使用者身上，是有道理的。然而，从比较危险性评估的角度来看，应当把全部人群或亚人群，如儿童，作为一个起点。因此，应从人群摄入量的角度去研究使用者的摄入量。在研究中，不同化学物有相同的基础，即都对危险性进行定量。但在同一调查内或不同调查间的比较中，使用“仅针对使用者”的概念可能会严重偏离结果（Lowik et al.，1996，1999）。

关于“仅针对使用者”这一概念，可能有不同的总和水平，分别是品牌、产品、产品类别，化学物和食物。由于 ADI 的形成是考虑了所有来源的化学物，所以应该以化学物，而不是以较低的总和水平为起点。当然，可以把低的总和水平作为化学物总摄入量的近似值。“仅针对使用者”的概念意味着分布特征的计算，如均数和百分位数，是以特定化学物的使用者为基础的，百分位数值不仅依赖于摄入水平，而且还依赖于使用者的比例，而使用者的比例又依赖于调查的设计。在短期内，使用者的比例较低，而摄入水平较高（Lowik et al.，1996），意味着对于超过或未超过一个特殊数值的人群比例，以“仅针对使用者”为基础的计算对不同的化学物会出现不同的百分位数值。例如，当使用者的比例相对很小时，第 95 百分位数将会接近最大值。假定有 10%的人使用一种特定化学物，在使用者当中的第 95 百分位数就会相当于全人群的第 99 百分位数。

“仅针对使用者”的原理适用于定量的危险性评估和比较的目的。在对（潜在）效应（利益或风险）的定量过程中，尤其是制定允许使用量时，采用“仅针对使用者”作为起点是合理的。一些（新）食品的目的是要在特定目标人群中产生积极的健康效应，这就意味着对不同的群体应当考虑利益和风险之间的平衡。因此，使用“仅针对使用者”这一概念的取决于定量研究的目的。

3.5.6 *其他来源*

在估计化学物的膳食摄入量时，应当考虑到除食物以外的其他来源，如化妆品的使用、农场工人和温室工作人员对农药的暴露以及膳食补充剂的使用，总暴露中的一部分经常涉及人群中的某一亚人群。在受特殊暴露途径影响的群组中，非食源性暴露对总暴露的影响相当大。例如，至少在有限的一段时间内，来自膳食补充剂的摄入量可能比通过食物消费的摄入量高得多，且在生产和使用过程中对农业化学物的暴露通常要比食物中的残留暴露高得多。此外，在资料收集的最初环节就应该清楚暴露的来源是与使用类型和/或存在水平完全无关，还是只有一小部分特定的暴露人群，如工厂工人。

对于微量营养素和其他生物学相关物质，还要考虑到从康复食品、替代食品和强化食品中的摄入量。对于食物成分表中的微量营养素，可以假定上述情况的存在，尽管在更新现有食物成分表的过程中所存在的时间滞后问题可能会引入不确定因素。而且，摄入中药提取物中某些活性物质也越来越重要。

目前，微量营养素强化和使用膳食补充剂的趋势日渐增强，在此基础上，不久的将来就会出现较高的摄入量水平。另外，应注意到对于潜在的健康效应，人们探讨的仍然是低剂量问题。在定量的危险性评估中，由低剂量进行外推是最有争议的科学问题之一（Moolgavkar et al.，1999）。

如果非食源性暴露很重要，在生物学标志物研究中，可能会引入偏倚。明显的混杂来源包括化妆品、吸烟、个人卫生用品、职业、环境和生活习惯。如果所选生物学标志物不是食物化学物唯一的生物学标志物，也会引入偏倚。如果生物学标志物是体内自然形成，或是由其他膳食成分的新陈代谢而产生，也可能会产生偏倚。暴露评估必须在个案的基础上考虑到非食源性暴露，要做到这一点，需要有其他方法的辅助。

3.5.7 *食物编码系统*

在膳食评估中，食品须经过鉴定，并根据研究目的进行分类。目前有国家和国际两种食物编码系统。根据 Poortvliet 等（1992）的研究，适用于所有目的的食物编码系统给使用者提供的服务往往较差，大多数化学物的暴露评估需要非常规的分类体系。例如，对于从包装材料中迁移的物质有关的食物消费因素，首先使用四类溶解度不同的化学物，它们是脂肪、水、酸和酒精（FCA，1997）。就酸度来说，还没有创建和验证一种适用于现有食物消费调查的编码系统。因此，当现有分类（绝大多数是为营养素而设计的）用于一种新用途时，就会引入许多不确定因素。为了改善以后的评估，可选择以下四种方法。

1. 在现有调查的基础上添加额外信息，将调查数据与已验证的计算方法相结合。例如，把消费的食品转换为原农产品来估计农药的摄入量。

2. 在较低的总和水平上收集更详细的资料。例如，结合食品添加剂的标签信息，用商标来界定食品。条码扫描仪越来越广泛的使用将会促进这一发展。因为购买资料以条码为基础，因此，荷兰实施的关于在购买资料的基础上建立食物消费数据的可行性研究很有前途（Van Erp-Baart et al.，2002）。

3. 收集资料时使用一种以上的分类系统。例如，对同样的产品，可以根据食物成分表进行分类，还可以根据为食品添加剂而设计的 CIAA 和食品法典（Codex）系统进行分类。

4. 以评价新化学物的暴露为目的，在现有食物消费调查的基础上建立有效的随机模型。

最有效的改善措施可能是将这些方法联合使用，但对不同种类的化学物，联合的方式不同。为提高欧洲调查的可比性，建议首先使用常用的欧洲食物分类或国际食物分类（如食品法典）。

3.5.8 *样本量*

许多调查采用点估计法，点估计有可信区间。可信区间取决于化学物摄入量的差异和样本量的大小。暴露评估所需的人群样本量依赖于选择的估计参数（如均数）和期望达到的估计精度。样本量的选择也可以参考其他情况，例如，在荷兰是根据研究目的确定样本量，将总样本按照研究对象的三个特征进行分解，年龄和性别就是其中的两个特征。

可以通过几个百分位数的计算来描述分布特征。使用百分位数的可接受性（与估计的可靠性有关）主要取决于样本量的大小。对于简单的随机样本，样本量（n）满足公式 $n(1-p) \geq 8$；对于复杂样本，例如，摄入水平偏高的样本，所需的最小样本量要更大一些。

虽然，高水平消费者的定义是不同的，但它通常是指个人摄入量分布的第 90、95 或 97.5 百分位数。通常选择一个高百分位数，而不是最高值，因为最高摄入量不可能长时间地维持，因此不能代表与慢性暴露有关的高摄入水平（Benfort and Tennant，1997），所以，百分位数估计是一种较好的方法。Chambolle（1999）认为在摄入量估计中取第 95 百分位数既能达到高保护水平，又有较高的准确度。这说明百分位数的选择和所需的准确度水平对样本量有较大的影响。

样本量的确定还要考虑其他两个方面，即亚人群的代表性和个体内差异。当特别关注某些亚人群时，在随机抽样中，他们的代表性决定着总样本量。对于膳食摄入的变量，个体内差异一般等同于个体间差异或者比个体间差异还要大（Nelson et al.，1989；Lowik et al.，1994）。在评估日常摄入量时，个体内差异和个体间差异都必须本着成本效益的原则来计算。根据 Beaton 等人（1979）的研究，可以使用下面的公式：

$$K = RvC_1/C_2$$

K＝重复访谈的次数

R＝个体内差异与个体间差异的比值

C_1＝一个额外研究对象的成本

C_2＝一次额外膳食访谈的成本

3.5.9 *年龄-性别分组*

在现有的调查中，所包括的年龄－性别组是不同的。而且，即使包括有可比性的年龄范围，有关年龄性别资料的表达方法也不相同。人们可以相对简单地对性别进行标准化，而年龄的分组应以危险度的差异为基础。对于营养素来说，主要是根据推荐的每天推荐摄入量来分组。在这些推荐摄入量中，年龄性别的分组并不总是相同的。

为了使较小规模的调查能根据标准化的年龄性别组来表示结果，必须尽可能地减少组数。因此，建议开始时使用总样本，随后使用欧洲委员会的分类方法（表4）。由于此分类法以营养学考虑为基础，所以，毒理学家必须逐个检查以核对分类是否符合毒理学危害的差别。

表4　欧洲委员会的年龄-性别分组

欧洲委员会 儿童	男	女
1～3岁		
4～6岁		
7～10岁		
	11～14岁	11～14岁
	15～17岁	15～17岁
	18^+岁	18^+岁
		孕妇，乳母

3.5.10　*特殊人群*

在危险性评估中，特殊人群来源于两种类型：即与生理学或病理学状态相关的因素和与消费量和消费构成相关的因素。识别特殊人群最常用的程序是先确定一般人群中的消费分布情况，然后确定可能的高危人群，如，婴儿、儿童、糖尿病人和素食者（Verger et al.，1999）。

由于婴幼儿和儿童每人每公斤体重的食物消耗率较高，一般认为他们有较高的相对危险性，因此属于易感人群。其他备受关注的亚群是育龄期妇女。欧盟 Monte Carlo 项目计划在荷兰和巴斯克收集9～12个月婴幼儿的双份饭（FFP，2000）。双份饭法用于“极端消费者”和“易感人群”的暴露评估尤为合适。

当评估慢性摄入和一过性摄入时，必须阐述各种各样的问题。需要有一过性摄入的资料来估计与急性暴露有关的潜在危险（如生殖毒性效应）。在这种情况下，我们会遇到被认为是不可逆转的效应，因为在剂量-反应关系的效应部分内，即使只有一天的暴露，也可能会在后代中引起永久性的变化（Renwick and Walker，1993）。对于致癌物，需要有慢性摄入的信息来估计终生的平均每天摄入量（Driver et al.，1996）。对于慢性暴露，要特别关注那些终生都维持在高摄入水平（每人每公斤体重）的个体。由于年幼儿童的摄入水平（每人每公斤体重）相对较高，所以，经常受到特别关注。然而，每人每公斤体重消耗量的下降是一个正常的生物学现象（Larsen and Pascal，1998）。从终生摄入的角度看，不应把受关注的儿童归为一组，而是应把在青少年时期会有高摄入水平的儿童归为一组。当然，这是指在儿童时期每人每公斤体重高剂量摄入不会产生（直接的）有害效应时。至于每人每公斤体重终生高摄入水平，应该根据对持续高摄入水平的预测来识别这些特殊人群。因此，建议开展旨在识别和描述终生高摄入水平的实验对象的研究，来解决与每人每公斤体重慢性摄入相关的问题。

检验与一次高剂量摄入（如1天）的潜在效应有关的危险人群需要不同的推理。在这种情况下，应将其作为起点考虑。由于机体的新陈代谢（包括疾病）或生理状态，是产生特殊效应高度易感性的基础。在这方面，儿童由于生长过程中每人每公斤体重的摄入水平较高，可能会受到特别关注。生殖毒性效应可能会发生在处于生育期的妇女（孕前和孕期）和男人（精子形成）身上。这些考虑意味着有关急性摄入高危人群的识别应该从潜在的有害效应出发，而不是从可能有高摄入水平的人群出发。

据预测，在基因/营养素与基因/污染物相互作用方面的发展将有助于高危人群的识别，高危人群的识别需要有准确的膳食暴露资料。生物学标志物方法非常适用于极端消费者，不论膳食模式的性质如何，这些方法都是直接适用的。例如，生物学标志物方法可能同样适用于鱼、肉、蔬菜或碳酸饮料的极端消费者。为了使该方法适用于极端消费者，需要为正常消费者设计的研究计划做相当大的改动，但人们一般很难认识到这一点。然而，对于那些由于基因或药物原因而易感的人，根据易感性质，需要重新验证每一群组的检验方法，因此，生物学标志物方法的适用性取决于对不同易感亚群第一阶段和第二阶段研究的实施能力。

大多数易感人群适合采用生物学标志物方法，包括老人、孕妇、哺乳期妇女和慢性病人（如糖尿病和骨质疏松）。但生物学标志物方法对婴幼儿是不可行的，因为，第一阶段和第二阶段的研究都无法实施。除这种情况之外，还可能出现目标人群中的某特定群组由于种族或宗教原因不愿参与生物学标志物研究，如穆斯林妇女不愿提供血液样本。

3.5.11 *来源于企业的消费模式资料*

到目前为止，我们所描述的调查方法都是在个人报告的基础上努力去获取人群总消费模式的资料。这些方法通常不适用于单个食品，尤其是品牌产品的研究，而且，对加工食品的使用价值有限。一方面，由于信息的竞争敏感性，公司一般不会将他们采用的方法或调查结果公布于众，但企业采取的几种方法有助于增加对摄入量的了解。另一个方面，应该认识到生产者的市场成功与否取决于他们对消费者的期望和行为的了解能力。

例如，所采用的方法包括评价市场调查公司的资料。市场调查公司详细记录了某类或某个品牌的市场份额、购买行为以及参与调查的家庭构成，年龄分布，相关的消费/购买习惯和总的社会经济状况。根据要解决的问题，调查的用户可能很多，且调查用户的构成相对稳定，这样就可以观察食物购买模式在几年内的变化。

当某些类别或品牌的食物主要是购自零售商场，并且在家中消费时，这一信息尤其有用。如前所述，这些资料是以每个家庭为基础收集的，因此只提供了个人消费的有限信息，但对个别品牌或明确定义的食物种类，可通过生产商获得的家庭内消费资料来了解家庭成员中购买量的消费分布信息。

生产商确实进行了大范围的消费者调查来了解他们自已的产品和他们竞争对手的产品的消费模式，包括食用的场合、消费量、人群中使用者的比例、被特殊品牌取代的其他产品，以及与产品有关的消费食品。在人群的某特定亚群中销售量极好的产品资料也经常能够获得，例如，评价一种主要销售给青少年的产品，目标人群中有多少人的确使用这种产品并且哪些群组是相关的消费者，这些资料的绝大部分是在产品上市前收集的，但它们也经常延续到产品上市后一段时期来验证预测。

这种类型的信息有时非常重要，当用于危险性评估时，需要了解这些资料的质量。然而，当这种信息（市场调查或生产商的调查）质量较高时，它们经常能为评估提供一个更加具体和准确的基础。无论如何，这种信息经常被生产商用来对他们的产品进行内部的摄入量评估和危险性评估。

3.6 未来的挑战和需求

3.6.1 *发展趋势的挑战和需求*

暴露评估法仍在继续发展和完善，危险性评估是一个新的发展领域，各种方法在不断快速产生。此外，实际上暴露评估经常会遇到信息来源有限和不准确的问题，研究热点总是在发生变化，而且反映当前热点的新化学物不断出现，因此，为确保能及时反映危险性和化学物的变化，应当灵活运用各种方法。

对来自包装材料的物质进行暴露评价，需要有额外暴露评估的信息，用于暴露评估的食物消费因素非常粗糙，因此，需要加以验证和完善。

研究分子遗传学和营养-基因领域可能很有前途，监测系统也会提供更多的信息来说明人类基因组的差异，这样我们就可以集中评价由一种化学物引起的个体危险性和群体危险性。基因组学、蛋白组学和代谢组学的发展可能会产生暴露和效应的生物学标志物。筛检预先确定的暴露和效应可能是生物学标志物在危险性评估中的首次应用。

在将来的几年中，生物活性成分、食品添加剂和污染物可能会成为人们感兴趣的课题，所以将来的食物消费数据库也应当能用于上述非营养素的危险性评估，因此，需要更多的特异性描述（如品牌的名称）和更多食物构成方面的信息。计算机技术和先进统计方法的使用可能会有助于调查资料和成本效益资料的合并应用。

现在趋向于更多的复合食物消费（如，比萨饼）和家庭外消费，这两个趋势会使得所用原料的数量和消费量更加不确定。显然，生物学标志物能解决这一问题，但也应该发展其他方法。生物活性成分（如营养补充剂、草药提取物等）的摄入量在不断增高，必须考虑将这些来源逐步纳入暴露评估中，这就需要建立另外的方法。

功能性食品和新食品将被引入欧洲市场，因此需要对这些产品的暴露情况和健康效应进行监测。将来的监测程序应当能对这些产品进行特殊分析并得出结论。产品上市后的监测和上市前的模拟试验可能是这些程序的一个特殊组成部分。

3.6.2 *有关方法学的挑战和需求*

目前虽然存在一些可用于膳食暴露评估的有

价值信息，但还需进一步的研究将这些信息与估计主要化学物膳食暴露量的实用模型结合起来。实用模型将通过提供作为总暴露成分的膳食的预期重要性信息，对欧盟的监测程序起到帮助作用。这一模型也能确定出可能有最高暴露的食物或食物种类、经常消费的食物和化学物残留量较高的食物。通过模型的使用，现场研究的结果可以被外推到其他人群和资料有限的其他区域。膳食模型的最终目的是合理准确地预测暴露，主要侧重于特殊化学物在人群中的极端分布情况。

漏报是以膳食调查为基础的暴露评估的一个重要偏倚。这就需要定量评估过程中可能产生的误差，完善资料，建立校正程序。

人们越来越多地认识到了生物学标志物在食物化学物暴露评估中的应用。目前，正在发展适用于特定食物化学物的方法，并且可以肯定这一趋势将会继续下去。然而，已经充分完善和经过验证的生物学标志物方法很少，尤其对于食品添加剂和污染物，欧盟或其他一些国家很少采用此法来评估暴露。因此，召开专题讨论会来研讨这些问题是很有价值的。

首先，必须把欧盟国家研究得到的有助于暴露评估的食物消费信息和污染信息列一清单。双份饭法可用于验证已确定模型的适用性。

为了促进国际上膳食和健康之间的有效比较，就需要将资料收集、方法和资料分析的标准化更好地协调统一起来。

双份饭的采样程序必须进一步地完善、标准化，并且加以验证，以便建立一种人们普遍接受和认同的技术程序用于膳食暴露评估。

目前，还没有合适的食物材料能用作现场和实验室的对照样本。要评价食物样本的收集、处理和制备过程中可能的污染情况，就必须有能代表混合食物样本的食物材料。另外，还需要有标准参照物（standard reference materials，SRMs）。目前只有少数几种标准物，如食物样本中的某些金属。

能改善暴露评估可比性的方法、数据库和统计方法在欧洲国家中变得越来越重要。食物编码系统是一种有前途的方法，它能以一种成本 - 效益标准化的和可比性的方式来识别食物产品，在欧洲，这将会使调查更加协调一致。

3.7 结论

3.7.1 *生物学标志物*

以生物学标志物为基础的方法具有很多其他暴露评估方法所没有的优点。我们有理由相信生物学标志物方法能更准确地估计一种食物化学物的摄入量。然而，生物学标志物方法也存在许多缺点：实施起来比较昂贵，不能快速得到结果，而且从第一阶段的开始到第二阶段的完成可能需要 3～5 年的时间。另外，该法并不能适用于所有的食物化学物。

在危险性评估中，生物学标志物的用途之一就是验证其他方法，如双份饭法、总膳食法、根据计算的称重膳食记录法以及食物频率问卷调查法。人们特别关注的是，这些方法只是一般性的，对任何食物化学物都没有特异性。在同一项研究中，通过检验暴露估计来定量食物化学物，通过生物学标志物、双份饭、总膳食、称重膳食记录和食物频率问卷可以极为有效地阐述一般性问题。

生物学标志物方法非常适合于个体摄入量的调查，尤其是那些由于膳食消费量极高或是由于遗传易感性而处于高危状态的亚人群。全面验证生物学标志物方法是一个具有挑战性，并且值得给予更多关注的领域。

3.7.2 *时间框架*

“仅针对使用者”的概念应当用于化学物和（或）（新）食品的上市前阶段。在化学物允许使用的决策过程中，使用（潜在的）“仅针对使用者”内含的最坏情况是正确的。对于定量的危险性评估，应避免使用“仅针对使用者”这一概念。为了能在不同化学物之间进行比较，应从总人群开始。但当对摄入水平和其效应进行特异评估时，“仅针对使用者”的概念是有用的。

至于时间框架，必须区分三个概念，即：

- 急性摄入，指一天的摄入。
- 某个生命阶段的习惯性摄入，是对个体内差异的一种调整。
- 终生摄入，指的是整个生命阶段习惯性摄入的总和。

对于急性摄入，要考虑到多次急性暴露，其实例是酗酒。这四个时间概念概括了不同类型的危害。

关于危害，可能存在阈值，并且应当把它与

（多次）急性暴露的概念相结合。

食物化学物之间以及化学物和食物之间的多种相互作用是在短期内（同一天）发生的，在开发用于暴露评估的仪器时，应该考虑到交互作用。

3.7.3 *方法*

由于存在特殊品牌的化学物浓度水平，因此，产品（上市后）的监测就需要更多单个品牌的信息，而且需要更加灵活的系统对食品进行分类，这一需要使得在不久的将来暴露评估中扫描仪资料（根据欧洲项目编码：EAN）成为一项有挑战性的选择。

当评价个体总暴露，需要与其他暴露途径进行直接比较时，有必要使用双份饭法。双份饭法是测量个体实际暴露的最准确方法，然而，这种方法在监测期以外很难被解释，并且在对大人群进行长期评估时，也不是最经济有效的方法。

为了将数据表示标准化，起点必须公式化：

- 年龄-性别组（建议：从总样本/总人群开始，随后按欧洲委员会的规定分年龄性别组）。
- 按公斤体重表示摄入量。
- 对食物分类采用欧洲 33 组作为默认值。
- 为了避免对现有资料的错误解释，推荐使用以下参数：均数、标准差、均数的标准误、可信区间和一天内使用者的比例。对于以两天以上或以大样本为基础的资料，参数有：均数、中位数、四分位数，第 5 百分位数和第 95 百分位数（EFCOSUM Group，2001）。

使用文献值是以计算为基础的方法中的不可缺少的部分，如称重 24 小时记录法，但这会使对个体摄入量估计的准确性受限。

欧洲的食物消费资料显示国家内变异等同于或者大于国家间差异，这一观察为（所选的）区域（混合）饮食奠定了基础。此外，未来的工作重点应集中在方法学问题和其他相关问题上，如集中在概率模型上，而不是集中在获得尽可能完整的欧洲食物消费资料，效果会更好。

显然，在未来的危险性评估中，需要（统计）模型来确定最关键、对结果有显著影响的测量误差。以此为基础，在将来的调查中要更好地发展和实施质控程序。

目前，在暴露评估中使用的工具和方法并不都是为将来危险性评估设计的。因此，应该特别注意从暴露评估的背景去验证方法，因为数据和方法是否与目的相符越来越以事实为基础。

为了在危险性评估中评价暴露水平，需要进行全欧洲调查。这一调查应从逐步分层的角度通过不同方法来考虑危险性评估的实施。EFCOSUM 程序是全欧洲调查的一个良好起点。

4 综合食物消费和化学物含量来估计食物化学物的暴露

4.1 引言

食物消费与食物化学物的存在和浓度间很少有直接联系。除双份饭法外，暴露评估不能提供一个人群内同一个体的食物消费资料以及化学物的存在和浓度资料。因此，在评估膳食成分的暴露时，通常需要某种程度的模拟以代表实际生活的暴露情况，然后将模拟估计与毒理学终点及其健康相关性进行比较。从最广泛的意义上来说，代表膳食暴露的模型表示如下：膳食暴露＝食物消费量×残留量/浓度。然而，有许多不同的模型用于综合食物消费资料、残留量/浓度资料、以及能影响暴露评估模型选择的诸多因素。本文随后的章节将讨论为了估计膳食暴露，将食物消费资料和化学物浓度资料综合起来考虑的各种方法以及每种方法的优缺点。

4.2 综合食物消费和化学物含量的方法

当获得食物消费资料和化学物浓度数据时，通常可以采用以下三种方法中的一种来合并或整合数据进行暴露估计：①点估计（point estimates）；②简单分布；③概率分析。方法的选择取决于多种因素，包括评估的目的（目标化学物、人群组、要求的准确度）和所拥有的资料。这些方法在总评估方案中的地位将在“4.9 研究需要”中讨论。

由于各项调查提供的资料以及所用的变量参数不同，每种方法都可能高估或低估暴露量。例如，使用食物平衡表（food balance sheet）数据常常会高估平均消费量（见 3.2.1）。然而，值得注意的是个体消费调查往往有一定程度的漏报，这可能会在一定程度上低估暴露量（见 3.5.2）。

点估计或确定性模拟（deterministic modelling）要在模型中使用每个变量的单一“最佳估计值”来确定模型的产生（Vose，2000）。在暴露评估中，“点估计”这一术语是指在评估中，将食物消费量设为一个固定值（如平均消费量或高水平消费量），乘以固定的残留量/浓度（经常是平均残留量水平或法定最高允许水平），然后将所有来源的摄入量相加的一种方法。食品添加剂每天最高摄入的理论值（theoretical maximum daily intake，TMDI）（FAO/WHO，1985）和香料每天最高摄入的理论值（theoretical added maximum daily intake，TAMDI）（Cadby，1996）就是膳食暴露的点估计实例。在点估计中也可考虑使用“人均×10”法，因为它是假定人群中有10%的消费者，把供应食物中化学物的量除以10%，得到一个单一的暴露估计值。在以食物消费调查为基础的暴露评估中，通常采用点估计作为第一步，因为该方法相对简单和经济。点估计模型本身是假设所有个体对特定食物的消费水平相同；在各种食物中都存在某种食物成分（如食品添加剂、农药、营养素），且这些成分的含量用平均浓度/高浓度表示，因此这种方法不能预测人群可能的暴露范围或影响评估结果的主要因素。当用较高的数值表示食物消费量或化学物含量时，各种来源摄入量的相加值过高，常会出现不合理的高估摄入量。Petersen（2000）指出，这可能会使管理者、企业以及消费者无法确定到底是哪种情况可能会出现危险，并需要加以管理。一般认为点估计最适用于筛检（Parmar et al.，1997），如果点估计得到的摄入量相对于化学物允许的安全摄入水平极低或低于食物化学物的毒理学阈值，即使食物中的化学物含量高，这种食物的消费量大，也不需要再做进一步的暴露评估（Kroes et al.，2000）。为进一步完善暴露估计，需要采用将食物消费和化学物含量综合考虑的更复杂方法以及来自企业和监测项目的更详细资料等。

在暴露评估中，“简单分布”是指将残留量/浓度变量设为一个固定值来与食物摄入量的分布进行整合的一种方法。它通常使用计算机化的食物消费调查数据库，由于方法中考虑了食物消费模式的变异，因此其结果比点估计更有意义。但通常该方法中有几个保守的假设（如，个体消费的所有软饮料都含有一种达最高允许水平的甜味剂；100%的农作物都使用一种特定的农药等等），因此只能得出暴露估计的上限值。简单分布的实例是美国环保局农药项目办公室（the EPA Office of Pesticide Programs）在急性膳食暴露评估中使用的分层法的第一阶段（EPA，1996；Petersen，2000）和欧洲委员会在SCOOP任务4.1报告中描述的步骤2法（EC，1997）。对于宏量和微量营养素来讲，用一个数值代表食物中每种营养素的含量，但从原则上讲，在采样设计（化学分析前）时要考虑到浓度差异，以便得到有代表性的数值。这一推理认为营养素长期摄入一般只产生一种效应，由此，长期摄入不随时间发生变化的平均浓度是有危险的。当研究对象选择的产品浓度整体偏高或偏低时，这种方法就会产生偏倚。

与点估计法不同，概率分析法是根据分布特点来描述变量的变异性和/或不确定性，它分析每一变量的所有可能数值，并根据发生概率来权重每种可能模型的结果。在食物化学物的危险性评估中，可使用概率分析法来描述由于暴露于食物化学物而产生的危险性分布，如某种特定健康效应的发生概率，该方法也可用于描述危险性概率分析中的暴露分布，本文的概率分析或概率评估仅指暴露的概率评估。对化学物膳食暴露的概率分析是利用模型中食物消费量和残留量/浓度数据的分布，并使用描述暴露过程的数学模型中每一输入分布的随机数值来模拟膳食暴露。实际上，一旦选定模型和输入资料，并将其合并、输入到适当的软件系统，就固定了所需的模拟次数和巡回次数，分析该模型就能得到所有可能结果的范围和概率（Palisade Corporation，1997）。此外，人们还可以对与暴露估计有关的不确定因素进行定量。例如，采用引导技术（bootstrapping）测定由样本量不同所致的与分布参数有关的不确定性（Cullen and Frey，1999），对数据的限制越多，可信区间就越大。如果对模型结构存在置疑，尽可能多地应用所有合理的模型将会有助于对模型不确定性的定量。建立和运行模型的过程需要合适的模拟软件和高水平的计算机处理能力，市场上有各种各样的危险性分析软件，主要是针对PC机的，包括模拟和拟合分布的软件。概率分析的兴起受益于并行处理技术的发展，并行处理技术利用服务器或网络上所有可以获得的硬件，大大加快了模拟过程。

尽管概率分析法，如Monte Carlo分析的，已经在物理学、化学和其他学科应用了50余年，但在1989年以前，在人类健康的危险性评估或暴露评估中却极少应用这些方法（Finley and Paustenbach，1994）。然而，自1989年以来，在评估许多环境污染物和微生物危害的暴露时，均应用了概率法（Paustenbach et al.，1991；McKone and Bogen，1992；Copeland et al.，1994；Finley and Paustenbach，1994；Cassin et al.，1998；Hoover，1999）。虽然概率法用于食物化学物评估的实例非常有限，但的确有些例子，包括评估水果、蔬菜中残留农药的急性暴露（Hamey and Harris，1999；Hamey，2000），评估由于放射性物质的沉降而引起的放射性核素的摄入（Whicker et al.，1990）以及有意添加的香精的暴露（Lambe et al.，2001）。这些研究表明应如何采用概率法来利用食物中所含化学物的比例变化、化学物浓度的变化以及食物消费模式的变化进行食物化学物暴露评估。例如，Hamey（2000）利用从残留量监测研究中得到的分布代替西维因浓度的点估计。Lambe等人（2001）在概率分析中将一种品牌含有一种香精的概率（根据国家食物成分数据库），香精含有某种香精的概率（数据来源于企业）以及香精的浓度分布（数据来源于企业）等信息综合在一起。因此，这些研究充分利用了可获得的资料，对暴露的评估更有意义。对于低分子量的化学物，微量营养素和宏量营养素，暴露评估是以化学物浓度数据和食物消费数据为基础的；对于新食品，需要评估这种食物本身的摄入量或者是评估新食品作为其他食物成分的摄入量。

4.3 膳食暴露的确定性模拟和概率模拟的比较

Finley和Paustenbach（1994）详细描述了采用确定性方法和概率法进行暴露评估的优缺点，并用表格的形式进行了总结（表5）。这些作者不仅强调点估计法作为筛检方法的优点，而且指出，由于概率法可为危险性管理者提供大量信息，因此，它比点估计法更有优越性。美国环保局（1997）也阐述了概率分析给危险性和暴露评估者所带来的益处（表6）。暴露评估采用概率分析的两个主要优点是：①它能使暴露评估者考虑暴露的整体分布，从最小值到最大值，包括所有的众数和百分位数。②它能综合分析与参数不确定性有关的最终暴露的灵敏度。当认为暴露大大超过可接收水平时，灵敏度分析的结果可以使危险性管理者考虑减少暴露的各种方法的相对优点。而且，由于概率分析提供暴露的整体分布信息，就使暴露评估者能够确定不同的实施方案将如何影响不同分布的部分。例如，可以采用不同的方法模拟营养素补充或强化，以便评价分布下限（可能是营养素摄入不足）和分布上限（可能是营养素毒性）的效应。此外，概率法可能有助于特定类型的危险-效益分析。对有急性毒性的食物化学物，如残留的农药，概率分析尤为有用，因为点估计法得到的摄入量经常会高得脱离实际，点估计法不能为暴露评估者或危险性管理者提供整个人群的摄入情况。知道可能有一种摄入量水平，它只有千分之一的发生可能性，则其危险性管理策略与有千万分之一的发生可能性时可能截然不同。概率模拟能够为以后的资料收集集中各种资源，并且有助于在必要时对策略进行修改，但概率模拟比确定性模拟需要有更多的资源。

概率模拟和确定性模拟的作用取决于输入资料的可获得性和质量。概率法用于多种不同类型食物化学物评估的潜力很大，但只有当充分了解暴露途径、食物链各阶段对浓度的影响、食物消费模式和其他相关暴露因素，建立可靠的模型并提供可信的分布时，才能真正认识到这一潜力。虽然概率模拟有很多优点，但Burmaster和Anderson（1994）提出一句老的计算机格言“输入垃圾，则产出垃圾”（GIGO），概率法也是如此，并且GIGO决不会变成“输入垃圾，产出真理”。概率分析结果的可靠性取决于模型的有效性、所用软件和模型输入的质量。模型输入的质量既反映输入数据的质量又反映代表性数据在模型中的选择性分布。对许多暴露变量，已提出用于选择输入分布的指导原则（Finley et al.，1994；Lipton et al.，1995；Voit and Schwacke，2000）。但至今为止，尚无有关食物消费或食源性化学物，如食品添加剂和农药残留的浓度，或营养素和新食品输入分布选择方面的信息，尽管Driber等人（1996）的报告已开始解决这一问题，但仍有很多工作有待去做。在危险性评估包括暴露评估中，人们不愿接受概率法的另一障碍是模型设计存在的主观因素（Bier，1999）。

表 5　在健康危险性评估中使用点估计或概率法的优缺点（Finley and Paustenbach，1994）

优点	缺点
点估计法：	
简单，方便	重复使用保守点估计往往会导致对真实暴露的明显高估
管理者容易接受	给危险性管理者和公众提供的信息有限
能够提供一个点的估计值	不能给出可信区间
	灵敏度或不确定性分析的意义不大
概率评估法：	
给危险性管理者和公众提供更多有意义的信息	方法复杂、耗时长
避免对最佳点估计的多种争论	进行计算的质量保证难度较大
危险性估计，并提供不确定性的定量测定	目前的法规不鼓励使用概率法
排除了保守估计	不能解释有相关的变量
可以定量评估点估计（RME）法的保守性	
使灵敏度分析更有意义	

表 6　美国环保局描述的概率模型的优点（1997）

评价变异程度和不确定程度以及分析和结果中的可信度
了解变异性和不确定性的重要来源以及它们对分析结果的影响
了解关键假设以及它们对分析和结果的重要性
了解非重要假设以及它们不重要的原因
了解其他的合理假设或模型对结论的影响程度
了解有关评估的主要科学争论以及它们对结论的影响

在进行概率分析前，暴露评估者应该具备丰富的知识，了解在定量暴露评估中怎样处理不确定因素以及实施评估的过程中的必需标准（Burmaster and Anderson，1994）。这就需要具备建立模型和正确选择输入分布的能力。认识不到分布间的从属性或相关性一般是危险分析模型失败的原因所在（Vose，2000），因此，还需要变量间相互关联的信息。Petersen（2000）对概率模型的理论和实践进行了综述。此外，还需要模拟软件。目前，市场上有多种危险性分析软件（如 www.risk-modelling.com），这些模拟程序可用来模拟食物化学物的暴露，但它们的应用范围更为广泛，许多程序最初是为经济危险性分析而设计的。许多用于暴露评估的软件是在美国设计的。Novigen Sciences 设计 DEEM™ 软件的目的是评价毒物、营养素、农药、食品添加剂和某些天然成分的摄入水平，该程序有估计急性和慢性暴露的模块并且能进行确定性评估和随机评估，程序中还含有美国农业部的食物消费调查数据和美国农业部的农药数据。为了开发公众可用的软件进行累积暴露评估和危险性评估，Hampshire 研究所设计出 Life Line ™软件，该软件的最初设计主要是用于评估来自居住环境、膳食和自来水的农药暴露。Harry Reid 环境研究中心和美国环保局的研究开发办公室建立了 THERdbASE（与人体总暴露有关的数据库和高级模拟环境），这一产品的目的是更好地估计人体对环境污染物的总暴露（如存在于多种介质，通过多种渠道进入人体的多种因子）。而且，欧盟正在开发模拟软件并把它作为欧盟-基金项目的一部分，定名为"随机化模拟人类对化学物和营养素暴露的开发、验证和应用"。此项目在本文的"4.9 研究需要"将给予简要的概括。

4.4　急性摄入和慢性摄入的比较

根据点估计法、简单分布或概率分析来区别膳食暴露的模拟方法要考虑是否选择单一数值或分布来代表模型中的输入数据。然而，该过程的基础是要考虑某些描述暴露水平所必需的参数和模型结构。暴露评估者必须充分考虑现有模型对回答特殊评估问题的有效性、是否需要新的模型和/或使用不同模型对结果的影响。一种模型是否有用的关键是要看其暴露估计是否与毒理学终点相关。暴露评估要反映长时期的暴露或高峰暴露，因此，这将会影响不同暴露确定模型的相关性。

在考虑急性毒理学终点时（如对于农药残留），应用短期暴露超过安全标准的危险性评估方法是不合适的（WHO，1997）。因为在急性作用阶段，通常是一餐或一天，不应该超过急性参考剂量（ARfD），因此，合理的食物消费资料应该以单独一餐或单独一天的消费为基础（Rees and Day，2000）。模拟急性摄入应该使用食物消费数据库，其中含有调查中每种食物、每餐、每天和每个受试者的信息。显然，作为先决条件，设计调查方法必须能详细记录每餐的情况。通过把一餐或一天中消费量的高百分位数乘以浓度的一个保守值（如点估计法中的“最差值”），可以估计高水平的急性膳食暴露。如前所述，这种方法对筛检那些不被人们关注的暴露很有价值。但这种方法不能提供在消费量大的食物中存在高浓度化学物的信息。虽然有大量的农药残留资料，但点估计法却不能利用这些资料（Hamey，2000）。因此，当评估那些在个别食物中浓度变异很大的化学物的急性暴露时，首先选择用于膳食暴露评估的概率法。

在估计急性暴露的概率法中，可以采用多种不同的方法来综合食物消费数据和化学物浓度数据。这些方法在某些方面可能有所不同，例如，是将一天中的吃饭事件看作化学物存在与否的概率，还是将全天的摄入看作单一概率。Hamey（2000）采用三种不同的模型估计农药残留的急性暴露，在后面的“估计食物化学物暴露的模型实例”中阐述了其中一种模型（见4.6）。

如果是以慢性而不是急性毒理学终点为基础进行安全性评价时，就需要进行长期的（日常或终生）暴露评估。显然，估计个体长期或终生的食物消费是不可行的，因此，需要考虑采用短期调查数据可能引入暴露评估的不确定性问题。许多研究已经表明调查食物消费的时间长短对估计营养素摄入可能产生较大的影响，这是由于不同个体和组别间食物摄入量都存在着很大的个体差异（Liu et al.，1978；Beaton et al.，1979；St Jeor et al.，1983；Freudenheim et al.，1987；Basiotis et al.，1987；Nelson et al.，1989；Sempos et al.，1991）。短期调查的影响有以下几方面：估计日常摄入量准确性较低（St Jeor et al.，1983；Basiotis et al.，1987），过高估计低摄入量和高摄入量的发生率（Beaton et al.，1982；Sempos et al.，1991）以及对个体营养素摄入错误归类（Freudenheim et al.，1987；Nelson et al.，1989）。由于每日食物消费存在很大的个体内差异（Beaton et al.，1979），引起营养素摄入的变异，这对其他食物化学物的暴露评估也很有意义。

基于多次的短期测量，已提出许多方法用于从短期摄入量外推到长期摄入量（NRC，1986；Wallace et al.，1994；Nusser et al.，1996；Slob，1996）。Hoffman 等人（2002）综述了这些方法，将其作为 EFCOSUM 项目的一部分。作者阐述通过将数据转化为正态分布，由个体每天摄入量的均数和方差估计日常摄入量的百分位数。Hoffman 等人（2002）考察了每一种用于数据的转化、调整和还原的方法，认为 Nusser 等人（1996）的方法最好。这种方法已引入软件包中，即估计摄入量分布的软件（Software for Intake Distribution Estimation，SIDE），该软件由美国依荷华州立大学统计学实验室生产。Price 等人（1996）提出另外一种模拟暴露的方法，这种方法将长期暴露定义为一系列单独的暴露事件（微暴露事件方法）。在这种方法中，单独模拟每一次暴露，然后相加得出对长期剂量率的估计值。Price 等人认为该方法的优点在于：①能综合暴露参数（如体重、污染物的浓度）值的时间变化信息；②能调查参数值的短期变异对暴露人群长期剂量比率分布的影响；③对于不同的平均次数，能描述平均剂量比率的个体间差异。该方法已被编入 LifeLine™（Price et al.，1999）模拟软件包。由于目前还不能测量日常暴露和终生暴露，所以不能验证这些方法；但对不同方法的结果进行比较，评估一种方法相对于另一种方法的不确定性，可能有助于暴露评估。

4.5 影响模型结构的其他因素

在对多来源的化学物进行暴露（混合暴露）估计时，常常出现夸大和不合理的摄入量估计。混合暴露的实例之一是来自食物、自来水、家中吸入或工业吸入的农药混合暴露，混合暴露评估要考虑一天中一个以上暴露来源的发生概率。混合暴露评估需要建立一种新的模型以便使不同来源的摄入具有时间、空间和人口统计学的特异性。也就是说，是在同一时间对同一个体，在同一地点和相同的人口统计学背景下计算暴露水平（Petersen，2000）。如果不能维持模型中的内部一致性，可能会得到不合理的结果，即使在仅关注食物的膳食摄入量时，也有必要考虑某些食物的摄入间可能存在的相关性。在检验混合暴露评估的ILSI项目中（ILSI，1998），每个顾问小组都提出一些模型，这些模型能表明居民的间歇暴露，随年龄而发生的暴露变化，每日膳食摄入量的变异以及其他特征。另外，考虑食物消费和化学物浓度的时间变化趋势对确保模型的有效性至关重要。对于具有慢性效应的化学物暴露，当模拟其食物消费时，应该考虑到高摄入水平的长期性，例如，一个人如何在较长一段时间内始终作为一个高水平消费者（如第95百分位数）？

当化学物的作用模式相同时，有必要进行累积暴露评估，并据此来选择评估模型。评估中可能要使用毒性当量法，即将所有化学物的暴露都根据一种标准化学物来标化。Price 等人（2000）使用了一种称为相对毒性强度（relative toxicity potency，RTP）的模型，阐明怎样估计一天内暴露于多种具有相同作用机制的农药的累积危险性。

4.6 估计食物化学物暴露的模型实例

已建立了许多估计化学物暴露的模型。如前所述，模型的选择随是评估急性暴露还是长期暴露而改变。同样，模型的选择也随是需要进行累积暴露估计还是混合暴露估计而改变。下面的章节讲述了已经提出并用于估计食物化学物暴露的多种模型实例。这些模型只是让读者实际感受一下模拟，并未反映可用模型的全部类型。

4.6.1 *实例1*

西维因是一种用于水果的氨基甲酸酯类农药；在英国，发现在苹果、油桃、桃和梨的混合样品中含有西维因。当使用点估计法建立幼儿的西维因摄入量模型时，例如，用苹果/油桃/桃子/梨摄入量的第97.5百分位数乘以检测到的最高残留量，结果显示幼儿的摄入量超过了由没削皮的苹果推算出的急性参考剂量（ARfD）。然而，用点估计法评价西维因的暴露，不能给出摄入量发生的概率。因此，建立了三种概率模型，以便提供更真实和更有意义的摄入量估计（Hamey，2000）。作者详尽阐述了这三种模型。其中模型1（“个别”水果模型）的步骤如下。

步骤1：首先根据连续分布选择苹果的消费量。

步骤2：从反映调查联合频率的离散分布中选择除苹果以外其他水果的消费量。

步骤3：对每一种有西维因残留的水果，从反映能检测到残留量的批次频率的离散分布中进行采样。

步骤4：在模拟有残留存在的重复中，选择一个残留模式。

步骤5：对每种水果类型，使用所选残留模式的批次样本均数来计算消费的全部或部分水果。

步骤6：对消费的全部或部分水果，从批次模型中选择西维因的残留量。

步骤7：将总摄入量相加后除以调查所得到的体重，得出每天每公斤体重的摄入量。

4.6.2 *实例2*

欧盟已经提出两种方法用于评估香精的摄入量：(i) TAMDI 和 (ii) 人均×10法，也称为来自调查的最大摄入量（maximised survey-derived intake，MSDI）。Cadby（1996）对每一种方法都进行了描述。TAMDI 法假设含有香精食物的每日最高摄入量为160.4克，含有香精饮料的摄入量每日为324毫升，还假设这些香精的含量是欧洲委员会所规定的允许量上限。人均×10法以香精的生产统计数字为基础，假设企业对调查的反应率为60%，并且人群中有10%的消费者，以此来进行校正。对于多种香精，用这两种方法得出的暴露估计相差很大。当人们普遍认为 TAMDI 法保守时，有人对人均×10法是否足够保守提出质疑。因此，有一项研究以香精企业提供的数据为基础，用概率模拟法调查香精的摄入量超过 TAMDI 和人均×10估计的发生概率（Lambe et al.，2001）。该模型考虑了以下几个因素。

1. 不同个体的食物消费水平不同。

2. 在一组食物中并不是所有品牌的食物产品都含有香精。

3. 并非所有用于一类食物的香精，都存在于这些食物中。

4. 香精中各种香精的浓度变化范围可能很大。

由于食物中香精的浓度范围很大，因此必须

先对数据进行对数转化，才能提供有意义的区间来描述直方图的分布。@Risk 软件包中使用了10 000次重复模拟来分析该模型。

在@Risk 软件中，最后模型结构如下：

单位	变量	输入分布/功能
A1	食物 A 的摄入量	@RiskHistogram {min，max} {Pint*1*，Pint*2*，Pint*n*}
A2	食物 A 的品牌产品中含有一种香精的百分比	@Risk Discrete {1，0} {Ppresent*fb*，Pabsent*fb*}
A3	食物 A 中含有香精的几率	@Risk Discrete {1，0} {Ppresent*fsf*，Pabsent*fsf*}
A4	食物 A 中含有香料	Excel 的逻辑功能（logical function） If A2=1，A3，0
A5	食物 A 中香料浓度的自然对数值	@RiskHistogram {min，max} {Pint*1*，Pint*2*，Pint*18*}
A6	浓度的指数值	Excel 功能（function） A5 的指数
A7	食物 A 中香料的实际浓度	Excel 的逻辑功能（logical function） If A4=1，A6，0
A8	从食物 A 中香料的摄入量	A1×A7
	对食物 B、C、D 等重复 A1 到 A8 的步骤	
A100	香料的总摄入量（每天每公斤体重的微克数）	（A8 + A16 + A24 + A32…）/60

其中：

Pint*n* = 数值落在 *n* 区间内的概率

Ppresent*fb* =一种品牌食品（*b*）中含有一种香料（*f*）的概率

Pabsent*fb* = 一种品牌食品（*b*）中不含香料（*f*）的概率

Ppresent*fsf* = 一种香精（*f*）中含有一种香料（*fs*）的概率

Pabsent*fsf* = 一种香精（*f*）中不含一种香料（*fs*）的概率

4.6.3 *实例 3*

1992 年，美国环保局将化学物的可能平均每日摄入量（ADD_{pot}）定义为：

$$ADD_{pot} = [C \times IR \times ED] / [BW \times AT]$$

其中 C=化学物浓度，IR=摄入率，ED=暴露时间，BW=体重，AT=平均时间（EPA，1992）。对于终生的平均每天摄入量（LADD），用生存时间（LT）代替平均时间（AT）。然而，Price 等（1996）认为 ADD_{pot}，作为一个描述暴露人群长期剂量率差异模型，有两个明显的局限性。他们很难指出从现有资料中得出的公式中许多参数个体间变异的信息，而且，这一公式不能阐明参数随时间的变化趋势。为此，作者提出另外一种模拟暴露的方法，即将长期暴露看成是一系列单独的暴露事件（微暴露事件法）。在该方法中，分别模拟每一暴露事件，然后相加得出长期剂量率的估计值。在微暴露事件模型中，用下列公式代替 ADD_{pot}的计算公式：

$$剂量率(Dose\ rate)=\frac{1}{平均时间}\sum_{j=1}^{持续时间}\frac{1}{体重j}\sum_{i=1}^{事件j}环境浓度ij\times摄入量ij$$

环境浓度 ij 是指个体在他/她生命的第 j 年的第 i 次暴露环境中的污染物浓度；摄入量 ij 是指个体在他/她生命的第 j 年的第 i 次暴露环境中污染物进入个体的量；事件 j 是指在个体生命中第 j 年暴露的次数；体重 j 是指个体在第 j 年的平均体重；持续时间是第一次和最后一次暴露之间的年数；平均时间是评价毒性终点的时间。设计的模型同时要考虑化学物经呼吸道、皮肤和胃肠道的摄入量。Price 等（1996）对此进行了详尽描述。

4.7 模拟食物化学物暴露的资料可获得性

模拟任何食物成分的膳食暴露都取决于代表模型参数数据的可获得性。根据 Kaplan 和 Burmaster（1999）的研究，危险性评估中不确定因素的主要来源于资料不完整以及在分析中如何对得到的资料进行解释。当模拟食物化学物的摄入时，根据资料对评估目的或评估终点的切合性，必须检查资料的可获得性和适合性。根据时间相关、空间相关、食物种类的相关和人群组别的相关，考虑诸如食物消费和化学物浓度这些变量的终点。例如，现有的食物消费资料是可以被直接利用还是需要建立模型来反映慢性摄入、急性摄入或特定时间段（婴儿、儿童、青少年）的摄入？目前的资料是否反映了与时间有关的化学物浓度（如污染物的水平可能随着时间而下降，可能会停止特定农药或添加剂的使用）？食物消费资料能否用有残留量数据的食物，如以原农产品表示？

重要的是要切记在限制条件之外数据的不能使用模拟。参与者一致同意，当数据库有限时，作为探索混合暴露评估的 ILSI 项目的一部分，最好是收集更多的资料而不是依赖于估计值、替代值或缺失值（ILSI，1998）。

4.8 一种模拟食物化学物摄入的实用方法

人们普遍认为摄入量评估应该使用能保证结果准确性的逐步法（WHO，1997）。在许多情况下，如果对摄入量的估计过于粗略，可能需要采用更加复杂的模型来做进一步研究，以使结果具有更高的确定性。如果最初的筛检结果显示实际摄入量不可能超过安全水平，如 ADI，或者摄入量明显低于毒理学阈值（Kroes et al.，2000），就没有必要做进一步评估。当对食物消费和所关注物质的最初假设会导致摄入量的估计值明显偏高，而且又没有其他来源的暴露存在时，尤其如此。

无论如何，选择方法要符合研究目的，即该方法要适应特殊的评价需要和数据的可获得性。这一点最初用于选择最适宜的分析方法来确定一种食物或总膳食中特定化学物的浓度（见 2.），也适用于食物消费评估法的选择（见 3.）。如果经济的筛检方法表明所关注的物质在食物中极少存在或者待评估的那些食物消费量极低，就不再需要额外信息。只有在分析或消费调查表明可能与暴露有关时，才提出使用适宜的综合性方法问题。

图 4 中概括了（系列）合理评价需要考虑的一些情况。

4.8.1 *筛检方法*

为了初步评估和确定需要进一步评估的重点而进行的筛检，对需要进行摄入量评估的特殊类别化学物，建立了一些非常粗略的高消费水平的指示指标模型。模型的建立使用两个假设，一是假定食物的消费量极高，这通常不切合实际，而且会导致结果偏高。二是假定化学物在特殊食物中或普通膳食中的含量最高。在允许化学物用于食物或特殊食物种类之前，暴露估计结果通常要与 ADI 值相比，或者与其他还没有规定 ADI 的物质的类似“安全”水平比较。如果暴露估计值极低，那么将其与上面提及的“毒理学关注的阈值”（Threshold of Toxicological Concern，TTC）相比可能是合适的，TTC 是指绝大多数化学物在摄入后不会引起毒性效应的剂量。

在食品添加剂领域，所谓的“预算法（Budget Method)”最初是在丹麦建立的（Hansen,

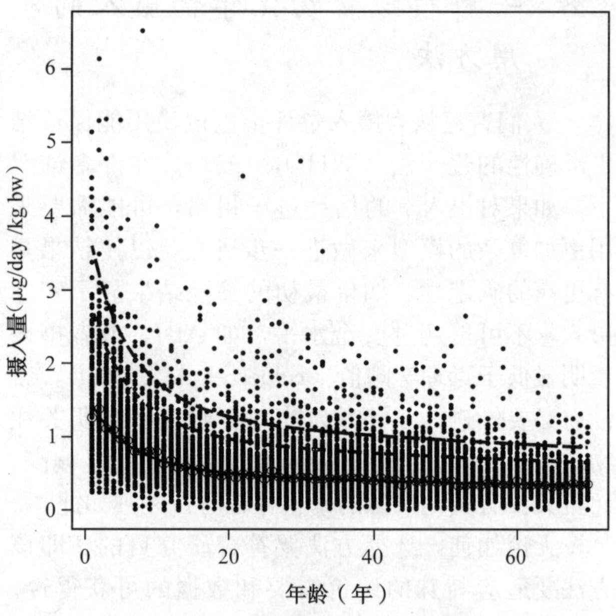

图 4　年龄别脱氧雪腐镰刀菌烯醇（DON）的每日摄入量　图中的实点代表个体的每日摄入量（6 247人，每日摄入两次）。空圈代表年龄别的几何均数，较低的一条曲线是回归拟合。两条虚线分别代表第 95 和第 99 百分位数，说明个体间的长期变异

1979；Ireland and Moller，2000），它假定食物生理最大摄入量的起点：液体为每公斤体重 100 毫升，能量为每公斤体重 100 千卡。由于食物的能量密度为 2 千卡/克，每天的消费量就相当于每天每公斤体重 50 克。此外，在食物消费模型中，假定含有化学物的食物种类的消费量很高。对兽药来讲，该方法假定每天动物性食品的消费量很大（JECFA，1989）。对于食品包装材料，欧盟食品科学委员会将化学物从包装材料向 1 升橄榄油中的迁移量作为最初的估计参数值（EEC，1990）。

在国际上，用上述方法对化学物进行初筛。初筛结果对于一般人群，包括绝大部分的年龄和性别组通常是可靠的，但对于特殊消费人群，如婴儿、儿童，或糖尿病患者可能需要按个案考虑。

另一种简单的筛检方法是“人均法”，该法考虑了市场上待评估的化学物总量（生产量＋进口量－出口量），并且将它平均分布于整个人群或者一个能清楚划分的亚人群。此外，还假设含此类物质食物的消费者百分比，例如，对于香精，假定 10%的人为消费者。该法有助于观察时间趋势，但也要认识到，对并非广泛分布于各种食物的化学物，如在消费者比例极低的一种特殊食物中含有的物质，像酱油和类似产品中的 3-氯丙醇（3-MCPD），该法不能很好地代表其暴露。只有对相关的原材料市场作出合理评价后，这种方法才能给出合理的数量估计，但它通常不包括含某种化学物的食物的进出口量，这偶尔会影响评估结果。

更完善的方法是使用食物的可获得性数据。这些数据通常是为国家或国际的经济目的，由政府机构收集的，但在某种程度上，也可由相关的企业协会提供。

最常用的资料有两类：第一类是 FAO 的食物平衡表（http：//www.apps.fao.org/lim500/wrap.pl），它表示国家水平上食品的可获得性。一般认为这类数据会将平均摄入量高估 15%以上，但这些数据可用于国际上不同国家间的比较。

第二类是以家庭购买资料为代表，食物购买量除以家庭成员数，就得出这组或该人群的个体平均消费量。但是，必须认识到，这种调查可能会大大低估家庭中某些成员的食物消费量。

应用数学模型模拟一个国家或家庭中个体消费量的分布，可提高从经济学调查所得资料的应用价值。这些关于产品或品牌的模型以家庭消费的特殊分布信息为基础，更能准确地说明每个家庭成员的消费情况。WHO（1991）已经确定了能将数据转化为每个家庭成员的转化因子。为了便于消费者了解，食品生产商偶尔也会提出一些转化因子。但是，在筛检阶段很少使用这些精确的数据。

4.8.2　*基于特殊资料的暴露评估*

第二类评估模型使用有关食物消费、化学物含量水平的实际资料，化学物含量或根据分析结果、或根据已知添加量或者法规容许量，例如，特定产品类别中的食品添加剂；也就根据在全部食品中假定的使用情况。根据资料的质量和数量，所需结果的准确度以及特定的目的，选择模拟方法。

“点估计法”是将实际食物消费的单一（估计）值与相关食物中残留量/化学物浓度的单一估计值相结合的方法，其中对消费量和化学物的含量，有多个选择值，即中位数或高水平数值。数值的选择受诸多因素的影响，例如，评价中涉及的食物数量、可得到的残留量数据和消费量数据

等。如果用高水平数值代表多种食物的消费量和残留量，点估计法将高估暴露，导致估计结果过高。因此，需要对点估计法进行改进，如将加工因素和包装材料的转移率包括在内。一般来说，改进后的点估计法对暴露水平的估计要比上面提及的筛检法更切合实际，但该方法不能提供暴露发生的可能性。

在暴露评估中，“简单分布”是用于描述使用食物摄入量分布的一种方法，方法中对残留量/浓度变量使用固定数值。这种方法通常要利用计算机化的食物消费调查数据库，所得结果比点估计法能提供更多信息，因为方法本身考虑了食物消费模式的变异。但方法中仍有几项保守假设（如某个体消费的所有软饮料都含有某种最高允许量的甜味剂，100%的某种农作物都使用某种农药等），因此，一般认为这种方法只能给出暴露估计值的高限。

概率分析法是根据变量的分布，确定它们的变异性和/或不确定性。然后，考虑每一变量的所有可能数值，并且通过发生概率来权重每一种可能的结局。由于有良好的资料和可靠的模型，这种模拟有助于提供更切合实际的暴露估计值。

尽管目前对食物化学物的暴露缺乏可靠的概率模型，但 Monte Carlo 项目（www.iefs.org/montecarlo）最近正在评价概率模型与品牌消费、双份饭和生物学标志物相比，分别对食品添加剂、农药残留和微量营养素的适用性。虽然概率模拟可能有助于提供更有意义的暴露估计，但这种方法的优劣有赖于数据的质量，并且不应该将该方法视为是一种能弥补低质量数据或不合理数据的方法。概率分析法的显著优点是能提供灵敏度分析，使评估者分析那些参数不确定的暴露的灵敏度，并且当暴露高于人们所能接受的程度时，评估者还可通过灵敏度分析考虑降低暴露的不同措施的相对优势。

4.8.3 *确证方法*

确证方法包括对暴露进行直接测量的研究，或者用于证实上述研究所得结果的相关性和适用性的研究。它包括测定暴露的生物学标志物，如果它们是存在的和已经验证的。但要认识到，确证方法将考虑所有来源的暴露，包括非食源性暴露。因此，如果想比较这些测定结果与上述单纯食源性模型所得的暴露估计，应该仔细考虑其他来源的存在和可能相关的程度。

另一种可以使用的确证方法是双份饭法。然而，应该认识到在实际中这些方法通常受到参加人数以及待评价样本量的限制，因此，所得结果对于观察平均暴露比观察最高暴露更有意义，因为从少数极端摄入情况中得出的结论不可能有统计学意义。

所有这些模型在摄入量评估中都有自己的作用，在选择模型时，必须基于“符合研究目的”的原则，即资料的可获得性和预期结果的准确性。这些模型通常以分层的方法来使用，因此，如果用简单方法得出的结果有问题，就要采用更复杂的方法来提供额外的信息或准确性。

4.9 研究需要

有两个因素限制了概率法在暴露评估中的使用，其一是对主要暴露变量的合理分布缺乏统一认识（Finley et al.，1994），其二是分析复杂的模型需要强大的计算机资源（Burmaster and Anderson，1994）。近年来，计算机处理能力的提高大大缩短了模拟的运行时间。然而，如果使用一台独立的 PC 机和以编译语言写成的模拟软件，复杂的模型由于需要进行无数次的模拟和迭代过程，仍需花费几天的时间来运行。Hamey（2000）在使用水果中农药残留暴露的复杂模型时，遇到了内存资源有限的问题。

更深层的一个问题是缺乏对模型的验证。显然，模型应当尽可能地代表其模拟的实际情况。理论上，所有的模型都需经过验证，但众所周知，这一过程既困难又昂贵（Kaplan and Burmaster，1999）。ILSI 混合暴露评估专家组（ILSI，1998）建议，模型的验证要经过以下几个步骤：

- 验证软件程序以确保它能按计划进行计算，并且没有使输出结果产生偏倚的错误。有人建议实现这一步的最好方法是将所有的程序（包括源代码）公开，以供同行评价。例如，DEEM™ 和 LifeLine™ 已经呈交给 FTFRA 科学顾问小组。
- 模型易得，鼓励其他的研究者使用并提供反馈信息。这能提供一种同行评价，进一步地改进和发展模型，使危险性评估同行接受这些模型。
- 比较使用同一数据系统的不同模拟方法所得出的结果。如果不同的方法得出的结论相似，模型和结果的可信度就大大增加。但必须记住，不同的模拟方法可能会产生相似但不准确的结果，因此，这些比较只能构成验证过程的一部分。

• 比较模型的输出结果与暴露的实际测量值，这是所有验证过程的核心。除了将总的模型输出结果与暴露测量相比较外，还可以对模型的其他部分进行验证。

为解决食物化学物暴露评估的这些问题，欧盟委员会资助的“第五个框架计划”（the Fifth Framework Programme）中有一个3年的分有项目，将其定名为“建立、验证和应用人类对食物化学物和营养素暴露的随机模型”，包括发展高性能并行计算的模拟软件，评价将食物消费和化学物浓度数据输入模型的最好方法，以及根据食品添加剂、农药残留和营养素的实际摄入量来验证新模型（http：//www.iefs.org/montecarlo）；通过现有的概率模拟软件来验证新软件（i.e. @Risk）。使用不同的方法模拟不同食物化学物的摄入量，并对其结果进行比较；分别使用双份饭法、生物学标志物方法，以及品牌产品消费水平和浓度数据，对农药残留、营养素和食品添加剂进行暴露测量；该项目的最后一步是根据暴露测量来验证模拟的摄入量。

从危险性评估的角度来看，最重要的一点是任何一种模型都不应该低估暴露。许多确定性模型（deterministic models）虽然不能准确地估计暴露，但却有助于排除进一步评估的需要。因此，验证研究不仅应考虑模型的预测准确性，而且还要考虑模型作为一种暴露评估工具的整体用途。有人提出一种方法来处理未经验证的模型，即提出所有合理的模型，并确定每一种模型对决策的意义。计算机技术的发展提高了模拟的速度，减少了同时运行多个模型的时间，这些都有助于危险性评估。

在模拟膳食暴露方面取得的进展也提醒我们需要开展混合暴露（多途径）和累积暴露（相同作用模式的多种化学物及其随时间在体内的累积作用）的评估。有一个专家小组向ILSI提交了一篇关于混合暴露的报道，对任何一种混合性危险评估方法，列出了以下几点期望（ILSI，1998）：

• 对不同途径、不同时间的暴露，只要是有毒理学意义的，所采用的方法都应该足够敏感。

• 其方法应使用所有可以获得的信息来描述潜在的暴露条件和活动。

• 其方法应该能够评估多种化学物的暴露（累积暴露），因此，用于混合暴露的评估方法不应被舍弃或者修改后再用于累积暴露。

• 其方法应具有足够的灵活性，以便在将来能接受新的运算法则和数据。这一过程在实质上是逐步发展的，没有哪一个完善的暴露体系是在顷刻间一蹴而就的。

• 其方法应具有普遍性，以便适用于多种不同类型的危险性评估。

研究模拟膳食暴露应该谨记这些原则。

关于膳食暴露模拟的另一个研究领域是暴露模型与估计内剂量的毒代动力学模型之间的联系。在这一领域中，虽然已经做了一些工作（如，Slob and Krajnc，1994），但希望毒理学家和暴露评估者能为了将来的工作而密切合作，使暴露模拟得到进一步的完善。

由于概率模型的应用可能扩展到与食物相关的整个健康领域，因此，建立适宜的方法一直是我们面临的挑战。其中一项挑战就是模拟致敏原的暴露和估计由这些暴露引起的有害效应的概率。因此，有必要考虑如何将个人易感性等变量纳入概率模型之中。

5 讨论

如上所述，食物的暴露评估主要集中在三个领域：食物中化学物的含量及其变化；食物消费；以及整合这些因素用确定性方法或概率法来估计暴露。

对这三个主要领域的描述显示，已有许多整合的方法和概念，其中绝大部分至少在某些领域已经得到成功的应用。在个别章节中已经指出它们存在的缺点。如果不了解这些缺点，由于数据来自不完善的评估方法，在整合时就会存在风险，从而增大误差和（或）固有的保守性。

然而，认识到方法的局限性有助于结果的改进，或者至少应该在结果的解释中考虑到它们的局限性。在上述三个主要领域中，可以对现有方法做一些重要改进，或者采用更为适宜的方法。一般而言，越完善的方法耗时越长，也就越昂贵。因此，根据具体情况，快速但精确度较低的方法可能更为适用。如果低灵敏度的方法能为评估提供合理的结果，高灵敏度但却很昂贵的分析方法就不会得到应用。如果被分析物质的含量较低，可能不会对总暴露产生显著影响或者没有毒理学意义，如使用毒理学关注阈值的概念（Kroes et al.，2000）。然而，复杂的方法有助于预防性的危险性管理，如谨慎原则（precautionary principle）和毒理学关注阈值的应用。

当确定食物中某种化学物的含量时，我们会遇到三个主要的不确定因素：

1. 采样——如何确保用于分析的样本具有代表性？一是污染物在食物中的不均一性，二是即使假定污染物在食物中是均一的，还存在采样模式的合理性问题。鉴于分析程序通常既昂贵又耗时，因此，必须通过最佳采样找到一种能减少烦琐分析的方法。当食物因加工而被均一化时，采样的可靠性就会增加。但并不是所有的食物都经过加工，并且对于初级产品和中间产品来说，如果不能确保由加工所致的内部均一化确实排除了食物化学物含量过高的风险，就有必要建立有意义的采样方法，通过剔除高污染的批次降低污染的整体水平。

2. 分析的灵敏度——应当确保所选方法符合研究目的。有必要在个案的基础上平衡低灵敏度方法的假阴性问题和超高灵敏度方法发现阳性的可能性。低灵敏度方法可能检测不出有潜在问题物质的含量，而高灵敏度方法则可能得出生物学上不相关的结果。

3. 食物化学物在加工链中的变化——如何将农作物数据可靠地外推到终产品？食物在工业加工过程，在餐饮业制备或家庭制备过程中，化学物是如何转化的？

某些情况下，尤其是当在加工食品中有意加入一些物质时（如食品添加剂或微量营养素），生产商能合理地预测出市场产品中的期望含量。基于上市后的观察，能够进一步完善此方面的信息以了解实际情况下产品批次和货架期之间的变异性。对其他的食物化学物，如污染物，需要通过适宜的分析程序调查不同的加工食品获取此类信息。

使用食物消费调查以及分析资料或成分资料的依赖于对食物的定义和结果可比性的了解。

为此，各的研究小组已经为不同的应用目的建立了多种食物分类体系（Ireland and Moller，2000）。但这些体系不必保持一致，使用者只需清楚地了解这些体系的设计方式以及如何将它们用于特定目的。目前已经成立了一个 IUNS/FAO 工作组，并将工作重点放在食物分类及其国际应用上（Ireland and Moller，2000），这对将来是令人鼓舞的。然而，这也强调了应该仔细考虑现有资料间的比较。

关于绝大多数的营养素和非营养素，人们主要依赖于食物成分表。这也同样适用于其他一些因素，如可能来源于食物脂肪部分的脂溶性污染物。然而，由于在食物使用和营养素数值确定方式上的差异，要比较不同国家编制的食物成分表数据是很困难的（Deharveng et al.，1999）。甚至同一国家的食物成分表也会出现差异，因为它们的编制时间和编制目的可能不尽相同。

在摄入量和消费量调查中，同样存在方法适用性的类似问题。由于产品生产企业是降低产品任何风险的实际责任者；因此，对这一品牌产品的摄入量评估要以对特殊消费人群的实际了解为基础，并要说明在此特殊品牌产品中化学物的预计含量是否有可能导致过量摄入。所以，这同样会导致不确定性：在许多情况下一种物质并非仅仅或主要限制于一种品牌产品，这时把注意力集中在一种品牌上，不能提供可靠的结果，因为还应该考虑，如食物供应的分布、消费者的喜好、目标人群等特征。这需要综合性的摄入量评估，确定当把所有来源的摄入考虑在内时是否可能出现明显的危险。

人们已经知道，尤其是在食物消费调查中，为一种目的而收集的信息——按类别的食物摄入量评估——适用于其他多种用途；例如，在收集到数据之后，将其用于化学污染物或备受关注的少数食物成分的摄入量评估。在这些情况下，应当以个案为基础对在方法回顾中指出的缺点加以判断，使评估更为可靠。

在收集资料时预测其可能的用途十分重要。这包括预先对统计学评价作出计划，包括有可能超出研究的最初目的。如果最初没有预测一个人群中高消费者的统计学基础，开始的正确考虑尤为重要。因此，在个别数据集的早期准备过程，尤其是当数据集的质量可靠、概率模型能优化多种数据集的使用时，那些熟悉暴露评估数据的人应该加强交流。

评估通常是针对整个人群应该包括所有个体。然而，在特殊情况下，如，根据百分位数或人群易感性，有可能将他们定义为各种亚人群。当试图以消费和食物化学物含量为基础进行综合评估时，通常先使用较粗的筛检方法，随后按要求尽力对评估加以改善。当较粗的筛检方法，如，“最坏情况”法、预算法得出的摄入量结果超出可接受的水平时，较完善的确定性方法，如点估计和简单分布可以提供更准确的估计，但仍有可能会高估实际摄入量。相比而言，概率法通常比确定性方法需要更多的资源，但它可以描述暴露估计中可能存在的变异性和不确定性，使评价结果更有意义、更切合实际。因此，在筛检和评估暴露水平中应用的方法、原则以及仪器应该是以个案为基础采取分层法，以便节省人力和财力。人们应该始终注意所做的假设，例如，一种物质可能存在于哪些食物以及这些食物随时间的可能消费量。有人主张对估计在食物中含量较低的物质，可以建立一个毒理学关注阈值：如果这些物质的摄入量低于此阈值，则不会对消费者产生任何可以察觉的危险（Kroes et al.，2000）。保守的摄入量估计提示这些极低的摄入量可能也有助于优先考虑危险性评估过程中的其他——通常是更加昂贵的步骤。然而，还应注意到，在某些情况下，所制定的低水平的残留量标准并不是主要基于ADI的概念，而是考虑了良好农业生产规范(GAP)的要求。

对允许用于多种食物类别的一种食品添加剂(例如，食品法典的食品添加剂通用标准所示)，最初是假设它以最高允许量添加到所有这些食物之中，并且此类食物消费量很大。在这些条件下，如果没有显示超过安全水平，就不需要再做进一步的暴露评估。然而，如果这种极端假设导致的结果超过了安全水平，可以通过把它与有可能非常低的市场数量，以及有相同技术性质的替代物质的利用率相联系来校正明显的高估。另外，应该对此物质的技术性质有一个基本的了解。例如一种食物酸不可能用于非酸性食物，至少不会大量使用，或者，大量黄色的β胡萝卜素不会被添加到消费者期望是绿色或白色的食品中。最后，食物的加工也可能会导致某种物质的减少或消失。但这些问题在不同的国家可能不尽相同。显然，最终是需要获取特殊资料来为评估提供可靠的基础。

还需考虑的一点是某种化学物的消费模式，它是偶尔被大量消费（在这种情况下，结合急性毒性资料可能更好），还是长期消费从而与（亚）慢性毒性资料相结合？在后一种情况中，应该认识到对某种食物儿童相对于成年人，每公斤体重摄入量更高：因此，一生的总摄入量可能是决定性参数。最后，尽管很难将其纳入评估，也应该认识到同一个体在儿童时喜欢的食物（或者专门针对儿童的，如婴儿配方食品），到了成年后可能就不再食用，因为每个人在一生中对其喜爱的饮食往往会有几次改变。

一般而言，食品生产企业清楚地了解他们的消费者，在上市前评价之中包括他们对实际消费模式的了解，上市前评价是消费者行为信息的一个可能来源。但必须认识到生产企业通常不会把这些私有信息公布于众。

食物化学物危险性评估中存在的一个问题是不同化学成分间可能有交互作用，这可能涉及相加或更少见的拮抗或协同效应。只有当化学物的作用机制相似时，才可能产生这些效应，而且只是在它们超出未观察到效应的水平（no-observed-effect level，NOEL）时才会发生。食品添加剂(Groten et al.，2000）和农药（Ito et al.，1996）很少发生交互作用，它们通常以低水平存在。微量营养素和非营养素（植物化学物）以及一些天然毒物，可能以生物活性水平存在，很有可能产生交互作用，特别是影响它们的生物利用率。例如，铁的生物利用率受维生素C和钙的影响(Deehr et al.，2000)；类似地，膳食中存在含有这些维生素的脂肪，决定了脂溶性维生素的利用。与这些交互作用有关的任何危险还取决于在相关时间段内对有生物学意义的剂量的化学物的协同摄入，这需要很好地了解相关食物中存在的化学物以及这些食物的实际消费。

食物致敏原，即能引发真正的免疫反应而非其他不耐受形式的物质，在摄入量评估中可能是一个特殊的例子，其原因有以下两点。

（1）现在似乎还不能得到有关能引发食物过敏的暴露类型（数量和时间）以及交叉反应的可靠资料。有人提出，至少在某些情况下，非食物成分（乳胶、花粉等）的Ⅰ型过敏反应是食物过敏反应的基础。因此，人们所希望的是更好地了解导致食物过敏的相关因素的暴露环境。

（2）有人指出，一旦确定食物过敏，在极端情况下，一个普通的分子就能引发过敏反应，导致过敏性休克甚至可能产生致命性结果。这就意味着任何来源的暴露，哪怕远远低于分析检测的合理阈值，也应该引起注意。即使确实存在实际阈值，在某些情况下，它们似乎处于极低的水平。因此，想要预测和排除致敏原的可能来源，最关键的一点是追踪它的来源，而不是分析原材料和加工过程。这包括应用 GMP 和 HACCP 的概念来确定哪里可能存在痕量污染，并且需要进行控制。

有关建立致敏原暴露的特殊模型，交叉感染的概率以及进一步研究致敏原是否真正存在阈值，将来会使这些问题得到更好的解释。

在许多情况下，要在产品进入市场或获得所有相关资料之前进行暴露评估。因此，需要预先设计一些校正步骤，以便能将新发现的信息包括在内。如前所述，产品在上市前，尤其是上市后的监测是评价实际生活中食物化学性质和消费模式的重要工具：消费者实际暴露的食物化学性质可能与我们在模型中的假设有所不同；同样，实际消费也可能不同于最初假设。在最初的评估中，往往采取保守的方法，而实际情况可能有助于减少不确定性，因而可能会影响不确定因素或者所要求的安全界限。

人们也有可能发现假设不够保守。在这些情况下，上市后的监测资料有助于证实对化学性质和目标人群消费量的最初评估的可靠性。

显然，如上所述，目前使用的摄入量评估方法在准确度上有所不同，并且根据所做的假设和可能的漏报，可能会低估或高估食物消费。但当目前的方法没有足够的准确度和/或灵敏度，或者会导致过于保守的评价时，就需要更加完善的估计方法。6.1 节阐述将来对化学物的含量和转化、食物消费，以及它们整体的要求和挑战，还提出了工作的重点。

6 结论

综上所述，利用目前在摄入量评估中普遍应用的筛检方法，有助于建立一个提示高暴露的一般性指征，但在许多特殊情况下，此方法并不准确。以上述三个主要领域的资料为基础，接下来就要确定在哪些领域中改良的方法或选择合理的方法有助于改进和完善暴露评估，并且指出哪些工作有助于促进将来的暴露评估。尤其当需要对摄入量进行特殊评估而非一般性估计时，重要的是要认识到，由于评估的多因素特性，在单一的假设和结果中，往往会出现误差。关于方法的验证，通常建议尽量使用高度复杂模型的已有工作，并同时采用比较简单的方法（便宜而简单的方法）来了解它们的作用和局限性。

6.1 食物成分的研究重点

如果已经收集了不同国家中各种化学物和营养素的资料，就要确定优先研究哪一方面的问题。然而，在许多情况下，危险性评估的资料并不容易获得，尤其是国际水平的资料。而且，即使能够获得，它们之间也经常没有直接的可比性。

1. 全欧洲食物成分数据库　对于食物化学物，不仅包括营养素，还包括低分子量化学物，如食品添加剂、污染物/残留物和相关的非营养素植物成分，有必要建立一个标准的全欧洲数据库。数据库应该包括有关采样和分析方法的信息，最好还包括单个的数据点或含量范围（均数/标准差）以及得出均数的分析次数。关键是方法的一致性，而要通过认真考虑实际食物成分的显著差异，才能综合整个欧洲的结果。

2. 加工　了解从农田到餐桌的过程，即从生产链到消费者厨房，以及它们对食物化学物，包括天然成分、食品添加物质或加工过程形成的物质的含量和质量的影响。此外，还应该提供关于如何获得此类信息的背景，以便确定其在暴露评估中的用途。

协调一致的数据库，还应该收集食物的自然变异方面的信息，这些变异是由于品种、成熟度、地理来源，包括地质因素的影响，如重金属含量，收割和储存条件的不同而造成的，后面的几个方面也是加工效应的有关信息。为了能评价随时间而发生的变化，应该定期重新评估所选分析方法的技术适用性，以及农业和食品工业中生产方法的变化、消费者品味的变化以及管理和经济因素的变化，还应该确定如何保持历史性的食物成分信息。最近，欧盟 EPIC 项目正在进行这方面的一些工作。虽然，分析工作和采样程序的优化并不是暴露/危险性专家所能控制的，但是，需要进行有意识地监测来确保资料在所有时间的适用性。

6.2 食物消费的研究重点

许多国家通过食物平衡表和家庭调查法得到有关每人的平均食物消费资料。在国际上，全球环境监测系统/地区性膳食组成（GEMS/Food Regional Diets）提供了每人的平均食物消费量，JECFA 和 JMPR 将其作为暴露评估的基础（WHO，1998）。

在一些国家，食物消费资料是针对个体而言的，但这些信息中通常不包括性别、年龄、体重或其他相关因素，例如吸烟。

个体的食物消费调查应该尽可能地给数据使用者提供方便。例如，对食品添加剂的暴露评估，食物编码应该使食物消费按加工食物的种类来表示，另外，还可按原农产品表示以用于农药和环境污染物的危险性评估。应该把收集的数据保持为个体记录，方便以后用于概率模型。方法的改进应包括以下几项。

（1）食物消费调查法的一致性：这包括需要精确估计主要化学物的暴露，以及确定合理的极端值、了解低估的程度以及可能采用的校正方法。在研究中，如果能通过使用条形码将以品牌名称为基础的食物包括在内，并且考虑熟食和家庭外的食物消费（这一部分在欧洲饮食中不断增加）就会更加理想。

（2）评价偶尔的食物高消费和长期的平均消费：这一点有助于考虑食物中急性毒性物质的作用。

（3）人群的变异性：需要有更多人群变异方面的信息来确定易感个体和易感人群。这同样适用于基因的多态性分析。对基因以及营养素-基因/基因-营养素交互作用的研究将会提供这方面的信息，并且会推动效应标志物和暴露标志物的发展。

（4）新的食品种类：新食品以及功能食品的发展很快，因此要对它们进行暴露评估以观察其可能产生的健康效应。

（5）全欧洲的食物消费调查：最好能组织一次广泛的调查，使用统一的方法和参数，以确保危险性评估所需要的资料的充足性和可比性。

在这类新研究的准备阶段，应该考虑如何合理利用上市前的模拟和上市后的资料收集，应考虑费用和资源问题，以及如何能将从生产者得来的信息合理地整合到摄入量评估中。通常，食物消费调查需要与食物成分数据库相联系，才能进行评估。要考虑宏量营养素和微量营养素以外的次要食物成分，以及食物的常用分类系统。调查结果需要用诸如双份饭法，使用统一的和标准化的程序进行验证。

6.3 综合食物消费和化学物含量来估计食物化学物的暴露

如 4.8 部分所述，摄入量评估的准确度不仅取决于收集资料的质量，也与用于最初筛检的整合方法，更精确的估计或准确的计算有关。考虑到这些方面，会有助于优化分层法的使用，选择“与研究目的相符”的方法，以及最大限度地利用资源。在这里，重要的是要认识到高摄入量的估计方法和长期摄入量的估计方法可能不同，并且它们在随后的危险性描述中将会产生不同的结果。由于每种食物中化学物浓度的变异很大，所以用概率法估计急性暴露所得的结果可能是最准确的。总之，人们认为概率法可能是最准确的估计方法。但是这些暴露评估方法还需要进一步的完善，其中包括对不确定因素的定量测定。

对现有方法还需要在以下几个方面进行改善：

1. 评价概率模型，包括对软件程序的验证，比较对同一批数据使用不同模拟方法的结果，以欧盟的 MONTE CARLO 项目及其他项目为基础，比较模型结果与真实的暴露测量数据。

2. 建立混合（多途径/多通路）暴露和累积暴露（具有相同作用模式的多种化学物暴露/一种化学物随时间的蓄积）的评估方法。

3. 建立致敏原的暴露模型以及预测此类暴露引发有害效应的概率的方法（例如，将个体易感性变量纳入概率模型之中）。

4. 建立低成本、假设更实际、更有效的筛检方法。

为了能在危害特征描述中更好地应用，需要有适宜的方法把综合评价经消化道摄入化学物数量的暴露模型与估计内暴露的毒代动力学模型。

6.4 作为危险性评估一部分的摄入量评估

在危险性评估过程的分层体系中应包括改进

上述所有的方法。危险性评估过程的每一步都要最大限度地有效地利用资源。同样，还应该确定在危害识别、危害特征描述和摄入量评估过程的哪些方面，需要加大努力才会产生最大的效果。因此，如果较粗的估计方法显示摄入量并不大，或者在把评估与危害识别和危害特征描述的结果相联系后——估计物质的暴露量不可能产生毒性，就不再需要更精密通常也是更耗时、更昂贵的方法。但如果筛检方法表明暴露处于有害水平，而其他证据或常识则显示实际暴露量是在一个可以接受的低水平，就有必要采用更精密的方法进行评估。应当注意所讨论中的营养食品或是有健康效应的食品（例如，欧盟的 FUFOSE 和 PASSCLAIM 项目）以及转基因食品（如欧盟的 ENTRANSFOOD 项目）同样存在这些需要。

参考文献

Acar, J., Gokmen, V., Taydas Esma, E., 1998. The effects of processing technology on the patulin content of juice during commercial apple juice concentrate production. Zeitschrift für Lebensmittel Untersuchung und Forschung A328–331.

AIJN, 2001. Code of Practice for Evaluation of Fruit and Vegetable Juices. Association of the Industry of Juices and Nectars from Fruits of the European Union, Brussels.

Anderson, H.A., Falk, C., Hanrahan, L., Olson, J., Burse, V.W., Needham, L., Paschal, D., Patterson Jr., D., Hill Jr., R.H., 1998. Profiles of Great Lakes critical pollutants: a sentinel analysis of human blood and urine. The Great Lakes Consortium. Environmental Health Perspectives 106, 279–289.

Anderson, W., Castle, L., Scotter, M., Massey, R.C., Springall, C., 2001. A biomarker approach to measuring human dietary exposure to phthalate diesters. Food Additives and Contaminants, 1068–1074.

ANZFA, 1998. The Australian Market Basket Survey 1996. Australia New Zealand Food Authority.

Armstrong, B., Bofetta, P., 1999. Measurement of exposure and outcome in epidemiological studies used for quantitative estimation and prediction of risk quantitative estimation and prediction of human cancer risks. In: Moolgavkar, S., Krewski, D., Zeise, L., Cardis, E., Møller, H. (Eds.), Quantitative Estimation and Prediction of Human Cancer Risks. IARC, Lyon, pp. 75–102.

Ascherio, A., Stampfer, M.J., Colditz, G.A., Rimm, E.B., Litin, L., Willett, W.C., 1992. Correlations of vitamin A and E intakes with the plasma concentrations of carotenoids and tocopherols among American men and women. Journal of Nutrition 122, 1792–1801.

Basiotis, P.P., Welsh, S.O., Cronin, F.J., Kelsay, J.L., Mertz, W., 1987. Number of days of food intake records required to estimate individual and group nutrient intakes with defined confidence. Journal of Nutrition 117, 1638–1641.

Beaton, G.H., 1982. What do we think we are estimating? Beal, V.A., Laus, M. J. (Eds.). Proceedings of the symposium on dietary data collection, analysis and significance. [675], 36–48.

Beaton, G.H., Milner, J., Corey, P., McGuire, V., Cousins, M., Stewart, E., de Ramos, M., Hewitt, D., Grambsch, P.V., Kassim, N., Little, J.A., 1979. Sources of variance in 24-hour dietary recall data: implications for nutrition study design and interpretation. American Journal of Clinical Nutrition 32, 2546–2549.

Beemster, C.J.M., Hulshoff, K.F.A.M., Breedveld, B.C., Westenbrink, S., 2000. Creation of a database for the calculation of nutrient intake over time. Journal of Food Composition and Analysis 13, 411–417.

Benfort, D.J., Tennant, D.R., 1997. Food chemical risk assessment. In: Tennant, D.R. (Ed.), Food Chemical Risk Analysis. Blackie Academic & Professional (Chapman & Hall), London, pp. 21–56.

Bennett, G.A., Richard, J.L., 1996. Influence of processing on Fusarium mycotoxins in contaminated grains. Food Technology 50, 235–238.

Berg, M., Birnbaum, L., Bosveld, A.T.C., Brunstrom, B., Cook, P., Feeley, M., et al., 1998. Toxic equivalency factors (TEFs) for PCBs, PCDDs, PCDFs for humans and wildlife. Environmental Health Perspectives 106, 775–792.

Berry, M.R., 1997. Advances in dietary exposure research at the United States Environmental Protection AgencyNational Exposure Research Laboratory. Journal of Exposure Analysis and Environmental Epidemiology 7, 3–16.

Bier, V., 1999. Challenges to the acceptance of probabilistic risk analysis. Risk Analysis 19, 703–710.

Bingham, S.A., Cassidy, A., Cole, T.J., Welch, A., Runswick, S.A., Black, A.E., Thurnham, D., Bates, C., Khaw, K.T., Key, T.J., 1995. Validation of weighed records and other methods of dietary assessment using the 24 h urine nitrogen technique and other biological markers. British Journal of Nutrition 73, 531–550.

Bingham, S.A., Day, N.E., 1997. Using biochemical markers to assess the validity of prospective dietary assessment methods and the effect of energy adjustment. American Journal of Clinical Nutrition 65, 1130S–1137S.

Black, A.E., Welch, A.A., Bingham, S.A., 2000. Validation of dietary intakes measured by diet history against 24 h urinary nitrogen excretion and energy expenditure measured by the doubly-labelled water method in middle-aged women. British Journal of Nutrition 83, 341–354.

Bousquet, J., Bjorksten, B., Bruijnzeel-Koomen, C.A., Huggett, A., Ortolani, C., Warner, J.O., Smith, M., 1998. Scientific criteria and the selection of allergenic foods for product labelling. Allergy 53, 3–21.

Breitholtz, A., Olsen, M., Dahlback, A., Hult, K., 1991. Plasma ochratoxin A levels in three Swedish populations surveyed using an ion-pair HPLC technique. Food Additives and Contaminants 8, 183–192.

Brera, C., Miraglia, M., Colatosti, M., 1998. Evaluation of the impact of mycotoxins on human health: sources of errors. Microchemical Journal 59, 45–49.

Briley, M.E., Jastrow, S., Vickers, J., Roberts-Gray, C., 1999. Can ready-to-eat cereal solve common nutritional problems in child-care menus? Journal of the American Diet Association 99, 341–343.

Brussaard, J.H., Lowik, M.R., van den, B.H., Brants, H.A., Kistemaker, C., 1997. Micronutrient status, with special reference to vitamin B6. European Journal of Clinical Nutrition 51 (Suppl. 3), S32–S38.

Burmaster, D.E., Anderson, P.D., 1994. Principles of good practice for the use of Monte Carlo techniques in human health and ecological risk assessments. Risk Analysis 14, 477–481.

Cadby, P., 1996. Estimating intakes of flavouring substances. Food Additives and Contaminants 13, 453–460.

Carroll, Y.L., Corridan, B.M., Morrissey, P.A., 1999. Carotenoids in young and elderly healthy humans: dietary intakes, biochemical status and diet-plasma relationships. European Journal of Clinical Nutrition 53, 644–653.

Cassin, M.H., Paoli, G.M., Lammerding, A.M., 1998. Simulation modeling for microbial risk assessment. Journal of Food Protection 61, 1560–1566.

Castelo, M.M., Sumner, S.S., Bullerman, L.B., 1998. Stability of fumonisins in thermally processed corn products. Journal of Food Protection 61, 1030–1033.

Chambolle, M., 1999. Assessment of extreme levels of chronic food intakes. Regulatory Toxicology and Pharmacology 30, S13–S18.

Charmley, L.L., Rosenberg, A., Trenholm, H.L., 1994. Factors responsible for economic losses due to Fusarium mycotoxin contamination of grains, foods, feedstuffs. In: Miller, Trenholm, H.L. (Eds.), Mycotoxins in grain-compounds other than aflatoxins. Eagan Press, St. Paul, MN, pp. 471–486.

Codex Alimentarius, 1993. Codex Guidelines for the Establishment of a Regulatory Programme for Control of Veterinary Drug Residues in Foods CAC/GL 16.3.

Codex Alimentarius, 1999. Recommended Methods of Sampling for The Determination of Pesticide Residues for Compliance with MRLs CAC/GL 33.Volume 2a Codex Alimentarius.

Committee on Biological Markers of the National Research Council, 1987. Biological markers in environmental health research. Environmental Health Perspectives 74, 3–10.

Copeland, T.L., Holbrow, A.M., Otani, J.M., Connor, K.T., Paustenbach, D.J., 1994. Use of probabilistic methods to understand the conservatism in California's approach to assessing health risks posed by air contaminants. Air Waste 44, 1399–1413.

Cressey, P., Vannoort, R., Silvers, K., Thomson, B., 2000. New Zealand Total Diet Survey. Part 1: Pesticide Residues. Ministry of Health of New Zealand.

Cullen, A.C., Frey, H.C., 1999. Probabilistic Techniques in Exposure Assessment. A Handbook for Dealing with Variability and Uncertainty in Models and Inputs. Plenum Press, New York.

De Girolamo, A., Solfrizzo, M., Visconti, A., 2001. Effect of processing on fumonisin concentration in corn flakes. Journal of Food Protection 64, 701–705.

De Groot, L.C.P.G.M., Van Staveren, W.A., Hautvast, J.G.A.J., 1991. EURONUT-SENECA, Nutrition and the elderly in Europe. European Journal of Clinical Nutrition 45, S1–S196.

Deehr, M.S., Smith, K.T., Dallal, G.E., Taulbee, J.D., Dawson-Hughes, B., 2000. Effects of different calcium sources on iron absorption on in post-menopausal women (1990). American Journal of Clinical Nutrition 51, 95–99.

Deharveng, G., Charrondiere, U.R., Slimani, N., Southgate, D.A., Riboli, E., 1999. Comparison of nutrients in the food composition tables available in the nine European countries participating in EPIC. European Prospective Investigation into Cancer and Nutrition. European Journal of Clinical Nutrition 53, 60–79.

Douglas, J.S., Tennant, D.R., 1997. Estimation of Dietary Intake of Chemicals in Food Chemical Risk Analysis. Blackie Academic & Professional (Chapman and Hall), London. pp. 195–218.

Driver, J.H., Ginevan, M.E., Whitmyre, G.K., 1996. Estimation of dietary exposure to chemicals: a case study illustrating methods of distributional analyses for food consumption data. Risk Analysis 16, 763–771.

Dybing, E., Doe, J., Groten, J., Kleiner, J., O'Brien, J., Renwick, A.G., Schlatter, J., Steinberg, P., Tritscher, A., Walker, R., Younes, M., 2002. Hazard characterisation of chemicals in food and diet: dose–response, mechanisms, and extrapolation issues. Food and Chemical Toxicology 40, 237–282.

EC, 1997. Improvement of Knowledge of Food Consumption with a View to Protection of Public Health by Means of Exchanges and Collaboration Between Database Managers (Report of experts participating in Task 4.1). Office for Official Publications of the European Commission, Luxembourg.

EC, 1999. Commission decision 1999/217/EC of 23 February 1999 adopting a register of flavouring substances used in or on foodstuffs drawn up in application of Regulation (EC) No. 2232/96 of the European Parliament and of the Council of 28 October 1996. Official Journal of the European Communities L084.

EC, 2000. Monitoring of Pesticide Residues in Products of Plant Origin in the European Union and Norway. 1998 Report. SANCO/2597/00 European Commission.

Edler L., Poirier K, Dourson M., Kleiner J., Mileson B., Nordmann H., Renwick A., Slob W., Walton K., Würtzen G., 2002. Mathematical modelling and quantitative methods. Food and Chemical Toxicology 40, 283–326.

EEC, 1990. European Directive 90/128 EEC Relating to Plastic Materials and Articles Intended to Come into Contact with Foodstuffs, OJCE No. L349/26.

EFCOSUM Group, 2001. European Food Consumption Survey Method. TNO Report V3766 TNO Nutrition and Food Research, Zeist, The Netherlands.

Eisenbrand, G., Pool-Zobel, B., Baker, V., Balls, M., Blaauboer, B.J., Boobis, A., Carere, A., Kevekordes, S., Lhugenot, J.-C., Pieters, R., Kleiner, J., 2002. Methods of in vitro toxicology. Food and Chemical Toxicology 40, 193–236.

EPA, 1992. Guidelines for Exposure Assessment. US Environmental Protection Agency, Washington, DC.

EPA, 1996. Acute Diatary Exposure Assement Office Policy. US Environmental Protection Agency, Washington, DC.

EPA, 1997. Guiding Principles for Monte Carlo Analysis. US Environmental Protection Agency, Washington, DC.

EPA, 2000. AssignIng Values to Non-detected/Non-quantified Pesticide Residues in Human Health Food Exposure Assessments. (Report No.: 6047). US Environmental Protection Agency, Washington, DC.

EWG, 1998. Overexposed: Organophosphate Insecticides in Children's Food. Environmental Working Group, Washington, DC.

FAO/WHO, 1985. Supplement 2 to Codex Alimentarius Volume XIV: Guidelines for the Simple Evaluation of Food Additive Intake. Food and Agriculture Organisation, World Health Organization, Rome.

FAO/WHO, 1997. Food Consumption and Exposure Assessment of Chemicals. Report of FAO/WHO Consultation (Report No.: WHO/FSF/FOS/97.5). World Health Organization, Geneva.

FAO/WHO, 1999. Pesticide Residues in Food – 1998. Evaluations Part I—Residues. FAO Plant Production and Protection Paper. Food and Agriculture Organisation, Rome.

FASEB, Life Sciences Research Office, 1989. Nutrition monitoring in the United States. An update report on nutrition monitoring. DHHS Publication No. (PHS) 89-1255. Department of Health and Human Services, Hyattsville, MD.

FCA, 1997. Simplified Guide to EC Food Contact Legislation. Food Contact Additives panel—A Sector Group of CEFIC. CEFIC, Brussels.

FDA, 2000. Food and Drug Administration Pesticide Program. Residue Monitoring 1999. Food and Drug Administration.

Feunekes, G., Van 't, V.P., Staveren, W., Kok, F.J., 1999. Alcohol intake assessment: the sober facts. American Journal of Epidemiology 150, 105–112.

FFP, 2000. (Fifth Framework Programme) 1998-2002.

Finley, B., Paustenbach, D., 1994. The benefits of probabilistic exposure assessment: three case studies involving contaminated air, water, and soil. Risk Analysis 14, 53–73.

Finley, B., Proctor, D., Scott, P., Harrington, N., Paustenbach, D., Price, P., 1994. Recommended distributions for exposure factors frequently used in health risk assessment. Risk Analysis 14, 533–553.

Forman, M.R., Lanza, E., Yong, L.C., Holden, J.M., Graubard, B.I., Beecher, G.R., Meltiz, M., Brown, E.D., Smith, J.C., 1992. The correlation between two dietary assessments of carotenoid intake and plasma carotenoid concentrations: application of a carotenoid food- composition database. American Journal of Clinical Nutrition 58, 519–524.

Freudenheim, J.L., Johnson, N.E., Wardrop, R.L., 1987. Misclassification of nutrient intake of individuals and groups using one-, two-, three-, and seven-day food records. American Journal of Clinical Nutrition 126, 703–713.

Friesen, M.D., Garren, L., 1982. International mycotoxin check sample program: part I. Report on laboratory performance for determination of aflatoxins B1, B2, G1, and G2 in raw peanut meal, deoiled peanut meal, and yellow corn meal. Journal of the Association Official Analytical Chemists 65, 855–863.

Gan, L.S., Skipper, P.L., Peng, X.C., Groopman, J.D., Chen, J.S., Wogan, G.N., Tannenbaum, S.R., 1988. Serum albumin adducts in the molecular epidemiology of aflatoxin carcinogenesis: correlation with aflatoxin B1 intake and urinary excretion of aflatoxin M1. Carcinogenesis 9, 1323–1325.

Gilbert, J., Brereton, P., MacDonald, S., 2001. Assessment of dietary exposure to Ochratoxin A in the UK using a duplicate diet approach and analysis of urine and plasma samples. Food Additives and Contaminants 18, 1088–1093.

Goris, A.H., Westerterp-Plantenga, M.S., Westerterp, K.R., 2000. Undereating and underrecording of habitual food intake in obese men: selective underreporting of fat intake. American Journal of Clinical Nutrition 71, 130–134.

Groopman, J.D., Zhu, J.Q., Donahue, P.R., Pikul, A., Zhang, L.S., Chen, J.S., Wogan, G.N., 1992. Molecular dosimetry of urinary aflatoxin-DNA adducts in people living in Guangxi Autonomous Region, People's Republic of China. Cancer Research 52, 45–52.

Groten, J.P., Butler, W., Feron, V.J., Kozianowski, G., Renwick, A.G., Walker, R., 2000. An analysis of the possibility for health implications of joint actions and interactions between food additives. Regulatory Toxicology and Pharmacology 31, 77–91.

Hall, R.L., Ford, R.A., 1999. Comparison of two methods to assess the intake of flavouring substances. Food Additives and Contaminants 16, 481–495.

Haller, J., Lowik, M.R., Ferry, M., Ferro-Luzzi, A., 1991. Nutritional status: blood vitamins A, E, B6, B12, folic acid and carotene. Euronut SENECA investigators. European Journal of Clinical Nutrition 45 (Suppl. 3), 63–82.

Hamey, P.Y., 2000. A practical application of probabilistic modelling in assessment of dietary exposure of fruit consumers to pesticide residues. Food Additives and Contaminants 17, 601–610.

Hamey, P.Y., Harris, C.A., 1999. The variation of pesticide residues in fruits and vegetables and the associated assessment of risk. Regulatory Toxicology and Pharmacology 30, S34–S41.

Hansen, S.C., 1979. Conditions for use of food additives based on a budget for an acceptable daily intake. Journal of Food Protection 42, 429–432.

Harries, J.M., Jones, C.M., Tatton, J.O., 1969. Pesticide residues in the total diet in England and Wales, 1966–1967. I. Organisation of a total diet study. Journal of the Science of Food and Agricultre 20, 242–245.

Harris, C.A., 2000. How the variability issue was uncovered: the history of the UK residue variability findings. Food Additives and Contaminants 17, 491–495.

Hill, M.J., Elliott, P., Joossens, J.V., Packer, P.J., Kesteloot, H., Nichols, R., Leach, S., Dyer, A., Stamler, R., Stamler, J., 1996. Twenty-four hour urinary nitrate excretion in 48 populations from 30 countries: an ECP-INTERSALT collaborative study. International Journal of Epidemiology 25, 505–512.

Hoffmann, K., Boeing, H., Dufour A., Volatier, J.L., Telman J., Virtanen, M., Becker W., De Henauw, S., in press. Estimating the distribution of usual dietary intake by short-term measurements. European Journal of Clinical Nutrition.

Hoogenboom, L.A., Hamers, A.R., Bovee, T.F., 1999. Bioassays for the detection of growth-promoting agents, veterinary drugs and environmental contaminants in food. Analyst 124, 79–85.

Hoover, S.M., 1999. Exposure to persistent organochlorines in Canadian breast milk: a probabilistic assessment. Risk Analysis 19, 527–545.

Hulshof, K.F., Erp-Baart, M.A., Anttolainen, M., Becker, W., Church, S.M., Couet, C., Hermann-Kunz, E., Kesteloot, H., Leth, T., Martins, I., Moreiras, O., Moschandreas, J., Pizzoferrato, L., Rimestad, A.H., Thorgeirsdottir, H., van Amelsvoort, J.M., Aro, A., Kafatos, A.G., Lanzmann-Petithory, D., van Poppel, G., 1999. Intake of fatty acids in western Europe with emphasis on trans fatty acids: the TRANSFAIR Study. European Journal of Clinical Nutrition 53, 143–157.

Hulshof, K.F.A.M., Löwik, M.R.H., 1998. Nutritional surveillance in industrialised countries. In: Sader, M.J., Strain, J.J., Caballero, B. (Eds.). Encyclopedia of Human Nutrition. Academic Press, London, pp. 1413–1422.

Hulshof, K.F.A.M., Löwik, M.R.H., Welten, D.C., in press. Nutritional surveillance (a) in industrialised countries.

Hult, K., Plestina, R., Habazin-Novak, V., Radic, B., Ceovic, S., 1982. Ochratoxin A in human blood and Balkan endemic nephropathy. Archives of Toxicology 51, 313–321.

ILSI, 1998. Aggregate Exposure Assessment, An ILSI Risk Science Institute Workshop Report. ILSI Press, Washington, DC.

IOMC, 1999. Principles for the Assessment of Risks to Human Health from Exposure to Chemicals. World Health Organization, Geneva.

Ireland, J.D., Moller, A., 2000. Guidelines for food classification and description in food databases. Journal of Food Composition and Analysis 13, 529–538.

Ito, N., Hagiwara, A., Tamano, S., Futacuchi, M., Imaida, K., Shirai, T., 1996. Effects of pesticide mixtures at the acceptable daily intake levels on rat carcinogenesis. Food and Chemical Toxicology 34, 1091–1096.

Jalón, M., Urieta, I., Macho, M.L., Azpiri, M., 1997. "Vigilancia de la contaminación química de los alimentos en la Comunidad Autónoma del País Vasco, 1990–1995" (Food Chemical Surveillance in the Basque Country, 1990-1995, book written in Spanish with an English summary of 30 pp. and figures and tables in Spanish/English). Servicio Central de Publicaciones del Gobierno Vasco.

Jebb, S.A., Prentice, A.M., 1995. Is obesity an eating disorder? Proc. Nutr. Soc. 54, 721–728.

JECFA, 1989. Joint FAO/WHO Expert Committee on Food Additives and Contaminants. JECFA Report on Veterinary Drugs, Thirty fourth meeting.

Kaaks, R., Riboli, E., 1997. Validation and calibration of dietary intake measurements in the EPIC project: methodological considerations. European Prospective Investigation into Cancer and Nutrition. International Journal of Epidemiology 26 (Suppl. 1), S15–S25.

Kaplan, S., Burmaster, D., 1999. How, when, why to use all of the evidence. Risk Analysis 19, 55–62.

Key, P.E., Patey, A.L., Rowling, S., Wilbourn, A., Worner, F.M., 1997. International proficiency testing of analytical laboratories for foods and feeds from 1990 to 1996: the experiences of the United Kingdom Food Analysis Performance Assessment Scheme. Journal of AOAC International 80, 895–899.

Kim, W.W., Mertz, W., Judd, J.T., Marshall, M.W., Kelsay, J.L., Prather, E.S., 1984. Effect of making duplicate food collections on nutrient intakes calculated from diet records. American Journal of Clinical Nutrition 40, 1333–1337.

Kroes, R., Galli, C., Munro, I., Schilter, B., Tran, L., Walker, R., Wurtzen, G., 2000. Threshold of toxicological concern for chemical substances present in the diet: a practical tool for assessing the need for toxicity testing. Food and Chemical Toxicology 38, 255–312.

Lambe, J., Cadby, P., Gibney, M., 2001. Comparison of stochastic modelling of the intakes of intentionally added flavouring substances with theoretical added maximum daily intakes (TAMDI) and maximized survey-derived intakes (MSDI). Food Additives and Contaminants 19, 3–15.

Larsen, J.C., Pascal, G., 1998. Workshop on the applicability of the ADI to infants and children: consensus summary. Food Additives and Contaminants 15 (Suppl.), 1–9.

Lijinsky, W., 1991. The formation and occurrence of polynuclear aromatic hydrocarbons associated with food. Mutation Research 259, 251–261.

Lipton, J., Shaw, W.D., Holmes, J., Patterson, A., 1995. Short communication: selecting input distributions for use in Monte Carlo simulations. Regulatory Toxicology and Pharmacology 21, 192–198.

Lissner, L., Habicht, J.P., Strupp, B.J., Levitsky, D.A., Haas, J.D., Roe, D.A., 1989. Body composition and energy intake: do overweight women overeat and underreport? American Journal of Clinical Nutrition 49, 320–325.

Liu, K., Stamler, J., Dyer, A., McKeever, J., McKeever, P., 1978. Statistical methods to assess and minimize the role of intra-individual variability in obscuring the relationship between dietary lipids and serum cholesterol. Journal of Chronic Disease 31, 399–418.

Livingstone, M.B., Prentice, A.M., Strain, J.J., Coward, W.A., Black, A.E., Barker, M.E., McKenna, P.G., Whitehead, R.G., 1990. Accuracy of weighed dietary records in studies of diet and health. British Medical Journal 300, 708–712.

Loftus, N.J., Woollen, B.H., Steel, G.T., Wilks, M.F., Castle, L., 1994. An assessment of the dietary uptake of di-2-(ethylhexyl) adipate (DEHA) in a limited population study. Food and Chemical Toxicology 32, 1–5.

London, S.J., Sacks, F.M., Caesar, J., Stampfer, M.J., Siguel, E., Willett, W.C., 1991. Fatty acid composition of subcutaneous adipose tissue and diet in postmenopausal US women. American Journal of Clinical Nutrition 54, 340–345.

Lowik, M.R., Hulshof, K.F., Brussaard, J.H., Brants, H.A., 1996. Nutrition assessment and dietary guidelines: experience from the Dutch Nutrition Surveillance System. Proceedings of the Nutrition

Society 55, 705–723.

Löwik, M.R., Hulshof, K.F., Brussaard, J.H., Kistemaker, C., 1999. Dependence of dietary intake estimates on the time frame of assessment. Regulatory Toxicology and Pharmacology 30, S48–S56.

Löwik, M.R.H., Hulshof, K.F.A.M., Elmadfa, I., De Henauw, S., Johansson, L., Kafatos, A., Moreiras, O., Moschandreas, J., Pizzoferrato, L., Volatier, J.L., 1998. Food Consumption Factors in Relation to Packaging Materials in 8 European Countries (Austria, Belgium, France, Greece, Italy, Netherlands, Norway, Spain).TNO Report V98.593. TNO Nutrition and Food Research, Zeist, The Netherlands.

Löwik, M., Brussaard, J.H., Hulshof, K., Kistemaker, C., Schaafsma, G., Ockhuizen, T., Hermus, R.J.J., 1994. Adequacy of the diet in the Netherlands in 1987–1988 (Dutch Nutrition Surveillance System). International Journal of Epidemiology 45, S1–S62.

Macdonald, I., 1991. Monitoring Dietary Intakes. ILSI Monographs 259. International Life Sciences Institute. 1991. Springer-Verlag, Berlin.

MAFF (Ministry of Agriculture, Fisheries and Food), 1996. Steering Group on Chemical Aspects of Food Surveillance. Annual Report 1995. Food Surveillance Paper No. 49. HMSO, London.

MAFF, 1996. Surveillance and the Estimation of Dietary Exposure to Pesticides. Ministry of Agriculture, Fisheries and Food, UK.

Mallett, A.K., Walters, D.G., Rowland, I.R., 1988. Protein-related differences in the excretion of nitrosoproline and nitrate by the rat–possible modification of de novo nitrate synthesis. Food and Chemical Toxicology 26, 831–835.

Massey, R.C., 1997. Estimation of daily intake of food preservatives. Food Chemistry 60, 177–185.

McKone, T.E., Bogen, K.T., 1992. Uncertainties in health-risk assessment: an integrated case study based on tetrachloroethylene in California groundwater. Regulatory Toxicology and Pharmacology 15, 86–103.

Medlock, V.F.P., 1996. Fungal toxins in foods and feeds. SGM Quarterly 23, 71–73.

Miller, J.D., 1996. Global Significance of Mycotoxins. In: Miraglia, M., Van Egmond, ?., Brea, C., Miller, J.D. (Eds.), Mycotoxins and Phycotoxins—Developments in Chemistry, Toxicology, and Food Safety. Alaken Inc, Fort Collins, CO, pp. 1–15.

Moolgavkar, S., Woodward, A., Krewski, D., Cardis, E., Zeise, L., 1999. Future Perspectives, Unresolved Issues and Research Needs. IARC Scientific Publication no. 131. International Agency for Research on Cancer, Lyon, pp. 305–322.

Nelson, M., Black, A.E., Morris, J.A., Cole, T.J., 1989. Between- and within-subject variation in nutrient intake from infancy to old age: estimating the number of days required to rank dietary intakes with desired precision. American Journal of Clinical Nutrition 50, 155–167.

NRC, 1986. Nutrition Adequacy. National Research Council. National Academy Press, Washington, DC.

Nusser, S.M., Carriquiri, A.L., Dodd, K.W., Fuller, W.A., 1996. A semiparametric transformation approach to estimating usual daily intake distributions. Journal of the American Statistics Association 91, 1440–1449.

O'Donnell, M.G., Nelson, M., Wise, P.H., Walker, D.M., 1991. A computerized diet questionnaire for use in diet health education. 1. Development and validation. British Journal of Nutrition 66, 3–15.

Ocke, M.C., Kaaks, R.J., 1997. Biochemical markers as additional measurements in dietary validity studies: application of the method of triads with examples from the European Prospective Investigation into Cancer and Nutrition. American Journal of Clinical Nutrition 65, 1240S–1245S.

Packer, P.J., Leach, S.A., 1991. Human exposure, pharmacology and metabolism of nitrate and nitrite. In: Hilm, M. (Ed.), Nitrates and Nitrites in Food and Water. Ellis Horwood, London, pp. 131–162.

Palisade Corporation, 1997. @ RISK Advanced Risk Analysis for Spreadsheets. Palisade Corporation, New York.

Pao, E.M., Cypel, Y.S., 1996. Estimation of dietary intake. In: Ziegler, E.E., Filer, L.J. (Eds.), Present Knowledge in Nutrition. ILSI Press, Washington, DC, pp. 498–507.

Park, D.L., Njapau, H., Boutrif, E., 1999. Minimizing risks posed by mycotoxins utilizing the HACCP concept. Food, Nutrition and Agriculture 23, 49–56.

Parmar, B., Miller, P.F., Burt, R., 1997. Stepwise approaches for estimating the intakes of chemicals in food. Regulatory Toxicology and Pharmacology 26, 44–51.

Paustenbach, D.J., Meyer, D.M., Sheehan, P.J., Lau, V., 1991. An assessment and quantitative uncertainty analysis of the health risks to workers exposed to chromium contaminated soils. Toxicology and Industrial Health 7, 159–196.

Peluso, M., Castegnaro, M., Malaveille, C., 1993. 32P-Postlabelling analysis of urinary mutagens from smokers of black tobacco implicates 2-amino-1-methyl-6-phenylimidazo-(4,5-b) pyridine (PhIP) as a major DNA-damaging agent. Carcinogenesis 12, 713–717.

Pennington, J.A., Gunderson, E.L., 1987. History of the Food and Drug Administration's total diet study—1961 to 1987. Journal of the Association of Official Analytical Chemists 70, 772–782.

Petersen, B., Tomerlin, J.R., Barraj, L., 1996. Pesticide degradation: exceptions to the rule. Food Technology 50, 221–223.

Petersen, B.J., 2000. Probabilistic modelling: theory and practice. Food Additives and Contaminants 17, 591–599.

Pineiro, M., Dawson, R., Costarrica, M.L., 1996. Monitoring program for mycotoxin contamination in Uruguayan food and feeds. Natural Toxins 4, 242–245.

Poortvliet, E.J., Klensin, J.C., Kohlmeier, L., 1992. Rationale document for the Eurocode 2 food coding system (version 91/2). European Journal of Clinical Nutrition 46, S9–S24.

Price, P., Chaisson, C.F., Young, J.S., Christensen, C., Doyle, E., Suhre, F.B., 1999. Background document for the Session: Review of an Aggregate Exposure Assessment Tool FIFRA Scientific Advisory Panel. The LifeLine™ Project to model Aggregate Exposure to Pesticides, Arlington, WA.

Price, P.S., Curry, C.L., Goodrum, P.E., Gray, M.N., McCrodden, J.I., Harrington, N.W., Carlson-Lynch, H., Keenan, R.E., 1996. Monte Carlo modeling of time-dependent exposures using a microexposure event approach. Risk Analysis 16, 339–348.

Price, S.P., Young, J.S., Chaisson, C.F., 2000. Assessing Aggregate and Cumulative Pesticide Risks Using LifeLineTM Version 1.0. A report submitted to EPA Science Advisory Panel August 31 2000.

Rees, N.M., Day, M.J., 2000. UK consumption databases relevant to acute exposure assessment. Food Additives and Contaminants 17, 575–581.

Rees, N.M.A., Tennant, D.R., 1993. Estimating consumer intakes of food chemical contaminants. In: Watson, D.H. (Ed.), Safety of Chemicals in Food: Chemical Contaminants. Ellis Horwood, Chichester, pp. 157–181.

Reistad, R., Nyholm, S.H., Haug, L.S., Becher, G. and Alexander, J. 1999. 2-Amino-1-methyl-6-phenylimidazo [4, 5-b]pyridine (PhIP) in human hair as a biomarker for dietary exposure. Biomarkers 4, pp. 263–271.

Reistad, R., Rossland, O.J., Latva-Kala, K.J., Rasmussen, T., Vikse, R., Becher, G., Alexander, J., 1997. Heterocyclic aromatic amines in human urine following a fried meat meal. Food and Chemical Toxicology 35, 945–955.

Renwick, A.G., Walker, R., 1993. An analysis of the risk of exceeding the acceptable or tolerable daily intake. Regulatory Toxicology and Pharmacology 18, 463–480.

Riboli, E., Kaaks, R., 1997. The EPIC Project: rationale and study design. European Prospective Investigation into Cancer and Nutrition. International Journal of Epidemiology 26 (Suppl. 1), S6–14.

Rose, M.D., Bygrave, J., Farrington, W.H., Shearer, G., 1997. The effect of cooking on veterinary drug residues in food. Part 8. Benzylpenicillin. Analyst 122, 1095–1099.

Rose, M.D., Farrington, W.H., Shearer, G., 1998. The effect of cooking on veterinary drug residues in food: 7. Ivermectin. Food Additives and Contaminants 15, 157–161.

Schafer, L., Overvad, K., 1990. Subcutaneous adipose-tissue fatty acids and vitamin E in humans: relation to diet and sampling site. American Journal of Clinical Nutrition 52, 486–490.

Scott, K.J., Thurnham, D.I., Hart, D.J., Bingham, S.A., Day, K., 1996. The correlation between the intake of lutein, lycopene and beta-carotene from vegetables and fruits, and blood plasma concentrations in a group of women aged 50–65 years in the UK. British Journal of Nutrition 75, 409–418.

Scott, P.M., 1994. Effects of food processing on mycotoxins. Journal of Food Protection 47, 490–499.

Sempos, C., Looker, A., Johnson, C., 1991. The importance of within-person variability in estimating prevalence. In: Macdonald, I. (Ed.), Monitoring Dietary Intakes. Springer-Verlag, New York, pp. 99–109.

Sewram, V., Nieuwoudt, T.W., Nair, J.J., Shephard, G.S., 2000. Hair: a non-invasive matrix for assessing chronic exposure to fumonisin mycotoxins. Paper presented at the X International IUPAC Symposium on Mycotoxins and Phycotoxins, Guaruja, 21-25 May 2000.

Sichert-Hellert, W., Kersting, M., Schöch, G., 1999. Consumption of fortified food between 1985 and 1996 in 2- to 14-year-old German children and adolescents. International Journal of Food Science and Nutrition 50, 65–72.

Sithisarankul, P., Vineis, P., Kang, D., Rothman, N., Caporaso, N., Strickland, P., 1997. Association of 1-hydroxypyrene-glucuronide in human urine with cigarette smoking and broiled or roasted meat consumption. Biomarkers 2, 217–221.

Slimani, N., Deharveng, G., Charrondiere, R.U., Van Kappel, A.L., Ocké, M.C., Welch, A., Lagiou, A., van Liere, M., Agudo, A., Pala, V., Brandstetter, B., Andren, C., Stripp, C., Van Staveren, W.A., Riboli, E., 1999. Structure of the standardized computerized 24-h diet recall interview used as reference method in the 22 centres participating in the EPIC project. Computer Methods and Programs in Biomedicine 58, 251–256.

Slob, W., 1996. A comparison of two statistical approaches to estimate long-term exposure distributions from short-term measurements. Risk Analysis 16, 195–200.

Slob, W., Krajnc, E., 1994. Interindividual variability in modeling exposure and toxicokinetics: a case study on cadmium. Environmental Health Perspectives 102, 78–81.

Solfrizzo, M., Avantaggiato, G., Visconti, A., 1997. Rapid method to determine sphinganine/sphingosine in human and animal urine as a biomarker for fumonisin exposure. Journal of Chromatography B Biomedical Science Applications 692, 87–93.

St Jeor, S.T., Guthrie, H.A., Jones, M.B., 1983. Variability in nutrient intake in a 28-day period. Journal of the American Dietary Association 83, 155–162.

Stockley, L., 1985. Changes in habitual food intake during weighed inventory surveys and duplicate diet collections. A short review. Ecology of Food and Nutrition 17, 263–269.

Strickland, P.T., Groopman, J.D., 1995. Biomarkers for assessing environmental exposure to carcinogens in the diet. American Journal of Clinical Nutrition 61, 710S–720S.

Sweeney, M.J., Dobson, A.D., 1998. Mycotoxin production by Aspergillus, Fusarium and Penicillium species. International Journal of Food Microbiology 43, 141–158.

Tennant, D.R., 1997. Food Chemical Risk Analysis. Chapman and Hall, London.

Thomas, K.W., Sheldon, L.S., Pellizzari, E.D., Handy, R.W., Roberds, J.M., Berry, M.R., 1997. Testing duplicate diet sample collection methods for measuring personal dietary exposures to chemical contaminants. Journal of Exposure and Analytical and Environmental Epidemiology 7, 17–36.

Thompson, F.E., Byers, T., 1994. Dietary assessment resource manual. Journal of Nutrition 124, 2245S–2317S.

Tjonneland, A., Overvad, K., Thorling, E., Ewertz, M., 1993. Adipose tissue fatty acids as biomarkers of dietary exposure in Danish men and women. American Journal of Clinical Nutrition 57, 629–633.

Trichopolou, A., Lagiou, P., 1997. EUR 17909. COST ACTION 99. Methodology for the Exploitation of HBS Food Data and Results on Food Availability in Five European countries, Luxembourg.

Turner, P.C., Dingley, K.H., Coxhead, J., Russell, S., Garner, C.R., 1998. Detectable levels of serum aflatoxin B1-albumin adducts in the United Kingdom population: implications for aflatoxin-B1 exposure in the United Kingdom. Cancer Epidemiology, Biomarkers and Prevention 7, 441–447.

Turner, P.C., Nikiema, P., Wild, C.P., 1999. Fumonisin contamination of food: progress in development of biomarkers to better assess human health risks. Mutation Research 443, 81–93.

Urieta, I., Jalon, M., Eguilero, I., 1996. Food surveillance in the Basque Country (Spain). II. Estimation of the dietary intake of organochlorine pesticides, heavy metals, arsenic, aflatoxin M1, iron and zinc through the Total Diet Study, 1990/91. Food Additives and Contaminants 13, 29–52.

Vaessen, H.A., Schothorst, R.C., 1999. The oral nitrate and nitrite intake in The Netherlands: evaluation of the results obtained by HPIC analysis of duplicate 24-hour diet samples collected in 1994. Food Additives and Contaminants 16, 181–188.

van de Vijver, L.P., Kardinaal, A.F., Charzewska, J., Rotily, M., Charles, P., Maggiolini, M., Ando, S., Vaananen, K., Wajszczyk, B., Heikkinen, J., Deloraine, A., Schaafsma, G., 1999. Calcium intake is weakly but consistently negatively associated with iron status in girls and women in six European countries. Journal of Nutrition 129, 963–968.

van der Westhuizen, L., Brown, N.L., Marasas, W.F., Swanevelder, S., Shephard, G.S., 1999. Sphinganine/sphingosine ratio in plasma and urine as a possible biomarker for fumonisin exposure in humans in rural areas of Africa. Food and Chemical Toxicology 37, 1153–1158.

Van Dokkum, W., de Vos, R., 1990. Total Diet Studies in Europe. Report of an EC Workshop, Euro-Nut Report 10. TNO-CIVO Institutes, Zeist, The Netherlands.

Van Dusseldorp, M., Welten, D., Bausch-Goldbohm, R.A., 2000. Post-launch monitoring of novel foods. TNO report V3136 TNO Nutrition and Food Research, Zeist, The Netherlands.

Van Erp-Baart, A.M.J., van den Bosch, L.M.C., Kruizinga, A., Telman, J., 2002. Toepassing van streepjescode ten behoeve vanvoedselconsumptieonderzoek. Deel 2: Vergelijking tussen aankoopgegevens en geconsumeerde gegevens van drie productgroepen: margarine, halvarine en bak en braadvet, groenten en chocolade en candybars. TNO rapport V3452.

van Klaveren, J.D., 1999. Quality Programme for Agricultural Products. Results Residue Monitoring in The Netherlands. RIKILT, Wageningen, The Netherlands.

van Klaveren, J.D., van Dooren, M.M.H., Kloet, D., Kuiper, H.A., 1999. The process of exposure assessment. In: Aggett, P.J., Kuiper, H.A. (Eds.), Risk Assessment in the Food Chain of Children. Nestle Nutrition Services, Vevey, pp. 145–161.

van Poppel, G., Van Erp-Baart, M.A., Leth, T., Van Amelsvoort, J., Lanzmann-Petithory, D., Kafatos, A., Aro, A., 1998. Trans fatty acids in foods in Europe: the TRANSFAIR study. J Food Compos Anal 11: 112–136.

Vannoort, R., Cressey, P., Silvers K., 2000. 1997/98 New Zealand Total Diet Survey. Part 2: Elements. Ministry of Health of New Zealand.

Verger, P., Garnier-Sagne, I., Leblanc, J.C., 1999. Identification of risk groups for intake of food chemicals. Regulatory Toxicology and Pharmacology 30, S103–S108.

Voit, E.O., Schwacke, L.H., 2000. Random number generation from right-skewed, symmetric, and left-skewed distributions. Risk Analysis 20, 59–71.

Vose, D., 2000. Risk Analysis: A Quantitative Guide. John Wiley and Sons Ltd, West Sussex.

Wagener, D.K., Selevan, S.G., Sexton, K., 1995. The importance of human exposure information: a need for exposure-related data bases to protect and promote public health. Annual Review of Public Health 16, 105–121.

Wagstaffe, P.J., 1996. The assessment of food additive usage and consumption: the Commission perspective. Food Additives and Contaminants 13, 397–403.

Wallace, L.A., Duan, N., Ziegenfus, R., 1994. Can long-term exposure distributions be predicted from short-term measurements? Risk Analysis 14, 75–85.

Walsh, M., 2000. A perspective of pesticide residue variability and acute dietary risk assessment. Food Additives and Contaminants 17, 637–639.

Wasserbacher, B., Elmadfa, I., 2001. Abschätzung des Anteils angereicherter Lebensmittel an der Nährstoffbedarfsdeckung in Österreich. Ernährung/Nutrition 25, 57–61.

Weigert, P., Gilbert, J., Patey, A.L., Key, P.E., Wood, R., Barylko-Pikielna, N., 1997. Analytical quality assurance for the WHO

GEMS/Food-EURO programme-results of 1993/94 laboratory proficiency testing. Food Additives and Contaminants 14, 399–410.
Whicker, F.W., Kirchner, T.B., Breshears, D.D., Otis, M.D., 1990. Estimation of radionuclide ingestion: the "PATHWAY" food-chain model. Health Physics 59, 645–657.
WHO, 1985. Guidelines for the study of dietary intakes of chemical contaminants. WHO offset publication No 87. World Health Organization, Geneva.
WHO, 1991. Food and Health Data-Their Use in Policy Making. WHO, Copenhagen.
WHO, 1997. Guidelines for Predicting Dietary Intake of Pesticide Residues. GEMS/Food in collaboration with the codex committee on pesticide residues. Document WHO/FSF/FOS/97.7. World Health Organization, Geneva.
WHO, 1998. GEMS/Food Regional Diets: Regional Per Capita Consumption of Raw and Semi-processed Agricultural Commodities. Document WHO/FSF/FOS/98.3. World Health Organization, Geneva.
WHO, 1999. GEMS/Food Total Diet Studies. Report of a Joint USFDA/WHO International Workshop on Total Diet Studies in co-operation with the Pan American Health Organization, Kansas City, Missouri, USA 26 July–6 August 1999. WHO/SDE/PHE/FOS/99.9. World Health Organization, Geneva.
WHO, 2000. Human Exposure Assessment.Environmental Health Criteria 214. World Health Organisation, Geneva.
Wild, C.P., Hudson, G.J., Sabbioni, G., Chapot, B., Hall, A.J., Wogan, G.N., Whittle, H., Montesano, R., Groopman, J.D., 1992. Dietary intake of aflatoxins and the level of albumin-bound aflatoxin in peripheral blood in The Gambia, West Africa. Cancer Epidemiology and Biomarkers Prevention 1, 229–234.
Ysart, G., Miller, P., Barrett, G., Farrington, D., Lawrance, P., Harrison, N., 1999. Dietary exposures to nitrate in the UK. Food Additives and Contaminants 16, 521–532.
Zhu, J.Q., Zhang, L.S., Hu, X., Xiao, Y., Chen, J.S., Xu, Y.C., Fremy, J., Chu, F.S., 1987. Correlation of dietary aflatoxin B1 levels with excretion of aflatoxin M1 in human urine. Cancer Research 47, 1848–1852.

流行病学在危险性评估中的应用

P. van den Brandt[a], L. Voorrips[b], I. Hertz-Picciotto[c], D. Shuker[d], H. Boeing[e], G. Speijers[f], C. Guittard[g], J. Kleiner[h,*], M. Knowles[i], A. Wolk[j], A. Goldbohm[b]

[a]*Maastricht University, Department of Epidemiology, PO Box 616, NL- 6200 MD Maastricht, The Netherlands*
[b]*TNO Nutrition and Food Research, Department of Nutritional Epidemiology, Utrechtseweg, 48, NL- 3700 AJ Zeist, The Netherlands*
[c]*University of North Carolina, Department of Epidemiology, McGavran-Greenberg Hall, CB 7400, Chapel Hill, NC 27599-7400, USA*
[d]*The Open University, Department of Chemistry, Walton Hall, Milton Keynes MK7 6AA, UK*
[e]*DIFE, German Institute of Human Nutrition, Potsdam—Rehbrücke, Arthur-Scheunert-Allee 114-116, D-14558 Bergholz-Rehbrücke, Germany*
[f]*RIVM, National Institute of Public Health and the Environment, A. van Leeuwenhoeklaan 9, PO Box 1, NL-3720 BA Bilthoven, The Netherlands*
[g]*NutraSweet AG, Nutrition and Consumer Products, 6/8 Impasse des Deux Cousins, F-75017 Paris, France*
[h]*ILSI Europe, 83 Avenue E. Mounier, Box 6, B-1200 Brussels, Belgium*
[i]*Coca-Cola West Europe, 1424 Chaussée de Mons, B-1070 Brussels, Belgium*
[j]*Karolinska Institute, Department of Medical Epidemiology, PO Box 281, S-171 77 Stockholm, Sweden*

摘　要

流行病学研究不但可以直接提供有关研究人群危险因素或保护因素的资料，而且还能够确定人们日常的食物摄入量范围。这篇综述首先介绍流行病学方法，然后讨论毒理学危险性评估与流行病学危险性评估的主要区别。文章还指出了流行病学在危险性评估中的贡献领域以及将流行病学研究用于危险性评估过程的建议，即用现有的和新的流行病学研究进行数据的收集、分析和报告。目前科学家正在对世界范围内约三百多万人进行队列研究以观察膳食习惯与疾病发生之间的关联，这将极大拓展流行病学在危险性评估中的应用范围。作者还对生物标志物的使用和遗传易感性的问题进行了阐述。文章不但为人们提供了一种流行病学研究在危险性评估中应用的分类体系，而且还讨论了如何使用来自多项研究的综合证据，同时针对各种食物成分，利用模型分析方法（matrix approach）来评价流行病学在危险性评估各个步骤中的作用。每类食物对危险性评估的作用大小主要取决于暴露信息的质量。文章最后总结了流行病学研究的优势和不足，并得出结论：流行病学在危害识别、危害特征描述和暴露评估中具有重要的作用。

关键词： 流行病学　危险性评估　暴露评估　危害特征描述　食物化学物　食物成分表　生物标志物

目　录

1 引言

对于食品中有意添加成分的危险性评估，法律上规定必须进行良好控制的动物实验。尽管人们有时候能够获得有用的人群资料，但是这些资料在定量危险性评估中通常无法使用（特别是对于食品安全性评价而言）。因为现实生活中的暴露更能反映真实情况，所以当今许多研究者仍然建议人们在进行危险性评估时使用更多的人群资料。相对而言，动物实验由于存在种属间差异和从高剂量向低剂量外推的问题，其应用性可能受到一定的限制（Shore et al.，1992；Hertz-Picciotto，1995；Shore，1995；Samet et al.，1998）。人们在进行不同种属间外推时，如果得不到特殊相关资料，通常就假定实验动物和人体具有相似的吸收率、代谢途径、活化或解毒速率和排泄速率（Hertz-Picciotto，1995；Dybing et al.，2002）。此外，种属间差异还表现在呼吸频率、器官大小、基础代谢、细胞更新速率和寿命的不同。种属间外推必须以相同的暴露剂量为基础，但是，由于研究所用单位不同（每kg体重的mg数，每单位体表面积的mg数，一生中每kg体重累计的mg数），这种外推仍然存在着许多不确定因素（Hertz-Picciotto，1995）。在从高剂量向低剂量外推时，人们经常使用高剂量暴露的危险度来推算低剂量暴露（通常更接近于实际水平）的危险度（利用数学公式），而很少进行低剂量暴露时的实际测量。

人群资料在反映食物成分对人体是否有害或有益时，不确定因素较少。这些资料主要来自于流行病学研究，包括实验研究（如临床试验或干预研究）和观察性研究（如病例-对照研究和队列研究）。人群实验研究的优点是能够较好地控制混杂因素，并且说服力更强，但是由于存在伦理道德、经济方面和实际条件的限制，用人群进行有害作用的实验研究经常是不可行的，甚至是不必要的。特别需要指出的是，如果产生一种健康效应（如癌症）需要很长时间或者已知化学物对人体可能有严重的不良反应，就不能进行人群干预实验。因此，观察性流行病学研究可以为人们提供大量的证据，这些证据能够说明人群暴露于食物化学成分的危险性。另外，人群实验研究还要求受试者主动参与，这样做通常会导致研究对象具有高度的选择性。由此可见，人们只有通过观察性流行病学研究才能获得一般人群的资料。

尽管控制良好的动物实验和人群研究都存在上述的不足，但迄今为止，人们在食物有关的危险性评估中还是很少使用人群研究（实验性研究和观察性研究），其原因如下。

- 在以制定法规为宗旨的危险性评估中，包括对人类长期暴露物质（例如，制定食物的ADIs值和食品中最大允许限量）的危险性评估，流行病学研究数据不是必需的。
- 不同学科（例如，毒理学和流行病学）之间存在概念和方法上的误解。
- 缺乏合适的资料，这可能是由于有用的资料还没有分析或发表，或是由于研究者没有按照危险性评估所要求的形式报告资料。
- 流行病学研究不能用于筛查那些无人类食用史的新物质。

除最后一个原因外，其他的原因并不是限制性的，这就需要人们做更多的工作来推动流行病学在危险性评估中的应用。

1.1 膳食危险性评估的特殊性

人总要吃东西，所以在对经口摄入的化学物进行危险性评估时需要特殊的方法。对于有毒的外源性物质，人们至少原则上可以避免摄入；但是对于食品来说，人们则无法回避，这是因为许多营养素是人体基本生理功能所必需的（Saracci，1993）。而且，外源性物质的摄入量越低对人体影响越小，而营养素则存在一个最佳的摄入量范围，高于或低于这个范围都会对健康产生有害影响（Saracci，1993）。确定最佳摄入量范围是一个持续的科学过程，必须综合利用动物和人群的研究资料，并由制定膳食推荐摄入量的政府机构来完成。此项工作遵循危险/效益评价方法，主要以生理学和流行病学原则为基础，而不是以毒理学数据为基础。对于新物质或者是大剂量用于新食品、强化食品和食品补充剂的已知物质，毒理学筛查是进行危险性评估的第一步，其原因是将人暴露于未知健康效应的物质，违背了当今的伦理学原则。作为危险性评估的第二步（新产品上市前），人群干预研究/临床试验能够提供有关此物质安全性和有效性（如需要）的中、短期研究资料。在新物质上市后，观察性流行病学方法非常适用于评估的第三步，即长期安全性研究。上市后监测也属于观察性研究，专门用来监测新物质的长期安全性。

1.2 本文概要

本文重点阐述人群研究在危险性评估中的作用。为了减少流行病学研究（以观察性研究为基础）与毒理学研究（以实验性研究为基础）之间的差异，在此特别强调观察性流行病学研究。除随机对照试验（属于流行病学研究）以外，本文虽然不包括志愿者研究，但并不意味着志愿者研究对食品中化学物质的危害评估没有任何价值。这些研究所起的作用（详见附录B）包括所研究物质的吸收、代谢和动力学方面的信息和产品的耐受性、可接受性和可口性以及生物学标志物的建立和使用。

本文首先介绍流行病学方法，指出这些方法在危险性评估中的应用范围，并且提出一些如何在危险性评估中选择性应用流行病学研究的建议，最后对流行病学研究的汇总和评价现况进行总结。

在第2部分中，本文简要介绍各种实验性和观察性流行病学研究设计以及混杂因素的问题。第3部分讨论毒理学危险性评估与流行病学危险性评估之间的主要区别。第4部分主要列举一些在危险性评估中应用流行病学研究的实例。第5部分主要阐述如何使用现有的和新的流行病学方法来提高资料收集、分析和报告的水平，以推动流行病学在危险性评估中广泛应用。第6部分集中讨论如何在危险性评估中使用流行病学研究所得到的证据。第7部分主要针对各种食物成分，利用模型分析方法（matrix approach）讨论流行病学在每一步危险性评估中的作用。第8部分为结论和建议。

出于某些原因，贯穿本文的许多实例均来源于肿瘤流行病学。肿瘤作为一种具有较长潜伏期的慢性疾病，可为如何在危险性评估过程中使用流行病学方法提供很好的实例（Moolgavkar et al.，1999a）。而且，许多现行的方法也是在肿瘤流行病学研究中发展起来的。当然，这些例子并不表示流行病学危险性评估不能用于肿瘤以外的其他疾病。

2 流行病学简介

流行病学是一门通过评价环境暴露或研究对象特征（人口统计学特征或遗传易感性）与疾病危险或健康结局之间的关联来解释所观察到的差异的科学（Szklo and Nieto，2000）。如果人群的某一特征与疾病危险相关，那么就需要通过进一步研究来确认该特征是直接改变了疾病危险，还是仅仅作为另一个潜在危险因素（能够直接影响疾病危险）的标志物。流行病学是描述人群中疾病发生情况的科学，它旨在解释和阐明病因及流行规律，并为公共卫生机构提供疾病防治的策略和措施。分析流行病学所提供的人群资料适用于危险性评估过程中危害识别和危害特征描述这两个步骤。

2.1 流行病学研究设计

流行病学研究利用实验性研究和观察性研究的设计。对于观察性研究而言，可按观察单位再进行分类：生态学研究是以个体构成的人群或组为分析单位，而队列研究和病例-对照研究却以个体为研究对象。在动物实验中，人们可做到除研究因素外，其他遗传或环境因素均相同，但这种情况在人群中不易做到，这是因为人群在行为和遗传易感性方面存在差异。观察性研究根据生活中的实际情况来研究这种差异与疾病危险之间的关联。显而易见的是，探索人群中某种疾病的主要危险因素需要使用比较精细的方法。在观察性研究中，研究对象并不是被随机地分到暴露组和非暴露组，这就可能会在分析暴露因素和疾病之间的关联时产生偏倚。除遗传易感性不同外，研究对象之间还可能存在其他一些与暴露相关的差异，这也可能导致偏倚。在实验研究中，人们可以通过把研究对象随机分配到不同的处理组来尽可能地减少偏倚。但在观察性研究中，人们不可能根据暴露对研究对象进行随机分组，于是流行病学家在设计和统计分析阶段采用很多方法来减少主要的偏倚，这些内容还会在后面进行阐述。需要强调的是，人们只有在正确使用上述方法时才有可能得到高质量的研究。综上所述，基本的流行病学研究设计可以被简要概括为以下几种：①实验性研究，例如随机化对照试验（Randomised Controlled Trial，RCT）（临床试验、干预试验）；②观察性研究，例如队列研究、病例-对照研究和相关性研究。关于对各种偏倚（包括混杂因素）的概述参见附录C。

2.1.1 *人群实验研究的范例：随机化对照试验*

在某些情况下，人体试验与动物实验非常相似。人们可以在医院中对病人（临床试验）或在人群中对健康个体进行实验，例如，研究膳食变化对健康的影响（干预性研究）。通常实验研究是验证膳食与健康效应之间因果关联最为明确的方法。这种研究方法，通常设计成为随机化对照试验（RCT），最终可得到如下结论：干预措施能否直接影响疾病发病率，还是作为其他一个危险因素（能够直接影响疾病）的标志物。

在实验研究中所指的“对照”包括非处理组和按照标准方法进行的处理组，其目的是为了控制疾病发病率不受暴露以外的因素的影响。与动物实验相似，以人为研究对象的随机化试验也将受试者随机地分为实验组和对照组，这样做可以减少潜在混杂因素在各组内分布不均的可能性。理论上，人们应该遵循双盲的原则进行实验，即研究对象和研究者都不知道分组情况，这样可以避免主观因素对研究结果所产生的影响（如应答者和观察者偏倚）。

由于伦理学方面的考虑，人体试验通常是研究对人体健康有益的作用。因此，只有当大量观察性研究资料表明实验很可能对人体有益，并且毒理学筛查也提供了合理的安全性证据时，才可以进行人体试验（Willett，1998）。绝大多数的人体随机化对照试验都是旨在确定某种物质在特定条件下的有效性和安全性。在实验研究中，由于样本量的限制，往往难以发现暴露所致的罕见不良反应。当人们无法进行长期的社区干预试验时，则需要依靠大规模的观察性研究。同时因为干预试验的随访时间短，难以发现许多年后才出现的不良作用。在膳食干预研究中，如果用癌症作为健康结局指标，则由于随访时间长，可能会出现依从性方面的问题和失访，从而产生选择性偏倚。如果膳食干预是有益的，则可能发生非暴露组的膳食选择与暴露组相似的危险，这些情况曾经在多种冠心病危险因素干预试验（Multiple Risk Factor Intervention Trial of Coronary Disease Prevention，MRFIT）中出现过（Multiple Risk Factor Intervention Trial Research Group，1982）。干预试验最适用于研究那些在食物中含量较少的成分的有益作用，例如微量元素和维生素，原因是这些营养素可以被制成丸状或胶囊。由于大规模实验的成本很高，经常将暴露剂量固定在少数几个或一个水平上，从而导致可用于阐明剂量-反应关系的实验资料有限。此外，一般总是选择一些最易“成功”的暴露水平来研究，而很少能开展确定最低有效剂量的实验。著名的大规模膳食干预研究实例包括用α生育酚与β胡萝卜素预防肿瘤的试验（Alpha-Tocopherol，Beta-Carotene Cancer Prevention Trial，ATBC试验）和β胡萝卜素与维生素A有效性试验（Beta-Carotene and Retinol Efficacy Trial，CARET）。在ATBC研究中，研究者向受试者提供含有维生素E和/或β胡萝卜素或安慰剂的药丸。在CARET研究中，研究者向受试者提供含有β胡萝卜素和维生素A的复合药丸。在这两项干预试验中，均对研究对象进行4～6年的随访，来观察肿瘤的发生率和死亡率。关于ATBC和CARET研究详见第4部分。

2.1.2 *观察性研究*

如上所述，人群对照实验，如干预试验，存在很多的局限性，主要是由于伦理学和成本问题，同时，还涉及受试者是否愿意暴露于诸多因素（潜在的有害或有益因素）中的问题。观察性研究虽然不具备明确的干预和随机化特征，但仍能为人们提供研究膳食暴露与健康效应关系的证据，其重要性不言而喻。观察性研究分为两种类型：队列研究（或随访研究）和病例-对照研究。

2.1.2.1 **队列研究**

队列研究开始时选择没有所研究的健康问题的人群（图1），研究开始时即进行暴露评估（有时在随访过程中多次重复测量）和生物材料的收集（除问卷和/或访谈资料的收集外）。在随访过程中，某些研究对象发病（或是其他健康结局），而其他的不发病。发病的危险性（以累积发病率

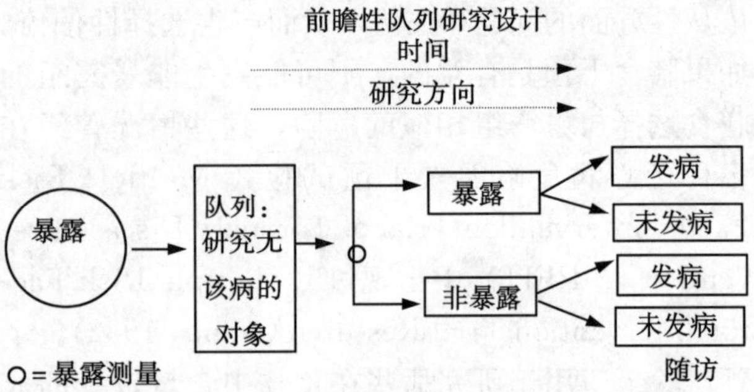

图1 前瞻性队列研究的设计

表示）与暴露有关，通常用相对危险度（RR）或相对发病率来表示，即暴露组危险度与非暴露组危险度（率）的比值。有时也用增加的或超额危险度（率或危险度差）来表示。队列研究的主要优点是研究对象进入队列时均没有患病。因此，疾病不会影响研究对象的暴露情况。为了确保疾病不影响暴露，在队列研究中，可以把在最初几年随访中诊断的病例排除，以防止由临床前疾病而造成的信息偏倚。在队列研究和病例-对照研究中，混杂因素在各暴露组中的分布是不均匀的。然而，如果能够准确地测量出混杂因素，通过使用恰当的统计学分析方法，通常可以控制这些因素。换言之，观察性流行病学研究必然受混杂因素、偏倚影响的观点是一种误解。队列研究的一个通常的局限性是要求研究人群较大，特别在研究罕见疾病时更是如此。对于潜伏期长的疾病，随访时间需要很长。正是由于研究规模大和随访时间长，队列研究的花费也较大。

可以从现存资料库（如健康保险公司和医药公司的资料库以及市场调研使用的购买者名单）获得暴露信息。有时候使用包含健康结局（如癌症、死亡率和/或出生缺陷）的注册登记数据来研究暴露与健康结局的关系，此方法既经济又有效。此外，在研究开始选择研究对象时，使用现有（如全市）的资料有助于降低成本。

2.1.2.2 **病例-对照研究**

与队列研究不同，病例-对照研究是从一组病人或已知自己患有某种疾病的病人或具有某种健康状态的人开始的（图2），并将这些病例与对照组比较，对照组由产生病例的人群中未患病的人构成。收集他们在发病前一个特定时间内的暴露

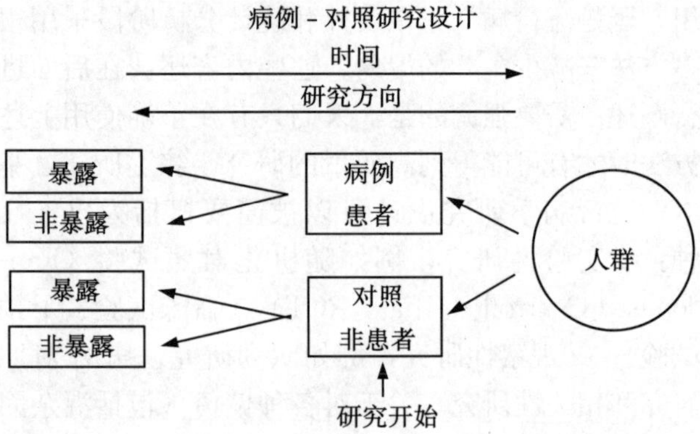

图2 病例-对照研究的设计

信息，对这两组人进行比较。病例-对照研究通常比较病例组和对照组之间对一个可疑危险因素的过去暴露情况，得到一个比值比（OR），以此来估计相对危险度。与队列研究相比，病例-对照研究的一个优点是不需要很长的随访时间就可得到结果。此外，对于罕见疾病，只需要一个小得多的样本量，而研究得到的OR值和RR值非常近似。病例-对照研究最大的缺点是疾病会影响研究对象所提供的暴露信息（回忆偏倚）或是因为疾病的发生，近期暴露与既往暴露明显不同（患病偏倚）。例如，成为病例的人的膳食结构可能有意识或无意识地受到疾病或（亚临床）症状的影响而改变。在病例-对照研究中存在的另一个偏倚是“选择偏倚”，它是由研究对象选择不当造成的。如果实际进入研究的对象与理论上符合条件的对象（包括那些最终未参加研究的人）之间疾病与暴露的关联不一致时，就会产生选择偏倚。病例组的低应答率和/或对照组的不恰当选择都可能导致产生选择偏倚（参见附录C）。

前瞻性研究和回顾性研究

令人不解的是，前瞻性和回顾性这两个词常分别用于表示队列和病例-对照研究。一般说来，前瞻性研究是指暴露和相关变量的评估在发病前进行。但在回顾性研究中，这种评估是在发病后进行的。队列研究也可以是回顾性的(更确切的说是历史性的)，如果队列的确定和组成是根据过去收集的信息而形成的，且随访至今。许多职业性队列研究是历史性或回顾性的；然而，膳食队列研究则与之相反，往往是前瞻性的。如果使用疾病诊断以前收集的暴露资料，病例-对照研究也可以是前瞻性的。

2.1.2.3 **嵌套式设计** (nested designs)

嵌套式病例-对照研究和病例-队列研究结合了队列研究和病例-对照研究的特征和优点。这些研究方法可以减少队列研究中所出现的暴露评估偏倚，而且还具有病例-对照研究的高效性。

在这类研究中，收集全队列的暴露资料（如问卷和生物材料），以避免回忆偏倚和患病偏倚。在实际工作中，只对病例和队列中的一个样本(对照) 进行生物材料的处理和（化验）分析。在嵌套式设计中，病例组由队列中所有在特定随访期内发病的个体（或一个代表性的样本）组成。同时这种研究选择对照的方法也与以往不同，病例组和对照组都是从同一个人群中选择出来的。与病例-对照研究相比，选择偏倚会少一些，因为在病例-对照研究中其来源人群是不明确的。由于使用在全队列中出现的所有病例来评估危险性，所以嵌套式病例-对照研究和病例-队列研究效率都非常高。处理问卷和化验分析（如血清学分析）仅在病例组和对照组中进行（图 3、4），因此，这样会大大降低大规模队列研究所需的成本(Volovics and van den Brandt，1997；Szklo and Nieto，2000)。近期许多大规模队列研究都同时建立一个“生物库”，以保存血液、尿液、指甲和DNA 等生物材料。当需要研究某个问题时，例如研究多氯联苯（PCBs）暴露与乳腺癌患病危险性时，就可以从生物库中提取病例和对照的血样，进行 PCBs 含量的分析（Wolff et al.，2000)。

2.1.2.4 **生态学研究**

生态学研究（也称为相关性研究或群体研究）

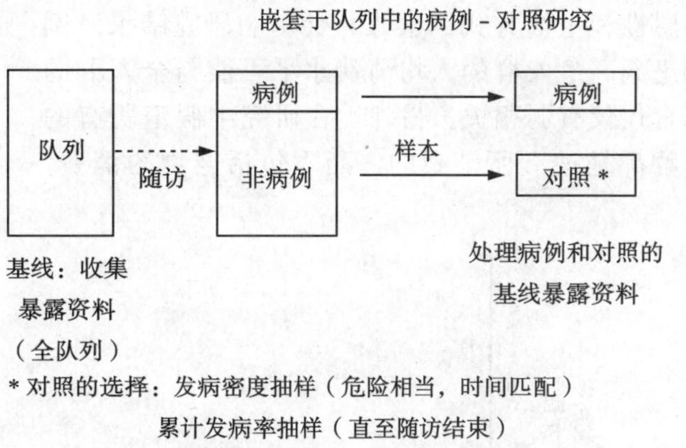

图 3 嵌套式病例-对照研究设计

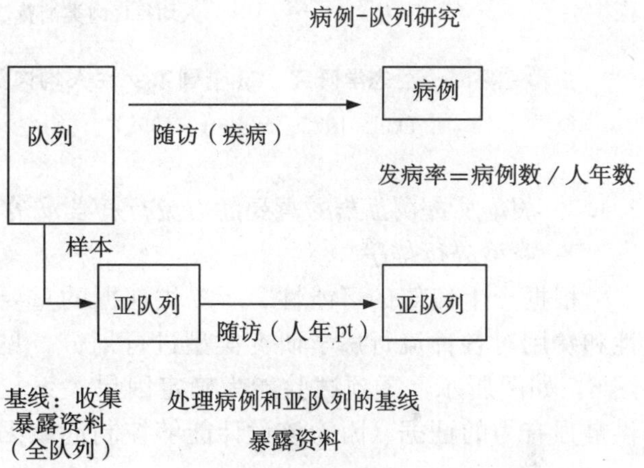

图 4 病例-队列研究的设计

的观察单位通常是整个人群，如特殊地区或特殊时间内的一个人群，常用于研究地区差别和时间趋势。在这种研究中，可以得到每个观察单位(如一个国家）的暴露（如人均消费量）和结局(如人群的发病率）的平均值。一个经典的实例是各个国家人均肉类消费量和结肠癌发病率之间关系的研究（图 5）（Armstrong and Doll，1975)。暴露与结局之间的关联程度用相关系数来表示，后者采用线性回归或 Poisson 回归也是可行的。这种研究方法的优点是，首先，人群之间膳食摄入量的差别可以很大。其次，使用一个国家人均膳食摄入量的指标比使用个体膳食摄入量指标更加稳定。最后，国际间研究所依据的健康效应发生率通常来源于较大的人群，因此，出现的随机误差比较小（Willett，1998)。然而，这种研究最大的局限性在于与人群相关的其他因素（如遗传易感性和生活方式因素等）会影响研究结果。例如患病高危人群的人均消费水平可能与全人群的膳食仅仅有弱相关。另外，在研究中假定所有的食物都是被人所消费的，而不包括宠物的消费。此外，在不同人群中，暴露和疾病测量技术水平（诊断技术）不同，也会使结果产生偏倚。生态学研究可以是非常有用的，但是它也可能造成假象，不能提供足够的证据以确定膳食因素与健康结局之间的因果性剂量-反应关系（Willett，1998）。

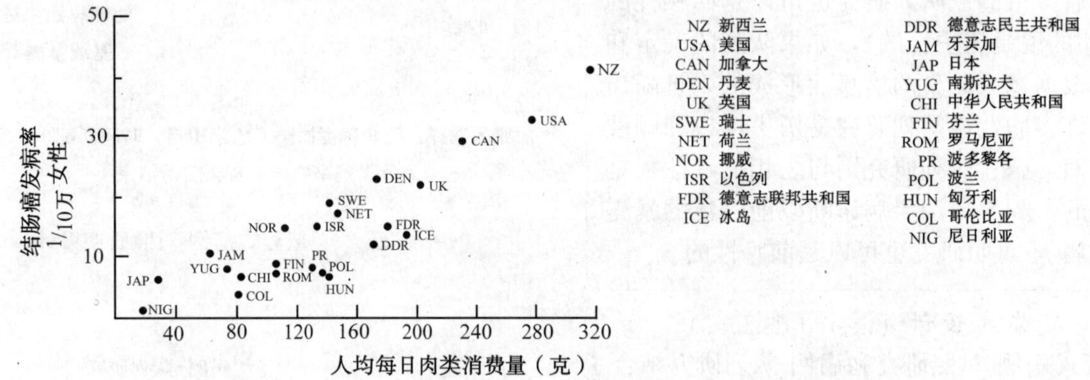

图 5 生态学研究：23 个国家女性人均肉类摄入量与结肠癌发病率的相关性（Armstrong and Doll，1975；Willett，1998）

2.1.3 *根据所提供证据的重要性对流行病学研究类型进行排序*

根据产生偏倚的可能性、所提供证据的重要性和费用对各种流行病学研究类型进行划分，见图 6。如图所示，干预试验能为确定因果关系提供最强有力的证据（因为该设计能够控制混杂因素和偏倚），而且发生潜在偏倚的机会也最小。但是这种研究费用最高，可行性最差。费用较低的队列研究在健康结局出现之前就进行暴露评估和研究对象的选择，因此能够提供比较有力的证据。尽管病例-对照研究的费用比较低廉，但通常是对具有和不具有健康结局的研究对象采用回顾性的暴露评估，其结果存在一定的争议；特别是在研究患者的膳食暴露情况时，可能会出现选择偏倚、回忆偏倚和/或患病偏倚。费用最低的是相关性研究，但正如上面所说，它所提供的证据最弱，并且最容易受到偏倚的影响（van den Brandt，2000）。有一些研究者认为，观察性研究不能根据统计学相关性来确定因果关系。但是，如果能够得到一些高质量、偏倚很小的研究，同时这些研究都能得出剂量反应关系，那么这些观察性研究就会非常有助于确定因果关系。50 年以前人们从观察性研究中确定了吸烟能导致肺癌，从而肯定了观察性流行病学研究的能力。

流行病学研究类型的排序

研究类型	证据	潜在的偏倚	所需费用
相关性研究	弱	高	低
病例—对照研究	↓	↑	↓
前瞻性队列研究			
干预试验	强	低	高

图 6 排序

2.2 混杂因素问题

如果所研究的暴露和其他暴露（该暴露与所研究的疾病或健康结局有关）相关，就会产生混杂。观察性研究特别容易产生混杂，这是因为这种研究中的暴露不能像实验性研究中那样被分配和控制，而是实际生活中观察到的实际情况。例如，在荷兰开展的膳食与癌症队列研究结果显示，茶的消费量越高，肺癌的发病率越低（Goldbohm and van den Brandt，2000）。然而，由于吸烟是肺癌的强危险因素，而且与饮茶呈现负相关；观察对象饮茶越多，吸烟就越少。因此，吸烟对饮茶与肺癌的相关性造成了混杂。

动物实验中也可能产生混杂因素，但是通过适当的研究设计使对照组与暴露组的环境因素例如饲养条件、饮食等尽量相同，就可以把这种混杂因素控制到最小。然而，小样本实验仍难以避免混杂，因为随机分配并不总能将混杂因素平均分配到若干实验组中。

在观察性研究中，一般在数据分析阶段对混杂因素进行控制。但是，在观察性研究的设计阶段，对潜在混杂因素进行预测也非常重要；原因是混杂因素也应该同所研究的暴露因素一样尽可能被精确地测量。这种预测要求人们知道所研究疾病的其他可能的危险因素。使用分层分析和多变量分析不但可以控制混杂因素，而且还可以找出同一结局的其他危险因素。

2.2.1 *分层分析*

以荷兰的膳食与癌症队列研究（Goldbohm and van den Brandt，1996）为例，未调整的粗相关性如图 7 所示。当分别对吸烟者、戒烟者和不吸烟者进行饮茶与肺癌的相关性研究时发现，两者在任何一个吸烟状况层次上都无相关性（图 8）。由此得出结论，在考虑吸烟因素后，饮茶和肺癌发病率之间即不存在相关性。换言之，饮茶和肺癌之间的粗相关性可以用吸烟这个混杂因素来解释。也就是说，饮茶人群患肺癌的危险较低仅仅是由于饮茶人群中吸烟者比例低于不饮茶人群。在上述研究中，混杂因素可以用分层分析的方法来控制。通过计算分层的加权平均数可以得到调整吸烟后的相对危险度。

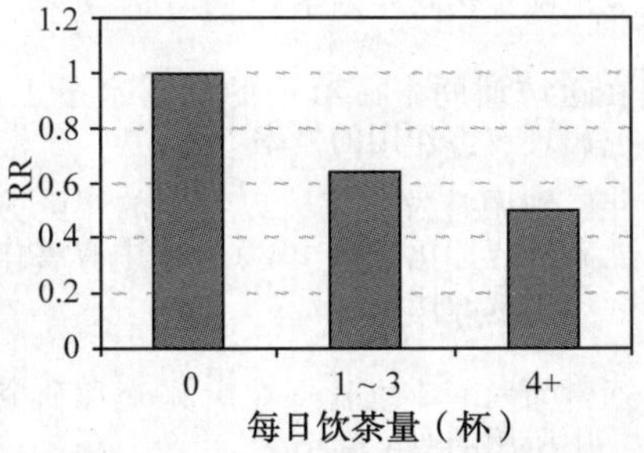

图 7 根据红茶消费量计算的肺癌相对危险度

分层分析还可以同时对可能存在的混杂和效应修饰进行直接检验。当各层间的暴露与健康结局的相关性不一致时，即可能存在效应修饰。例如，某种相关可能只存在于男性中，而不存在于女性中。

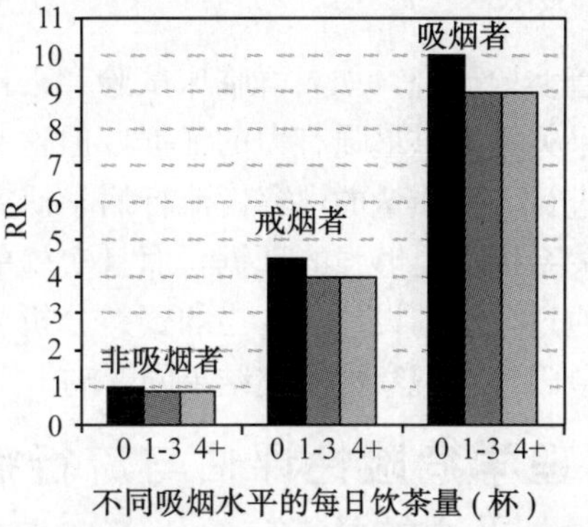

图 8 根据吸烟状况分层，计算每日茶消费量与肺癌的相对危险度

（引自 Goldbohm，1996 and van den Brandt，1996）

2.2.2 *多变量回归分析*

分层分析可作为一种校正混杂因素的综合性方法。然而，在大多数观察性研究中，研究者必须同时处理多种混杂因素。如果对每种混杂因素都在各个水平上进行分层分析，可能造成某个亚组的研究对象数量很少或没有。解决此问题的方法是使用多变量回归分析。

多变量回归分析是指一系列的分析方法，每种分析方法都是以复杂程度不一的数学模型为基础，应用这些方法可以进行统计学校正，也就是说，通过控制一个或多个可能存在的混杂因素对暴露与结局的相关性进行评估。这种方法可用在线性回归、Logistic 回归和生存分析中。

在饮茶和肺癌的研究中，使用多变量回归分析的方法不但可以校正吸烟状态，还可以对吸烟的数量和时间进行校正。

2.3 伦理学和法律问题

考虑到保护个人隐私权和自主权，知情同意和使用个人信息和生物材料的限制是必需的。然而，关于对健康人和病人进行研究的法律和法规在不同国家间存在相当大的差异，即使在欧洲已对某些法律进行了协调。有时候，一些法规会严重阻碍用流行病学研究某种暴露对健康的影响，如禁止使用死亡登记资料。政府部门应该更多地关注这些问题，制定普遍可行的政策来保护研究对象，避免不正当使用个人资料，同时也不要影响开展重要的流行病学研究。

2.4 结论

尽管实验研究，如人群临床试验和干预试验能够为因果关系提供最强有力的证据，但这些研究经常无法进行。高质量的观察性流行病学研究同样能为因果关系提供足够强的证据，而且实施的限制性较少。通过合理的设计和恰当的资料分析可以大大降低混杂因素对观察性研究结果的影响。

3 毒理学危险性评估与流行病学危险性评估的比较

毒理学危险性评估与流行病学危险性评估在概念和方法上存在着诸多不同。这些不同表现在定义上、研究方法的性质（观察性和实验性）和研究问题的不同。值得注意的是，大多数流行病学研究并不是以危险性评估为目的而开展的；但毒理学研究则总是以危险性评估为唯一或主要目的进行的，或至少要为政府部门提供相关信息。

将流行病学用于危险性评估，特别是用于危害特征描述，要求不同学科之间开展广泛的交流。为此，表 1 对这两种方法（毒理学与流行病学）进行了比较，包括以下几个方面：研究群体、暴露的测量、效应的定量、分析方法和不确定因素的来源不同等。

表 1 毒理学和流行病学危害特征描述的主要区别

	毒理学资料	流行病学资料
研究设计	主要是实验性研究；通常同时追踪观察实验动物	主要是观察性研究；可能对研究对象随访不同时间
研究群体	有选择性的，通常是同龄（同一发育期）和相同遗传背景的动物	年龄和健康状况不同，而且遗传背景也不同的人群
暴露	有控制的暴露（剂量和时间）通常每次一种危险（暴露）因素	不控制的暴露（除 RCTs[a] 外），暴露的测量通常为回顾性，可能存在多种危险（暴露）因素
危险性的定义	在实验期间，在给定的暴露水平上，出现有害作用的概率	在随访期间、在给定的暴露水平上，出现有害作用的概率
对慢性疾病效应的定量	发生率（实验期间动物出现有害作用的比例）	年龄别调整发生率（以特定的年龄分布进行标化，每 10 万人年中有害作用出现的比例）
暴露组和非暴露组的比较	发生率之差	通常为发病率之比（在病例-对照研究中所用的 OR 值）
剂量-反应关系分析	各种方法，参见 Edler 等（2002）	最经典的方法是多因素线性回归、对数-线性回归、Logistic 回归或比例风险模型，即校正协变量。有时也采用线性危险度差模型
证据的评价和研究的应用	对于不同的研究，证据的重要性不同；选择那些差异显著或曲线斜率大的高质量研究	对于不同的研究，证据的重要性不同；通过对认可的研究进行 meta 分析，以获取综合的效应
不确定因素的来源	• 种间的差异	• 人类的变异[b]
	• 应用阈值解释剂量反应关系或低剂量的外推	• 暴露测量误差
		• 无法控制的混杂
	• 人的变异[b]	• 选择偏倚
	• 统计学不精确	• 统计学不精确

[a] RCTs＝随机化对照试验

[b] 包括营养状态、遗传因素等

3.1 研究的性质

人们在研究膳食因素与健康关系时很少会使用随机化对照试验；除此之外，绝大多数的流行病学研究都属于观察性研究。因此，人们无法控制暴露，而且在暴露测量（通常是回顾性测量）时会产生一定的误差，其中既包括系统误差，也包括随机误差。尽管动物之间摄入量存在差异，但这种误差在有对照的暴露评估中通常是较小的。一个好的实验可保证处理组和非处理组（或是各剂量组）之间只存在处理因素的差异，而不存在因动物的管理和动物笼的位置不同所致的差异。然而，膳食不相同的个体之间极可能存在其他方面的差异，而这些差异可能与某些特定健康结局有关或无关。如果这些差异能够被精确地测量，并且在膳食相似的各组间存在足够大的变异，就可以通过统计学校正来控制混杂因素。动物实验与流行病学研究性质上的另一个区别在于研究群体的同质性。在动物实验研究中，通过对动物种系进行杂交而得到遗传特性相同的群体；这一点与人群中的异质性明显不同，甚至在世界上某些特殊地区进行人群研究也无法避免这一问题。

3.2 危险性的概念

某事件发生的危险性是指该事件经过特定时段，在特定人群中发生的可能性。当特定时段为一个标准周期（如1年）时，危险性可以用发病率来表示；人群的危险性可以用病例数除以人年数来计算。在毒理学研究中，实验时段有时候可以被忽略（如果不存在早期死亡的问题），这是因为所有动物都是同时开始实验，并且观察时间也相同。在毒理学和流行病学研究中，研究周期可根据结局来确定。对于急性和相对短期的效应（如致畸），人群研究与动物研究在确定和测量危险性的方法上差别不大。但是对于研究慢性疾病，特别是致癌性研究，实验周期通常覆盖动物生命周期的大部分。然而，在流行病学研究中，如果疾病的发生过程很长，对暴露人群进行整个相关时期的观察通常是不太可能的。也就是说，对人的一生进行随访研究通常是做不到的，因此，所得到的不是“总”发病率，而是年龄别调整发病率。

即使在这种情况下，终生危险性（在毒理学研究中指的是发生率）还可以根据年龄别发病率（死亡率）来计算。发病率是流行病学中常用的参数，用来表示疾病或健康结局的发生频率，它被定义为每10万人年发生的病例数。如果有适当的报告资料（不同暴露水平和不同年龄组的病例数和人年数），就可以从队列研究中计算出各个暴露水平的发病率。目前绝大多数的流行病学研究都是计算率，相对危险度或OR，而不是计算绝对危险度或率之差。因此，在实际工作中，只有极少数研究者报告所有的基础发病率资料。然而，应该可以从队列研究中得到计算发病率所需的数据。

毒理学和流行病学中危险性的差别在于暴露。在毒理学中，危险性的使用总与一种特定物质的特定暴露水平（0或其他）相关；而在流行病学中，危险性和率还可以用来描述人群中某事件的发生频率，而不考虑暴露。

3.3 效应的测量

无论流行病学还是毒理学，危险性评估都是用来描述在Z人群中，暴露于X物质，在D暴露水平下，发生Y疾病的增加例数（Hertz-Picciotto，1995）。然而，在许多流行病学研究中，只是考虑确定暴露于X物质的人群患Y疾病的危险性与未暴露于X物质患Y疾病的危险性的比值。通常，X物质的暴露水平模糊不清和/或涉及的范围很大。往往只有在许多研究都证实X物质的暴露（暴露水平不明确）与疾病的相关性以后，才开始探讨剂量-反应关系。即使是这样，人们通常所进行的研究也只是验证随着暴露的增加，其危险度是否也增加，而没有详细说明实际的暴露水平。在流行病学文献中，一般常用相对危险度，即在特定的时期，暴露组出现某结局的危险性（或率）与非暴露组出现此结局的危险性（或率）的比值。在毒理学中，效应通常采用暴露组与非暴露组之间的绝对危险度差来表示。在队列研究中，确定危险度差和发病率差是没有困难的。但是，在病例-对照研究中，由于来源人群的发病率未知或无法估计，只能通过比值比（OR）来估计相对危险度，而不能计算绝对危险度或发生率，因此，也就不能计算出率差。嵌套式研究能够提供绝对危险度或发病率。相对危险度模型是流行病学中最常用的模型，主要是因为它在描述暴露与疾病的年龄别危险度关系时优于绝对危险度模型。有些学者认为相对危险度模型也能为危险性的信息交流提供便利的框架（Krewski et al.，1999）。而另一些学者认为危险度差是更加基本的指标，它能最明确地反映出干预措施的公共卫生效果。实际上，人们喜欢使用相对危险度，而不是危险度差，可能主要是因为过去缺乏合适的能使危险度相加的软件包。这个问题现在已经解决。在分析剂量-反应关系时，毒理学与流行病学方法的主要区别是侧重于使用相加危险度和/或相对危险度的不同。

3.4 证据的评价

应该采用适当的方法对流行病学研究的结论进行阐述，以便危险性评估人员能更好地对结果进行解释，特别是对“阴性”或“非阳性”结果的解释。在1986年出版的美国环保局的肿瘤危险性评估指南中指出，“如果一个良好设计和良好实施的阴性流行病学研究具有充分的暴露资料，那么就有可能从中估计出危险度的上限值”（EPA，1986）。历史上的一种倾向是：阳性研究比阴性研究更为重要；因为无法证明无效假设，而阳性研究则可以否定无效假设（Shore et al.，1992）。在以毒理学为基础的传统危险性评估中，只考虑那些有统计学意义的阳性结果；同时，选择那些危险度最高的研究结果（在高质量研究中）用于最终的危险性评估（最坏情景，阳性证据的方法）。流行病学家往往按照重要证据的原则进行研究，同时结合所有高质量研究的信息，以达到尽可能准确和有效地估计危险度的目的（Shore，1995）。然而，在按照重要证据原则进行危险性评估中，无效结果或阴性结果与阳性结果同等重要，不论它们有无统计学意义。在meta分析中，选择研究的基本原则是尽量包括所有正确实施、相关的和无偏倚的研究，而不是根据研究的规模来排除一些研究；因为meta分析需要使用所有的证据，而不取决于一项个别研究能否独立发现危险度。但是，一个研究的权重也依据其精确度（规模）。不应该根据结果的显著（阳性或阴性）来排除任何一项研究，否则可能发生以下情况：在1∶20的显著性水平，只有一项研究被纳入，而另外19项均被排除（Doll，1984；Shore et al.，1992）。

3.5 （安全）系数的评估

在毒理学危险性评估中，安全系数也称为调整系数或估计系数，使用时应考虑以下两点：①从动物外推到人的不确定性；②人群中的变异。如果无法得到有关毒代动力学和毒效动力学的资料，那么就可以使用默认（default）调整系数。Edler等（2002）对调整系数进行了详细地阐述，并且提供了使用说明。对于种间外推，可采用值为10的默认系数；对于人群中变异，默认系数值也为10。文章还建议对这种10倍的默认系数进行再分类以考虑毒代动力学和毒效动力学方面的不确定性和变异。如果能够得到有关化学物在动物和人体内的转归与代谢的资料，那么就有可能使用这些资料来确定实际的调整系数以取代默认调整系数（Dybing 2002；Edler et al.，2002）。

在危险性评估中，不确定性的另一个来源是从动物实验中得到的剂量-反应关系曲线的形状：高剂量的实验研究结果必须外推到低剂量暴露范围以反映人群的实际暴露水平。这种不确定性通常归到种属间外推的系数中。

在流行病学研究中，通常能够直接得到人群资料；因此，无须考虑种属间的不确定性，而且在与膳食有关的评估中，通常不需要外推至观察人群的暴露范围之外。然而，对于人群中存在变异，则情况有所不同。这里，毒理学危险性评估中所考虑的一些因素对流行病学危险性评估同样适用。当在只能得到一般人群的暴露危险评估资料时，对于各敏感亚人群（如新生儿、孕妇和老年人）也需要使用调整系数，这与毒理学危险性评估相同（Dybing et al.，2002；Edler et al.，2002）。建议使用3.16的默认调整系数（10的平方根）来考虑人群中毒代动力学和毒效动力学的变异。同时还应该对那些具有代谢修饰多态性的亚人群给予更多的关注，因为这些人群比用默认系数调整后的人群更敏感（可参见5.2.1.3中关于敏感性的说明）。影响敏感性的其他因素还包括药物的使用。

流行病学资料中不确定性和变异性的另一个来源是暴露测量的误差。在具有验证或计量研究数据时，可校正这种测量误差。从有关膳食评估的研究中可以清楚地看出，由于暴露测量准确性不同，测量误差可以使RR从真实值2下降为

1.3～1.6的观察值（Willett，1998），这相当于2～3倍的调整系数。

最后，在对某一项研究或一组研究进行危险性评估时，评估的精确度（统计学的稳定性）也与不确定性有关。通常使用危险度估计值的可信区间的上限（UCL）来处理这种不确定性。这一问题同样适用于动物实验。美国EPA在危险性特征描述过程中采用从动物实验中得到的UCL，但这种做法在欧洲尚不常见。

3.6 使用部分生存期的随访资料对终生危险度进行评估

流行病学资料与两年啮齿类动物实验资料存在若干方面的不同（Hertz-Picciotto and Holtzman，1989；Hertz-Picciotto and Hu，1994）。其中最重要的一个区别是利用两年动物实验资料能够对每个剂量组进行终生危险度的估计。与之相比，大多数流行病学研究的随访时间不够长，不能直接估计终生危险度。然而，从流行病学研究中得到的任何部分生存期的相关性资料都可以用于估计终生危险度，相关的方法已有报道（Thomaset al.，1992；Hertz-Picciotto和Hu，1994；Hertz-Picciotto et al.，1997；Korte et al.，2000），现简述如下。

（1）第一步是获得研究人群暴露与疾病发病率之间相关性的斜率。暴露可用每天、每周或每年某物质摄入量来表示，或者也可以用单位观察人时（例如人年）的累积暴露来表示。对于某种物质来说，如果不存在非暴露人群，那么就可以在暴露的不同水平间进行比较。无论研究人群中有没有非暴露组，都可以用数学公式来表示随暴露的增加疾病率也增加的变化趋势。首先，这种相关性可能是线性的或非线性的，例如，二次曲线，或其他形式（多态或条图）。其次，疾病的增加相对于基线值可能是相加或相乘模式。因为，年龄是疾病危险度的强决定因素，根据部分生存期的研究资料应用相加模型获取终生危险度是不太恰当的，因为相加所得的危险度可能受研究人群中人一时的年龄分布的影响很大。因此，建议使用相对危险度模型来估算终生危险度。在少数情况下，例如，具有所有年龄分布的危险度，或者暴露存在于整个一代人，那么就可以观察到终生超额危险度。在许多与膳食因素相关的流行病学研究中，暴露往往被简单地分级，疾病的相对危险度为各个级别的危险度与基线或低暴露组危险度的比值。当最初的研究以这种方式报告危险度时，危险评估者就可以选用一个恰当的数学函数来拟合这种相对危险度。理论上，每一个暴露水平组都有一个暴露的中位数，如果没有，则可用一个中值（midpoint）来表示。

一旦表明某个模型适合所研究的资料，那么估计的模型参数就可以应用到一般人群（这里指的一般人群是估计终生危险度的人群，可以是一个国家的全人群，也可以是几个国家的总人群，当然也可以是某个亚人群）。

（2）所需的其他信息如下：

a. 在一般人群中暴露的分布。如果是新暴露，则需要假定一个分布。对于一种持续暴露，需要提供暴露分布的资料来源。如果在暴露与疾病间存在一个较长的潜伏期，那么既往暴露更适用于评价现在的危险性。最好是一般人群的暴露分布与研究人群的暴露分布有重叠。如果没有重叠，则应认识到暴露与X疾病的关联是观察资料以外的一种推论。如果年龄、性别分布不同，则最好能获得年龄别或分性别的暴露资料。

b. 一般人群中各年龄组的疾病或终点指标的基线值。在以后的讨论中，我们假定以死亡作为结局指标；如果用疾病发病率进行计算，还需要经过一定的校正。

c. 一般人群中各年龄组的全死因死亡率的基线值。如上所述，如果在发表的研究中暴露分布或相对危险度因性别不同，还需要得到各年龄组的性别死亡专率。

d. 暴露与所研究的疾病之外的其他死因之间的相对危险度。这可以是一种个别的或是“全死因”或“全部其他死因”。如果无法得到所研究的疾病以外的其他死因资料，那么就需要作一个假设：例如，暴露不会增加其他死亡的危险性。

（3）对每个暴露水平分别建立寿命表。寿命表从出生开始，以近乎最长寿命（例如100年）或者平均寿命（如在许多西欧国家是75或80岁）结束。随后的步骤对于新发生的暴露还是持续暴露有所不同，但原理是一样的。

a. 如果暴露是新发生的暴露，可采用现行的寿命表来计算非暴露人群的终生危险度。而暴露人群的终生危险度可根据基础死亡率（如非暴露人群的各年龄别死亡率），运用流行病学的数学模型进行计算（换言之，如果研究中比值比是 2，则非暴露组各年龄别死亡率均乘以 2）。这些新得到的“预期”死亡率用于建立暴露人群的寿命表。同时，应注意总死亡率必须分成受暴露影响的疾病死亡率和其他死因的死亡率。如果，其他死因不受暴露的影响，那么其他病因的年龄别死亡率加上所研究疾病的“预期”死亡率，就可以得到“预期”的全死因死亡率。如果其他死因也受到暴露的影响，那么这些病因死亡率必须按照合适的模型和相对危险度进行调整。预期的总（全死因）死亡率可以用来构建“暴露人群”的寿命表。

如果在流行病学研究中使用暴露率（每单位时间的平均摄入量）得到暴露与 X 疾病的关系，那么此暴露率即可用于各年龄组，新的年龄别死亡率即是基线率与相对危险度（针对此暴露率而言）的函数。另外，如果在流行病学研究中使用累积暴露，则需要计算年龄别累积暴露，而新得到的年龄别死亡率是基线率、累积暴露和数学模型的斜率的函数。

一旦寿命表建成，可采用下面两种方法对暴露人群和非暴露人群的寿命表进行比较。首先，在给定的暴露水平上可以通过最大的年龄组计算出累积危险度，并且与同年龄组的非暴露或低暴露人群的累积危险度相比较，两者的差值称为“超额终生危险度”（ELR）。第二种方法是，对于每个年龄组分别计算出暴露人群和非暴露人群的无条件危险度（该年龄组存活概率与所研究疾病的死亡概率的乘积）的差值，最后累加得到终生危险度（Thomas et al.，1992）。在寿命表中，以其他死因作为竞争风险，可以计算出每种特定死因的终生危险度。同时，还可以计算其他死因或者全死因的终生危险度。

b. 如果暴露是持续的，而不是新的，那么现有的死亡率（发病率）必须按照暴露的不同水平分层计算。按照每一个年龄组分别计算出每个暴露水平的加权平均死亡率。这里加权是通过每个暴露水平的人口比例乘以该暴露水平的相对危险度得到的。然后，利用简单的数学公式计算出分配的率，用于建立各个暴露水平的寿命表（Hertz-Picciotto and Hu，1994；Korte et al.，2000）。如果一种暴露影响一个以上的死因，那么就应该对每个死因进行单独分析；但由于存在竞争风险，这些分析需同时进行。将分层分析的方法用于一个人群中的吸烟者和非吸烟者的研究可作为一个实例（Korte et al.，2000）。

总之，许多啮齿类动物实验都是在规定的生存期内对动物进行观察，以所引起的特定疾病死亡的动物比例来表示终生危险度。在人群研究中，很少能直接观察终生危险度；然而，采用某些假设，可根据在较短时间内对疾病危险度进行的流行病学分析，推算出终生危险度。第一个假设是由横断面研究得到的年龄别死亡率可以用于一个年龄逐渐增大的队列，这个假设经常在许多寿命表中使用。第二个假设是暴露与疾病的相关性适用于各年龄组（如果有足够的流行病学资料能够提供年龄别剂量-反应关系，就可以使用此经验性资料，而不需要用此假设）。第三个假设是，流行病学观察所得到的暴露与疾病之间关系可以用于一般人群。最后的这个假设是所有危险性评估的基础。

3.7　结论

尽管毒理学危险性评估和流行病学危险性评估在程序和定义上存在差异，但是两者之间没有不可逾越的鸿沟，这是因为两者所使用的估计参数都可以转换成所要求的量，即每单位暴露的危险度。

由于种属间差异很大，流行病学研究中由混杂因素和测量误差所导致的不确定性比毒理学动物实验中的不确定性小得多。

采用流行病学资料可以减少安全系数或调整系数的使用。然而，在很多情况下（如无法得到特定的证据时），仍要使用某些系数来考虑人群内变异和暴露的测量误差。

4　流行病学在危险性评估中的应用实例

虽然危险性评估程序没有规定必须使用人群资料，但在以往的几个事件中，表明流行病学起到很重要的作用。在大气污染方面，危险性评估资料的主要来源是流行病学数据。除此之外，其他许多应用实例都来自职业和环境流行病学领域，因为意外情况和/或职业接触有害物质的水平一般要比膳食暴露量高。本节将列举一些实例来说明流行病学在食品危险性评估领域的贡献。

4.1 黄曲霉毒素和肝癌

黄曲霉毒素由曲霉产生，是肝脏致癌物。该毒素的暴露主要来源于被污染的主食，在非洲亚萨哈拉、东南亚和中美洲的部分地区暴露水平特别高。在这些国家中，黄曲霉毒素起到诱发肝癌的作用。原发性肝癌的另一个重要危险因素是乙型肝炎病毒（HBV）感染。

由于公众对黄曲霉毒素（如黄曲霉毒素 B_1）的暴露能增加患肝癌危险性的关注引起了大量关于黄曲霉毒素暴露的致癌作用研究，其中包括动物模型和人群的研究（Hoseyni，1992）。

黄曲霉毒素和人类癌症之间的危险性评估是基于动物实验资料的外推，而且是通过线性多阶段模型选择最敏感的种属（大鼠）（Eaton and Gallagher，1994）。据此得出黄曲霉毒素的估计致癌效应强度是 6.25×10^{-4}（ng/kg·d）$^{-1}$。美国人的黄曲霉毒素平均摄入量估计为 110 ng/kg·d，因摄入黄曲霉毒素而增加的患癌症的终生危险度为 6.9×10^{-2}，由此推算美国每年肝癌的发病率为 98/10 万。然而，实际上，由各种原因所致的肝癌发病率比此估计值低 20 倍。因此，可得出以下结论：大鼠模型不适用于研究黄曲霉毒素诱发人类患肝癌的危险性，其主要原因是人和大鼠之间在细胞色素 P450 和谷胱甘肽 S 转移酶（GSTs）的代谢方面差异很大。

动物实验结果表明不同种属间黄曲霉毒素致癌强度的变异很大，所以仍需要人群流行病学研究来提供最恰当的依据以确定人类的安全暴露水平（Hoseyni，1992）。目前已开展了大量流行病学研究，例如相关性研究、病例-对照研究和队列研究。但是，许多流行病学研究对于黄曲霉毒素的危险性评估是不够全面的，有些研究缺乏人群肝癌发病率资料，还有些研究缺乏暴露水平的定量资料。虽然有些研究对危险性评估是适用的，但这些研究又是在乙型肝炎病毒感染高流行区进行的（Hoseyni，1992），不过它们仍能提供高质量的资料，因为在这些研究中，肝癌发病率是通过前瞻性监测来确定的，而相同研究对象的乙肝表面抗原（HBsAg）是采用现代方法检测的。（近期）黄曲霉毒素暴露可通过检测尿中黄曲霉毒素的代谢产物和 DNA 加合物来评估。基于一项专门研究，由于具备乙型肝炎病毒感染的资料，有可能区分黄曲霉毒素暴露和 HBV 感染所致的效应。这样就可以通过校正乙肝的患病率，根据剂量-反应的相关系数和基线率估计出黄曲霉毒素对其他人群的致癌能力。

上海市进行了一项有 18 244 名男性参加的有关黄曲霉毒素暴露、HBV 感染与肝癌的危险性的前瞻性队列研究（Ross et al.，1992），参加者年龄在 45～64 岁之间，随访时间为 3 年(35 299 人年)。在随访期内，发生原发性肝癌 22 例。在分析中采用了嵌套式的病例-对照研究设计，即针对每一个病例均从队列中选出多个对照与之进行比较。对于上述的 22 个病例，共选用 140 个对照。在基线调查中，利用食物频数问卷调查估计膳食摄入量，同时收集吸烟史和饮酒量的资料，采集 24 小时尿样和 10 ml 血样，分析病例和对照尿中黄曲霉毒素 DNA 加合物的含量。这项研究的目的旨在探讨黄曲霉毒素暴露和 HBV 感染（HBsAg 阳性或阴性）与肝癌危险性的关系以及暴露和感染之间的交互作用。

表 2 显示了几种存在于病例和对照人群尿液中的黄曲霉毒素生物学标志物。生物学标志物阳性的研究对象（表明黄曲霉毒素暴露）比阴性的研究对象患肝癌的危险高 2.4 倍。

多因素 Logistic 回归分析（包括黄曲霉毒素 DNA 加合物、HBsAg 阳性、吸烟、教育程度和酒精消费量）表明黄曲霉毒素暴露组与非暴露组相比，患肝癌的危险性增加 4 倍（表 3），而感染乙型肝炎病毒者患肝癌的危险性高 8 倍。最有趣的是表 4，黄曲霉毒素暴露和乙型肝炎病毒感染的交互作用，两种因素（黄曲霉毒素暴露和乙型肝炎病毒感染）都存在时比两者均无患肝癌的危险性高出 60 倍。然而，必须指出的是，在HBsAg 阴性人群中黄曲霉毒素的效应是不稳定的，而且并不显示能够增加患肝癌的危险性。

表 2 尿液中黄曲霉毒素DNA加合物与肝癌危险度的单因素方差分析（Ross et al.，1992）

黄曲霉毒素	病例数	对照数	相对危险度	95%可信区间
生物学标志物阴性	9	87	1.0	–
AFB_1-N_7-Gua	6	11	4.9	1.5～16.3
AFP_1	6	9	6.2	1.8～21.5
AFM_1	6	20	3.0	1.0～9.3
AFB_1	10	41	2.3	0.9～5.9
有上述其一	13	53	2.4	1.0～5.9

表 3 尿液中黄曲霉毒素DNA加合物与肝癌危险度的多因素Logistic回归分析（Ross et al.，1992）

因素	相对危险度	95%可信区间
尿液中DNA加合物阳性	3.8	1.2～12.2
HBsAg阳性	8.5	2.8～26.3
教育水平（高/低）	0.5	0.1～1.5
吸烟（吸/不吸）	1.8	0.6～5.6
酒精消费量（每天30克以上）	1.8	0.4～7.4

表 4 黄曲霉毒素暴露、乙肝病毒感染及肝癌危险度的交互作用（Ross et al.，1992）

	黄曲霉毒素阴性		黄曲霉毒素阳性	
	相对危险度	95%可信区间	相对危险度	95%可信区间
乙肝表面抗原				
阴性	1.0	—	1.9	0.5～7.5
阳性	4.8	1.2～19.7	60.1	6.4～561.8

在危险性评估中，流行病学研究可以估计出“流行病学强度”（epidemiologic potency）：即人类终生暴露患癌症的危险性（Eaton and Gallagher，1994）。在HBV流行地区（中国），黄曲霉毒素引起肝癌的估计值为8.2×10^{-5}，而在非流行区为2.6×10^{-6}（比HBV阳性地区低30倍）。这些估计值已被如上RR值为60的HBV阳性人群和RR值为2的HBV阴性人群所证实（Ross et al.，1992）。FAO/WHO食品添加剂专家委员会（JECFA）（1998）根据动物实验和人群研究详细报告了黄曲霉毒素的潜在危险性。该报告强调即使能够获得大量的研究资料，在危险性评估时还有可能存在一些不确定因素，黄曲霉毒素的研究就是这种情况。这是在危险性评估中应用流行病学研究的一个典型实例。在目前情况下，动物实验资料不适用于估计人群的危险性。因此，利用观察性研究中各种病因学相关因素，例如对黄曲霉毒素暴露和乙型肝炎病毒感染进行综合分析，将是开展危险性评估的一个重要手段。

4.2 ATBC和CARET干预试验

许多观察性流行病学研究（主要是病例-对照研究）发现蔬菜和/或水果的摄入量与肺癌（也包括其他癌症）的危险性呈负相关。为了发现相关营养素的可能作用，在这些研究中利用食物摄入量资料和20世纪70～80年代的营养素数据库对维生素摄入量进行评估。这些数据库过去主要集中研究宏量营养素（脂肪、蛋白质和碳水化合物）和某些微量营养素，如维生素C、视黄醇和β胡萝卜素。由于β胡萝卜素存在于各种蔬菜和水果中，所以它常作为人们感兴趣的营养成分用于蔬菜和/或水果的摄入量与肺癌相关性研究中。血清β胡萝卜素水平与癌症危险的相关性研究也支持上述的观点。β胡萝卜素同时也具有生物学上可解释的作用，因为它具有抗氧化功能。然而，应该说明的是，β胡萝卜素也可能仅是蔬菜和/或水果摄入量的标志物，而无防癌作用。目前只有β-胡萝卜素能用于这些研究中，主要是由于现有的营养素数据库只包括少数几种微量营养素的数据。随着《自然》杂志上的一篇高知名度文章的刊出(Peto et al.，1981)，人们计划开展一项大规模的随机对照干预试验来验证β胡萝卜素的防癌作用。

α生育酚和β胡萝卜素的癌症干预试验或称为ATBC试验（The Alpha-Tocopherol，Beta-Carotene Cancer Prevention Trial，ATBC Trial）是由芬兰国家公共卫生研究所和美国国家癌症研究所共同合作开展的（The Alpha-Tocopherol，1994)。研究目的是观察芬兰29 133名男性吸烟者服用某种维生素补充剂后能否预防肺癌和其他癌症的发生。参加者年龄在50～69岁之间，他们在5～8年的随访期内，每天服药一粒，该药丸或含有50 mg的α生育酚（VE)，或含有20 mg的β胡萝卜素（VA的前体）或二者均有，或为安慰剂。β胡萝卜素和维生素A的有效性实验（The Beta-Carotene and Retinol Efficacy Trial，CARET）是在美国6个地区进行的一项大规模的化学预防实验(Omenn et al.，1996)。这项研究目的是观察联合补充维生素A和β胡萝卜素后能否预防肺癌和其他癌症的发生，参加者是50～69岁之间的男性和女性吸烟者或既往吸烟者，或者是年龄为45～69岁的曾暴露于石棉的男性。出乎意料的是，在ATBC的试验中，服用β胡萝卜素试验组与服用安慰剂相比，诊断的肺癌病例数增加18%，全死因死亡率增加8%。这个结果是在随访6年后得到的，尽管在随访初期（第一年）可观察到β胡萝卜素具有非常弱的有益作用。在CARET试验中，补充维生素的受试者平均随访时间为4年，结果显示：服用β胡萝卜素和维生素A的试验组与服用安慰剂的对照组相比，诊断的肺癌病例数增加28%，全死因死亡率增加17%。这两项研究都没有证明补充维生素是有益的。于是，研究者又进行了5年的随访研究，以确定干预的长期效果。不幸的是，在这两项人群干预试验中都没有得到β胡萝卜素的剂量-效应关系，因为每一项研究均采用一个剂量。然而，虽然这两项研究的干预人群血液中β胡萝卜素水平比第三项研究——内科医师健康研究中干预人群要高（Hennekens et al.，1996)，但在第三项研究中没有发现肺癌发病率和死亡率增加（Woutersen et al.，1999)。同时，一项新的队列研究表明，服用β胡萝卜素以及其他类胡萝卜素后，如果考虑其他微量元素，β胡萝卜素与癌症之间并不存在负相关（Voorrips et al.，2000)。

从上述研究得到的教训可总结如下：

- 长期随访研究与短期随访研究结果可能不同。
- 除了中间终点指标外，研究疾病终点也十分重要。
- 使用高质量、大范围的营养素数据库可以降低对不该研究的营养成分进行研究的机会。
- 如果服用剂量在人群正常暴露水平以外，有可能导致有害的或其他非预期效应。
- 采用高剂量可以增加有效性试验成功的机会，但是如果发生有害效应，就会限制该结果在危险性评估中的应用。

5 改变流行病学研究以适用于危险性评估的目的

5.1 现有的研究

在正在进行的流行病学研究中，根据实施的阶段，有可能对资料收集（暴露和结果)、资料分析和结果解释进行某些调整或补充，以使其更加适用于危险性评估。

5.1.1 *流行病学研究中暴露资料的提供和暴露评估的质量*

5.1.1.1 报告正确资料的重要性

根据危险性评估的目的，任何一个有效的流行病学研究的关键问题在于获得定量的暴露资料。尽管经常可得到流行病学研究资料，但这些研究通常不能提供绝对暴露量，只能对暴露剂量进行定性分级。换言之，许多流行病学家主要按照暴露水平对研究对象进行正确排序，而不关注绝对暴露量的准确估计。有时由于暴露信息不充分，导致流行病学家在进行定量评估时感到为难。然而，对于危险性评估中剂量-反应关系的评价，如果没有定量的暴露资料，实施再好的流行病学研究也是没有用的。如果已知研究人群的暴露范围，即使是一个近似的范围，如可能的上限值和下限值，都能在很大程度上提高研究结果的利用价值。最好是按照每个暴露水平计算疾病的危险度，并且确定每个暴露水平的高限和低限，用均值和中位数表示。在病例-对照研究中，一般无法得到疾病结局的绝对危险度，但是能够计算出相对危险度。由于需利用这些数值得出剂量-反应关系模型，需要用一个单一数值来概括每级的暴露水平，所以在危险性评估中需要使用平均值和中位数。

在营养流行病学中，对于食物营养素的摄入量，通常使用三等分位、五等分位和其他等分位数。在这种情况下，作者有必要提供绝对测量值的上、下限值，同时还应给出每个百分位中的平均值和中位数，尤其要特别注明极值（最高值和最低值）。因为所研究的人群不同，所以营养素的分布也不同，相同的等分位数并不一定适用于其他人群。实际上，使用相同的切点（cut-off point）可以提高不同研究结果间的可比性。然而，如果资料用于定量的危险性评估，在使用等分位数时，也必须报告绝对值。

5.1.1.2 使用外暴露资料以取得更加准确的绝对暴露值

当研究不能提供定量资料时，危险性评估人员可以使用外部信息（相同或其他相似人群）来补充已发表的资料，使其能够应用于危险性评估。关于膳食评估方法，需要强调的是为了建立大量更加准确的膳食摄入量评估方法，目前已进行了大量的工作来验证膳食问卷法，使其能应用于大规模的研究。从验证（或校正）研究得到的资料对于危险性评估是非常有意义的。将研究对象根据一种替代方法（例如食物频率问卷）进行分组，如用五分位法，然后利用更加准确的“金标准”方法来确定每一个研究对象的真实值，再分配到根据替代方法所确定的组别中去（Willet，1998）。对于连续变量，可采用单因素回归分析对暴露资料进行描述。血、尿中的暴露生物学标志物，如果已知能够很好的反映暴露，也可以使用上述方法（见 5.2.1.1）。

5.1.1.3 使用验证资料来校正测量误差

验证或校正研究，特别是在大规模研究中，对于利用规范的测量误差来校正观察性研究得到的 RR 值（相对危险度）是非常有用的。这使得在校正暴露测量误差中无须使用默认调整系数。通过利用校准或验证研究的结果，运用统计学方法可以提高相关的测量值，已经由 Willet（1998）进行了综述。生物学标志物在对暴露测量误差进行确定和定量（McKeown et al.，2001）以及校正暴露测量值（Riboli and Kaaks，2000）方面具有重要的作用。

5.1.1.4 加强使用食物和饮料中各种化学物含量的附加数据库

在某些情况下，将营养学研究资料与外部数据库（根据情况来确定，如食物中污染物含量）联合使用可以提高这些研究的利用价值。当然，为此使用的附加数据库应该符合此研究目的（Kroes et al.，2002）。一个实例是在荷兰进行的膳食与癌症的队列研究中（van Loon et al.，1998），van Loon 等人所开展的硝酸盐摄入量与胃癌的研究。在这项研究中，在数据库中汇集了所有蔬菜以及其他含硝酸盐和亚硝酸盐食物中的硝酸盐含量。这些有关硝酸盐含量的数据是从大量的蔬菜样品中得到的，而这些样品又是在 4 年期间从法规管理和监督工作中获得的。对于每一种蔬菜，都确定硝酸盐含量的长期平均值，然后将这些值与食物消费量进行联系。此外，饮用水中的硝酸盐摄入量是根据每个水站饮用水中硝酸盐的平均含量，以及这些水站饮用水的分布和受试者居住区域进行估计的。这个例子说明往往有可能根据常规收集的资料，通过获得有关特定污染物和残留物含量的准确信息来利用或建立食物数据库，而且费用不高。然而，在使用常规收集的资料前，应该确定这些样品是如何收集的。这一点非常重要，应该弄清楚样品是否近乎随机抽样？或者样品因污染物和残留物含量超过了规定的限值而被选用？如为后一种情况，则所关注物质的受试者暴露值会高于真实值，因而会低估暴露所造成的危险。

目前传统的食物成分表包括每种食物所含的宏量营养素和（部分）微量营养素的含量。通过补充新获得的营养素分析资料和增加以前食物成分表中未包括的其他食物成分［如类胡萝卜素、植物雌激素、植物固醇、单个脂肪酸、丁基羟基茴香醚（BHA）/二丁基羟基甲苯（BHT）]，可以使现有研究中的膳食评估得到进一步的提高和拓展。食品企业有时也拥有这些数据，在特定的条件下，也可用于科研。

5.1.2 *剂量-反应关系曲线的形态*

制定剂量-反应关系模型是危险性评估的核心内容（Edler et al.，2002）。一旦建立一种能够描述剂量-反应关系的模型，就可以估计原始资料范围内任何一种剂量水平的危险性。如果有必要，使用这个模型还可以预测原始资料暴露范围以外的危险性；后者由于剂量-反应关系曲线形状的不确定性（Krewski et al.，1999），使这种超出原始资料范围的外推具有相当大的不确定性。环境暴露领域的危险性评估经常涉及观察范围外的外推；而与食品相关的暴露，所研究的暴露范围与流行病学研究的暴露范围经常是重叠的。在危险性评估中，目前已经建立了基于经验和生物学理论的两类剂量-反应关系模型。用经验模型描述流行病学的剂量-反应关系和毒理学研究中的剂量-反应关系的不同点主要在于反应程度的不同。从理论上来讲，没有令人信服的理由来解释为什么传统应用于流行病学中的模型不能用于实验室资料，反之亦然（Krewski et al.，1999）。实际上，用于毒理学研究的绝大多数模型（如多阶段模型）适用于危险性跨度范围较大的研究，如危险性高达50%或80%或更高。但在流行病学研究中，评价的危险性经常低于10%或甚至2%，因此，在各种模型中，Logistic 模型和对数线性模型更为适用。最近，在流行病学研究中，特别是在统计学力度足够大的情况下，经常使用更灵活的方法来建立剂量-反应模型。例如仿样回归（spline regression）方法属于一种非参数统计方法（Smith-Warner et al.，1998），用此法建立剂量-反应模型可以减少对曲线形状假设的依赖。如用图形表示，这些非参数回归曲线也可以与线性回归模型比较，通过似然比检验来评价相关的线性。但是，仿样回归方法不能用于暴露观察范围外的外推。其他可用的模型还包括部分多项式模型等。

此外，研究者应该在他们发表的文章中提供每个暴露级别的发生率，或者至少提供 RRs 值，使危险评估者可以采用新模型代替原研究者建立的模型。在某些情况下，模型越复杂，拟合就越好，但是一个简单的模型也可能适用于人群的危险性评估。只有在发表的文章中提供每个暴露组的危险度或者相对危险度，以及各组暴露级别的中位数，才能使其他人利用危险评估者报告的资料进行最充分地剂量-反应评估。当然，如果能够提供原始数据，那么就可以使危险性评估者在确定剂量-反应关系时有最大的灵活性。

5.1.3 *混合暴露*

人群观察性研究必然面对混合暴露的问题。这种情况包括以下两个方面：一方面是任何特殊暴露都可能与其他暴露高度相关。举例来说，所研究的一种微量营养素可能与其他微量营养素相关。另一个方面，所研究的问题就是一种混合暴露。

对于第一方面，事实上人们摄入的是食物，而不是各种化学物质，这是一个极其困扰营养流行病学研究的问题。相关化学物同时存在于同种食物中，可能造成高度的共线性（相关）。这种高度的共线性使得难以区分这些不同物质的效应。换言之，人们不能十分肯定哪种物质具有特殊的危险性或有益作用。然而，共线性问题对于那些天然存在于食物中的物质是非常重要的（如类胡萝卜素），而对外源性物质的重要性较次。

共线性的弱点同时也是流行病学与毒理学相比的主要优势；特别是观察性研究可以定量研究各种（食源性）因素混合暴露的危险性，这种混合暴露可以是食物本身含有的各种物质的混合，或是食物与其他物质的混合，如与药物和环境中的外源性物质的混合。当外源性暴露不是在特殊实验中检测的暴露时，可能会影响某种暴露的健康效应，因而动物实验的研究结果可能与人类的实际情况的相关性较差（Hertz-Picciotto，1995）。特别值得关注的是混合暴露可能引起协同效应，也就是说，两种或两种以上物质混合暴露的危险性超过每种物质各自单独暴露所致的危险性之和（Krewski et al.，1999），流行病学的实例参见 Hertz-Picciotto et al.，1992。同理，当另一种暴露具有拮抗效应时，它可以降低危险性或使危险性完全消失。流行病学可以进行这样的混合暴露研究：研究规模越大，就越能很好地阐述不同物质之间的交互作用。

5.1.4 *质量保证*

通过建立质量保证系统可进一步促进流行病学研究在食物成分危险性评估中的应用，已开展的一些工作已经成为进一步发展的特定指南。良好的流行病学操作规范（GEPs）起初是由化学制造协会流行病学工作组（The Chemical Manufacturers Association's Epidemiology Task Group GEPs，1991）编写的。此 GEPs 提出了保证流行病学研究资料质量和完整性的最少操作步骤和程序，并且能提供足够的有关研究方法的说明，这对职业病研究也具有相当大的参考价值。国际药物流行病学协会（The International Society for Pharmaco-Epidemiology，ISPE，1996）详细规定了美国的药物、器械和疫苗的操作指南。这些规范提供了如下领域的方法和程序，包括编写计划书，描述所涉及的机构和人员的作用与职责，研究实施（保护研究对象，收集、确认、分析和报告资料），交流和存档。

5.1.5 *应用正在进行的研究开展危险性评估*

非流行病学家有时认为，由于成本和时间的问题，流行病学研究几乎不可能用于危险性评估。正因为如此，危险性评估者和立法人员几乎不会支持为危险性评估而提出一个新的流行病学研究。

尽管一般来讲，一个好的流行病学研究所花费的时间比一个啮齿类动物实验长得多，而且如果仅为一个特定目的而开展，那么它的成本也会比较高；但是，也有可替代的方法。目前在全世界的各项队列研究中（表 5），正在观察三百多万人的膳食习惯与疾病的发生情况。现在许多研究中都含有生物库，这些生物样本可以用于嵌套式研究。这些研究中的大多数是为探索膳食因素和其他具有相对较长发生过程的慢性疾病的可能危险因素的慢性效应而设计的。这些研究的基本框架应该可以，而且必须可以用于食品安全性评估领域，这种特定应用所花费的额外成本与慢性啮齿类动物实验相比要少得多。

表 5　使用综合食物频率法进行的膳食与疾病关系的大规模前瞻性研究（摘自 Willett，1998）

研究名称	人群	人数	研究开始时间	生物样本
基督徒健康研究	男性和女性	40 000	1976	无
护士健康研究（美国）	女性	90 000	1980	33 000 份血样和 68 000 份指甲
纽约州队列研究	女性	25 000	1980	无
加拿大全国乳腺癌筛查研究	女性	57 000	1982	无
瑞典北方人健康与疾病研究	男性和女性	55 000	1985	50 000 血样
纽约大学女性健康研究	女性	14 000	1985	14 000 血样 重复采样
α生育酚和β胡萝卜素与癌症的干预研究（芬兰）	男性	29 000	1985	29 000 血样
医疗保健人员的随访研究（美国）	男性	52 000	1986	18 000 血样
荷兰队列研究	男性和女性	121 000	1986	80 000 血样
爱荷华州女性健康研究	女性	42 000	1986	无
ORDET（意大利）[a]	女性	11 000	1987	11 000 血样、尿样和指甲
社区居民动脉硬化症危险性研究（美国）	男性和女性	16 000	1987	16 000 血样
瑞典乳房 X 线照相研究	女性	61 000	1987	25 000 血样
墨尔本合作性研究	澳大利亚出生的意大利和希腊移民（男性和女性）	42 000	1990	42 000 血样
JPHC（日本）[a]	男性和女性	140 000	1990	49 000 血样

续表

研究名称	人群	人数	研究开始时间	生物样本
护士健康研究Ⅱ（美国）	年轻女护士	95 000	1991	35 000 血样和尿样
女性健康研究（美国）[b]	女性	40 000	1992	27 000 血样
加拿大膳食、生活方式与健康的研究	男性和女性	100 000	1992	97%的头发加趾甲
美国癌症学会	男性和女性	184 000	1992	无
女性健康启动（美国）[b]	女性	165 000	1993	164 500 血样，10 000 尿样
多种族队列研究（美国）	男性和女性	215 000	1993	亚人群中的血样和尿样
EPIC [a]（9 个欧洲国家）	男性和女性	482 000	1993	390 000 血样
女性抗氧化剂心血管病研究[b]	女性	8 000	1994	5800 血样
加利福尼亚教师研究	女性	132 000	1995	无
国家癌症研究所（美国）	男性和女性	540 000	1995	
瑞典男性队列研究	男性	49 000	1997	无
				30 000 血样

[a]乳腺癌病因学中有关激素和膳食的前瞻性研究（ORDET，Prospective Study of Hormone and Diet in the Aetiology of Breast Cancer）；日本以公共卫生中心为基础的前瞻性研究（JPHC，Japan Public Health Center-based Prospective Study）；欧洲癌症与营养的前瞻性研究（EPIC，（European Prospective Investigation into Cancer and Nutrition）

[b]在随机化试验中收集的膳食资料

5.2　新的研究

未来的和正在进行的长期前瞻性研究都可能受益于新的观点、近期发展的设计和技术。下面介绍一些使用这些方法进行危险性评估的有价值的进展。

5.2.1　*生物学标志物的使用*

在目前流行病学方法的诸多发展和改进中，利用生物材料的生物学标志物日益受到人们的重视。在大规模的流行病学研究中进行生物材料的收集开始于 20 世纪 80 年代（表 5），并且成为 90 年代全面开展的前瞻性流行病学研究中的一部分。在前瞻性流行病学研究中大规模收集生物材料的理由很多，包括：深入了解代谢过程对疾病危险性的作用（Khaw et al.，2001）；充分利用基础学科中不断积累的有关体内代谢和细胞反应及其如何测量的新知识。在流行病学研究中应用生物学标志物可以得到关于营养相关因素的有害或有益作用的新知识。在理想情况下，生物学标志物应该能够反映暴露与医学上有益或有害作用的实际情况。因此，除了要准确、可靠地测量生物学标志物外，还必须确认这些生物学标志物是否能够反映本质变化。此确认过程通常需要具有高质量的终点资料的流行病学研究（Bartsch，2000），而暴露生物学标志物的确认则一般不需要进行大规模的流行病学研究，只需志愿者服用所关注的物质，进行小规模的代谢研究。对于一些非常有害的物质，这种研究无法进行，那么确认暴露生物学标志物就需要使用动物研究或其他资料。如果一个生物学标志物得到很好的描述和确认后，就能用于流行病学研究。但是，流行病学研究在收集或获得特定的生物材料方面具有一定的局限性，即生物材料的收集通常局限于末梢血、尿、趾甲和痰。此外，在大规模流行病学研究中依赖现行的方法对生物学标志物进行评价可能是非常昂贵的。实验的微型化不仅仅使研究所需的血和尿的样本量减小，而且也会大大降低试剂成本。对于许多生物学标志物而言，妨碍其广泛应用的主要问题是样本数量。然而，用嵌套式病例-对照研究和病例-队列研究就有可能降低研究成本，因为仅对一部分研究对象进行生物学标志物检测。

尽管生物学标志物已成为研究的热点，但目前研究非常清楚的生物学标志物的数量非常有限。因此，目前十分需要不断发现和确认更多的适用于流行病学领域的生物学标志物。

在此，本文建议对生物学标志物按照暴露、

健康效应或遗传易感性进行分类。但对于慢性疾病如癌症，生物学标志物从暴露开始就一直存在于疾病发展的整个过程中，因此这种划分可能是非常困难的。对于任何一种生物学标志物，应根据所研究疾病的结局进行分类（Vineis et al., 1993）。

5.2.1.1 **暴露生物学标志物的使用**（Kroes et al., 2002）

准确地评估暴露是设计良好的流行病学研究的关键所在。在上述的黄曲霉毒素与肝癌研究中（见 4.1），黄曲霉毒素的化学结构已经非常清楚，所以暴露与生物学标志物（蛋白质和 DNA 加合物）之间的关系不存在任何歧义。但并不是所有情况都如此，因为某些膳食暴露可能会引起分子的“一般”改变，如氧化损伤。从黄曲霉毒素研究中得到的另一个经验是成功地使用暴露生物学标志物（尿中的代谢产物和 DNA 加合物）并不取决于复杂的分析方法或重复测量。对研究对象进行单一时点（基线调查时）的尿样分析是提高相对危险度评估的主要方法，也就是说利用生物学标志物可对个体暴露情况进行更简单、准确地分类。实际上，采用更为传统的方法，如问卷调查，对队列中相同病例进行比较分析能更清楚地说明这一点，因为将病例组和对照组的黄曲霉毒素暴露分成高、中、低三个水平并没有揭示出有意义的疾病相对危险度（Qian et al., 1994）。

使用生物学标志物还有一个优点，就是它可综合不同的暴露途径的结果，如方框中的例子。

以丙烯酰胺为例：

丙烯酰胺是工业上合成聚合物和树脂的一种重要中间产物。这种暴露经常发生在职业性场所和由于各种产物的单体泄漏到这些环境中所致。动物实验发现丙烯酰胺是致癌物，同时已计算出低水平暴露的危险度。

通过使用特异的血红蛋白加合物，可以对职业性的丙烯酰胺暴露进行定量研究。值得注意的是，在正常的情况下，非暴露组的研究对象也能检测出一定水平的加合物。最近有资料表明，丙烯酰胺可在食物烹调中产生。至少在动物实验中，该来源的暴露对血红蛋白加合物“基线”水平有重要贡献（Tareke et al., 2000）。目前有人已经总结了这种蛋白质和 DNA 加合物“基线值”在危险性评估中的意义（Farmer and Shuker, 1999）。上述有关丙烯酰胺的研究结果显示，如果只考虑主要来源的暴露，就会低估或不恰当地估计其危险性。然而，使用生物学标志物就可以考虑到所有来源的暴露。

在流行病学研究中，不管能否收集整个研究人群的生物学标志物，都可以按照以下 4 个步骤用生物学标志物对暴露进行评估：

1. 如果有可能，应该在志愿者中进行小样本高质量的研究，以评估暴露和生物学标志物之间的关联。

2. 按照暴露的水平对研究对象进行排序，将整个研究人群进行暴露的分级。

3. 对每个暴露等级随机抽样测定研究对象的生物学标志物。

4. 根据抽样个体的暴露生物学标志物水平，估计每个暴露级别中研究对象的（平均）暴露水平。

通过这种方法，可利用生物学标志物对暴露水平进行“分类”。

5.2.1.2 **健康效应生物学标志物的使用**

测定生物样品中的生物学标志物并将其作为终点来代表疾病终点，是一个比较复杂的问题。然而，由于生物学标志物可大大缩短确定暴露与疾病关联所需要的时间，所以一直受到人们的重视。关于肿瘤流行病学中替代终点的使用和解释等主要问题，已由 Schatzkin（1997）等人进行了总结。一方面，肿瘤研究中替代终点的准确性主要取决于生物学标志物能够在多大程度上反映肿瘤的发生过程。事实上，如果可能存在其他主要的病因，会削弱从标志物到肿瘤的推断。另一方面，对替代终点作用的另一个兴趣在于将其应用于化学预防研究的可能性。Vineis 和 Veglia（2001）提出了标志物的连续传播原理，该原理对于确认生物学标志物是否存在于肿瘤的病因过程中，及其作为疾病替代标志物的作用十分重要。这些生物学标志物存在的证据再次来自于对黄曲霉毒素的研究。动物实验研究表明给予一定剂量的黄曲霉毒素时，使用奥替普拉（oltipraz）这种药物可以减少肝脏 DNA 加合物的生成，预示可能降低或消除患肝癌的危险。最近，志愿者研究表明在人群中使用奥替普拉也能产生类似的变化，目前科学家正在使用该药物进行一项大规模的干预实验（Kensler et al.，1999）。

最近一个使用生物学标志物作为疾病替代终点的实例是马兜铃酸（aristolochia acid）对肾癌的作用。

中草药肾病是一种进行性肾纤维化，发生在服用中药减肥的人群中。由于在生产加工中出现失误，减肥药中的一种中药成分（千金藤 Stephania tetrandra）被有害的马兜铃类物质（Aristolochia fangchi）所代替，该物质具有肾脏毒性和致癌性。为了诊断原发输尿管中的肿瘤病灶，对患有中草药肾病需进行肾移植的病人实施膀胱镜检查，对目前采用肾移植或透析治疗的晚期中草药肾病患者实施预防性肾和输尿管摘除术。对手术标本进行组织学检查，同时测定马兜铃酸 DNA 加合物含量。收集这些患者在暴露期内（1990～1992）使用过的所有减肥药处方，计算累积剂量。在同意进行预防性手术的 39 例病人中，有 18 例病人患有膀胱上皮癌（患病率为 46%；95%的可信区间为 29%～62%）；17 例患有输尿管癌或肾盂癌，或者两者均有；1 例患乳头状膀胱癌。其余病人中有 19 例患有轻、中度的膀胱上皮发育异常，2 例上皮正常。所有的组织样本中均含有马兜铃酸 DNA 加合物。马兜铃酸的累积剂量是患膀胱上皮癌的重要危险因素，总剂量超过 200 克就与膀胱上皮癌高危险性相关（Nortier et al.，2000）。从英国的几例肾衰竭病例到上述大范围的爆发，特异 DNA 加合物的检出对确认马兜铃酸暴露有关的致病因素很有帮助（Lord et al.，1999）。

中草药肾病是一个不科学的名词，容易误解为所有中国的草药都会导致肾病或只有中国的草药才会有马兜铃酸。据悉，我国的中药专家已正式向世界卫生组织提出此名词不应该继续使用。

——译者注

不过，除以上这些例子外，能证明早期、有效的生物学标志物确实是在疾病病因过程中的证据还是非常有限的。因此，目前迫切需要进行设计合理的前瞻性研究以获得效应生物学标志物的预测价值。

5.2.1.3 流行病学研究中遗传易感性生物学标志物的应用（Eisenbrand et al.，2002）

遗传易感性有时候是与一种疾病的高外显率相关的主要基因缺陷有关。然而，这种遗传易感性一般并不影响个人膳食暴露（或其他暴露）的易感性；因此，本文不再进行更多的讨论。这里主要讨论与人群中基因变异（多态性）相关的遗传易感性，这种变异与基因产物的代谢功能变化有关。目前认为对于肿瘤的危险性而言，由环境致癌物代谢酶多态性产生的轻微的基因-环境因素交互作用，可能比低发生率的主要肿瘤基因更重要，例如，成纤维视网膜细胞瘤基因、家族性结肠息肉腺癌相关基因以及乳腺癌相关基因 BRCA1 和 BRCA2（Moolgavkar et al.，1999c）。尽管在肿瘤和其他疾病如心脏病等的研究中只有很有限的膳食-基因交互作用的证据，但这些证据同样适用于肿瘤以外的其他疾病。2001 年 Daly（2001）和 Bingham（2001）总结了最近的研究状况。应用遗传易感性生物学标志物的另一个作用是可以更好地了解疾病的发生机制（Hunter，1999）。Hunter 提出，如果基因变异改变疾病的危险性可以用改变的基因产物来预测，那么就强有力地证明了基因产物在疾病发病过程中的致病作用。

如上所述，由于某些个体携带低外显变异的基因（基因多态性），这种变异经常发生，且与疾病的发病过程间接相关，由此导致个体易感性的增加。就肿瘤来说，这些变异包括活化酶的基因多态性（经常催化氧化反应，即Ⅰ相酶）。它们可以增加或降低危险因素对人体的影响。除个别酶外，通常催化结合反应的Ⅱ相酶的基因多态性决定着人体内源性化学保护机制抵抗遗传毒性危险因素的程度。实验技术的发展，如聚合酶链反应（PCR）与限制性片段长度多态性方法（RELPs），能够准确鉴定个体的基因型。特别是目前已鉴定出编码活化酶超级家族，细胞色素P450同工酶基因中的等位基因变异。这些突变位点包括CYP1A1中的MSP1限制性内切酶位点，为第7外显子上的点突变。突变的位点也可在CYP2E1和CYP2A6，以及芳香烃受体和谷胱甘肽S转移酶（GSTP1）超级家族基因中检测出来。同时也检测出这些酶的无效基因频率（GSTT1*0，GSTM1*0）。环氧化物羟化酶能活化环氧化物的中间体，使其成为水溶性更强的反式双氢衍生物，其编码基因发生不同的等位基因变异，这种情况对于尿苷二磷酸葡萄糖醛酸转移酶（UDPGT）同样适用。对于与营养相关的毒素，如杂环胺，慢乙酰化和快乙酰化基因型取决于N-乙酰转移酶-2（NAT2）等位基因的变异，这可能特别重要（Smith et al.，1995；Bartsch and Hietanen，1996；d'Errico et al.，1996）。这些基因变异可能与特殊酶的代谢转化速率增强或降低有关。

根据代谢转化的类型（活化和灭活），可得出增加或减少遗传毒性暴露及癌症危险的结果。目前正在对患某种特殊肿瘤的人群进行一些旨在发现肿瘤危险和基因多态性是否相关的流行病学研究。最近发表的一篇综述对多项研究进行了meta分析（d'Errico et al.，1996），而其他综述则详细讨论了各种癌症的特征（Smith et al.，1995；Bartsch and Hietanen，1996）。旨在评价膳食对不同易感者影响的研究尽管相对较少，但目前正变得越来越常见。

在某些情况下，可用生物学标志物的方法来研究膳食因素对反映基因损伤的生物学标志物的影响，以及这种改变是否会使细胞更容易受到其他有毒化学物的攻击或减少损伤而使细胞的抵抗力增强。然而，在基因损伤较轻的情况下，可增强细胞对其他与暴露有关因素的耐受性。目前报道的实例包括高脂肪膳食可以引起5-羟基甲基尿嘧啶水平增高（Djuric et al.，1991）；或脂肪酸构成比例不同的膳食可以引起丙二醛DNA加合物的变化（Fang et al.，1997）；或适量饮葡萄酒能够降低体内DNA的氧化损伤（Fenech et al.，1997）。最近，有研究显示摄入较多的含类胡萝卜素的蔬菜汁（Pool-Zobel et al.，1997）或者摄入维生素补充剂（Duthine et al.，1996）能降低淋巴细胞DNA的氧化损伤。与之相反，通过对素食者与非素食者生活方式的比较，用微核进行检测，并没有发现淋巴细胞的基因损害有差异（Fenech and Rinaldi，1995；Kim and Mason，1996；Perera，1996）。膳食引起的代谢酶的改变可能影响食物中有害成分的作用，如膳食对GSTs的诱导具有保护作用，可以减轻被GSTs灭活的化学物质的有害作用。

5.2.2 *重复暴露的评估*

队列研究有时候依赖于对基线暴露的评估，而这种研究的随访时间可长达数年。对于随时间变化的暴露，例如年轻人中的膳食变化，虽然发生的可能性不大，但是这种暴露变化仍可以在小样本人群中通过重复测量的方法来监测，因此它并不成为一个主要问题。如果预期暴露可能随时间而变化，那么就应该对所有队列成员进行重复暴露评估。将来的研究应该提供更多的暴露信息（如年龄别暴露史）。终生累积暴露量对于与时间有关的暴露谱很有意义。

5.2.3 *器官功能评价的改进*

通常动物暴露的研究包括动物的宰杀以及摘取和分析单个器官。为避免进行如此大量的研究，已建立了一组应用于人体试验的标准化方法来检查各种器官，如肝、肾、肺和心脏的功能。

5.2.4 *综合公共卫生指标*

目前，综合公共卫生指标的发展越来越受到人们的关注，它将死亡率、发病率以及反映生活质量下降的指标综合在一起。当用权重的方式考虑疾病负担时，可使危险性评估更加准确。这些指标包括健康预期寿命（the health life expectancy，HLE）、伤残调整生存年（the disability adjusted life years，DALY）和伤残调整预期生存年（the disability adjusted life expectancy，DALE）。HLE定义是在健康状态下，人的平均生存年数。DALYs是指因死亡和疾病所导致的寿命损失年数总和。后者是用疾病特异权重系数乘以患病年数而得到的，是疾病严重程度的指标。计算DALYs时应先对每种疾病进行单独计算，而后相加得到“疾病总负担”（Hoeymans et al.，2000）。

然而，上述提到的指标还处于发展阶段，迄今为止，在流行病学中的应用还较少。

5.2.5 *食品市场中新物质的长期效应和上市后监测（post-launch monitoring，PLM）*

评价全新物质，或已知物质在极高的使用浓度，或完全改变使用途径的长期效应，都需要采用新的流行病学方法进行暴露评估和终点测定。PLM包括详细评价新物质的人群消费量和消费方式以及确定上市后预期的和非预期的损害效应的性质及程度。PLM的必需性和具体内容须视情况而定，同时也要参考食品上市前评价中关注的一些问题。这些研究设计是前瞻性的，同时在膳食资料收集方面将采用一些新的方法（如现代技术的联合使用，使用欧洲商品编号代码，EAN），这些内容在前面已经详细阐述过（Kreos et al.，2002）。对疾病和其他终点的随访可以确定预期效应，同时也可以追踪长期非预期效应。在此，应该同时考虑随访资料和常规收集的结局资料（注册处的记录）。这些方法已经成功地应用于药物流行病学研究中（Herings et al.，1999）。对于罕见的损害效应，如过敏反应等，使用病例-对照研究将更有效。

非预期反应、罕见和非特异性的损害效应可以通过收集标准化的资料进行被动监测。如果可行的话，随后可对这些信息进行主动追踪。有人曾对天冬酰苯丙氨酸甲酯（阿司匹林）进行了为期12年的PLM，评价和记录了顾客报告的不良反应（Butchko et al.，1994）。这些报告不仅仅由公司来审核，而且还由美国疾病控制中心（Centers for Disease Control，CDC，1984；Bradstock et al.，1986）和美国食品和药品管理局（US Food and Drug Administration，FDA，1995；Tollefson，1988；Tollefson et al.，1988）的流行病学家来审查。CDC和FDA的结论是：大部分症状是轻微的，在一般人群中常见，而且不存在与天冬酰苯丙氨酸甲酯有因果关系的特殊主诉群。他们还认为，有针对性的临床研究是彻底阐明这一问题的最好方法，而针对性研究的结果并没有表明天冬酰苯丙氨酸甲酯与某些不良反应之间存在因果关联（Tschanz，1996）。

对于容易确定的物质（如olestra，人造黄油中的植物固醇）来说，比较容易开展PLM。对于比较常见的物质成分，如天冬酰苯丙氨酸甲酯，PLM的实施比较困难，但也不是不可行的。总之，对于新上市的物质都应该进行以科学为依据的长期健康效应的监测，而不是仅限于少数产品。应在更大范围内强调人们所关注的公共卫生问题，如新物质的常规上市和可能出现的长期效应（通常在上市前小样本的研究中观察不到），这就需要进行系统地纵向人群监测。这种监测的实施可以利用现有的研究（如果有的话），如全国性调查，小规模或大规模的队列研究，如有必要的话，也可以加入一些新的调查问题和测量，以避免每个研究只针对某些问题。

5.3 结论和建议

- 除要关注研究设计的质量外，流行病学家应该特别的注重暴露资料。
- 确认和校正研究资料特别有助于确定准确的暴露水平和校正剂量-反应关系中的测量误差。
- 将食物成分的外部数据库与现行流行病学研究中的膳食资料联合使用，是一种非常经济有效的开展危险性评估的方法。
- 天然食物中的许多成分之间存在高度共线性，这限制了对每种成分分别进行危险性评估；然而，在危险性评估中如果考虑混合暴露，则是流行病学研究相对于动物实验的一个优势。
- 鼓励在膳食领域进一步标化和应用良好的流行病学实施规范（GEP）。
- 尽可能利用已进行的队列研究开展危险性评估，以降低额外成本。
- 应用暴露生物学标志物来改进和校正新研究中的暴露评估。
- 效应生物学标志物有时可作为疾病的替代终点；但通常要求使用已确认的生物学标志物，以有效地预测疾病结局。
- 对于新物质，或已知物质在极高浓度的使用，或改变使用途径，应用流行病学方法进行上市后监测可提供非预期的有害效应的数据。
- 生物样本的收集有助于研究遗传易感性对危险性的影响。
- 使用综合公共卫生指标，可通过考虑疾病负担而使危险性评估更加准确。

6 危险性评估中流行病学研究证据的使用

6.1 个别研究：根据在危险性评估中的潜在应用价值将流行病学研究进行分类的指南

由于缺乏一个系统的方法学，目前只能对流行病学方法进行临时评价。因此，迫切需要建立一套划分高质量流行病学研究的指导原则，使其适用于危险性评估的不同阶段。Hertz-Picciotto（1995）提出一种用于划分致癌物剂量-反应关系评估的方案（只需要轻微的修改就可以用于其他的健康终点）。在本文提出了一个稍加修改的版本。在这种分级框架中，流行病学研究在剂量-反应关系评估中的作用可分为三类。

1类：可以获得剂量-反应关系的研究。

2类：不足以有把握地获得剂量-反应关系的研究，但是可以用来检验以动物为基础的危险性评估的合理性。

3类：不能用于剂量-反应关系评估的研究，但仍能用于危害识别。

在将流行病学研究分为这三类时，可按下列4个标准进行，其强调了研究的真实性（标准1和2）和可用性（标准3和4）：

1. 全面的高质量研究（即能排除选择和随访等过程中的主要偏倚）。

2. 不存在来源于其他环境暴露或生活方式因素的未控制的混杂因素。

3. 对于暴露有定量描述，且与研究个体挂钩，同时所研究的暴露应有足够大的变异。

4. 有暴露和结局间剂量-反应关系的证据。

标准和分类情况总结在表6中。

表6　在膳食定量的危险性评估中应用流行病研究的分类框架汇总表

根据 Hertz-Picociotto 的修改（1995）

	研究分类		
	1	2	3
应用	可成为危害特征描述的基础	可用于检验以动物为基础的危险性评估的合理性	有助于根据权重证据来确定该物质是否对健康有害
标准			
1. 不存在或已排除主要的偏倚	必需	应该满足，至少部分满足	如果满足，能有力证明这种因素是否有害
2. 混杂因素被控制或限制	必需	应该满足，至少部分满足，或能估计混杂因素的限制程度	如果满足，能有力证明这种因素是否有害
3. 暴露定量化	必需	需要定量评价暴露，至少要根据研究以外的资料	通常不满足
4. 单一的剂量-反应关系	非必需，但可以加强危险性评估的准确性	不必需	可能满足或不满足
总结	应该满足标准1～3	应该满足标准1～2	所有其他研究

表7　社区预防服务指南中研究设计在效果评估方面的适用性（Briss et al., 2000）

适用性	（研究设计能够取得的）作用
高	对同时存在的各组进行比较，对暴露与结局进行前瞻性测定
中	完全回顾性设计，或者采用多种前后测量，但不能对各组进行即时性比较
低	单独一种前后测量，不能对各组进行即时性比较，或只对一个实验组进行同时点的暴露与结局的测量

在对食品中可能的有益成分进行评价时，可对上述标准进行修订。

6.2 综合（流行病学）证据

流行病学一般提供导致疾病和有害效应的低危险性的低水平暴露的资料，由此，为了提高统计学能力，对单项研究结果进行综合评价是很有意义的，对于最好的估计效应，如剂量-反应关系，也很有作用。此外，当不同研究报告不同的暴露范围时，综合分析各项研究结果的数据可以得到更广暴露范围内的剂量-反应关系。可应用以下两种方法：对已发表的结果进行 meta 分析和对个体资料合并进行综合分析。

6.2.1 *循证医学*

依据循证医学理论可建立一种对科学资料进行系统分析的新方法。有证据显示，目前对文献进行评价的学者们研究较多的是医学问题和临床实践。这种理论也适用于危险性评估和危险/效益评价。美国预防服务工作组（The Preventive Services Task Force）自 1984 年创建以来一直特别活跃，他们提出每个研究设计中相应的证据水平（Briss et al.，2000）（表 7）。

最近更加强调的是以人群为基础的预防性研究的证据水平。由美国国立卫生研究院（NIH）组建的一个独立工作组起草了一份社区预防服务指南（A Guide to Community Preventive Services）(可以在网上查到)。尽管这份指南重点阐述营养的预防作用，但流行病学评价方案对保证证据的质量十分重要，对危险性评估也同等重要（Briss et al.，2000)。关于具有充分证据的条件总结如下：

- 高质量的前瞻性研究设计（干预研究、前瞻性队列研究）。
- 至少具有两项独立的高质量研究，并且所得结果一致。

了解循证医学中考虑的所有问题都是基于人群研究所得到的证据这一点很重要。获取证据的工作框架倾向于流行病学研究方法，特别是人群干预研究。在这里，不考虑从动物模型外推到人。

6.2.2 *对已发表的研究结果进行 meta 分析*

meta 分析是一种对若干独立的研究结果进行综合分析的统计学方法，这里所指的研究是依据各个研究的质量具有可“合并性”的（Egger et al.，1997)。各个独立研究在根据标准（Moher et al.，1995；Verhagen et al.，2000）完成质量评分后可进入 meta 分析。这样就可将 meta 分析应用于那些高质量的研究或按照质量得分进行的加权分析中（Boyd et al.，1993)。当危险水平较低，且各个独立研究结果之间不相互矛盾时，meta 分析方法非常适用于病因学研究和观察效果的研究。起初，meta 分析只用于随机对照实验，但是现在越来越多地应用于观察性研究中。在观察性医学研究中使用 meta 分析的文章数量在过去 40 多年里迅速增加（1955～1992 年为 678 篇，1992～1995 年为 525 篇，而 1996 年则为 400 多篇）(Stroup et al.，2000)。但是，在观察性研究中使用 meta 分析也面临巨大的挑战，这是由于研究设计还存在着本身的偏倚和不同。无论如何，它作为一种手段，有助于人们理解和定量分析各研究结果间变异的来源（Stroup et al.，2000)。亚特兰大 1997 年举行的一次会议建立了一种检查目录，简述了在观察性流行病学研究中进行 meta 分析应报告的内容有：研究背景、查询策略、方法、结果、讨论和结论（表 8)。利用这种检查目录有助于提高作者、评审人、编辑、读者和决策者对 meta 分析的使用（Stroup et al.，2000)。

meta 分析中存在的主要问题包括：出版偏倚、研究结果间的不同、研究质量的不同、测定暴露和反应的方法不同、是否存在影响效应的因子，以及对混杂因素控制的不同。

异质性是 meta 分析中一个很重要的问题，可定义为除随机误差外的所有独立研究之间的结果差异（Engels et al.，2000)。异质性也可以指实验的干预方法不同和干预人群不同。当存在异质性时，把各个独立研究的结果合并成一个单一数值是不合适的，特别是使用固定效应法假定有一个共同的处理效应时更是如此。随机效应法是一种非常好的总结异质性结果的方法，异质性能够模拟每个独立研究的处理效应围绕人群平均效应的变化，上述两种方法都可以用于 meta 分析（Greenland，1987)。在这种情况下，人群的平均效应可能没有实际意义（Poole and Greenland，1999)，它能否作为一个外推到其他人群的良好估计值，与那些人群的特征有关。meta 回归可用于检测产生异质性的原因（Greenland，1998)。

表 8　在对观察性资料进行 meta 分析时推荐给作者、编辑和评审人使用的检查目录（Stroup et al.，2000）

报告的研究背景应包括：
- 确定问题
- 陈述假设
- 描述研究结局
- 暴露或干预的类型
- 研究人群

报告的检索策略应包括：
- 研究者的认证（如图书管理员和调查者）
- 检索策略，包括合并分析的期限和关键词
- 努力获得所有可能的资料，包括与作者联系
- 数据库和登记系统的检索
- 检索利用的软件，名称和版本，包括使用的特点（如展开）
- 手工检索（所有文章的参考文献目录）
- 纳入和排除的引文目录，包括理由的阐述
- 非英语文献的表达方式
- 摘要和未发表研究的处理方式
- 与作者联系的情况

报告的方法应包括：
- 根据假设检验选择合适的研究，并对研究的相关性和适用性进行说明
- 资料选择和编号的理由（如合理化临床原则和方便原则）
- 记录资料分类和编号过程（如复合率、盲法和内部排序的可靠性）
- 混杂因素的评估（如研究中病例组和对照组间的可比性）
- 研究质量的评估（包括对质量评估者实行盲法评估和对研究结果的预测值进行分层分析或回归分析）
- 异质性的评估
- 所用统计学方法的详细描述（如全面描述固定和随机效应模型，判断所选模型能否能解释研究结果的预期值，剂量-反应关系模型和累积 meta 分析）
- 制作出合适的图表

报告的结果应包括：
- 用图形的形式描述每个独立研究和合并研究的结果
- 用表格的形式说明每项研究中的信息
- 灵敏度检验结果（如亚人群分析）
- 使用统计学方法说明研究中存在的不确定因素

报告的讨论应包括：
- 偏倚的定量评估（如出版偏倚）
- 排除的理由（如排除非英文的文献）
- 入选研究的质量评估

报告的结论应包括：
- 观察结果的其他解释
- 归纳总结（如便于报送资料、综述文献）
- 对将来研究的指导性
- 公开资金来源

6.2.3 *将研究中的个体资料进行汇总*

对于低剂量的慢性暴露，谨慎地、大规模地汇总分析可能是直接估计危险性和检验外推可靠性的最有效方法。然而，一般来讲，这种汇总分析比 meta 分析的成本高，所需时间长，而且由于缺乏原始资料，同时还要求合并的资料要来源于具有可比性的研究（Moolgavkar et al.，1999b），所以不经常使用。一个汇总分析的实例是“汇总项目”（pooling project），它使用了 4 个国家的 7 项前瞻性队列研究中的原始资料，这些资料均满足膳食评估的特定标准，以标准化的方法进行（Hunter et al.，1996）。目前发表的一篇文章表

明酒精总摄入量和乳腺癌危险性之间存在线性的剂量-反应关系，研究数据来源于合并后的322 647名女性中的 4 335 个病例（Smith-Warner et al.，1998）。由于研究结果具有同质性，汇总结果的统计学效力很大，所以有可能准确地估计饮酒对乳腺癌危险的影响：即酒精消费量如果每天增加 10 克，则患乳腺癌的危险则增加 9%。

除对独立研究进行汇总分析外，进一步进行多中心的流行病学研究。其中的一个实例是有关膳食和肿瘤的 EPIC 研究，这项研究有 400 000 名参加者，研究对象分布于欧洲 9 个国家的 22 个中心，研究资料的收集方法相似。因此，这项研究适用于特定文化背景的不同人群。从整个队列中抽取一个有代表性的样本，应用生物标志物法对 24 小时回顾法得到的膳食调查资料进行校正，可得到一个绝对的和可比较的食物消费量估计值。

6.2.4 *出版偏倚和相关问题*

一个适当的危险性评估，评估者应该获得所有与研究因素有关的研究结果，无论是人体、动物实验还是体外研究结果。从这个角度说，所有与特定课题相关的高质量研究结果都应该发表，这一点非常重要，而且发表的研究结果不能仅限于有统计学意义的阳性结果（称为出版偏倚）。而实际上，出版偏倚是存在的，特别是对于阴性或无意义的小样本人体研究结果，发表的机会较少。发表文章通常是根据研究的质量和陈述，但也存在其他因素影响文章的可接受性。除作者外，杂志应该更多关注那些得出非预期效应或缺乏统计学意义的弱相关的高质量研究。许多杂志对此种结果几乎不感兴趣。尽管有些杂志非常鼓励发表阴性结果（参见方框），但仍可以看出，人们认为这种阴性研究的价值比阳性研究的价值小得多（见正文框）。在 meta 分析中已提出用以下几种方法判断出版偏倚的存在。最常用的方法是采用漏斗图（funnel plot）（Light and Pillemer，1984）和相关图形法，这些方法能直观地发现缺失的研究（Duval and Tweedie，2000）。在漏斗图（图 9、10）中，每一个点代表一个研究的测量效应。研究的规模（精确度）越大，则测量的研究效应就越有可能接近真实相关（图中的黑线）。当所有研究都被发表出来时，不管研究结果怎样，都会像图 9 的图形那样显示出研究结果的性质和样本量，指出自然变异。然而，如果出现出版偏倚，那么具有阳性结果的研究就被过度表达，而得到图 10 的图形。假设如下：无论是由于编辑政策、作者不投稿或者其他原因，最终的结果就是那些不具显著性的或相反结果的文章没能发表出来。这种发表文章的丢失将会影响合并研究的结果。目前可采用一些定量的方法来估计缺失研究的数量，同时还可以通过模拟的发表概率来估计缺失研究的效应对整体效应的影响（Duval and Tweedie，2000）。

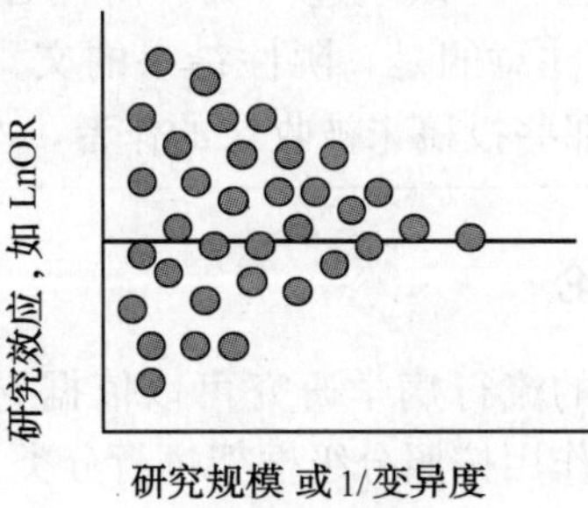

图 9　漏斗图

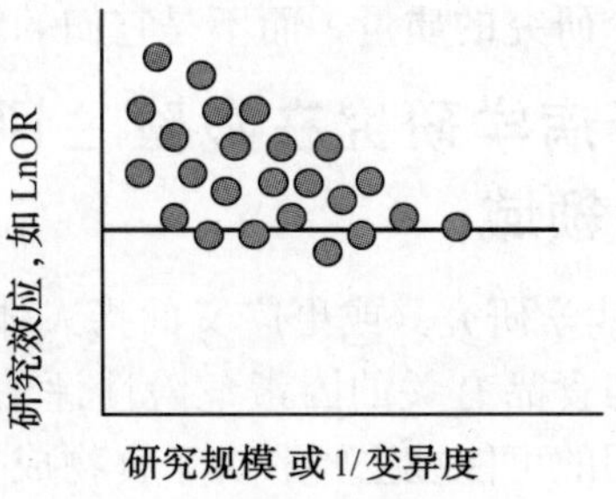

图 10　漏斗图

在 Dichersin（1992）等人进行的一项研究中，通过比较同一研究者所做的已发表的随机化临床试验结果和已完成但未发表的随机化试验结果，发现已发表的研究中有 55%，而未发表的研究中只有 15%支持新的治疗方法。其他形式的出版偏倚是语言偏倚（对同一作者的相同质量文章，用英语发表的有统计学意义的文章要比用母语发表得多）。而且，有资料表明经费的来源也有可能影响文章发表。所有形式的出版偏倚对文献综述和 meta 分析都有十分重要的影响。目前可通过建立研究登记制度和提前发表研究设计来避免出版偏倚（Szklo and Nieto，2000）。有些医学杂志已经考虑到这一点，根据研究所花费的时间，没有理由假设出版偏倚在毒理学研究中比在流行病学研究中少见。

阴性结果也应该包括在摘要中，这样就可以防止在使用计算机检索时找不到该文章。“摘要偏倚（abstract bias）”是因作者在写摘要时使用的词句不同而造成，也就是说，作者由于受到杂志字数的限制，过度关注那些阳性或有统计学意义的研究结果而出现摘要偏倚。当使用计算机化数据库，如MEDLINE进行检索时，通常得到的是已发表文章的摘要，因此，摘要应该尽可能包括所有的研究结果，这一点非常重要。

引自：作者须知，肿瘤流行病学，生物学标志物与预防（2000年7月）

简要报道阴性结果：

如果在原著中报告阴性结果，应该采用功效足够大的统计学方法去检验该研究的先前假设。这种简要报道不应该超过一页，而且必须严格遵循特定的格式。请你在封页上注明投稿为“阴性结果”。还需注意的是，阴性结果的文章只允许作者进行少量的修改，需大量修改的则不被接受。此外，对于那些投稿未被收录的作者，本刊不提供审校人的审评意见。

6.3 结论

高质量的流行病学研究可以依据它们在危险性评估中的作用按照分级框架进行分类。

通过对高质量研究的证据进行综合分析可以更加准确地（统计学稳定性）估计出剂量-反应关系，同时也应考虑那些阴性结果。证据的使用应该根据每个研究的质量，而不是它们的结局。

7 流行病学研究在危险性评估中的应用领域

流行病学研究（或更广义的指人体数据）可以应用于与食品有关的因素危险性评估的所有阶段，其应用的可能性主要取决于食物成分的种类。正如在简介中所提到的一样，在FPOSIE项目中，将食物成分分为以下几类：低分子量化学物、微量营养素和营养补充剂、宏量营养素，全食品、新食品和新食品成分以及食品加工（见附录A）。膳食摄入量评估的质量是在危险性评估（或危险/效益评估）中应用流行病学研究的一个重要因素，膳食摄入量评估的质量与所评估的食物/成分有关。因此，对于那些在观察性流行病学研究中难以测量摄入量的食物成分，在危险性评估中的应用价值很有限。摄入量评估的质量还取决于其他因素，如食物中该成分含量的变异和能否获得有关该成分在食物中含量的信息。

一般而言，与微量/宏量营养素相比，低分子量化学物，如香料、添加剂和污染物的流行病学摄入量资料质量较差或中等，这是因为营养素数据库是针对微量/宏量营养素建立的。如利用现有的数据库，则流行病学研究比较适用于微量/宏量营养素（而不是低分子量化学物）的危险性评估。然而，当确定出所研究化学物的主要食物来源以及在这些食物中的含量时，流行病学方法还是可以用于这些化学物质的危险性评估的［例如对食品添加剂BHA、BHT（Botterweck et al.，2000)］。当然，这些流行病学资料只有在这些化学物上市后才能得到。

因为摄入量的测定主要以食物为直接测量对象（与间接测量营养素和低分子量化学物不同），所以流行病学研究对全食品和新食品的危险性评估也有相当大的作用。当考虑一种成分或/（新）食品可能对人体有益时，则可以考虑应用随机化对照试验（RCTs）来评估这种有益效应。同时，RCTs对危险性评估也非常有用，这一点可由在芬兰和美国进行的β-胡萝卜素干预试验说明，研究者设计这项研究是基于β-胡萝卜素可能对人体有益。与宏量营养素和食品相比，微量营养素补充剂的RCTs更易行，因为比较容易使用安慰剂。尽管流行病学对消费加工食品的危险性评估有一定价值（例如腌菜与胃癌；煎炸肉与结肠/直肠癌），然而，即使可以得到，这些信息也是很粗糙的。

如果能够得到有效的暴露标志物，并将其用于人群研究中时，流行病学研究就可利用这些生物学标志物对那些直接测量摄入量质量不高或中等的食物成分进行危险性评价。前面讲述的关于污染物黄曲霉毒素和肝癌的研究就是这样的一个实例（Ross et al.，1992）。

虽然队列研究和RCTs从原则上可以用于评价新食品和新食品成分，但如果人们能够利用与疾病结局相关的已确证的生物学标志物进行短期效应研究，可能会极大增加这些研究的可行性。

对于危险性评估过程的每个阶段，表 9 已列出所适用的流行病学研究方法。

7.1 危害识别

流行病学资料在危害识别过程中的重要性已得到广泛认同。例如，在进行动物实验以前，流行病学研究就可以明确得出某种物质的危害（例如吸烟能引起肺癌）。所有的流行病学研究，例如观察性研究和随机化对照试验，都可以用于危害识别。然而，正如前面所述，RCTs 仅可用于研究那些预期没有有害效应的物质，或是在去除主要有害物质（如 oltipraz/黄曲霉毒素）时或者采用盲法把暴露因素控制（或去除）时使用。微量营养素、（上市前的）新食品、膳食补充剂和强化食品的研究就属于这种情况。对于新食品和食物成分，上市后检测可以用于监测那些非预期危害。

7.2 危害特征描述（剂量-反应评估）

在建立定量的剂量-反应关系中，流行病学研究可起重要的作用，只要能充分定量剂量（暴露量）与反应（健康结局），同时把偏倚降至最低。一般说来，同一项流行病学研究既能用于危害识别，也能用于危害特征描述，不过在危害特征描述中暴露评估的质量将更为关键，而在危害识别中，使用较粗的（二等分变量）指标就已足够。表 9 中括号里的队列研究和病例-对照研究（低分子量的化学物和食品加工）已经说明这种局限性。只有当检测的剂量水平多于一个时，才能使用 RCTs 进行危害特征描述；但对于具有足够统计学效力的 RCTs 往往不能满足这一点。

表 9 在危害识别、危害特征描述和暴露评估中可能使用的人群流行病学研究

	危害识别	危害特征描述（剂量反应）[a]	暴露评估[b]
1. 低分子量化学物	队列研究[c] 病例-对照研究[c]	（队列研究）[c] （病例-对照研究）[c]	（队列研究）[c] （病例-对照研究）[c]
2. 微量营养素	队列研究 病例-对照研究 随机化对照试验	队列研究 病例-对照研究 （随机化对照试验）[d]	队列研究 病例-对照研究
3. 宏量营养素	队列研究 病例-对照研究 随机化对照试验	队列研究 病例-对照研究 （随机化对照试验）[d]	队列研究 病例-对照研究
4. 全食品	队列研究 病例-对照研究 随机化对照试验	队列研究 病例-对照研究 （随机化对照试验）[d]	队列研究 病例-对照研究
5. 新食品	队列研究 随机化对照试验	队列研究 （随机化对照试验）[d]	队列研究
6. 食品加工	队列研究[e] 病例-对照研究	（队列研究）[e] （病例-对照研究）	（队列研究）[e] （病例-对照研究）

注：虽然生态学研究对危害特征描述也有一定的作用（例如饮用水中的污染物），但是由于存在潜在的偏倚，在此不予考虑。

a 最好能够利用已获得的高质量研究，进行汇总分析或 meta 分析；

b 没有进行结局评估的食物消费调查在此不予考虑（Kroes et al.，2002）；

c 只有从食物成分表中得到该化学物含量时才能进行；

d 只有在一个以上剂量水平时才能进行；

e 在评估加工的食品时可能有用，但在评估加工因素时用处不大在这里暴露或剂量是指个体的摄入量。另外，当使用生物学标志物等指标对剂量-反应关系进行定量时，其测定数值在进行危险特征描述时应换算成摄入量。为了描述摄入量和内剂量（吸收量）之间的关系，开展志愿者研究获得不同暴露水平的生物利用率是很重要的。这里不仅仅要考虑该食物成分的简单降解，还要测定这种成分作为食物一部分的生物利用率。

7.3 暴露评估

暴露评估是指对人群中可能发生的暴露分布进行评价。如果研究人群可代表危险性评估的目标人群，则队列研究可以提供该人群的膳食暴露资料。同样，也可以使用病例-对照研究中对照人群的膳食资料。这些研究一般都是测量个体的通常摄入量，而不是某些天的极端摄入量。食物消费量的调查（不测量疾病结局）对暴露评估是非常重要的（Kroes，2002）。

7.4 危险性特征描述

这里需要指出的是，危险性特征描述过程是合并危险性评估的前三个步骤。因此，几种研究设计能联合使用；所以在表 9 中没有危险性特征描述。

7.5 优势和不足

优点：流行病学研究能直接提供与人群的危险或保护因素有关的资料，还可以确定人们日常的食物摄入量范围或某种有意添加成分（如补充剂或新食品）的摄入量。由于数据来源于人群，所以流行病学研究数据不需要外推；而且，还可以在各种不同疾病易感性的研究对象范围内确定实际（混合）暴露与疾病危险的关系。

不足：暴露信息的质量限制了流行病学研究的应用，特别是对于低分子量物质和食品加工过程。此外，对于潜伏期很长的疾病，如果不使用有效的早期效应生物学标志物，那么对于新食品的危险性评估，流行病学研究所需的时间很长。

7.6 结论

流行病学研究可以用在危险性特征描述的前三步中，但要求研究具有足够高的质量，并能提供对膳食暴露的危险性评估所需要的质量的相关信息；它适用于各种不同食物成分的危险性评估。在危险性评估过程中，应该制定一个框架图或决策树以满足流行病学研究的需要。

流行病学主要的局限性在于不能用于或不适用于无人类食用史的新物质的筛检。只有在含有这种物质的食品上市后，流行病学才在收集该物质安全性证据方面起重要作用。

8 结论和需要进行的研究

8.1 结论

本文介绍了流行病学研究方法，指出了流行病学在危险性评估过程中的应用领域，提出了一些如何把流行病学研究的结果用于危险性评估的建议，并总结了流行病学研究关于综合和评价的现状。

将流行病学数据应用于危险性评估有多方面优点，最重要的一点是它能提供直接的相关信息。流行病学一般研究人群暴露的范围，而利用人群资料则可减少误差（Hertz-Picciotto，1995；Calderon，2000b）。流行病学资料包括：遗传的变异、暴露的差异以及人群本身固有的其他内部因素的差异。

过去由于流行病学资料的缺乏阻碍了其在危险性评估中的应用，但现在已能获得更高质量人群资料，用于危险性评估。由于危险评估者往往满意于现行的标准化的动物实验和外推模型，同时又对流行病学理论和方法存在误解（Calderon，2002a），所以引入人体资料常常会受到批评和夸大流行病学研究中的缺点。因此，本文将努力纠正这些误解，并且提供一些切实可行的方法，来解决人们在危险性评估过程中应用流行病学研究时遇到的大多数问题。

流行病学资料在下列情况下非常有应用价值（Calderon，2000a）：

◆ 在具有很好的暴露评估资料时；

◆ 当一项规定或措施的费用非常高时，流行病学研究能够表明这种措施的成本对于所带来的健康益处是否值得；

◆ 当人类是某种因素最敏感的种属时；

◆ 当已知敏感的亚人群是高危人群时；

◆ 在评价已公布的规定、管理策略或政策的效果时，流行病学研究能够提供人群中暴露和疾病降低的资料；

◆ 在诸多公共卫生措施需要选择时，可以为重点的选择提供看法。在某些时候，某种致病物质与其他危险因素相比可能作用较小；

◆ 当需要将危险与效益相比较时，有必要使用人群资料来替代根据外推而得到的危险和效益资料。

获得准确的暴露测量资料是流行病学用于危险性评估的关键。

流行病学家应该更加注重暴露测量的质量和陈述，同时也需要了解在分析和报告结果方面取得的进展，以便将其更好地应用于危险性评估中。

根据上述结论，应作出更大的努力来促进流行病学在常规危险性评估中的应用。这种应用不应仅限于已发表的研究，还应该利用正在进行的流行病学研究来回答新的问题。目前仍需开展更多的工作，如制定框架图和“决策树”，来研究如何将流行病学研究更好地应用于食物的危险性评估中。

最后，应该加强毒理学家和流行病学家之间的交流和理解，以便在食品安全领域中用整合的方法进行危险性评估。由多学科组成的危险性评估委员将有利于促进这种整合。

8.2 需要进行的研究

需要进行的研究应针对两方面的应用：一方面是促进流行病学研究在危险性评估中的应用和实施的研究；另一方面是将流行病学与毒理学相结合以用于常规危险性评估过程的研究。现按优先顺序排列如下：

1. 建立膳食危险性评估的“决策树”，其中包括毒理学和流行病学研究。这种“决策树”可纳入食物安全评价的法规。

2. 制定通用的术语和方法（如危险模型、证据的权重）。

3. 建立短期效应生物学标志物。要求这些标志物能有效预测疾病危险，并且可以以较低的成本应用到大规模的人群研究中，同时又不会降低应答率。无论是癌症或其他许多疾病都十分需要这类标志物。

4. 扩大食物成分表，应包括食物中各种化学物的数据（如添加剂、污染物等）。

5. 进一步发展和检验框架/指南，以选择合适的流行病学方法，用于食物中各种化学物的危险性评估（如添加剂、污染物、营养素和食物等）。

6. 研究在危险特征描述过程中应用概率方法的可能性。这种概率方法是基于许多成分的危险特征描述的分布概率，例如暴露、剂量反应关系曲线的形状、毒代动力学和毒效动力学参数、个体差异、数据的精确性，流行病学家比毒理学家更熟悉这些，尤其是在欧洲。概率方法可以提供更加合理、现实的危险性特征描述框架，从而有助于毒理学和流行病学的整合（Kroes et al.，2002）。

7. 在研究营养素和非营养化学物对疾病危险性的交互作用时，须考虑人的消费模式。

8. 建立和确认综合危险性和有益作用的方法。例如，某种暴露是一种疾病的保护性因素，但却有可能增加患其他疾病的危险。这就需要制定和应用一些综合的公共卫生措施，以便确定最佳的暴露范围。

9. 加强以人群为基础的遗传易感性的研究，并研究遗传易感性与疾病危险相关的膳食暴露之间的交互作用，改进对亚人群的危险性评估。同时，这种研究也可以减少由于人群内个体差异所致的不确定因素。

10. 研究正常食物中各种成分的生物利用率，同时结合暴露信息，更为准确地确定剂量。

11. 运用现代食物评估技术（EAN 编码等），进一步发展上市后检测，同时研究与常规注册登记资料相联系的可能性。

12. 改进方法以便在较短的时间内对各种暴露人群进行横断面流行病学研究，计算终生危险度。

13. 建立一种非参数的研究方法来模拟流行病学研究中暴露与疾病间的关联（如仿样回归）。

14. 确定一系列（已有的）可行的标准化生物学标志物，来判断人体器官（如肝、肾）的功能。

附录A 欧洲食物和膳食中化学物的分类（来源：FOSIE/ITGG/4/AP01）

低分子量化学物（食品添加剂、香料、食品生产中使用的物质、污染物、农药和兽药残留、天然毒素）

微量营养素和营养补充剂（维生素、矿物质

及其他）

宏量营养素（具有食用史）

全食品（具有食用史）

新食品（非转基因来源，无食用史）

食品加工过程（传统加工过程，如煮、熏制及辐照等新型加工过程）

附录 B 人类志愿者研究在食品化学物危害评估中的作用

新食物化学物和成分的志愿者研究不能替代动物毒理学研究。人类志愿者研究通常仅限于研究食品的耐受性、可接受性、可口性，或者吸收、代谢和动力学，而且只有从动物实验中获得足够的毒性资料或者具有人类早期食用史，并在能制定出对人类安全可行的试验方案，才能进行这项研究。如果研究设计能够提供判定食品安全性的资料，那么是一个可接受的结局。

随着市场上新食品和为增强机体功能而开发的（功能性食品或者营养保健品）新产品不断增加，预计人类志愿者研究将来会逐渐增加。例如，富含细菌培养物的奶制品声称具有改变胃肠道菌群的益处；含有植物甾醇酯类的食品声称具有降低血中低密度脂蛋白胆固醇的作用；或含有植物雌激素的产品声称对绝经后的妇女有益。随着强化维生素和必需矿物质的食品不断增多，有必要对这些微量营养素摄入量的安全上限进行评估。

在某些情况下，有必要针对一些特殊人群开展研究，包括食用特殊设计食品的人，或是某些食品消费量最高的人。例如，在人类志愿者中可以研究人工甜味剂对糖尿病患者的糖耐量参数的影响，或者研究常见基因多态性对代谢的影响。

食物中另一类重要的成分是天然毒素，例如植物固有的毒素和真菌毒素，这些毒素中有些对新食品的安全性评估有一定的影响。由于天然毒素已经存在于许多人群的膳食中，所以可以利用它在人体内的本底值来研究其生物动力学、代谢和与组织间的交互作用。这些研究还可用于预测危害和估计危险性。

志愿者研究是药物研究的重要组成部分，但是迄今为止，在非药物产品研究的领域中应用有限。志愿者试验对于研究化学物的毒代动力学十分重要。将志愿者试验的结果与动物实验所得的数据进行比较，可提高从动物外推到人的准确性。这些研究资料还能说明人类是否比受试动物更敏感。此外，某些损害效应，如复视、眩晕、头痛、恶心或受试者间的差异也只有在人类耐受性试验中才能见到。同理，要确定一个新产品是否对人类有预期的有益作用最终还是要根据人类志愿者研究。对于声称的支持和安全性评价，双盲的随机化对照设计是这类研究的金标准。

人类志愿者研究对于生物学标志物的建立和确证也是非常重要的，特别是暴露生物学标志物（见 5.）。

准备一个恰当的采样计划对于计算毒代动力学参数是非常重要的。如果有一个预实验或以生理学为基础的药代动力学（PBPK）模型也有助于确定抽样方案。一种化学物在血浆或其他体液中的检测下限对于准确描述此物质的动力学是非常重要的（Meulenbelt et al.，1998）。

放射性标记化学物可以用于志愿者研究，但是这种使用通常需要特批。用放射性标记化学物的研究要考虑使用加速器质谱仪，因为这种技术可将放射性用量降至需要法定批准的剂量之下，如在英国（Barker and Garner，1999）。

显然，致畸、致癌研究以及明显有毒剂量的研究不能使用志愿者。同理，在健康志愿者研究中，可收集体液，如唾液、血液和尿液用于分析，但不能收集组织用于研究。

评价人群的长期暴露是困难的。人群研究的结果可能受许多未知因素的影响，因为很难保持情况长期稳定不变；而且，在长期研究中，依从性也可能受影响。

对于某些食物成分，如维生素和必需营养素，有益摄入量和产生损害作用的剂量间距可能相当小，这一点在设计人体试验时必须考虑；因此，研究还应尽可能包括早期暴露/效应的生物学标志物。虽然，描述一种物质的有益作用的研究设计可能不适用于识别潜在的危害，但过去为研究物质有益作用而设计的人类志愿者研究非常有限，没有机会评估其他与安全有关的问题，如耐受性和毒代动力学。目前，耐受性研究作为上市前毒理学实验的最后步骤，数量少得惊人，这与上市后的监督和监测情况非常相似。不过，可以预期这类有助于提高安全性和保证新食品安全评价的方法将会越来越多的应用。

附录 C 偏倚、混杂和效应修饰

因为观察性研究不是仅暴露于一种物质的控制实验，所以危险性评估可能受到多种干扰因素的影响。在研究设计部分，已经提到过几种干扰因素。下面将对这些干扰因素分为偏倚、混杂和效应修饰因素进行简要综述。

A1：偏倚（Bias）

偏倚是在研究设计或实施过程中所出现的系统误差（Szklo and Nieto，2000）。此种误差可以在研究对象的选择过程中产生（选择偏倚），又可在测量暴露或效应的过程中出现（信息偏倚）。这两种偏倚对回顾性病例-对照研究的影响比队列研究要大。当存在选择偏倚时，研究对象进入研究的概率根据暴露和健康结局而不同（图 11）（Szklo and Nieto，2000）。

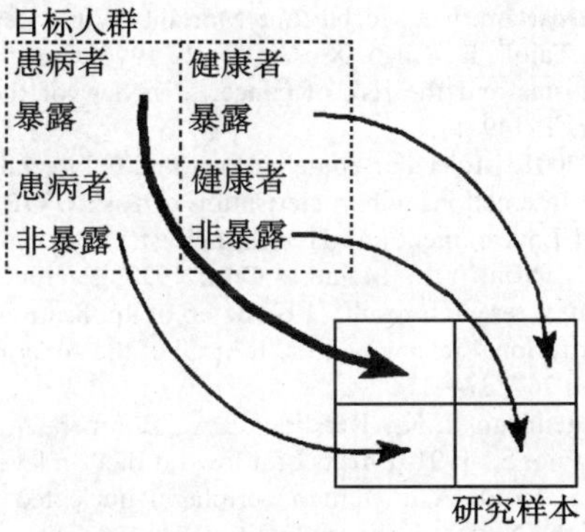

图 11 选择偏倚：人群中某一个相关个体组（样本中的暴露病例）被选入研究样本中的机会较高（Szklo and Nieto，2000）

信息偏倚（information bias）主要来源于入选的研究对象被系统地错误地分到不同暴露/结局组，从而造成“错分（misclassification）”（图 12）。信息偏倚还取决于病例-对照（疾病）状况，对既往暴露（疾病）的回忆能力（回忆偏倚）。与研究对象的直接应答相比，采用暴露或易感性的客观标志物可以减少偏倚。某些遗传标志物，例如，基因多态性，其包含的“暴露”不会因时间的变化而改变，可在发病后测量，因此不容易产生偏倚（假设遗传标志物与存活无关）。调查者偏倚（interviewer bias）是信息偏倚中的一种类型，产生于病例-对照研究的资料收集阶段，调查者已知病例和对照。当结局的识别受到对暴露情况的

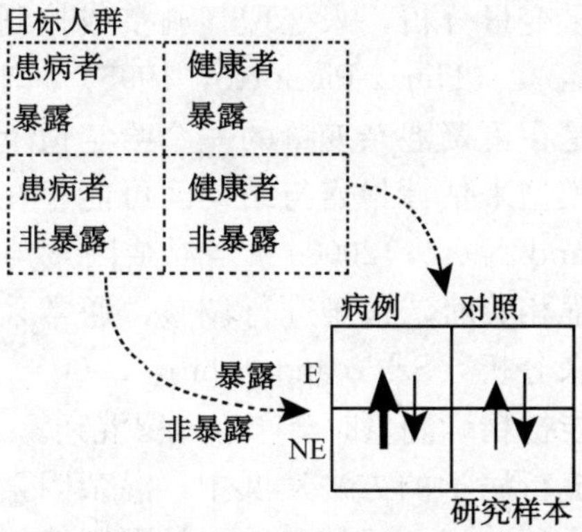

图 12 错分（信息）偏倚：病例组和对照组都存在不同程度的暴露信息的错误分类，但是在此样本中的暴露病例组错误报告既往暴露的程度比对照组高（Szklo and Nieto，2000）

了解的影响时，就会产生观察者偏倚（observer bias）（结局识别偏倚）。应答者偏倚（respondent bias）发生在通过研究对象的应答来收集结局资料（队列研究）中。如有可能，应该用更客观的方法来确定这种结果，如查阅医院的资料（hospital chart view）。

总之，由于偏倚的存在，观察结果可能与真实结果不同。但一般来说，如采用合理的研究设计和有效而可靠的资料收集方法，偏倚是可以避免的。

A2：混杂因素

通常来说，一种混杂因素与结局相关，而且又与暴露存在非因果性或因果性的相关，但不是暴露和结局因果链上的中间变量（Szklo and Nieto，2000）。混杂是指这种变量能造成暴露与结局完全或部分统计学相关（Szklo and Nieto，2000）。这样可以导致非直接因果关联的出现或加强，而真的相关却变为不相关或弱相关。与偏倚不同的是，混杂相关尽管不是因果关联，但是真的相关（Szklo and Nieto，2000）。

识别潜在的混杂因素通常要根据过去对一种潜在混杂因素与暴露和结局的双相关的了解。混杂因素可以通过以下方法来证明：通过对混杂因素进行分层分析来研究暴露与结局的关系（见“分层分析”），或者通过检查调整前后关联的变化来确定。

流行病学家目前能够利用一些现代统计学方

法，如多变量分析，来处理（调整或控制）存在的混杂因素（Hertz-Picciotto，1995）。调整的基本思想是在可疑混杂变量的一个给定值上使用一些统计模型来估计暴露与结局间可能存在的相关（Szklo and Nieto，2000）。当混杂因素与暴露之间存在强相关时，很难进行调整，通常采用共线性方法来分析（Szklo and Nieto，2000）。当混杂因素不能被精确测量时会产生残留混杂。

在流行病学的方法发展中，混杂因素虽然受到许多人的关注，而且已认为是限制流行病学在危险性评估中应用的主要因素，但是，应强调指出通过适当的研究方法是有可能纠正混杂效应的，混杂因素只能造成10％～50％的误差，很少会超过2～3倍（Hertz-Piccotto，1995）。与之相比，在缺乏人群研究的情况下进行种属间外推或进行高-低剂量的外推可能产生更大的误差。

A3：效应修饰

当暴露与疾病间的关联随某第三变量的变化而变化时，就会产生效应修饰（Szklo and Nieto，2000）。如果存在效应修饰因子，那么将结果外推到其他人群时，必须考虑效应修饰因子的分布。如果研究源人群与效应测量人群的分布不同，则需要对效应进行分层分析。一个研究实例是大气中砷的危险性评估。由于在各种职业性研究中发现砷和吸烟之间存在很强的协同作用，所以必须按照各个吸烟水平计算出癌症的发病率（Hertz-Piccotto et al.，1992）。研究者最终将分层资料提供给加利福尼亚州政府，这有利于危险性评估者根据不同的吸烟率将这些数据应用于其他人群（Hertz-Piccotto et al.，1990）。

参考文献

Armstrong, B., Doll, R., 1975. Environmental factors and cancer incidence and mortality in different countries, with special reference to dietary practices. International Journal of Cancer 15, 617–631.

Barker, J., Garner, R.C., 1999. Biomedical applications of accelerator mass spectrometry-isotope measurements at the level of the atom. Rapid Communications in Mass Spectrometry 13, 285–293.

Bartsch, H., 2000. Studies on biomarkers in cancer etiology and prevention: a summary and challenge of 20 years of interdisciplinary research. Mutation Research 462, 255–279.

Bartsch, H., Hietanen, E., 1996. The role of individual susceptibility in cancer burden related to environmental exposure. Environmental Health Perspectives 104, 569–577.

Bingham, S.A., 2001. Diet-Gene interactions in chronic diseases such as cancer. In: Diet-Gene Interactions: Characterisation of Risk (FORA 3). MRC Institute of Environment and Health, Leicester, UK, pp. 7–9.

Botterweck, A.A., Verhagen, H., Goldbohm, R.A., Kleinjans, J., van den Brandt, P.A., 2000. Intake of butylated hydroxyanisole and butylated hydroxytoluene and stomach cancer risk: results from analyses in the Netherlands Cohort Study. Food and Chemical Toxicology 38, 599–605.

Boyd, N.F., Martin, L.J., Noffel, M., Lockwood, G.A., Trichler, D.L., 1993. A meta-analysis of studies of dietary fat and breast cancer risk. British Journal of Cancer 68, 627–636.

Bradstock, M.K., Serdula, M.K., Marks, J.S., Barnard, R.J., Crane, N.T., Remington, P.L., Trowbridge, F.L., 1986. Evaluation of reactions to food additives: the aspartame experience. American Journal of Clinical Nutrition 43, 464–469.

Briss, P.A., Zaza, S., Pappaioanou, M., Fielding, J., Wright-De Aguero, L., Truman, B.I., Hopkins, D.P., Mullen, P.D., Thompson, R.S., Woolf, S.H., Carande-Kulis, V.G., Anderson, L., Hinman, A.R., McQueen, D.V., Teutsch, S.M., Harris, J.R., 2000. Developing an evidence-based Guide to Community Preventive Services—methods. The Task Force on Community Preventive Services. American Journal of Preventive Medicine 18, 35–43.

Butchko, H.H., Tschanz, C., Kotsonis, F.N., 1994. Postmarketing surveillance of food additives. Regulatory Toxicology and Pharmacology 20, 105–118.

Calderon, R.L., 2000a. Measuring risks in humans: the promise and practice of epidemiology. Food and Chemical Toxicology 38, S59–S63.

Calderon, R.L., 2000b. The epidemiology of chemical contaminants of drinking water. Food and Chemical Toxicology 38, S13–S20.

Centers for Disease Control, 1984. Evaluation of consumer complaints related to aspartame use. Morbity and Mortality World Report 33, 607.

d'Errico, A., Taioli, E., Chen, X., Vineis, P., 1996. Genetic metabolic polymorphisms and the risk of cancer: a review of the literature. Biomarkers 1, 149–173.

Daly, A.K., 2001. Molecular epidemiology and colorectal cancer. In: Diet-Gene Interactions: Characterisation of Risk (FORA 3). MRC Institute of Environment and Health, Leicester, UK, pp. 11–16.

Dickersin, K., Min, Y.I., Meinert, C.L., 1992. Factors influencing publication of research results. Follow-up of applications submitted to two institutional review boards. Journal of the American Medical Association 267, 374–378.

Djuric, Z., Heilbrun, L.K., Reading, B.A., Boomer, A., Valerliote, F.A., Martino, S., 1991. Effects of a low-fat diet on levels of oxidative damage to DNA in human peripheral nucleated blood cells. Journal of the National Cancer Institute 83, 766–769.

Doll, R., 1984. Occupational cancer: problems in interpreting human evidence. Annals of Occupational Hygiene 28, 291–305.

Duthie, S.J., Ma, A., Ross, M.A., Collins, A.R., 1996. Antioxidant supplementation decreases oxidative DNA damage in human lymphocytes. Cancer Research 56, 1291–1295.

Duval, S., Tweedie, R., 2000. A nonparametric "trim and fill" method of accounting for publication bias in meta-analysis. Journal of the American Statistical Association 95, 89–98.

Dybing, E., Doe, J., Groten, J., Kleiner, J., O'Brien, J., Renwick, A.G., Schlatter, J., Steinberg, P., Tritscher, A., Walker, R., Younes, M., 2002. Hazard characterisation of chemicals in food and diet: dose response, mechanisms and extrapolation issues. Food and Chemical Toxicology 40, 237–282.

Eaton, D.L., Gallagher, E.P., 1994. Mechanisms of aflatoxin carcinogenesis. Annual Review of Pharmacology and Toxicology 34.

Edler L., Poirier, K., Dourson, M., Kleiner, J., Mileson, B., Nordmann, H., Renwick, A., Slob, W., Walton, K., Würtzen, G., 2002. Mathematical modelling and quantitative methods. Food and Chemical Toxicology 40, 283–326.

Egger, M., Smith, G.D., Phillips, A.N., 1997. Meta-analysis: principles and procedures. British Medical Journal 315, 1533–1537.

Eisenbrand, G., Pool-Zobel, B., Baker, V., Balls, M., Blaauboer, B.J., Boobis, A., Carere, A., Kevekordes, S., Lhugenot, J.-C., Pieters, R., Kleiner, J., 2002. Methods of in vitro toxicology. Food and Chemical Toxicology 40, 193–236.

Engels, E.A., Schmid, C.H., Terrin, N., Olkin, I., Lau, J., 1997. Heterogeneity and statistical significance in meta-analysis: an empirical study of 125 meta-analyses. Statistics in Medicine 19, 1707–1728.

EPA (Environmental Protection Agency), 1986. Guidelines for carcinogenic risk assessment. Federal Register, Vol. 51, 25 September 1986.

Fang, J.L., Vaca, C.E., Valsta, L.M., Mutanen, M., 1997. Determination of DNA adducts of malonaldehyde in humans: effects of dietary fatty acid composition. Carcinogenesis 17, 1033–1040.

Farmer, P.B., Shuker, D.E., 1999. What is the significance of increases in background levels of carcinogen-derived protein and DNA adducts? Some considerations for incremental risk assessment. Mutation Research 424, 275–286.

FDA (Food and Drug Administration), 1995. Summary of adverse reactions attributed to aspartame.

Fenech, M., Rinaldi, J., 1995. A comparison of lymphocyte micronuclei and plasma micronutrients in vegetarians and non-vegetarians. Carcinogenesis 16, 223–230.

Fenech, M., Stockley, C., Aitken, C., 1997. Moderate wine consumption protects against hydrogen peroxide-induced DNA damage. Mutagenesis 12, 289–296.

Goldbohm, R.A., van den Brandt, P.A., 1996. Re: Consumption of black tea and cancer risk: a prospective cohort study (Letter, in response to H. Mukhtar). Journal of the National Cancer Institute 88, 768–769.

Greenland, S., 1987. Quantitative methods in the review of epidemiologic literature. Epidemiology Review 9.

Greenland, S., 1998. Meta-analysis. In: Rothman, K.J., Greenland, S. (Eds.), Modern Epidemiology. Lippincott-Raven Publishers, Philadelphia, pp. 643–673.

Hennekens, C.H., Buring, J.E., Manson, J.E., Stampfer, M., Rosner, B., Cook, N.R., Belanger, C., LaMotte, F., Gaziano, J.M., Ridker, P.M., Willett, W., Peto, R., 1996. Lack of effect of long-term supplementation with beta carotene on the incidence of malignant neoplasms and cardiovascular disease. New England Journal of Medicine 334, 1145–1149.

Herings, R.M., Urquhart, J., Leufkens, H.G., 1999. Venous thromboembolism among new users of different oral contraceptives. Lancet 354, 127–128.

Hertz-Picciotto, I., 1995. Epidemiology and quantitative risk assessment: a bridge from science to policy. American Journal of Public Health 85, 484–491.

Hertz-Picciotto, I., Holtzman, D. and Lipsett, M., 1990. Health effects of arsenic. Final Report. California Department of Health Services.

Hertz-Picciotto, I., Holtzman, D.A., 1989. Issues in conducting a cancer risk assessment using epidemiologic data: arsenic as a case study. Experimental Pathology 37, 219–223.

Hertz-Picciotto, I., Hu, S.W., 1994. Contribution of cadmium in cigarettes to lung cancer: an evaluation of risk assessment methodologies. Archives of Environmental Health 49, 297–302.

Hertz-Picciotto, I., Korte, J., Schulz, M., Chiang, T.C., Ball, L.M., 1997. Carbon black risk assessment comparison is flawed. Regulatory Toxicology and Pharmacology 26, 338–339.

Hertz-Picciotto, I., Smith, A.H., Holtzman, D., Lipsett, M., Alexeeff, G., 1992. Synergism between occupational arsenic exposure and smoking in the induction of lung cancer [see comments]. Epidemiology 3, 23–31.

Hoeymans, N., Essink-bot, M.L., Perenboom, R.J.M., Kramers, P.G.N., 2000. Composite public heath measures: what are they exactly? (in Dutch). Tijdschrift voor Sociale Gezondheidszong 78, 195–198.

Hoseyni, M.S., 1992. Risk assessment for aflatoxin: III. Modeling the relative risk of hepatocellular carcinoma. Risk Analysis 123–128.

Hunter, D.J., 1999. The future of molecular epidemiology. International Journal of Epidemiology 28, S1012–S1014.

Hunter, D.J., Spiegelman, D., Adami, H.O., Beeson, L., van den Brandt, P.A., Folsom, A.R., Fraser, G.E., Goldbohm, R.A., Graham, S., Howe, G.R., 1996. Cohort studies of fat intake and the risk of breast cancer—a pooled analysis. New England Journal of Medicine 334, 356–361.

International Society for Pharmacoepidemiology (ISPE), 1996. Guidelines for Good Epidemiology Practices for Drug, Device, and Vaccine Research in the United States (http://www.pharmacoepi.org/resources/goodprac.htm).

JECFA (Joint FAO/WHO Expert meeting on Food Additives), 1998. Safety evaluation of certain food additives and contaminants. World Health Organization, pp. 359–468.

Kensler, T.W., Groopman, J.D., Sutter, T.R., Curphey, T.J., Roebuck, B.D., 1999. Development of cancer chemopreventive agents: oltipraz as a paradigm. Chemical Research in Toxicology 12, 113–126.

Khaw, K.T., Wareham, N., Luben, R., Bingham, S., Oakes, S., Welch, A., Day, N., 2001. Glycated haemoglobin, diabetes, and mortality in men in Norfolk cohort of european prospective investigation of cancer and nutrition (EPIC—Norfolk). British Medical Journal 322, 15–18.

Kim, Y.I., Mason, J.B., 1996. Nutrition chemoprevention of gastrointestinal cancers: a critical review. Nutrition Reviews 54, 259–279.

Korte, J.E., Hertz-Picciotto, I., Schulz, M.R., Ball, L.M., Duell, E.J., 2000. The contribution of benzene to smoking-induced leukemia. Environmental Health Perspectives 108, 333–339.

Krewski, D., Cardis, E., Zeise, L., Feron, V.J., 1999. Empirical approaches to risk estimation and prediction. In: Moolgavkar, S., Krewski, D., Zeise, L., Cardis, E., Moller, H. (Eds.), Quantitative Estimation and Prediction of Human Cancer Risks. IARC Scientific Publications no. 6. International Agency for Research on Cancer, Lyon, pp. 131–178.

Kroes, R., Müller, D., Lambe, J., Löwik, M.R.H., van Klaveren, J., Kleiner, J., Massey, R., Mayer, S., Urieta, I., Verger, P., Visconti, A., 2002. Assessment of intake from the diet. Food and Chemical Toxicology 40, 327–385.

Light, R., Pillemer, D., 1984. Summing Up: The Science of Reviewing Research. Harvard University Press, Cambridge, MA.

Lord, G.M., Tagore, R., Cook, T., Gower, P., Pusey, C.D., 1999. Nephropathy caused by Chinese herbs in the UK. Lancet 354, 481–482.

McKeown, N.M., Day, N.E., Welch, A.A., Runswick, S.A., Luben, R.N., Mulligan, A.A., McTaggart, A., Bingham, S.A., 2001. Use of biological markers to validate self-reported dietary intake in a random sample of the European Prospective Investigation into Cancer United Kingdom Norfolk cohort. American Journal of Clinical Nutrition 74, 188–196.

Meulenbelt, J., Mensinga, T.T., Kortboyer, J.M., Speijers, G.J., de, V.I., 1998. Healthy volunteer studies in toxicology. Toxicology Letters 102–103, 35–39.

Moher, D., Jadad, A.R., Nichol, G., Penman, M., Tugwell, P., Walsh, S., 1995. Assessing the quality of randomized controlled trials: an annotated bibliography of scales and checklists. Controlled Clinical Trials 16, 62–73.

Moolgavkar, S., Krewski, D., Zeise, L., Cardis, E., Moller, H., 1999aa. Quantitative Estimation and Prediction of Human Cancer Risks. IARC Scientific Publications no. 131. International Agency for Research on Cancer, Lyon.

Moolgavkar, S.H., Moller, H., Woodward, A., 1999bb. Principles of the epidemiological approach to QEP. In: Moolgavkar, S., Krewski, D., Zeise, L., Cardis, E., Moller, H. (Eds.), Quantitative Estimation and Prediction of Human Cancer Risks. IARC Scientific Publications no. 131. International Agency for Research on Cancer, Lyon, pp. 61–73.

Moolgavkar, S.H., Woodward, A., Krewski, D., Cardis, E., Zeise, L., 1999cc. Future perspectives, unresolved issues and research needs. In: Moolgavkar, S., Krewski, D., Zeise, L., Cardis, E., Moller, H. (Eds.), Quantitative Estimation and Prediction of Human Cancer Risks. IARC Scientific Publications no. 131. International Agency for Research on Cancer, Lyon, France, pp. 305–322.

Multiple Risk Factor Intervention Trial Research Group, 1982. Multiple risk factor intervention trial. Risk factor changes and mortality results. Journal of the American Medical Association 248, 1465–1477.

Nortier, J.L., Martinez, M.C., Schmeiser, H.H., Arlt, V.M., Bieler, C.A., Petein, M., Depierreux, M.F., De-Pauw, L., Abramowicz, D., Vereerstraeten, P., Vanherweghem, J.L., 2000. Urothelial carcinoma associated with the use of a Chinese herb (Aristolochia fangchi). New England Journal of Medicine 342, 1686–1692.

Omenn, G.S., Goodman, G.E., Thornquist, M.D., Balmes, J., Cullen, M.R., Glass, A., Keogh, J.P., Meyskens, F.L., Valanis, B., Williams, J.H., Barnhart, S., Hammar, S., 1996. Effects of a combination of beta carotene and vitamin A on lung cancer and cardiovascular disease. New England Journal of Medicine 334,

1150–1155.

Perera, F.P., 1996. Molecular epidemiology: insights into cancer susceptibility, risk assessment, and prevention. Journal of the National Cancer Institute 88, 509.

Peto, R., Doll, R., Buckley, J.D., Sporn, M.B., 1981. Can dietary beta-carotene materially reduce human cancer rates? Nature 290, 201–208.

Pool-Zobel, B.L., Bub, A., Müller, H., Wollowski, I., Rechkemmer, G., 1997. Consumption of vegetables reduces genetic damage in humans: first results of an intervention trial with carotenoid-rich foods. Carcinogenesis 18, 1847–1850.

Poole, C., Greenland, S., 1999. Random-effects meta-analyses are not always conservative. American Journal of Epidemiology 150, 469–475.

Qian, G.S., Ross, R.K., Yu, M.C., Yuan, J.M., Gao, Y.T., Henderson, B.E., Wogan, G.N., Groopman, J.D., 1994. A follow-up study of urinary markers of aflatoxin exposure and liver cancer risk in Shanghai, People's Republic of China. Cancer Epidemiology, Biomarkers and Prevention 3, 3–10.

Riboli, E., Kaaks, R., 2000. Invited commentary: the challenge of multi-center cohort studies in the search for diet and cancer links. American Journal of Epidemiology 151, 371–374.

Ross, R.K., Yu, M.C., Henderson, B.E., Yuan, J.M., Qian, G.S., Tu, J.T., Gao, Y.T., Wogan, G.N., Groopman, J.D., 1992. Aflatoxin biomarkers. Lancet 340, 119.

Samet, J.M., Schnatter, R., Gibb, H., 1998. Epidemiology and risk assessment. American Journal of Epidemiology 148, 929–936.

Saracci, R., 1993. Why should the relationship between diet and cancer be investigated in prospective studies? Journal of Internal Medicine 233, 41–43.

Schatzkin, A., Freedman, L.S., Dorgan, J., IllcShane, L., Schiffman, M.H., Dawsey, S.M., 1997. Using and interpreting surrogate endpoints in cancer research. In: Toniolo, P., Boffetta, P., Shuker, D.E.G., Rothman, N., Hulka, B., Pearce, N. (Eds.), Application of Biomarkers in Cancer Epidemiology. IARC Scientific Publications no. 142. International Agency for Research on Cancer, Lyon, pp. 265–272.

Shore, R.E., 1995. Epidemiologic data in risk assessment—imperfect but valuable. American Journal of Public Health 85, 474–476.

Shore, R.E., Iyer, V., Altshuler, B., Pasternack, B.S., 1992. Use of human data in quantitative risk assessment of carcinogens: impact on epidemiologic practice and the regulatory process. Regulatory Toxicology and Pharmacology 15, 180–221.

Smith-Warner, S.A., Spiegelman, D., Yaun, S.S., van den Brandt, P.A., Folsom, A.R., Goldbohm, R.A., Graham, S., Holmberg, L., Howe, G.R., Marshall, J.R., Miller, A.B., Potter, J.D., Speizer, F.E., Willett, W.C., Wolk, A., Hunter, D.J., 1998. Alcohol and breast cancer in women: a pooled analysis of cohort studies. Journal of the American Medical Association 279, 535–540.

Smith, G., Stanley, L.A., Sim, E., Strange, R.C., Wolf, C.R., 1998. Metabolic polymorphisms and cancer susceptibility. In: Ponder, H., Bruce, A.J. (Eds.), Genetics and Cancer, a Second Look. Cold Spring Harbor Laboratory Press, New York, pp. 27–65.

Stroup, D.F., Berlin, J.A., Morton, S.C., Olkin, I., Williamson, G.D., Rennie, D., Moher, D., Becker, B.J., Sipe, T.A., Thacker, S.B., 2000. Meta-analysis of observational studies in epidemiology—a proposal for reporting. Journal of the American Medical Association 283, 2008–2012.

Szklo, M., Nieto, F.J., 2000. Epidemiology: Beyond the Basics. Aspen Publishers Inc, Gaithersburg, MD.

Tareke, E., Rydberg, P., Karlsson, P., Eriksson, S., Tornqvist, M., 2000. Acrylamide: a cooking carcinogen? Chemical Research in Toxicology 13, 517–522.

The Alpha-Tocopherol, B.C.C.P.S.G., 1994. The effect of vitamin E and beta carotene on the incidence of lung cancer and other cancers in male smokers. New England Journal of Medicine 330, 1029–1035.

The Chemical Manufacturers Association's Epidemiology Task Group, 1991. Guidelines for good epidemiology practices for occupational and environmental epidemiologic research. Journal of Occupational Medicine 33, 1221–1229.

Thomas, D., Darby, S., Fagnani, F., Hubert, P., Vaeth, M., Weiss, K., 1992. Definition and estimation of lifetime detriment from radiation exposures: principles and methods. Health Physics 63, 259–272.

Tollefson, L., 1988. Monitoring adverse reactions to food additives in the U.S. Food and Drug Administration. Regulatory Toxicology and Pharmacology 8, 438–446.

Tollefson, L., Barnard, R.J., Glinsmann, W.H., 1988. Monitoring of adverse reactions to aspartame reported to the U.S. Food and Drug Administration. In: Wurtman, R.J., Ritter-Walker, E. (Eds.), Dietary Phenylalanine and Brain Function. Birkhauser, Boston, pp. 317–337.

Tschanz, C., 1996. The Clinical Evaluation of a Food Additive: Assessment of Aspartame. CRC Press, Boca Raton, FL.

van den Brandt, P.A. The role of epidemiology in food safety evaluation. Wageningen Seminar "Gezond en Veilig", Wageningen, 11–12 January 2000.

van Loon, A.J., Botterweck, A.A., Goldbohm, R.A., Brants, H.A., van Klaveren, J.D., van den Brandt, P.A., 1998. Intake of nitrate and nitrite and the risk of gastric cancer: a prospective cohort study. British Journal of Cancer 78, 129–135.

Verhagen, A.P., de Bie, R.A., Lenssen, A.F., de Vet, H.C., Kessels, A.G., Boers, M., van den Brandt, P.A., 2000. Quality assessment of clinical trials: a comparison of three criteria lists. Physiology and Therapy Reviews 5, 49–58.

Vineis, P., Schulte, P.A., Vogt, R.F., 1993. Technical variability in laboratory data. In: Schulte, P.A., Perera, F.P. (Eds.), Molecular Epidemiology: Principles and Practice. Academic Press, New York, pp. 109–135.

Vineis, P., Veglia, F., 2001. Selection and Validation of Biomarkers for Chemoprevention: the Contribution of Epidemiology. IARC Scientific Publications no. 154, pp. 57–68.

Volovics, A., van den Brandt, P.A., 1997. Methods for the analyses of case-cohort studies. Biometrical Journal 2, 195–214.

Voorrips, L.E., Goldbohm, R.A., Brants, H.A.M., van Poppel, G.A.F.C., Sturmans, F., Hermus, R.J.J., van den Brandt, P.A., 2000. A prospective cohort study on antioxidant and folate intake and male lunch cancer risk. Cancer Epidemiology, Biomarkers and Prevention 9, 265.

Willett, W.C., 1998. Nutritional Epidemiology. Oxford University Press, New York.

Wolff, M.S., Zeleniuch-Jacquotte, A., Dubin, N., Toniolo, P., 2000. Risk of breast cancer and organochlorine exposure. Cancer Epidemiology, Biomarkers and Prevention 9, 271–277.

Woutersen, R.A., Wolterbeek, A.P., Appel, M.J., van den Berg, H., Goldbohm, R.A., Feron, V.J., 1999. Safety evaluation of synthetic beta-carotene. Critical Reviews in Toxicology 29, 515–542.

食物和膳食中化学物的危险性特征描述

A. G. Renwick[a], S. M. Barlow[b], I. Hertz-Picciotto[c], A. R. Boobis[d], E. Dybing[e], L. Edler[f], G. Eisenbrand[g], J. B. Greig[h], J. Kleiner[i,*], J. Lambe[j], D. J. G. Müller[k], M. R. Smith[l], A. Tritscher[m], S. Tuijtelaars[i], P. A. van den Brandt[n], R. Walker[o], R. Kroes[p,†]

[a] *University of Southampton, Clinical Pharmacology Group, School of Medicine, Biomedical Sciences Building, Bassett Crescent East, Southampton SO16 7PX, UK*
[b] *MRC Institute for Environment and Health, University of Leicester, 94 Regent Road, Leicester LE1 7DD, UK*
[c] *University of California, Davis, Department of Epidemiology and Preventive Medicine, TB-168, One Shields Avenue, Davis, CA 95616, USA*
[d] *Imperial College, Section on Clinical Pharmacology, Division of Medicine, Hammersmith Campus, Ducane Road, London W12 0NN, UK*
[e] *Norwegian Institute of Public Health, Division of Environmental Medicine, PO Box 4404 Nydalen, N-0403 Oslo, Norway*
Deutsches Krebsforschungszentrum, (German Cancer Research Center), Biostatistics Unit C060, PO Box 10 19 49, D-69009 Heidelberg, Germany
[g] *University of Kaiserslautern, Department of Chemistry, Food Chemistry & Environmental Toxicology, PO Box 3049, D-67653 Kaiserslautern, Germany*
[h] *Independent Consultant, UK*
[i] *ILSI Europe, Avenue E. Mounier 83 Box 6, B-1200 Brussels, Belgium*
[j] *Institute of European Food Studies, Biotechnology Institute, Trinity College, IRL-Dublin 2, Ireland*
[k] *Procter &Gamble Service GmbH, Sulzbacher Str. 40, D-65824 Schwalbach am Taunus, Germany*
[l] *Unilever Health Institute, Unilever Research Vlaardingen, Olivier van Noortlaan 120, 3133 AT Vlaardingen, The Netherlands*
[m] *Nestle Research Centre, Vers-Chez-Les-Blanc, PO Box 44, CH-1000 Lausanne 26, Switzerland*
[n] *Maastricht University, Department of Epidemiology, P. O. Box 616, NL-6200 MD Maastricht, The Netherlands*
[o] *University of Surrey, School of Biomedical and Life Sciences, Guildford GU2 5XH, Surrey, UK*
[p] *Utrecht University, Institute for Risk Assessment Sciences (IRAS), Faculty of Veterinary Medicine, Yalelaan 2, PO Box 80176, NL-3508 TD Utrecht, The Netherlands*

目 录

1 执行总结

本报告系对暴露于食品中化学物的危险性评估的最后一个步骤——危险性特征描述进行综述。这是“欧洲食物安全：食物和膳食中化学物的危险性评估（FOSIE）”项目的第二个出版物。有关危害识别，危害特征描述和暴露评估步骤的科学已发表于以前的一个报告（Food Safety in Europe，2002）中。危险性特征描述是危险性评估中的一个步骤，它将暴露程度评估和危害特征描述的资料相结合形成决策依据。这篇综述主要涉及低分子量化学物的危险性特征描述，但也考虑了微量营养素和营养补充剂、宏量营养素和完整食品。此处所讨论的“问题的形成”是危险性评估的起始步骤，包括考虑是否需要评估、谁应该参与评估、今后的危险性管理以及该信息将如何为危险性管理提供必要的支持。在此步骤中应评价是否能获得所需资料、需要多少资源，以及完成评估所需的时间。本报告将良好评价规范描述为一种组织过程，同时描述对化学物进行危险性评估从制定计划、组织实施，到进行审议和提交报告的必要条件。危险性特征描述的结果可以是不同暴露水平下危险性的定量评估，或者是提出不会对健康造成可见危害的某个暴露水平的建议，诸如可接受的每日摄入量（ADI）之类的指导值。人们应该认识到危险性特征描述常常是一个反复的和不断演变的过程。

从历史上看，有人曾采用不同的方法分别对有阈值效应和无阈值效应进行危险性特征描述。有阈值效应的危害特征描述是推导一个暴露水平，在此暴露水平或者此水平之下，即使终生每日摄入该化学物也不会对人体健康造成可见的危害。ADI值就是根据未观察到有害作用的剂量水平（NOAEL）或其他起点如基准剂量（BMD），再应用一个不确定系数或调节系数得到的指导值。相反，无阈值效应的危害定量评估则是通过外推计算而得出，通常是从实验的剂量-反应线性范围内观察到的一个发生率外推到某一低剂量下的低发生率。这种传统的方法是基于这样一个假设：即对遗传毒性效应来讲可能没有阈剂量。此外，对于有遗传毒性的化学物，可能应该建议使暴露尽量降低到合理的可达到的水平（ALARA）或者实际可达到的水平（ALARP）。如果NOAEL能够从人群研究中获得，则应将其用于推导指导值或提出建议。然而，这其中可能存在一些混杂因素的作用，以及与发生率和暴露水平资料准确性有关的不确定性。某些个体可能因为暴露水平更高或敏感性更高而有更大的危险性。因此危险性特征描述不仅应该包括一般人群的资料，还应该包括潜在的易感亚人群的资料。

危险性特征描述既要考虑平均暴露水平的个体，也要考虑高暴露水平的个体。高暴露水平可能与生命阶段、文化习俗和/或食物喜好的品种、数量有关。毒代动力学的个体差异是造成反应差异的主要因素。这可能是由于遗传性能不同或者环境因素的影响，包括膳食、营养状态、生理状态（如妊娠），以及病理生理状态造成的。为阐明危害确定和危害特征描述而进行研究是针对单一化学物，而不是将其与人类同时暴露的其他物质一起进行研究。食物是极其复杂的多种物质的混合体。一般来讲，目前可得到的资料表明食物中各种化学物的交互作用，对于健康而言可能不是一个很重要的问题。然而，在危险性特征描述中应特别注意作用模式相同的多种化学物。人类暴露于食品中化学物的方式可能是慢性的（通常是低水平）、短期（常常是较高水平）或慢性低水平偶尔伴有高水平摄入。因此，这就需要除了以慢性研究为基础制定ADI值外，还要以短期研究为基础制定急性暴露的指导值（急性参考剂量，ARfD）。对于与长期低水平暴露伴有偶发的高暴露引起的慢性损害效应的可能增加，一般通过将暴露水平平均而化解。通常难以评估摄入水平高于ADI值的意义。在这方面应该考虑效应的性质、过量摄入的程度，以及过量摄入的时间长短，同时考虑这种化学物在体内的半衰期和相应的机体负荷。摄入水平高于ADI值不一定会引起明显的有害健康效应，因为ADI值通常以慢性摄入量为依据，并有一定的安全范围。然而摄入水平高于ADI值产生的效应是随着ADI与预期过量摄入值比值大小的不同而变化的。分类回归分析和概率法为评价高于指导值的摄入量的意义提供了方法。对于无阈值效应，如某些癌症，如已经用定量的低剂量外推法进行危险性特征描述，则任何随暴露增加而引起的危险性增加都可很容易通过相同的数学模型进行评估。

在进行危险性特征描述时应该阐明资料的优点和局限性。当危险性特征描述是基于动物试验资料时，应当证明和报告这种资料的有效性。同样，也应当说明由动物研究资料进行外推以预测人类危险性时的不确定性。当摄入量评估和危害特征描述是基于数学计算和/或传统分布状态时，可用数字表示不确定性。这种数值分析也可用敏感性分析，以检测数据库的不同方面对于整体不确定性的影响。有关人类遗传多态性对毒性反应影响的知识日新月异。这使人们更加关注由于某种多态性的存在，所默认的不确定系数不能对人群提供足够的保护作用。目前用于低分子量化学物的危险性特征描述方法在许多方面都在用于微量营养素。然而，微量营养素有其某些独特的方面，最明显的就是一定量的摄入对生命是必需的，而且对于某些微量营养素来说，必需摄入量和毒性剂量之间的差值较小。由于微量营养素的不足和过多都能引起健康问题，因此对于微量营养素应该提出两个指导值。设定可耐受的最高摄入量（tolerable upper intake level，UL）既考虑了不会引起生理学紊乱的水平，又考虑了某个特殊暴露水平发生有害效应的可能性。宏量元素，如食脂质、蛋白质和碳水化合物，可能在食物/膳食中存在的量很大。所以，在宏量营养素的危害特征描述时应当同时考虑耐受性、毒理学作用和营养功效的影响。应用动物实验研究进行危害特征描述的可能性不大，因为将大大超过人类膳食摄入量的宏量营养素添加到实验动物饲料中，可能会使饲料不可口和/或引起营养失衡。鉴于此，在研究宏量营养素的毒代动力学、营养功能以及耐受性时，人群试验和观察性研究非常重要。观察性流行病学研究也有助于确定不良反应。如同微量营养素一样，宏量营养素也可能有两个指导值。在某些情况下，当在动物试验中不可能将剂量增大到足以满足通常的不确定系数时，应用安全范围法可能更好。本项目还涉及全食品的危害和危险性特征描述，但不包括转基因食物，后者由另一个欧盟（EU）项目（ENTRANSFOD）进行研究。全食品可以包括目前已上市的食物，或者是正在报批的新食品。但是，目前全世界还没有就全食品的危害和危险性特征描述的最适宜方法达成一致的意见，而只是建议对全食品评价中应用个案考虑。对新食品进行最初评价时，应该考虑它与任何一种传统的类似食品或者其他相关食品的不同程度，并考虑是否可以认为它与传统或类似食品一样安全（实质等同性原则）。至于宏量营养素，还应该考虑包括过敏反应在内的流行病学研究所发现的不良反应。对全食品，包括新食品，进行的人体试验，只有在预计不发生严重的有害效应时才可进行。本报告的最后部分讨论了对暴露于食品和膳食中的化学物，在危险性特征描述领域中所存在的知识差距，并提出了须优先进行研究的问题。

2 引言

为了明确和改进危险性评估程序，国际生命科学会欧洲分会（ILSI Europe）为欧洲协调行动（European Concerted Action）详细拟订了一份项目提议，严格评议和进一步完善危险性评估的方法学。

分析由食物消耗而产生的危险性是一个复杂而又容易感情用事的问题，往往引起人们极大关注。危险性分析的过程分为三个主要部分（危险性评估、危险性管理和危险性交流）。本文的重点是作为科学评价过程的危险性评估，而对危险性管理、危险性交流和危险性观念过程等不做讨论。然而，无须明言，所有涉及危险性分析的部门和人员对不同部分进行广泛交流是十分重要的。本文中交流在“问题形成”中占有特殊地位，而“问题形成”则是危险性评估的首要步骤，是考虑和确定“问题”以及制定分析和描述危险性过程的计划。另外，危险性评估完成后，危险性评估人员有责任明确地公布所估计的危险性及其意义，包括所做的假设，以及对危险性量化时的不确定性。

本文将对食物中化学物的危险性特征描述进行综述。有关危险性评估过程前三步（危害识别，危害特征描述和暴露评估）的详细阐述已有另文发表（欧洲的食品安全性，2002）。

2.1 项目目的

以前对此已有详述（Smith，2002），在此仅简要综述。

"欧洲食物安全：食物和膳食中化学物的危险性评估"（缩写：FOSIE）项目是一项由欧洲委员会（European Commission），生命质量（Quality of Life）和生存资源管理计划（Living Resources Programme），食品、营养与健康关键行动计划I（Key Action I on Food，Nutrition and Health）所资助的欧共体第五个框架计划协调行动。

该项目的研究目的可简要总结为：

● 研究改善有关食品添加剂和污染物、微量营养素和营养素补充剂、宏量营养素和全食品的危险性评估原则和科学根据的方法。

● 考虑单个化学物之间可能的相互作用以及食物基质的作用。

● 确定可能导致对毒理学资料和暴露资料的解释上出现差异的知识差距，以及减少这些差距所需进行的研究。

● 确定与化学物的性质、膳食中的使用量/出现率以及人类暴露有关的安全性评估所需进行的试验的性质和水平。

● 为国际上统一危险性评估的原则、术语和方法学作出欧洲的贡献。

● 为危险性评估问题达成共识而努力，从而使危险性评估过程在科学上是透明的和合理的。

● 帮助危险性管理者制定适宜的、有根据的食品标准，既允许食品生产和加工进行创新，而又充分保护消费者的安全。

虽然这一领域中的大多数工作源于对食品以外的化学物进行的安全性评估，但目前专家们对食品中化学物的危险性评估步骤的意见是基本一致的。对食品中低分子量化学物（如食品添加剂和农药）的危险性评估，有现成的指导原则，并已积累了大量经验（World Health Organization，1987，1990，1994），同时对其评估步骤也不断地进行着总结和更新。然而，相对而言，对另一些种类的食品中化学物（如微量营养素和营养素补充剂、宏量营养素和全食品）的评估经验较少，仍需要制定相应的指导原则，包括在实践中究竟如何进行危险性评估、评估过程每个阶段的要求，以及如何将各个阶段所获得的资料进行综合分析。

2.2 工作方式

在FOSIE项目中，设立了单独的专题工作组（individual theme groups，ITGs）来评估当前所掌握的信息，为新的危险性评估方法建立科学基础，找出当前知识的差距，和弥补这些差距所需的研究。ITGs的设置考虑了危险性评估的所有步骤。然而，现在已经认识到这种局限性的划分不应该限制基本科学的覆盖面，且在某些程度上，ITGs的报告内容往往比其题目名称涵盖的范围更广。所设立的以下六个ITGs用来考虑作为危险性评估的前三个步骤：

● 通过动物毒理学实验进行危害识别。

● 体外毒理学方法。

● 食物和膳食中化学物的危险性特征描述：剂量-反应关系、作用机制和外推问题。

● 数学模拟和定量方法。

● 膳食摄入量的评估。

● 流行病学研究的贡献。

这六个组的报告发表在《食品与化学物毒理学杂志》（Food and chemical Toxicology）（专刊）（Food Safety in Europe，2002）。

最后设立了一个由该领域中公认的专家组成的一个ITG来考虑如何进行危险性特征描述。他们的工作从回顾以前的ITGs资料开始。各个工作组分别起草危险性特征描述中的各个主要部分，并在工作组会议上审议和修改草案。在FOSIE项目第三次全体会议上对危险性特征描述的部分进行了复议和修改（另外邀请了未参与该项目的一些危险性评估专家和某些危险性管理者）。在本前言之后的各部分内容对危险性特征描述和定量过程进行了综合的、详细的、关键性的评价。

2.3 危险性特征描述——危险性评估过程中的最后一步

危险性特征描述的定义（European Commission，Scientific Steering Committee，2000）如下："以危害识别、危害特征描述和暴露评估为基础，在特定条件下，对一个特定人群中有害效应的发生几率和严重性进行定量或者半定量评估，包括伴随的不确定性"。

图 1 显示了危险性评估过程是一个分支的线性过程，以最后的危险性特征描述综合步骤为终点。实际上，这是一个反复的过程，所进行的分析必须适于目前可得到的资料。偶尔也需要在资料缺乏的情况下进行危险性描述，这就会使危险性评估有很大的不确定性；因此，对任何一种不确定性也应进行描述，而且，如有可能，应进行定量描述。如果在不确定性很高时所进行的相关评估已经能够满足危险性管理的要求，则可能不需要产生另外的资料。然而，如果尚需进一步改进危险性评估，就需要反复实施该过程，以获得更多的资料，来降低不确定性。

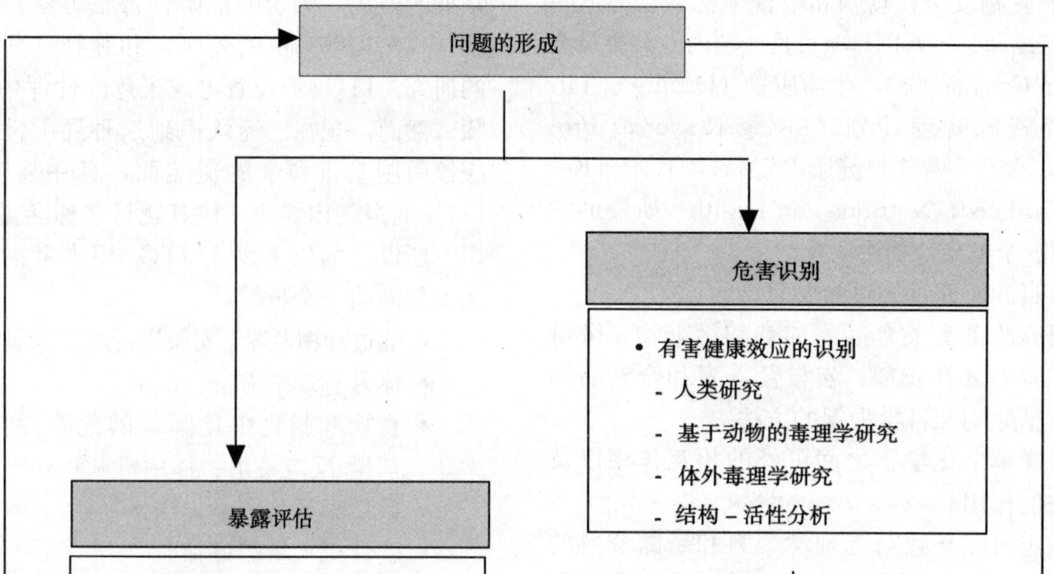

图 1 危险性评估示意图

2.4 本文的范围

本文主要针对危险性评估人员，但这些资料对于从事危险性管理和危险性交流的人员也很有价值。

本文的组织编排反映了危险性特征描述的实施方法，从问题的形成开始，接着分析所需的资料，然后进行危险性特征描述，并提出指导值和/或对危险性管理者的建议。最后是未来面临的挑战、对如何消除差距的建议和所需进行的研究。确定研究需要和今后工作上的协调，将会促进该过程中方法学和其他方面的改进。

很明显，对于低分子量化学物的危险性特征描述已经有一个广为接受并相当成熟的系统，本文讨论的重点也是这些化学物。然而，本文同时还考虑了危险性特征描述过程对其他种类化学物的适用性。这四种食物种类是：

● 低分子量或“低相对分子量”的化学物，如食品添加剂、农药、污染物。

● 微量营养素和营养素补充剂，如维生素和矿物质。

● 宏量营养素，如蛋白质、脂质和碳水化合物。

● 全食品，如新型的食用植物或奇异的水果。

新食品并没有作为一种独立的食品类别，因为这一术语是相对于某一特定人群以前对某种食品的消费状况而言的。

对所有以上四种食品的危险性特征描述都考虑到了它们的加工过程。

本文未涉及的内容有：

● 膳食中宏量营养素对营养状态影响的危险性特征描述，如引起肥胖。这一问题对于许多国家和国际机构制定膳食指南是必要的，但本文没有涉及。

● 转基因生物及其食品中转基因成分的危险性特征描述。由欧盟资助的另一个称为ENTRANSFOOD的主题工作网专门讨论此专题。

● 对于动物饲料的危险性特征描述仅间接涉及那些有可能进入人类食物链的成分。

● 食物微生物污染的危险性特征描述。

● 食物的营养作用，这也是欧盟资助的一个名为PASSCLAIM（QLK1-2000-00086，http://europe.ilsi.org/passclaim）项目的研究主题。

● 危险性与效益的比较。

3 危险性评估问题的形成

问题形成是整个危险性评估过程的起始步骤。虽然，本文的侧重点在于危险性特征描述，即危险性评估的最后一步，但此处仍对问题形成进行详细的讨论，因为危险性特征描述与最初的问题确定有关。问题形成的结果是产生一份分析计划，为危险性评估者提出了详细的问题，而这些问题则又是危险性特征描述的重点。理想的情况是，问题形成应该被看作是一种涉及所有相关部门和人员的互动过程，这些部门和人员包括危险性评估者、危险性管理者、生产者或制造者、消费者，而且会随着危险性评估的进展而增加。

3.1 问题形成的过程

问题形成是确定问题、制定分析和描述危险性计划的过程。此过程可以由非科学或危险性评估团体以外的个体提出，引起大众对某一个问题的关注。

明晰的问题形成对于保证危险性评估过程产生有用和相关的结果非常重要。问题形成的第一步是一个有计划的对话过程，主要是明确管理目标、评估的目的和范围，以及评估时可以利用的资源。有计划的对话是一个互动过程，应考虑以下因素：

● 是否有必要进行危险性评估；

● 哪些人应该参与危险性评估和危险性管理过程；

● 危险性评估怎样为危险性管理决策提供必要信息；

● 开展危险性评估所需的资料是否具备；

● 资源具备程度如何；

● 完成评估所需的时间。

需要收集的特殊资料包括：

● 此前相关知识的信息清单；

● 哪些个体/人群是危险性评估的目标；

● 应涉及哪些（地理）区域或者消费者居住区；

● 有哪些相关的接触途径；

● 应考虑哪些健康终点。

危险性管理者、危险性评估者和所有相关部门和人员（从最初的生产者/种植者到最终的消费者）都能为评估计划提供各种有价值的但是不同的观点。信息收集是问题形成的起始步骤，相关的信息包括：可能的暴露、已知或可疑的危害、已观察到的或者假设的效应、潜在的危险性和影响因素。对于已知的食品中化学物，如需要重新进行评估，以前的知识至关重要（见 2.2）。而对于新的物质而言，全面收集相关物质的已知知识，可能对设计试验和制定研究策略有所帮助。

在此阶段，有可能会有对某种化学物详尽的危险性评估，这其实并不需要。例如，当暴露水平太低时不足以引起关注（Kroes et al.，2000；International Life Sciences Institute，2000a）。此时应向所有相关部门和个人作出清楚的解释。

如果开展危险性评估是必需的，则必须解决可行性问题。问题形成应尽可能明晰，一般应考虑相关性（包括社会价值）、适用性（对于暴露情况），以及应用价值（为危险性管理者提供有用的建议）。现有的资料和健康效应终点的范围有助于确定危险性特征描述的量化指标或过程（测量暴露水平、测量效应、毒代动力学和毒效动力学数据）。

该过程应该由危险性管理者、科学同行以及其他相关部门和人员进行严格的考察，以保证将来进行的危险性评估能包括所有关注的问题，并能对危险性进行有科学依据的且可信的描述。问题形成的最终产出应该是一份分析计划，其中（理想的是）对用于危险性评价的方法作出全面的描述。这种分析计划应该指明危险性评估者和危险性管理者都能满意的资料，而且评估将能为正确的管理决策提供必要的资料的种类和质量。事实上，如果在危险性评估过程中出现了新的资料，即应对所制定的计划进行修改。分析计划的重点是明确指出危险性评估需要解决的问题。

3.2 在问题形成中应用以往的知识

问题形成和其后的决策，例如，①危险性评估是否必须；②进一步开展某些特殊实验或研究是否可改善危险性评估，都需要收集或评价某些重要部分的以前知识，主要是可能的人体暴露和可能的危害方面的资料。危险性评估过程的第一步是全面、系统地收集食物中出现的化学物的所有可得到的信息。对 2.4 所确定的食物和膳食中的每一种类别化学物，可能最有关的资料并不相同。

系统地收集以前的知识是改进当前危险性评估的第一步。特别是对所有可得资料的评估会发现知识上的差距，并可为确定进一步实验的人群研究、暴露评估研究或调查明确目标。另外，对于以前知识的收集还可以帮助制定计划，避免重复工作和减少实验动物的使用。然而，众所周知，在某些情况下，如涉及专利资料时，对以前知识的获得可能会遇到阻碍。最后，资料汇编过程可帮助确定应该优先进行危险性评估的化学物及其反应产物或者降解产物。这些是经常被忽略的，因此建议应给予全面的重视。

本文主要涉及以下几方面内容：

- 以前有关该物质的认识；
- 以前对该物质暴露情况的认识；
- 以前关于该物质可能的生物学效应的认识。

在收集和评价资料的过程中，对资料可靠性和关联性的评估十分重要。对生物学效应，资料的相关强度和生物学合理性应该受到重视。

3.2.1 *关于某物质的已有认识*

3.2.1.1 **该物质的来源**

首先应该明确该物质是天然的，还是人工合成的。这种物质可以是某一种明确的化学物或者是化学物的混合物，如植物提取物。

如果这种物质是天然存在的，应对该物质的来源进行详细的描述（如含某种特定毒素植物确切的属、种和亚种；或食品污染物如砷是来源于人为的或地理环境等）。农业耕种过程也应考虑在内，因为这可能会影响天然毒物和污染物的水平，还可能影响营养素的水平。对于生产该物质的过程中使用到的微生物，还须明确其微生物学特征（包括种、分类、来源等）。

如果该物质来源于一种化学物或其他形式的生产过程，必须对此进行全面的描述，以获得该物质规格的详细信息，并明确与危险性评估有关的生产步骤。

由于某些物质可能是在食品生产过程中或贮存或制备过程中形成的，在这种情况下，需要收集相关的物理学或环境条件信息，产生该物质的化学反应，以及生产过程中可能控制此物质生成的资料。

3.2.1.2 **使用和消费历史**

对于一种天然来源的化学物而言，应描述人类的使用历史（如草药制品）或者消费的程度，或经口以外的接触途径。对于合成的化学物，应描述合成的历史或者产生过程，及其在生产食品或者食品成分中的应用，以确定该过程本身是否会引发新的问题。应该收集目前或以前该物质使用情况的信息，包括食品和非食品的使用情况资料。

3.2.1.3 **化学名称、特征和分类**

应列出该物质的全名（如果可能，应根据正式的命名法），以及其他的名称或同义词。对可获得的分析资料进行评价，以确定这些资料是否足够可靠，能够说明该物质的化学特性，和/或描述该物质（包括其副产品和杂质）。这个过程对于人工合成的和天然的化学物都同等重要。对于复杂的混合物，如植物提取物，应获得足以描述该混合物的可靠而可重复的分析指纹图。分析性的资料应该是有关在商业生产或消费者自己制备食品时出现在食品中的物质的资料。应该以此资料为基础建立化学物的规格和化学纯度、微生物纯度。各项质量规格都应该适合，以保证被评价的产品能够代表所消费的产品；换言之，要能反映出任何可能的差别。

3.2.1.4 **加工的效应**

对该物质而言：需要了解食品加工对该物质的质和量的影响，以便能充分说明相对于未加工的食品而言，加工过程是否引起化学/物理化学特性和/或化学及微生物学性质的显著改变。

对全食品而言，食品中出现新物质可改变随后发生的食品生产过程对基本食物成分的质量和安全性的影响；例如，面粉品质改良剂可能在面团加工过程中造成维生素损失。在某些情况下，化学物、食物和加工之间的相互作用可根据对化学物的化学特性的了解而推断。

3.2.1.5 **运输和贮存对化学物的影响**

有关化学物本身及其在食品中稳定性的资料是必要的。当该物质在特定的贮存条件下才能保持稳定时，需要了解有关该物质保持稳定的贮存条件和贮存时间的资料，而且应与其规格一致。如果特定的运输条件可能会对化学物稳定性产生影响，也应该了解有关运输条件的资料。

3.2.2 *对可能暴露的已有认识*

必须明确该物质可能的预期用处或使用目的，或其作为污染物或天然毒物的可能性，另外还需收集有关当前和预期暴露的质和量方面的资料。对于经口接触途径，食品和水非常重要。对于其他可能的暴露途径，应包括非食品的途径，将这些途径纳入暴露评估中是问题形成的一个重要组成部分。资料应尽可能包括人均摄入量、个体暴露模式（即偶尔摄入、间歇摄入或经常摄入）以及个体之间的暴露模式（即人群中的差异）等。另一个应考虑的重要问题是预期的未来暴露水平是否与当前暴露水平相差显著。必须评价暴露改变可能产生的影响，如当某种化学物摄入变得更为广泛时，应考虑该人群中的所有亚群。

3.2.3 *对某化学物可能的生物学效应的知识*

3.2.3.1 **质的方面**

应当考虑所有可得到的有关该化学物本身、其副产品或杂质，或其污染物的可能有害效应的资料。应对可得到的资料进行评估，以确定是否已观察到一种或几种效应，并确认那些引起健康关注以及可能与人类有关的效应。这些资料的来源是体内和体外毒理学研究、机制研究、观察性流行病学研究（如职业暴露以后）和随机化试验。必须考虑该物质的来源，及其来源和/或衍生物含有对人体健康有害（包括过敏）化学物的可能性。还需要该物质或含有该物质的食品在加工过程中发生的变化可能对人体健康造成有害效应的资料。同样令人感兴趣的是任何有关该物质与膳食中的营养素或毒物、药品或其他人类所接触的物质之间的相互作用。

3.2.3.2 **量的方面**

对以上所考虑的所有方面，都应该争取收集其量化信息。当观察到多种效应时，应将健康后果分为确定的、资料具有提示性，但有局限性的、有争议的或需要进一步仔细研究的等不同种类可能会有所裨益。

3.2.3.3 **预期效应**

如果对该物质有足够的特征描述，但有关已知效应的资料尚不足，则可以根据相似的已知物质或已进行评价的物质（如结构-活性关系）考虑其可能的效应。这种比较可以是质的，也可以是量的，取决于可获得的信息和与已知物质的相似程度。

图 2 总结了在收集以前的知识时应考虑的一些重要方面。

1. 对该物质以往的知识
    该物质的来源
    使用和消费的历史
    化学名称、特征和质量规格
    对该物质和完整食品加工的效应
    运输和储存的影响
2. 以往的暴露知识
3. 以往对可能的生物学效应的认识
    质的方面
    量的方面
    预期效应

3.3 小结

问题形成是危险性评估过程的第一步，在这个阶段要确定评估的各阶段，并制定危险性分析和特征描述的计划。这是一个需要有关各方交流意见的互动过程。在问题形成阶段，收集和评价以前的知识对于回答人类暴露情况、可能危害等问题，以及对于确定危险性评估是否需要和是否可能都非常重要。仔细收集和评价所有可获得的信息可能对于优先考虑和指导危险性评估以及确定食品化学物质暴露水平或者进行健康效应的研究有所帮助。问题形成的产物应该是一份详尽的分析计划，其中详尽说明了危险性管理者在此早期阶段的需求，因为这些对于确定工作范畴十分重要。

无论是对于已知的物质还是新物质，问题形成的过程都可用图 3 所述的方案描述。

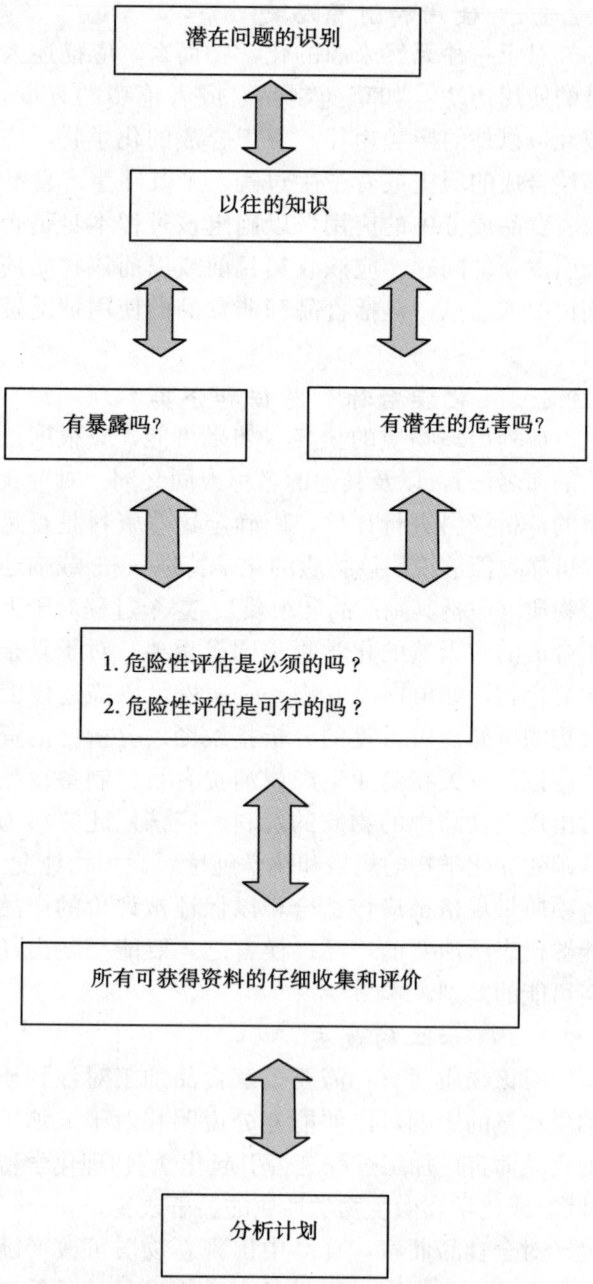

图 3　危险性评估的问题形成是一个各方面交流意见的互动过程

4 良好评估规范

良好评估规范（GEP）规定了化学物危险性评估的组织过程以及其计划、实施、审查和报告的条件。对于应该怎样研究化学物以评价其损害人类健康的潜能已经有指导原则（Organisation for Economic Co-operation and Development，2000）。另外，良好实验室规范（GLP）（Commission of the European Communities，1987，1988）规定了为达到质量控制的目的应该如何进行监测和控制。GEP 旨在对这些早期的过程进行补充，从而提高公众和科学界对危险性评估的信任程度。尽管尚未正式确定 GEP，但是有关 GEP 的提案已经发表，以供参考（Malmfors et al.，2001）。这部分即摘自该咨询文件。

GEP 中对化学物的评价过程有许多步骤。最重要的初始步骤是组成工作组以实施危险性评估。大部分危险性评估是由国家或者国际组织或企业界进行的。然而，这些组织可能除了开会以外没有正式组织形式，或者需要引进专家。因此，需要确定一套建立工作组和遴选额外专业人员的程序。应该记录评估人员的个人信息，如他们的工作经历及隶属单位。特别是应该记录评估组成员或要求进行评价的组织的工作人员与化学物/食品生产者之间可能的利益关系，并将其作为公共记录的一部分。在企业组织内部也应该建立和保存相似的记录。由于危险性特征描述要求不同领域的专业，很可能需要在工作前对观察对象、化学物或将要讨论的工作领域进行了解。所以在建立危险性描述工作组时可能会不可避免地产生利益相关，为了保证此过程的透明度，所有相关人员应声明任何可能的利益相关，这一点十分重要。

评估的下一步工作是资料的确定、收集和分类，并确保这些资料与已有的指南或者原则相符合。在此过程中强调需要具体说明文献检索的细节、所检索的数据库和所采用的检索方法（Joint Expert Committee on Food Additives，2000）。对在文献查阅过程中检索到的已发表的文献质量进行独立评估很重要，虽然在同意发表前大多数文献已经过同行评议，但是该研究当初的主要目的可能和危险性评估无关。然而，这种评估可能非常困难，因为期刊文章所包含的细节一般比原始研究报告少。企业界可向工作组提交未发表的详尽的研究报告；应该承认，虽然这些报告可能未经过独立的、外部的同行审阅，但是近代的研究如果遵从 GLP，通常都是具有质量保证的。这些报告可能在商业保密的前提下提交给评估组；对此应该予以尊重。但是如果资料来自与健康相关的研究，那么要求进行危险性评估的组织应该坚持有将此研究发表一个摘要或综述的权利。在这种情况下，应鼓励该研究的资助者将此研究公开，但无论如何，审阅组织应该保留一份该报告的副本。使用会议摘要时尤其应该谨慎；因为，当该研究全文经同行评议在以后发表时，其结论可能会改变。但是，摘要的结论可因其能警示食品中化学物的潜在新危险而在问题形成时起一定作用。要认识到可能发生的偏倚：首先，发表阳性研究结果和不发表阴性研究结果的偏倚；其次，忽略以危险性评估工作组所不熟悉的语言所发表的研究所造成的偏倚。

实验室研究资料的质量也很重要。应该考虑是否按照 GLP 使用国际公认的操作规程进行研究，并进行全面报告和适当的统计评价。研究报告应包括足够的信息以使准备进行危险性特征描述的评估者能独立地评估结果的可靠性。评估者还有责任评价此项研究对于解决目前的问题是否在科学上适当。一项实施得很好，报告完善的研究可能与问题形成的关系不大；而一项未按照 GLP 进行的较早期研究可能对于危险性评估他是科学、合理和适当的。当审阅人体试验时，应该考虑评估其研究规程的依从性以及是否按照美国 FDA 所采用的良好临床规范（GCP）指南（Food and Drug Administration，1917）计划和实施试验。已有人建议建立一个良好流行病学规范（Good Epidemiological Practice）（Baldwin and Hoover，1991；Shore et al.，1992），此文件也可以使用于发布流行病学的研究结果时（Rushtea，2000）。然而，尽管已发表了建议的指南（German Professional Society of Epidemiology），此问题进展不大。

在审阅可得到的资料时，考虑其一致性很重要。因此，尽管危险性评估可能在相当程度上有赖于动物试验，但可用流行病学资料检测从动物外推到人类的假设。同样，如果将流行病学研究的剂量-反应关系用于危险性特征描述，则体外试验或者整体动物试验可帮助更好地理解毒物作用模式（Goldmar，2001；Hertz-Picciotto，1995）。而且，如果有其他研究的证据（不论是在另一种属进行的研究或在相同种属动物进行的更短期研究）发现了相同效应或者与已知的关键性效应在生物学上一致的其他改变，则可以使选择一项动物试验中的某一个关键效应的生物学合理性增加。

对资料仔细审查和解释需要专家作出判断。由于专家判断涉及科学学科和专业、危险性评估经验、专家所在单位及国家和国际观点，因此不同的评估者有时得出不同结论并不足为奇。为了保证评估过程中专家判断过程的透明度，不仅需要详尽描述评估意见，而且要对评估过程作出交代，包括可能影响结果的任何因素。对于那些经常进行危险性评估的组织，应该用标准评价程序的形式记述如何进行与评估程序有关活动的大体步骤。管理工作的任务还包括保证在实施和记述评估时遵守 GEP 原则。评估组织最好采用成文的质量保证程序以确保该过程的正确实施。

从理论上讲，评估工作应该遵循一份系统的计划进行。该计划向参与各方所说明的评估的目的、所设定的评估工作时间安排、所使用的评估方法及结果报告的性质和程度都得到认同。评估结果的书面记录应包括评估目的、评估方法、评估结果及其解释和结论，同时说明评估中出现的任何不确定因素。公布清楚的评估结果，并附加对于决策的详尽说明，可使由于偏倚所遭受的批评降低到最小的程度。

危险性评估的过程十分复杂，国际化学物安全性规划（ICPS）正在着手提出将所采用的评估程序一致化的建议。GEP 的最终目的是改进危险性评估过程中的评估的质量、可信度和透明度。虽然尚处于萌芽阶段，GEP 将会在随后的十年中全面地发展成熟，并将与 GLP 及 GCP 一样得到认同和接受。

5 危险性特征描述

5.1 引言

危险性特征描述是危险性评估中的一个阶段，它将暴露评估及危害特征描述的资料结合起来，提出适用于制定决策或者危险性管理的建议。对危险性管理者的建议可以是定量评估与不同暴露水平有关的任何一种危险性的程度，如在食品中采用不同的限量标准可能产生的健康后果（见黄曲霉毒素的例子；Joint Expert Committee on Food Additives，1999）。或者，提出未观察到显著有害健康效应的暴露水平的建议（如建立诸如 ADI 值之类的指导值）。

在收集和形成暴露资料和危害特征描述的资料时可能会发现新的问题，而这些问题一开始并没有在问题形成中提出。例如，表明暴露增加的新资料可能会影响对危害资料的需求，反之亦然。因此，危险性特征描述常常是一种互动和发展的过程，见图 4。

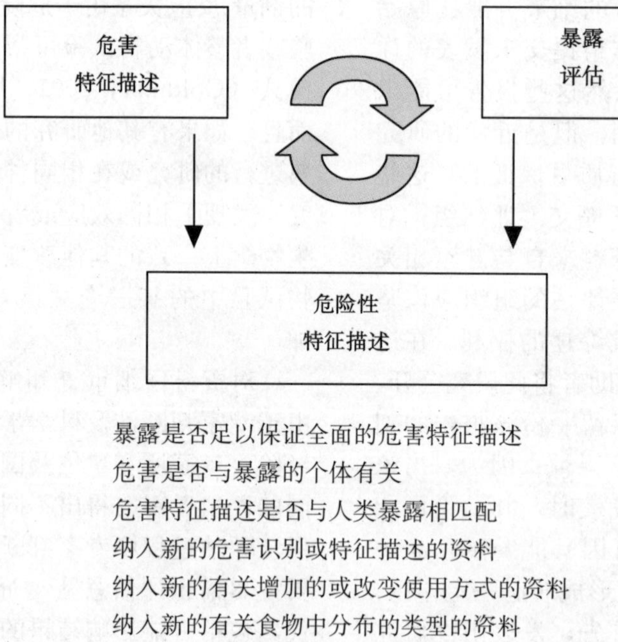

图 4 危险性特征描述的互动性，可能影响结果的问题和资料的例子

建立危险性特征描述数据库的一个早期步骤是收纳以前有关化学物本身或相关化学物的所有知识。这些知识可能包括有关该化学物的性质、质量规格、警示毒性作用的结构，及与其他相关化学物的结构-活性关系的知识等资料。当以前的知识（如结构类似物的资料）提出了有某种危害

的可能性时，确保有相关的和足够的资料解决该问题十分重要（例如，具有遗传毒性和致癌性警示结构的化学物的毒性和致癌性资料，或蛋白质的免疫毒性资料，或预期有胃肠道耐受问题的人体资料）。对以前知识的使用已有详述（见 3.2 及 Barlow et al.，2002）。一旦收集了所有可获得的资料，应该考虑：

- 是否暴露水平足以保证详尽的危险性特征描述。如果是，则下一步
- 是否有足够的资料进行全面和有意义的评价。

危险性特征描述的复杂性源于这样一个事实：结论可能是在缺乏全面资料的基础上作出的。首先，使用的资料有差别，不论是有关暴露，还是效应的资料，不论资料来自实验或者流行病学研究。其次，由于对影响实验和流行病学研究中观察到的事件的有关参数缺乏全面的认识（特别是作用的基本机制），所以存在不确定性。现在认为，变异性和不确定性的确认和量化（如果可能）是危险性特征描述中的重要组成部分。如图 4 所示，由于危险性特征描述是一个互动的过程，对危险性管理者提供的建议可能会随着可得到的暴露和危害特征描述资料的质量提高而变得更为精确。危险性特征描述是一个复杂的过程，对不同类型的危害需要采用不同的方法，如图 5 所示。

要进行全面危害特征描述，资料必须包括所有可能相关的生命阶段和毒性终点，能够确定关键性的终点，有足够的剂量-反应资料以确定有害效应剂量水平和未见有害效应的剂量水平。理想的情况是实验室和人群资料都可获得，并具有可靠的暴露信息［尽管对于新的化学物/物质（agent）是不可能的］。着重选择与人类暴露相关的有害效应。最重要的步骤之一是定性，尤其是定量地确定和描述关键性效应，即最引人关注的危险性，因为这将成为危险性特征描述的重要目标。

从理论上说，危险性特征描述的理想方法是使用体外资料以及动物和人的整体研究资料以确定可能的危害。然后使用实验资料或人类流行病学研究资料描述危害特征和确定剂量-反应关系。由于流行病学研究是在人类真实条件下进行的，因此所得到的资料与危险性评估和人类健康直接相关。但实际上，由于可行性和伦理方面的原因，只在少数情况下能够得到观察性流行病学资料，因此危害特征描述主要基于体外试验和动物试验的资料。动物毒理学资料和流行病学资料是相互补充的信息来源，两者各有其优缺点。

危险性特征描述可分为两种不同类型，取决于进行危险性特征描述时人群是否暴露于该物质（先使用/暴露），或者是否在危险性特征描述过程完成后才允许暴露（后使用/暴露）。这种分类反映了可获得的有关暴露评估和危害特征描述的资料的性质和程度。表 1 以一种先使用/暴露的污染物和一种后使用/暴露的食品添加剂为例总结了两者的主要差异。

5.1.1 *以前使用情况/暴露*

如在进行危险性特征描述时，已有人类暴露，则对于摄入量或暴露评价可以以实际测量为依据，而不必根据预期的或建议的使用模式进行预测。对实际摄入的测量在以前的 FOSIE 出版物（Kroes et al.，2002）中进行了全面的讨论。这些方法有各种不确定因素，对这些不确定因素的描述是危险性特征描述的组成部分，包括：

- 所有相关的暴露来源被纳入考虑的程度；
- 食物的抽样是否充分；
- 分析技术的灵敏度、准确性和精确度；
- 摄入量资料是否充分，包括生命阶段、民族、营养状况或健康状况所代表的亚人群；
- 食品消费资料的报告是否过低或过量；
- 评估高摄入所选用的方案；
- 用短期资料预测长期暴露。

对于已经存在的食物中化学物，收集所有可得到的资料进行危害特征描述很重要，这些资料包括查阅文献所获得的信息。应当使用适宜的和明确记述的收集资料的方法，以确定相关的实验室研究、人群报告、流行病学研究和暴露资料。对已发表文献中的资料进行严格的评估很重要（见 4.），因为很多研究都没有按照 GLP 标准进行。另外，许多已发表的人群研究是以研究营养作用而非危害为终点的，因此严格地评估用这些研究结果进行危险性特征描述的适用性非常重要。

对某些食品中化学物，如天然毒素、微量营养素、宏量营养素和全食品（见 5.4）进行危害特征描述可用的资料可能是有限的动物资料，及某些可用的人群资料，包括暴露资料。对某些无机污染物，如铅和镉，以及有机污染物（如二噁英和多氯联苯），有大量的实验室和人群流行病学资料，以及全面的暴露资料。

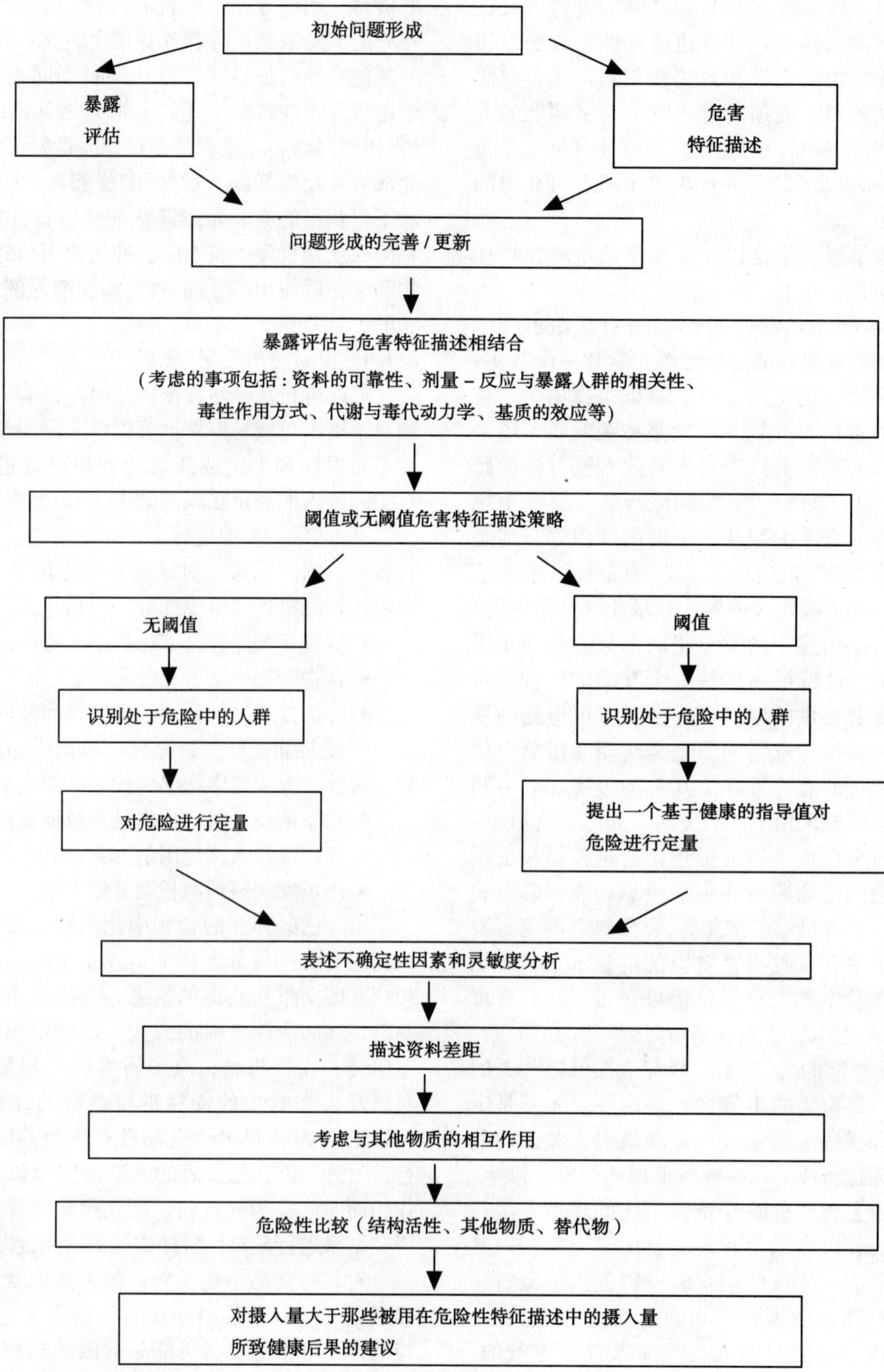

图 5 危险性特征描述中的考虑事项总结

许多时候，危险性特征描述可能不得不在缺乏足够或全面资料的情况下进行。在这种情况下，而且当有害效应在剂量-反应关系中表现出有阈值时（见下文），对未观察到有害效应水平（NOAEL）/观察到有害效应的最低水平（LOAEL）应该采用额外的不确定因素来获得一个以健康为基础的指导值。这些不确定因素的采用应该是危害特征描述的一部分，而不是危险性管理的一部分，因为选择因素的大小需要科学的专业技术。对可获得的毒性数据进行审议，可推论默认的不确定因子。当缺乏 NOAEL（通常为 3 或 10）时，这种不确定因子可用于 LOAEL；或者当缺乏慢性 NOAEL（通常为 10）时，可用于亚慢性试验的 NOAEL（Dourson and Stara，1983；Dourson et al.，1996；Vermeire et al.，1999）。

相反的，当用于缺少危害性确定资料（如缺少生殖或发育毒性资料），或考虑癌症等观察终点的严重程度/恶性程度（World Health Organization，1994）时，所采用的不确定因子不是依据科学（Renwick，1995）。对于缺失资料的一种更为科学的方法是考虑用以其他终点为基础的化学物 NOAEL 来弥补缺失的终点。可以将其他化学物缺失终点的 NOAEL 值列表，并确定正在进行评估的化学物缺失终点的 NOAEL 值高于其他终点的 NOAEL 值的可能性；这是类似于毒理学关注阈值的一种方法（见 5.2.1.2）。目前已经建立了很多与推导毒理学的阈值有关的数据库，以用于这种分析（Munro et al.，1996；Cheesemar et al.，1999；Kroes et al.，2000）。

表 1　进行危险性特征描述时与人群暴露程度有关的资料的比较

先使用/暴露（如，污染物）	后使用/暴露（如，食品添加剂或农药）
暴露评估 ·需确定食品供应中的分布 ·要测定不同食品中的含量 ·各种食品中含量可能有很大差异 ·在考虑峰值暴露和短期效应时可允许含量出现变异 ·由于不允许出现在食品中和需要事先批准，所以总摄入可能超过以健康为基础的指导值；对危险性管理者的建议可能需指明任何一种危险性的程度以及可能的改善措施	**暴露评估** ·根据建议的使用方法确定在食品供应中的分布 ·以技术需要估计不同食物中的含量，并且在申请书中加以详述 ·批准前已知不同食物中的最大含量（或农药残留水平） ·摄入水平评估采用建议的最大允许用量或残留水平以及食物摄入资料，以预测实际的最坏情况的摄入；如果其摄入量高于以健康为基础的指导值，则计划的最大含量和/或使用量不能被（全部）批准 ·由于需要上市前批准，才能在食物中出现，总摄入量不应超过以健康为基础的指导值；如果上市后的监测表明总摄入量高于指导值，则可修改批准条件
危害特征描述 ·许多动物试验没有按照国际认可的规范或 GLP（良好实验室规范）进行，可能对于制定允许限量用处不大 ·可能获得用于危害性确定和/或危害特征描述的流行病学资料 ·可能以观察性流行病学研究或实验动物毒性试验的资料为基础进行剂量-反应评估 ·如果流行病学研究的人群没有包括所有亚人群，则不确定因素可能是必要的 ·由于数据不足，常常需要额外的不确定因素	**危害特征描述** ·危害性确定和危害特征描述取决于按照国际认可的规程和 GLP 进行的体外试验和实验整体动物试验 ·来自试验性研究的人群试验资料可评价耐受性，但不能评价安全性；代谢和毒代动力学资料可有助于种属间外推 ·剂量-反应评价常常以实验动物的毒理学研究为基础 ·通常需要与种属间差异和人群变异度有关的不确定因素 ·由于数据库不足而使用额外的不确定因素的情况不多见，因为在批准前可要求申请者提供任何缺失的资料

由于单个不确定因素代表不相关的事件，因此将这些因素的作用是相乘的。复合的不确定因素是假定每个不确定的方面是独立的；采用较大的不确定因素可能导致高度保守的危险性特征描述。许多人认为对多方面不足的数据库采用非常高的总的不确定因素（>10 000）进行危险性特征描述事实上是没有意义的（World Health Organization，1994）。

具有先前暴露信息的危险性特征描述的最可靠的实例可能是对已经批准的一种化学物（如一种添加剂或农药）重新进行评估，而这种化学物已经有广泛使用的历史，以及全面的危险性特征描述的数据库。

5.1.2 *未来使用情况/暴露*

通常对有目的地用于农业和食品的化学物（如添加剂、香料、加工助剂、农药、食品接触材料），危害特征描述必须以基于体外试验和整体实验动物试验的大量实验室资料为依据，因为人体资料往往非常有限。摄入量的评估不得不根据建议或预期的情况预测为基础而不是以实际生活条件下测定的摄入量为基础。

已制定了许多程序可用于过去没有人类暴露情况时的问题形成和危险性特征描述。一种新的食物化学物在上市前需要申请批准认可时，通常要求经销该化学物的公司提供大部分用于危险性评价的资料。提交给管理机构的资料通常包含可用于危险性特征描述的有关危险性确定和特征描述的全面资料。摄入量与暴露估计必须以申请批准的不同食物中预期含量以及预期的食物摄入量为基础。

管理机构通常有权要求提交缺失的或额外的资料，以澄清目前所获得的资料尚不能解决的问题。对于需要得到批准才能上市的化学物（如添加剂或农药），现在越来越倾向于暂时不发放许可证，直到得到所有必需的资料，而不是通过利用额外的不确定因素暂时批准使用。在某些情况下，当存在与危害特征描述相关的不确定因素，而这些不确定因素的程度较低，不会影响需要产生和评估适当资料而使在相对短时期内作出危险性特征描述时，可规定临时的 ADI 值或暂定的可耐受每日摄入量（TDI）。在这种情况下，常常应用一个额外的 2 倍不确定因素以产生一个较大的总不确定因素，用于提出指导值（见以下的有阈值方法）。

5.2 将暴露评估和危害特征描述相结合进行危险性特征描述

将暴露评估（基于问题形成中的暴露情况）和危害特征描述结合起来需要考虑很多重要方面，而这些方面的资料会随着资料的产生和/或收集而形成。

5.2.1 *将暴露评估与危害特征描述相匹配*

5.2.1.1 **需要多少危害性资料？**

危险性特征描述所需危害性确定和危害特征描述资料的多少取决于问题形成中提出的问题的性质，以及预期的人群暴露。例如，以结构类似物通过结构-活性关系预计可能的危险性很低，而且预期暴露量很低时，可能不需要全面的数据库。这种概念形成了逐级进行毒性实验的理论基础，管理机构要求的危害性确定和危害特征描述资料的数量会随着预期暴露量的增加而增加。这种实用的方法承认想要拥有全面的危害特征描述数据库与尽量减少不必要的动物和人群研究愿望之间存在的冲突，即避免使用匮乏的研究资源进行不重要的化学物的暴露研究；或者更简单地说，危险性特征描述试图区分“需要了解”与“了解则更好”之间的差异。

5.2.1.2 **毒理学关注的阈值**

生物学的考虑和经验所得的证据与大多数化学物产生的有害效应方面是一致的，当摄入水平和暴露水平低于此效应水平时，则未见持续的生理或生化功能紊乱。这就导致“毒理学关注阈值”这一概念的形成，此阈值表示即使在评估中缺乏化学物的资料，低于此水平即可认为对健康没有显著危险的人群暴露水平（Kroes et al.，2000；ILSI，2000a）。如果采用此方法，只要预期的或实际的暴露量低于阈值，就不需要危害识别和危害特征描述的资料。在食物领域中，这些原则已用于香料和食品包装材料的安全性评价。例如，由 FAO/WHO 联合食品添加剂专家委员会（JECFA）进行的香料安全性评价，是以考虑化学结构（Cramer et al.，1978）、预期的代谢情况和估计的暴露量（Joint Expert Committee on Food Additives，1995；Munro et al.，1996）的判定树为基础的。一种没有实际毒性资料的香料可被认为没有安全性问题，只要其摄入量低于判定树中的适宜的毒理学关注阈值。对这类食品化学物采用这种方法的合理性完全是因为通常香料的暴露水平非常低。

当结构-活性关系提示化学物具有遗传毒性，在剂量反应关系中可能没有阈值的效应时，应该做更多的考虑（见下，及 Edler et al.，2002）。对另一类潜在低暴露的食品中化学物——食品包装材料的迁移物进行危险性特征描述时就考虑了这种可能性。美国食品与药物管理局（FDA）使用“规定的阈值”（threshold of regulation）对低暴露的食品接触材料成分进行审查。该阈值是设定膳食摄入量为每人 1.5μg/d 时的膳食浓度。低于此阈值时，FDA 不要求详尽的毒理学实验，而只要进行简要的安全性评价即可（Food and Drug Administration，1995）。对已在啮齿类动物中进行了慢性致癌性动物试验的化学物作用强度进行的分析也支持 FDA 采用“规定的阈值”的方法。由 TD_{50}（在实验研究中使肿瘤发生率为 50%的剂量）进行高度保守的线性低剂量外推，可推导出预计能引起≤10^{-6}肿瘤危险性的膳食浓度（FDA，1993）。使人体达到每人每日摄入 1.5μg 的膳食浓度估计为 0.5μg/kg 食物。高于“规定的阈值”时，FDA 对食品包装材料采用逐级的毒性实验方法，欧洲委员会食品科学委员会也采用相似的逐级实验法（Scientific Committee on Food，2000a）。

毒理学关注阈值概念的扩展考虑了未被研究的化学物质是致癌物的可能性（Munro，1990），并用于推导出每人 1.5μg/d 的阈值。此阈值被纳入 JECFA 判定树进行香料的安全性评价，且应用于丙烯基-2-糠酸盐的安全性评价（Joint Expert Committee on Food Additives，1999）。目前一个 ILSI 欧洲专家组正在讨论对其进行进一步的改进，使应用于更为广泛的食品化学物。

当实际的或预期的人体摄入量超过毒理学关注阈值，或者由于某些其他原因（如结构-活性）而引起人们关注时，特定化学物的暴露和危害的资料是必需的。

5.2.2 *与暴露评估有关因素的考虑*

以下总结了在危险性特征描述中的重要摄入量问题；此前一篇 FOSIE 文章已对其进行了详尽的叙述（Kroes et al.，2002）。

5.2.2.1 与摄入模式相关的摄入量估计

危险性特征描述的可靠性取决于与问题形成过程中暴露资料的质量。收集暴露/摄入量资料时，可能会反映出更多的问题，如该人群中存在高暴露的亚人群，而这种情况在危险性特征描述中应予考虑。

对人群暴露量的初步估计可能需要在危害确定和特征描述完成后进一步细化。要考虑与摄入模式有关的一些重要问题，如：

- 含有该物质的食品是经常还是偶尔摄入？
- 间断性的暴露是否可以用来计算一段时间的平均摄入量，或者危险性特征描述是否应该以实际摄入时期的摄入量为基准？
- 摄入量是否相对恒定，以得出一个平均的摄入水平，或者是否应将有规律的摄入与偶尔对健康可能造成影响的短期高摄入相结合。
- 高摄入量是否仅在某一生命阶段（如婴儿食品），或者相关产品是否在特定膳食中被摄入，如摄入含有可降低血胆固醇的植物固醇的产品？

要得出适于进行危险性特征描述的摄入量资料需要两类信息。首先，确定可能会含有该化学物质的食品消费量；其次，在不同食品中该化学物的含量。评价任何一种食物的化学物或成分的摄入量，是由该化学物/成分在食物中的含量以及该食物的摄入量所决定的。个体经食物摄入的一种化学物的总量是从所有相关食品中摄入量的总和。

另外还需要考虑的是：是否已经确定了所有相关的暴露来源，即不仅仅是可能含有该成分的食品，还包括非食品来源的暴露。这些来源包括：饮水、消费品、职业暴露和一般的环境暴露。对于某些化学物，要得到估计总暴露水平所需的所有资料是很困难的。

5.2.2.2 测定可能含有该化学物的食品的摄入量

以前的使用/暴露：摄入量的评估方法是分级的。分级越细，其可靠性和意义越大，但是复杂性和经费也随之增加。食品消费和化学物摄入可以在跨国家水平进行评估（如根据每年的生产统计资料对欧洲人香料摄入量的评估），也可在国家水平（如全国人均摄入量的评估）、家庭（如市场购物调查）或个体（如食品日记）水平进行评估。

在国家水平进行食物消费评估是根据食物平衡表计算的，食物平衡表包含了食品的生产、进/出口，贮存量的改变，及在农业、工业和商贸各层次的使用量情况。这种方法只能大略估计摄入量，但是当潜在暴露和可能的危险性很低时，用这个方法进行危险性特征描述已经足够。

家庭调查资料更可靠，也更有意义。这些资料是以一个家庭的食物总采购量为基础，同时考虑未食用的量（如加工损失或腐败），但不能提供家庭中某一个个体估计的消费量。所谓"菜篮子"研究是把人群根据年龄和性别划分为亚人群后，对其购买和消费习惯模式的调查。这些研究适用于一般性的食品（食品的大类），也适用于个别食品种类中消费最多的品种。

危险性特征描述中最可靠和最有用的资料来自个体膳食调查。最简单的方法是回顾法，即记录最近一天或几天消费的食品种类和数量，或者过去消费食物的频率。很明显，回顾的时间越长，这些资料就越不准确。在观察期内记录实际消费量的前瞻性日记研究要准确得多。将膳食回顾法与食物日记法结合起来可能是最实用的方法（Lambe et al.，2000）。

一种评价污染物摄入量的尤为可靠但工作量较大的方法是收集双份饭，即收集与摄入食物同种类型和相同数量的食物，然后分析污染物含量。这种研究可将特定的个体和生命阶段或生活方式的食品摄入量和成分资料整合起来。

危险性特征描述中一个常见的问题是食物摄入量调查可能并未覆盖所有潜在暴露的亚人群。如可能没有反映婴儿和老年人的情况。同样，研究摄入资料时，与主要民族膳食习惯迥异的少数民族抽样的代表性可能不够。最后，在典型的食物调查中，对正在进行医学治疗的人的摄入情况也可能没有进行全面的描述，而某些医疗情况可影响食物的摄入。即使是抽样代表性好的人群，食物摄入测量的报告也有不准确的情况：根据总食物能量测定的报告常常低估食物摄入量，存在"报告偏倚"既对"健康"食品（如水果和蔬菜）报告偏高以及对"不健康"食品（如酒精饮料和甜食）的报告偏低。在提交给危险性管理者的建议中应告知这些不确定因素。

将来的使用/暴露：对于在允许使用前进行危险性特征描述的物质（如食品添加剂、兽药和农药）而言，只能根据建议的使用方法估计可能的摄入量。这就要考虑可能含有该物质的不同类型的食物以及由于该物质的应用而在食物中的含量，对于农药或兽药，就是在食物中的残留浓度。

对于食品添加剂，可应用简单的、高度保守的"预算"（budget）法进行初筛，以确定是否需要进行更复杂的分析（Krose et al.，2002）。如假设一种添加剂以最高浓度存在于所有食物中，并且用所有相关食物的最大摄入量来计算这种添加剂的理论上最高的可能摄入量。用这种"最坏情况"方法所得的结果可以确定是否需要更可靠的评估。如果用这种方法计算所得的摄入量低于ADI值，就没有必要进行更复杂、但更真实的计算。如果用简单保守的方法估计的摄入量接近或者超过ADI值，或者人群中有很高的预期摄入量的亚人群时，就必须进行更为真实的摄入情况评估。这种计算的目的在于估计食品中化学物的平均摄入水平和高摄入水平个体的摄入量。

农药的危险性特征描述与食品添加剂的方法相似。农作物的最大残留水平（MRL）是根据在最大农业使用量条件下进行的田间试验的结果；食品中残留量低于或者等于MRLS时，可以认为其慢性摄入在毒理学上是可以接受的（WHO，1997）。然而，最近有观点认为用MRL计算摄入量对于慢性危险性评估过于保守，而现在使用的是在监督下试验的中位数残留水平（STMR）。STMR是根据良好农业生产规范（GAP），以最大允许使用水平的农药处理农作物后测定的中位数残留水平。预期的每日摄入量与ADI值相比较，而将估计的短期摄入量与ARfD比较（见5.3.3.1）。对于食品添加剂，如果相关食品高摄入量个体的预期摄入量高于ADI值，则这种化学物就不会批准使用。至于兽药残留，MRLs的计算是将ADI值除以高摄入人群所摄入的动物制品总量而得到的。

食品添加剂的暴露评估没有考虑超出预计的"市场份额"这一概念，因为危险性特征描述强调个体的可能危险性，而某些个体可能会偏向于选择含有该化学物的食品。农药用于农业生产后食物中农药残留摄入量的测量，没有考虑用于杀灭同一种害虫的不同农药的使用程度或市场份额。由于农药残留在食物供应中是随机的，最近对于一些监测项目所获得的资料进行评估时使用了概率的方法来确定残留水平的可接受程度。

对于需要上市前报批的化学物的暴露评估，上市前对于含有该化学物食品的摄入情况的估计是不确定的。在此阶段用保守的假设弥补在知识上的局限性，常常导致对暴露量的显著过高估计。上市后收集的有关实际使用水平和实际摄入模式的资料，可以增加初步危险性特征描述中暴露评估的准确性。用上市后获得的真实资料校正最初的假设可能发现某一些使用限制是可以取消的，也可能修改危险性特征描述。相反，当个体暴露量高于最初的预计水平时，可能会由于这种食品/物质在消费者中的受欢迎程度高于预期所设想的水平，而必须对其使用加以限制。

在某些情况下，危险性特征描述只考虑很有限的几种特定的使用情况，因为有关该化学物的毒性资料使其在食品中的应用有限，而一般情况下适用的指导值（如 ADI 值），则不适于该化学物。奎宁就是这样一个例子。奎宁只允许用于滋补液，而预期的摄入与可能的危害特征描述资料非常接近（Joint Expert Committee on Food Additives，1993）。提出这种形式建议的缺点是申请另外任何一种使用范围都需要重新进行评价，并进行新的危险性特征描述。

5.2.2.3 **测定食品中化学物的含量**

在危险性特征描述过程之前，需要通过收集相关食物样品对其中的化学物进行分析，以测定食品中污染物和其他化学物的含量。应该注意所采用的采样方法和分析技术对于评估的该化学物的预期浓度和出现频率是否适当。Kroes 及其同事（2002）已就这些方面问题进行了综述。

一个能影响污染物暴露评估的，并可能导致过于保守的危险性特征描述的重要问题在于如何将未检测到化学物的样本资料用于暴露评估。未测检到可测浓度，即“未测出”结果，表明实际浓度在 0 与检出限（LOQ）之间。将未测出的浓度假设为 0、50% LOQ 或等于 LOQ，可得到不同的摄入量估计值。这种暴露评估中的可能误差会导致危险性特征描述的误差，当这种物质出现在多种食物中而可检测出的样品很少时显得尤其重要。

在某种食物中测到一种物质的浓度并不总能真实地反映该物质从胃肠道的吸收和利用。例如，与食品基质紧密结合的物质在肠道中可能不被释放和吸收；而在其他情况下，食品基质中可能含有化学物的前体，而这些前体在食品基质的消化和代谢过程中会转化为化学物，但是对食物进行化学分析时则不会检测到这种化学物。通过合理设计的生物学标志物可解决这些问题（见 5.2.4）。

对于在批准使用前进行危险性特征描述的化学物，食物中有意使用的水平和浓度（食品添加剂），或预期残留水平（农药）是十分重要的资料；例如，不论预期摄入量是否低于 ADI 值/ARfD，相关的危险性特征描述都与这些使用水平和浓度有关。

5.2.3 *将摄入量测量的持续时间与所关注的毒性相匹配*

在确定一种关键效应后，摄入量的测量应该与该终点相匹配。大多数情况下，在危害特征描述中由动物实验所确定的关键效应是在亚慢性或慢性摄入该化学物后出现的，而实际的摄入量估计往往趋向于较短的时间。因此，在危险性特征描述中，将这两套资料整合在一起时，通常会出现不匹配的情况。

根据膳食回顾法和/或食物日记法得到的摄入量估计通常是在相对短的时间内进行的（24 小时～7 天）；由于摄入量随时间而发生变化，容易过高估计长期摄入该物质的人群，而过低估计间断性摄入该物质的人群所占比例（研究持续时间较长时，其中一部分可被认为是消费者）。膳食史法和食物频率法旨在对长期摄入模式进行评估，但不能提供个体摄入量的可靠资料。短期调查强调基于个别餐次的含量，或者由于季节的原因，而引起的极端摄入量。当考虑急性效应时，这些摄入峰值可能很重要；但是当长期平均摄入量对于关键效应是很重要的暴露形式时，则需要仔细考虑其适用性。

对于在剂量-反应关系中有阈值的效应（见下文），其慢性摄入时的 NOAEL 通常低于短期摄入的 NOAEL；因此，在危险性特征描述中任何由于使用短期摄入资料和慢性危害特征描述所出现的不吻合，通常会使提出的建议较为保守。虽然，由此产生的暴露估计值在低于人群指导值（如 ADI 值）时不是问题，但是如果危险性特征描述表明暴露估计超过指导值时，就可能引起不必要的担忧。危害特征描述方面的最新进展试图纠正此弊端，其方法是确定一个高摄入而持续时间短的指导值（ARfD）。在以后的5.3.3.1内容中将会详细讨论这个问题。

5.2.4 *用生物学标志物说明外剂量与内剂量之间的关系，并建立暴露评估与危害特征描述之间的桥梁*

生物学标志物是与摄入量（如尿中排泄量资料）、内暴露（如尿中排泄量或血浆浓度资料）、效应（如血清转氨酶）或敏感性（如基因多态性）有关的、具有生物学重要意义的测量指标。这些测量指标可应用于危险性特征描述的不同水平；例如，只用于测量暴露水平，或者在危害特征描述中用于确定种属间差异和/或人类的变异性。理想的生物学标志物可用来将危害特征描述中潜在敏感亚人群的内剂量与暴露评估中测定的内剂量整合起来。这种方法需要大量数据，在实践中只有对引起人类健康最大关注的少数几种物质才有可能应用。

生物学标志物可为“平行四边形法”的应用提供重要资料。这种方法是将受试动物的关键效应的体外生物学标志物与该受试动物的体内反应资料相比较，将二者的差异用于从体外资料外推到人类可能的体内反应（Eisenbrand et al.，2002）。

通常食物成分本身或其恰当的代谢产物也作为暴露的生物学标志物。了解生物学标志物与该物质在体内转归的关系十分重要；同样，有关剂量-生物学标志物关系的资料也很重要。暴露的生物学标志物通常旨在为内暴露提供具体的资料，而不是外暴露。暴露的生物学标志物的一个优点是能说明可能影响某物质生物利用度的因素。虽然在某些情况下，多种具有相同代谢规律和生化特性的化学物质有相同的生物学标志物，但是对于正在进行评估的某特定化学物是特异的。例如，许多有机磷农药都在尿中形成的烷化磷酸代谢物，可作为暴露的生物学标志物，但是应该注意这可能并不能反映有机磷农药的毒性强度，所以不能作为效应的生物学标志物。

在某个个体中生物学标志物的高低可确信无疑地转换为可与指导值/危险性水平相比较的暴露水平以前，需要对暴露的生物标志物进行验证。验证需要考虑用于生物学标志物测量的、暴露时间与生物学采样来测定暴露的时间关系。理想的是，应该确认剂量-生物学标志物关系，并描述个体差异对剂量-生物学标志物关系的影响。

当食物基质中存在的其他成分可能影响某物质的生物利用度，进而影响其全身剂量时，生物学标志物是暴露评估与危害特征描述的联系桥梁。例如，肉类和抗坏血酸可增加铁的吸收，而牛奶或植酸盐则可阻碍铁吸收（Scientific Committee for Food，1993），维生素A作为补充剂时的吸收速度大于其从肝脏吸收的速度（Buss，1994）。因此，应该确定是否存在已知可增强或阻碍所研究物质吸收的其他成分及其浓度。了解两种或多种化学物之间的交互作用固然很复杂，但更为复杂的是了解整个食品基质、餐次的数量和间隔以及个体营养状态对“内剂量”及其效应的影响。然而，这些资料是很难得到的。当存在于人类膳食中化学物的生物利用度与在危害特征描述中人体或动物实验结果不同时，生物学标志物是有用的，动物实验受试物的给予方式是液体状经灌胃给予。在危险性特征描述中，将这几个方面综合起来进行解释会出现问题。

某些与内剂量有关的提供有用测量值的生物学标志物也可用于危害特征描述。例如，确定内剂量的种属间差异。内剂量生物学标志物的另一个用途是可合理地利用从非经口途径得到的危害特征描述资料。需要慎重考虑用非经口途径的资料对经口摄入进行外推的范围；而且通常是在经口摄入的危害特征描述资料不充分时，才使用非经口的资料。然而，对某些物质（如污染物），非经口资料可能是对某些效应所能得到的唯一资料。因此，可能需要制定一个从非经口资料推导通过食物摄入某物质暴露的系统指导值。经口和不经口途径的总暴露生物学标志物可用于不同途径之间的校正，因为它们的吸收程度和生物利用度不同。危害特征描述的另一个方法是用以生理学为基础的毒代动力学（PBTK）模型对不同暴露途径的内剂量进行预测。

从伦理学考虑，如果反应是无害的而且是可逆时，则在健康志愿者研究中使用反应或效应生物学标志物可提供有价值的信息。早期事件的生物学标志物可预测这是有害效应（危害）的发生（Renwick and Walton，2001）危险性评估的基础。整体动物实验是验证这些与产生最终有害效应有关的、早期事件生物学标志物的一个重要步骤。例如，血浆乙酰胆碱酯酶的抑制程度是有机磷酸盐和氨基甲酸酯杀虫剂总暴露量的生物学标志物，而红细胞乙酰胆碱酯酶的抑制水平则是反映效应的生物学标志物。出现生物学标志物的水平与发生有害效应的水平相似或更低是十分重要的：这种关系可用特殊的动物试验阐明。

5.2.5 *危害的性质和危害特征描述对危险性特征描述的影响*

5.2.5.1 危害数据库的质量

危险性特征描述的可靠性取决于问题形成过程中相关的危害数据库的质量。

危害可根据人类研究、动物毒理学和体外毒理学研究来确定，也可以从结构-活性关系方面来考虑。危害特征描述必须阐明每个终点的两个主要方面。

- 该健康终点对人类的重要性和相关性的定性信息；
- 剂量-反应关系及其应用于人群的定量考虑。

FOSIE从前的出版物更加详细地阐述了这些方面（Barlow et al.，2002；Dybing et al.，2002；Edler et al.，2002）。

收集的实验和流行病学资料，可能会揭示一些其他的问题，如生命阶段高的敏感期。对这些都要加以考虑，甚至可能作为给危险性管理者建议的重点。

现已公认危害识别过程中人类资料的重要性。使用人类资料有许多好处，如，评价结果是人类将要经历的，所研究的人群常暴露于相关的途径，即经口暴露，以及其暴露水平是化学物在食物中的浓度。为此这些资料常常优于动物资料。对某些有毒化学物，在实验动物中检测出其毒性以前，流行病学研究已证实其危害。关于流行病学对危险性评价的贡献在FOSIE先前的出版物中有更加详细的回顾（van den Brandt et al.，2002）。然而，人类流行病学研究结果未必总能适于危险性特征描述。观察性流行病学研究中暴露资料的精确性和准确性并不总是理想的，而且结果会受到偏倚和混淆因素的影响。另外，可获得的流行病学资料未必充分，因为动物实验中发现的有害效应未必包括在流行病学研究中，或者暴露的期限、暴露的生命期或随访时间不能充分表现出危害。因而，尽管人类资料可以提供最安全的建议，危险性管理者和有关机构均认识到在多数情况下，危险性特征描述不得不以其他类型资料为基础，而多数是整体动物实验资料。

动物模型仍然是识别食物中低分子量化学物危害的主要系统，更广泛的讨论见Barlow和其同事（2002）的文章。与体外研究相比，整体动物实验的优点在于是一个完整的有机体，具备完整和相互关联的代谢、循环、内分泌、神经和免疫功能和器官系统，对人类是最适合的模型；为了提高实验的敏感性，可以比照人类暴露量来加大剂量，并且受试物质可以在规定的实验条件下经口给予。

一旦确定了与一种物质有关的所有有害效应，就有必要确定这些效应中的哪些效应，常定义为关键效应，可能与预计的人类暴露最相关。这种决策取决于靶器官的敏感性和与预期暴露于该危害人群的相关性。另外，危害特征描述过程需要考虑到一些危害，如遗传毒性，是由低剂量外推而进行评价的，而其他一些危害则可能通过应用不确定因子来描述其特征。在危险性特征描述中，要确保对危险性管理者的建议重点放在最低人类暴露条件下产生的效应。

在过去，曾采用不同的方法进行有阈值效应和无阈值效应的危险性特征描述（Edler et al.，2002）。在多数情况下，二者均以从关键效应的剂量-反应关系资料的分析开始。这可能涉及也可能不涉及曲线拟合，但其目的是推导出一个接近于剂量-反应关系曲线底端的值（超出所观察到的反应范围的外推起始点）。如果剂量-反应资料覆盖目前人类从食物的暴露水平，就不需要观察范围外的外推。其目的是预测人类暴露范围内的危险性，或者是预测一个可忽略的危险性暴露水平。

5.2.5.2 危害特征描述中的阈值法

用有阈值效应的方法进行危害特征描述是要产生一个以健康为基础的指导值，即如果终生每天消耗，在某一暴露水平或低于这一水平时，不产生显著的健康危险性，如每天允许摄入量（ADI）、可耐受的每天摄入量（TDI）或参考剂量（RfD）或一天或一餐剂量（ARfD）。但这一方法不能为危险性管理者提供高于指导值的危险性建议。

从生物学的观点看，剂量-反应关系的实际阈值代表某一剂量或剂量范围，而超过此剂量或剂量范围即可发生对机体健康明显有害的或生物学相关的改变。而低于这一剂量范围，则由于内环境稳定的控制过程，不会出现生物学上的显著效应。实验资料不能证实阈值的存在，因为缺乏低剂量下可检测的效应可能是由于其剂量低于剂量-反应关系中的阈值，或是由于其反应在检测系统可检测到的水平之下。因此，阈值存在与否的结论取决于生物学的合理性和专家对测试系统生物学意义的判断。

需要列出所有来自动物和其他实验研究的NOAELs或其他作用强度/敏感性的数据供考虑(Edler et al.，2002)。以相关的有害效应中的最敏感效应，即与给药途径和暴露持续时间相关的最低剂量下的效应，作为危害特征描述中详细考虑的“关键效应”。注重这一效应的理由源自假设，动物中较高剂量下检测到的其他危险性在较高剂量下同样会发生于人类；因此，基于关键效应的指导值也可覆盖其他有害效应。选择关键效应的理由应当作为危险性特征描述的一部分清楚地加以描述，包括支持生物学合理性的证据、剂量-反应曲线的形状和NOAEL的精确性。当在低摄入量检测到的某效应由于不认为其有害或不认为其与正在进行的危险性描述相关而被排除时，应当对此加以清楚地阐述；同时，对支持这一结论的所有信息也应一同清楚地阐述。

已建立的不同起始点（如NOAEL、LOAEL或BMD）被用作与真实的生物学阈值相近的实验研究（动物或人）中摄入量的指征。早期的FOSIE出版物（Edler et al.，2002）回顾了它们的优缺点。

当在人类研究中得到的在较高剂量下显示相关效应的NOAEL时，就可被用于推导得出指导值或建议值。来源于观察性流行病学研究的NOAEL中与不确定性有关的主要问题是混杂因素的可能作用以及发生率和暴露资料的精确性。对于很少出现的结果，只有大量人群的大型研究才适于确定暴露-结果关系。需要检查暴露资料和暴露估计值的质量，以确定剂量-反应关系的可信度。如果将几个类似的或相关的高质量流行病学研究资料进行meta分析，则可提供关于剂量和效应关系方面可靠的和统计学上精确的表述，减少不确定因素。

使用NOAEL或LOAEL的主要问题在于，这些值十分依赖于研究设计、剂量选择、组的大小，以及研究的精确性，并且它们几乎不受整个剂量-反应关系曲线形状的影响。使用BMD可避免这些缺点，因为BMD的优势在于用整个剂量-反应资料来推导指导值，并且采用较低的可信区间将会“补偿”实施良好的研究，该研究具有较窄的可信区间和较高的BMD。尽管通常在NOAEL和BMD之间没有显著的数学上的差异，但前者解释起来更加容易，因为其起始点是实验条件下的“安全”摄入量，而BMD是估计与某一个反应有关的值。实际上，这是观点上的不同。由于其局限性，NOAEL未必代表研究条件下有害效应危险性为零的摄入量，而仅是一个未观察到有害效应的摄入量。基于NOAELs的危险性特征描述的结果与基于BMDs的危险性特征描述的结果并无显著不同，而BMDs是代表产生5%或10%反应的剂量的一个较窄的可信区间。

通过使用不确定因子，将剂量-反应数据的起始点，如NOAEL或BMD，转化为以健康为基础的指导值，如ADI以mg/kg体重表达。已使用了40年的不确定因子是由美国FDA提出的，并被JECFA采用，现在被用于有阈值效应的危险性评价。通常默认的种属间不确定因子为10倍（当NOAEL来自动物实验时），同时，考虑到人的个体间差异也是10倍。这些因子是危害特征描述的一部分，并且有科学数据的支持。已经有许多文章综述了默认的不确定因子（Edler et al.，2002）；并提出了不考虑化学物的品种、代谢途径和效应，而使用相同默认因子的合理性问题。可考虑用化学物特异的毒代动力学、基于生理学的毒代动力学模拟或作用方式等数据，用适当的化学物特定修正因子（CSAFs）来代替部分默认因子（Renwick，1993；World Health Organization，1994，Edler et al.，2002）；然而，到目前为止几乎没有能获得适宜资料的例子。

当在危害特征描述中考虑不同的有害效应时，不同的指导值会受到每种效应机体敏感性，如NOAELs、LOAELs或BMDs所表明的，和用于每种效应的不确定因子大小的影响。因而，最后选定一种全面的关键效应来推导指导值和形成给危害管理者的建议时，有必要同时考虑敏感性和不确定因子。如果将一个标准的默认不确定因子用于所有的效应，那么关键效应将是有最低NO-

AEL 的那个效应。将各种可能的有害效应进行组合，并考虑各自的不确定因子得到的指导值，需要进行比较后选择恰当的指导值（常常是符合相关标准的最低值）。当同时具备动物和人类资料时，这一点尤为重要，因为用于人类资料的不确定因子常常低于用于动物实验资料的不确定因子。例如，在一个良好实施的研究中一种化学物对小鼠靶器官（如心脏）产生组织病理效应的 NOAEL 为每天每 1mg/kg 体重，而在对人类志愿者产生轻度神经行为效应的 NOAEL 为每天 0.3mg/kg 体重。很明显，人类和动物研究所得的资料不是同一个观察终点，因此是不可比的。如果用人的关键效应，则 NOAEL 的 0.3mg/kg 体重，加上一个 10 倍不确定因子，则指导值为 0.03mg/kg 体重。如果使用小鼠实验的 NOAEL，加上 100 倍的不确定因子，则指导值为每天 0.01mg/kg 体重，由于不能确定人类对在小鼠得到的心脏效应不敏感，指导值将定在每天 0.01mg/kg 体重，在这种情况下，给危险性管理者的建议清楚地解释为什么小鼠资料优于人类研究获得的资料就很重要。

5.2.5.3 *危害特征描述中的无阈值法*

传统的观点认为涉及遗传毒性的效应可能没有阈剂量。因此，由于遗传毒性的有害健康效应，如遗传性疾病和某些癌症，通常用不同于非遗传毒性效应的评价方法。

过去曾使用三种无阈值方法来形成对这些效应的建议：

- 根据人类的不同暴露水平进行危险性的量化；
- 对产生相同危害的不同化学物的危害进行排序，但不对人类暴露水平进行危险性的量化；
- 不进一步开展暴露评价或危害特征描述，而建议更大程度地降低暴露量。

对无阈值效应的起始点通常是一个固定的反应（如一定百分比的肿瘤发生率），但此反应趋向于剂量-反应曲线的较低终点；该曲线由对资料进行数学模型拟合而获得（Lovell and Thomas，1996；Dybing et al.，1997；Sanner et al.，2001；Van Landnghan et al.，2001）。这一固定反应可被直接用于形成建议，建议对在相同种系动物产生相同反应的不同化学物进行比较。另外，这可能是低剂量危害特征描述的起始点，用一个固定的反应，如百万分之一或十万分之一的终生危险性（Edler et al.，2002）。

流行病学研究，尤其是在检测致癌物时，与动物实验之最重要的不同在于 2 年啮齿类动物实验可提供对每一剂量水平的终生危险性估计。相反，大多数流行病学研究是部分生命阶段的研究，不涉及足够长的随访以能够直接测量终生危险性。

对于无阈值效应，危险性的定量估计可通过动物实验中的发生率外推计算得出人类的终生危险性。常常是将动物实验中发现的 10%或 25%肿瘤发生率外推到低的终生危险性，如 $1/10^5$ 或 $1/10^6$。从动物资料中选取外推的起始点（如产生 5%反应的外剂量），可由在实验范围内对剂量-反应资料进行模拟来得出（Edler et al.，2002）。在有些危险性评价中，通过使用 PBTK 模型，将动物的外剂量转化为致癌剂在人类相同靶器官的剂量。然而，这一科学上精细方法对于危险性估计几乎没有影响，后者主要取决于数学的低剂量外推模型。起始点的确定和数学模型的选择是危害和危险性特征描述的一部分，而最终的结果是危险性的定量估计，如某个摄入量水平可能增加 $1/10^6$ 的癌症发生率，称为实际安全剂量（VSD）。接受估计的危险性需要从危险性管理或社会的角度来看待。

由于这种方法提供了与特定暴露相关危险性的量化估计，因而在给危险性管理者的危险性特征描述建议中应清楚地描述其局限性和不确定性。由动物资料进行低剂量外推至 $1/10^5$ 或 $1/10^6$ 的终生危险性，得出的危险性估计中有相当多的不确定性。这一范围内的生化和病理学改变的剂量-反应关系是未知的，因而必须进行默认的假设。过去曾提出一些低剂量外推的数学模型（Lovell and Thomas，1998），但是这些模型可产生十分不同的危险性估计值，也很少能知道所选择的数学模型是否反映了特定物质的生物学过程。关于这一问题的讨论仍在继续（举例，如 Lut，1998；Zito，2001）。最简单的并且最便于应用的假设是在剂量和生物学反应之间存在一个直接的线性关系。因为其功能强大，并且适用于各种的数据库，这一方法正在被越来越多的使用。然而，考虑到我们对细胞保护机制和 DNA 修复过程的理解和知识正在不断发展，这一方法越来越受到质疑；因为，这些过程在任何低剂量的遗传毒性效应水平是可逆的。由于解毒或细胞保护过程的饱和（导致在高剂量时更加陡峭的剂量反应关系）或生物活性过程的饱和（将降低在高剂量的斜率），动物实验在高剂量时会在剂量-反应关系中出现非线性部分。非线性关系同样可能来自与实验条件下不存在的而在人类真实条件下广泛存在的其他因素的相互作用。协同效应可能提高整个或只是某些剂量水平的斜率；拮抗效应可能产生相反的效应，即降低整个或只是某些剂量水平的斜率。数学外推过程中的不确定性比起始点估计中的错误或不确定性大得多。因此，必须将局限性和假设作为危险性特征描述的一部分。

即便有这些不确定性，由低剂量外推而给危险性管理者的建议在数学上是比较精确的。例如，危害特征描述可能得出每天摄入量为 3mg 时的 $1/10^6$ 的上限危险性估计值；实际上，每天摄入 3mg 的危险性估计值可能为 0 到 $1/10^6$；但危险性管理者和其他有关机构都倾向于把危险性评估值的最高值作为重点考虑。来自危险性特征描述的建议应当足够透明，以使危险性管理决策能考虑危险估计值所固有的不精确性和保守性。

有一种办法可避免低剂量外推所固有的不确定性，而且对于危险性管理者确定优先处理的问题很有用。这种方法是用数值来排列表现出相同生物学特征的一系列化学物的顺序。对于这种方法，起始点可以是直接比较有共同危害（如遗传毒性和致癌性）的化学物质的作用强度。作为危险性特征描述的一部分，人类暴露量和剂量-反应关系上一个共同点的比值可用于表示该物质相对于其他有类似特性物质的相对（但不是绝对）危险性大小，如暴露量-作用强度指数。尽管低剂量外推作为这一危险性特征描述方法的一部分具有不确定性，危险性管理者使用这一信息需要首先假设由动物实验估计的相对作用强度外推至危险性管理者考虑的预计的人类暴露量时，各种化学物之间不存在线性或非线性相关性方面的差异。

有时给予危险性管理者的关于有遗传毒性效应化学物的另一个建议是暴露应当降至尽可能或实际上可达到的低水平（ALARA 或 ALARP）。这种方法不会过度评价危害特征描述资料，而是将由危险性管理者决定在技术上和经济上实际可达到的最低水平。然而，这种方法并没有危险性管理者提供实际的建议，因为，对于作用强度高或低的化学物所给出的建议相同。相反，尽管有局限性和基于一些假设，暴露量-作用强度指数或低剂量外推可使危险性管理者对问题进行优先性的排序。

5.3 对危险性管理者的建议

给危险性管理者的建议可能是定量的或定性的，取决于问题的形成、资料的可获得性以及化学物或物质的性质。

定量的建议可以采取下列形式之一：

- 一个与不同暴露水平相关的危险性估计值（如对于一种不可避免的污染物）；
- 一个基于健康的指导值（如对于食品添加剂、杀虫剂、兽药或其他可避免的污染物）；
- 提供一个经实验或流行病学研究得到的 NOAEL 和估计的人类摄入量/暴露量的比值，作为“暴露的安全范围”（margin exposure）；
- 提供一个 NOAEL 和人类实际摄入/暴露的比值，作为“安全范围”；
- 推荐的最低和最高摄入量（如对于维生素、矿物质和其他营养素）。

定性的建议可采取以下形式：

- 可分为“不设定 ADI”（如对于一种即使在高剂量下也不引起毒性的食品添加剂，当在良好生产工艺下加入食品时不需限制）；
- 批准用于特定用途，即某物质在某一特定使用情况下的估计摄入量被认为是安全的（如维生素、矿物质或添加剂）；
- 避免食用某些食品（如某些来源的被黄曲霉毒素污染的坚果）；
- 避免某些加工过程（如用氧化乙烯消毒调味料）；
- 改变生产过程（如改变方法生产酸水解植物蛋白，以避免氯丙醇的形成）；
- 减小暴露量至尽可能达到的低程度（如对于无法避免的有毒污染物）；
- 减小摄入量（如某些类型的脂肪）；
- 降低或避免某些人群的摄入（如孕妇对肝脏和维生素 A 补充剂的摄入）。

给危险性管理者的任何建议应当清楚地解释危险性特征描述中的关键假设和任何不确定性的性质和大小。这适用于不管评价是以流行病学或动物资料为基础，效应是有阈值的还是无阈值的。

在有多种建议可供危险性管理选择时，在建议中应当指出选择这种观点而不选其他观点的科学依据。

5.3.1 *关于高危个体的建议*

危险性特征描述不仅要包括一般人群的信息，也应包括任何被认为是潜在易感人群的信息。这里所指的“潜在易感性”包括那些由于特定膳食模式导致较高的摄入量，从而具有有害效应危险性的较高的人群，以及那些由于其他生理条件（如某个生命阶段或疾病）或特定遗传因素导致的内剂量更高或敏感性更高的高危险性人群。

如果有一个特定的亚人群处于危险性中，那么在建议中应当重点考虑这些亚人群中关于暴露/摄入量的已知信息，并确定缺乏的主要信息。如果危险性评价表明一般人群或某一亚人群的摄入量可能超过以健康为基础的指导值，那么危险性管理者可能需要了解关于暴露/摄入量分布特征的更多详细信息。当那些人能认识到所提出的建议与他们有关时（如苯丙酮尿症者避免阿斯巴甜或怀孕妇女减少肝脏和维生素 A 补充剂的摄入），就可以给人群中的某亚人群推荐一些特殊的建议。其他潜在易感人群和个体，如不能给予有用的和有意义的特定建议，应当被当作一般人群的一部分，而在一般人群的危险性特征描述中加以考虑。

5.3.1.1 **对高摄入人群的考虑**

危险性特征描述不仅考虑平均暴露水平的个体，也考虑高暴露的个体。高暴露可能与生命阶段、文化方面和/或质和/或量的食物喜好有关。当危害特征描述过程确定暴露研究中应当研究的潜在敏感人群时，定义食品中化学物高消耗个体可能尤为重要；如某些性别或某个年龄组或先前存在的情况（糖尿病）或膳食习惯（节食者、素食者等）。

用于确定个体摄入量的主要方法有点估计、“简单”分布或概率分析。每一种方法都各有其优缺点。

点估计用一种食品消耗量和某种食品中化学物的一个浓度。简单分布考虑相关食品的消耗量的变异，但是假定某种化学物在所有食品中都以设定的最高水平存在（如食品添加剂的最高允许使用水平）。点估计值和简单分布的方法倾向于使用“最坏情况”的假设，而不考虑化学物在食品中存在的频率，不同食品中化学物浓度的不同，或食品消耗量的不同，因而常常过高地估计暴露水平。

“最坏情况点估计值”和“最坏情况简单分布”均假定食品中化学物的高消耗者不但食入大量相关食品，而且他们总是或至少是主要暴露于含有高浓度所评价化学物的食品。所以，很显然两者均不切合实际；因为，持续地摄入高浓度的食品在实际中很少发生；对于大多数化学物，消费大量相关食品所暴露的化学物处于正常分布的浓度。例外的情况包括，膳食补充剂和其他有食用指导的食品以及经常摄取异常污染的食品。点估计值和简单分布中如果假定相关食品的高消耗者主要暴露于所评价化学物的平均浓度，则可以克服这一特定问题。

“高消费者”的摄入量定义通常是摄入水平分布在第 90、95 或 97.5 百分位数的摄入量。危险性管理决策决定选择哪一个百分位数，会受到对许多因素的影响。这些因素包括，分布曲线尾部的长度，是否在尾部中包含一个可确定的亚人群（如儿童或一个种族），以及用于推导健康指导值的关键效应在性质上是轻的还是严重的。决策的依据是基于健康的指导值，是针对在文化和生活方式方面均正常的人群，而高消耗者的定义通常不包括有异常食品喜好或习惯的那些人。也应考虑当在选择更高百分位数时，其数值的精确性主要依赖于产生数值的数据库的大小。

当一种化学物广泛分布于多种食品时，在计算高消费者摄入量中就会遇到很大的困难。从一种食品的高摄入量是由食品中该物质的浓度乘以高消费者该食品的消费量而计算得出。理论上，一个高消费者的总摄入量是由所有相关食品的高摄入量相加而计算；但这将在总体上高估可能的摄入量，因为一个个体不可能对所有相关食品都是高摄入量的。这可以通过使用根据食物日记、市场菜篮子方法或暴露的生物学标志物的真实摄入量资料，或通过使用概率方法提供几种选择，来克服这一困难。当这些方法不可能使用时，另外一个方法是对于计算高消费者摄入量的食品数目加以限制（例如，两种或三种食品），然后，在此基础上加上从所有其他食品计算得出的平均摄入量。

概率法对相关食品的消费量及所评价化学物在食品中的存在和浓度进行模拟，这种方法需要食品中化学物浓度的足够测量值和食品消费数据库，这样才可使评价有意义。在许多情况下，法定的监测要求不能提供在统计学上有意义的分布特征。只有获得科学的抽样资料时，才可能用这种模型来估计某物质的摄入量水平是否会超过一个预定的摄入量。如果可获得的资料在质量上是有保证的，概率方法可能是最适合的方法；因为，它把食品中某种化学物的浓度和实际含有该物质的食品的消费量结合起来，从而提供一个真实暴露评价的基础。然而，这些暴露估计的方法需要进一步的改进，包括不确定性的量化。

当人群中有明显的亚人群被确定有高摄入量时，危险性特征描述常常以这个亚群为主。例如，婴儿可能对某一特殊物质有较高的摄入量，因为乳汁或婴儿配方食品在生命的头几个月中是营养的唯一来源。同样，幼儿可能对于果汁和水果有高的消费量。另一个婴儿和儿童高摄入量的更常见的原因是他们能量摄入较高（与他们的体重相比）。在欧洲和世界卫生组织的咨询机构中，在摄入水平整合到危险性特征描述以前，在暴露评价中考虑了潜在的高摄入量，在危害特征描述中考虑了较高的潜在靶器官敏感性。在美国，食品质量保护法规定，除非对相关年龄组有广泛的危害特征描述资料，对于婴儿和儿童，在评价杀虫剂时加上一个 10 倍的不确定因子（Environmental Protection Agency，1999a）。从欧盟（EU）的观点来看，美国的立法将不确定因子作为危险性特征描述的一部分，而欧盟则在危害特征描述中使用其他不确定因子，作为提出健康指导值的部分依据。在给危险性管理者的建议中应当考虑那些最高摄入量的亚人群和预期有最大易感性的人群，同时，考虑这两方面固有的优缺点和不确定性。

5.3.1.2 **对高易感性个体的考虑**

来自少数动物和少数人类志愿者研究的剂量-反应关系数据不可能代表具有广泛多样性的人群中的联系。个体间的毒代动力学差异是反应多样性的一个重要来源。这一多样性可能源自遗传物质和环境的不同影响，后者包括膳食、营养状态、生理状态（如妊娠和病生理状态）。解释人类毒代动力学变化的资料很少能获得；但如果有这样的资料，在危害特征描述中需要考虑这一问题。

设定人类的个体间变异的默认不确定因子为 10，是考虑了毒代动力学和毒效动力学差异，可进一步分为代谢动力学部分（3.16 或 $10^{0.5}$）和效应动力学部分（3.16 或 $10^{0.5}$）（World Health Organization，1994）。在代谢的多态性途径中存在广泛的个体差异，如 CYP2D6、CYP2C19 和 N-2 酰基转移酶-2（Dorne et al.，2002 和 2003；Knudsen et al.，2001；Vineis et al.，2001）。对于 CYP2D6 和 CYP2C19 的底物，代谢很好者（extensive metabolisers）和代谢很差者（poor metabolisers）之间的差异可大大超过 3.16 或 $10^{0.5}$ 的默认的不确定因子；即远远超过了一般情况下假定的个体间变异范围（Dorne et al.，2002 和 2003）。如果某物质主要由 CYP2D6 代谢，代谢很好者和代谢很差者个体的内剂量差异可能超过 30 倍；但如果 CYP2D6 仅代谢该物质的 10% 或更少，则代谢很好者与代谢很差者间的差异可能仅仅为 2 倍（Dorne et al.，2002）。如果用 CSAF（Edler et al.，2002）代替默认因子来考虑人类的个体差异，则 3.16 需要选择 CSAF 可覆盖的人群中的一定百分比人群。这主要是一个危险性管理的决策，类似于选择一个点估计值，如摄入量分布曲线上第 95 或第 97.5 百分位数代表“高消费者”。当计算 CSAF 时，该人群中与默认值有效性相关的不确定性就被来自人类变异性的个体间不确定性所取代。

与不同生活阶段相关的易感性升高被看作是危害特征描述的一部分，这通常通过在动物的不同生命阶段的实验研究来进行。由于明显的伦理方面的考虑，以及由于危害特征描述的目的常常是确立对人类无有害效应的暴露水平，很少有直接阐述人类毒代动力学变异的资料。然而，化学物在动物体内的作用方式与一般生理学和生化学知识和/或化学物本身的体外试验资料相结合，可用于评价人类中可能的毒代动力学变异。来自人类研究的生物学标志物资料，如果是有对照的临床研究，则提供有关可逆的和/或没有有害反应的变异性方面有价值的信息，或可以提供观察性流行病学研究中测量的不可逆效应的信息，虽然这些资料会受到暴露量变化的影响。

5.3.2 *关于同时暴露于食品中不同化学物的建议*

危害特征确定和描述的研究通常是针对单个的化学物，而并不一起研究人类同时暴露的其他化学物质。然而，食品是多种物质的极其复杂的混合物，它包括食品固有的营养素和非营养素化学物、食物生长环境中的污染物、食品加工和热处理所产生的化学物，以及人造的化学物，如食品添加剂和农药残留。

5.3.2.1 **化学物相互作用的可能途径**

近年来，人们关注食品中多种化学物暴露的可能效应，有时称作“鸡尾酒效应”。最近的一篇出版物（Arnold et al.，1996）引发了人们的关注，该出版物报道了外源性雌激素之间的协同作用，其作用强度使人质疑以单个物质资料为基础的危险性特征描述的有效性。然而，对于这些结果，原来研究作者和其他人都不能重复（Ashby et al.，1997；Wade et al.，1997），并且该报告已被撤回（Mcllachlan，1997）。然而，因为研究的物质是单独的，而不是以混合的形式，这就提出了在危险性特征描述中需要考虑这一部分工作。媒体的大多数注意力集中于对人造物质的联合暴露，但是危险性特征描述需要以更广泛地去考虑是否食品中的其他物质能与所评价的物质联合作用而影响安全性。在危害特征描述中应研究该物质和食品基质之间的相互作用，以确定是否会影响此物质的吸收或生物利用度或其潜在毒性。在试验动物的饲料中加入任何物质时，都应当考虑联合作用以及该物质和膳食成分的相互作用。这种相互作用可能呈现出对人类的潜在危害，例如，脂肪替代物“olestra”影响脂溶性维生素的吸收，或膳食纤维影响矿物质的吸收。然而，专家的判断至关重要，因为在受试动物的饲料中掺入高剂量的待测物质可能影响动物的营养，并产生与预计的或已知人类暴露水平无关的效应。

原则上，食品中的化学物能够表现出联合效应，如联合的相同或不同作用；但这些作用称为相互作用，因为一种物质并未改变其他物质的作用（进一步的解释见 Dybing et al.，2002）。当一种化学物改变了在同时消耗的食品中其他化学物潜在效应的程度和性质时，才产生相互作用。当同一食品含有不同的物质或同一餐进食含不同物质的不同食品，或甚至在短时间内（如几小时或几天内）进食不同的食物，都可以产生联合摄入。基于时间需要考虑不同化学物同时存在于体内，并能产生毒物代谢动力学相互作用以及生物学作用的时间长短，毒物动力学相互作用是一种化学物改变第二种化学物的动力学，如改变其吸收或抑制其代谢。毒效动力学相互作用与作用模式相关，例如：一种化学物干扰细胞保护过程，从而增加对另一化学物的敏感性。

拮抗作用和协同作用现象一般只见于高于单个化学物效应水平的暴露水平时（Groten et al.，1997）。食品中的绝大多数人造化学物几乎不可能发生这样的相互作用，因为危险性特征描述以 NOAELs 和不确定因子为基础，其目标是确保每种化学物的摄入量不产生显著的效应。然而，如果化学物对一个共同的靶组织有相同的作用模式，那么就会由于暴露量的剂量相加而产生效应，即使每一单个化学物的剂量均在其无效应水平之下（Jonker et al.，1996；Tajima et al.，2002），尤其是当同时暴露于多种有相同有害效应的化学物（如外源雌激素）的毒性时（Rajapakse et al.，2001）。因而，危险性特征描述过程中应关注有共同作用模式的物质。

毒性研究很少研究化学物的混合物，当检测到有害效应时就要解释存在问题。尽管，目前有关相互作用的科学研究不支持公众关注的问题（Committee on Toxicity of Chemicals in Foods，2002），但在某些情况下，联合暴露应当作为危险性特征描述的一部分加以考虑。几种化学物联合的危险性特征描述一般根据对代谢或作用机制的考虑，而不是根据直接的实验研究。这就是用于食品添加剂建立组 ADIs 的方法以及一些污染物建立结构类似物联合摄入的毒性当量因子的方法。

5.3.2.2 **食品添加剂**

如果几种食品添加剂具有相同的毒作用强度，则对表现出相同毒效应的食品添加剂可能制定组 ADI；组 ADI 可以某一组中不同化学物的平均 NOAEL 或最低 NOAEL 为基础（WHO，1987）。在过去曾为一些结构相似的化学物或有共同潜在毒性代谢物（如丙烯酯）的化学物制定了组 ADIs。结构不相似的食品添加剂可表现出联合的相似或联合的不相似作用，取决于作用模式和暴露水平。正如上面所讨论到的，如果摄入量在各自的 ADI 值以下，即使对敏感的种属，联合的不相似作用或毒物代谢动力学相互作用也是不大可能发生的。相反，如果多种食品添加剂有共同的作用模式，则联合的相似作用可能导致剂量的叠加和危险性的增加。在过去，专家组依次确定不同食品化学物的 ADI 值时，没有对此进行全面考虑。有一篇关于已被批准使用具有 ADI 值的食品添加剂所引起有害反应的综述（Groten et al.，2000），但目前没有引起人们的高度关注。

5.3.2.3 **农药残留**

农作物中存在多种农药残留已经引起了公众的关注，并在美国和英国引发了观察农药混合物潜在效应的研究（Environmental Protection Agency，2001，2002；Committee on Toxicity，2002）。已经报道的许多农药之间的交互作用都是毒代动力学研究，见于交互作用研究中的高剂量组。当化学物竞争相同的酶或过程并且出现在过程饱和的浓度时，就会发生毒代动力学的交互作用。另一种交互作用发生在一种化学物提高了一种酶的量（诱导作用），从而提高了第二种化学物的代谢率。如果该酶激活了第二种化学物，则具有重要的毒理学意义，但仍然是只在足以诱导酶的高剂量时发生。这种交互作用只在高剂量的动物试验中是可能的，而不可能发生在人类所处的较低的暴露水平，如在食物中的多种农药残留。其原因在于外来化学物通常被高容量的酶代谢，并且一般有足够的酶可代谢两种或更多底物，好像另一种（或更多）化学物不存在。毒性委员会 2002 年的综述得出的结论是：尽管几篇关于农药混合物的研究报道了协同交互作用，但大多数设计不够好，并且对于资料的解释也是在没有完全理解该观点的前提下作出的。然而，确实有几个使用高浓度的研究资料支持协同交互作用或拮抗交互作用。

迄今为止，尽管一些农药，如有机磷和氨基甲酸酯类有共同的作用模式，并预测有联合的相似作用，但还尚未在常规工作中明确考虑多种杀虫剂的联合使用。暴露于有共同作用模式（联合的相似作用）的农药混合物产生联合效应的可能性促使最近考虑对总暴露量和累积暴露量两个方面危险性（Environmental Protection Agency，2001，2002）。美国环境保护署将总暴露和总危险性定义为通过任何途径和所有来源对单个化学物的联合暴露/危险性。这些途径和来源包括食物、饮水、消费者用品，也包括职业和环境来源，如空气、土壤、水、居室表面等（Environmental Protection Agency，2001）。当有其他来源的暴露时，例如对于在工农业生产环境中职业暴露于某种物质的人来说，确定其来自食物中的相对摄入量很关键。对于常规接触农药的人，尽管来自食品残留的摄入量所占比重较低，但由于总的暴露增加，或由于不同暴露途径（经口、经皮、吸入）危险性的差异，食品中残留量还是有实际意义的。来自其他非食物消费者用品，如家用或花园用农药、化妆品和家庭用品的联合暴露可能同样具有实际的重要性。

累积的暴露和累积的危险性考虑来自于有共同毒性机制物质的总暴露/危险性，而不考虑暴露的来源或途径的不同（Environmental Protection Agency，2002）。环境保护机构 2002 年对有抗胆碱酯酶活性的农药进行累积危险性评价。为了进行这一评价，必须知道对于累积暴露有贡献的每一成分的单独暴露情况，并在对暴露量相加前校正不同的作用强度。这些分析是复杂的，需要为相关的化学物建立毒性当量因子（TEFs），并采用概率暴露估计值，避免将每一种农药的最坏情况暴露估计值相加而造成一个完全非真实的危险性特征描述。

5.3.2.4 **污染物**

多氯联苯并二噁英（PCDDs）、二苯并呋喃（PCDFs）和某些多氯联苯（PCB）同系物是广泛存在并有相同作用模式的污染物。其联合相似作用的潜在性通过使用毒性当量因子（TEFs）作为危害特征描述的一部分加以考虑。基于危害特征描述的健康指导值是以毒性最强和研究最广泛的 2,3,7,8-四氯二苯并二噁英（2,3,7,8-TCDD）的全面毒性资料为基础的。每种同系物的毒作用强度通过与 2,3,7,8-TCDD 的比较而计算得出。危险性特征描述涉及确定与其 TEF 相乘的每种同系物的摄入量。将所有单个化学物的摄入量以 2,3,7,8-TCDD 当量表示相加的联合摄入量均与设定的组健康指导值相比较（Scientific Committee on Food，2000b）。鉴于国际上已经建立了公认的通过使用毒性当量因子而将 2,3,7,8-卤代二苯并二噁英和二苯并呋喃和相关类似物摄入量合并的方法，对其他可能有共同毒性机制的食品中化学物（如多环芳烃）的类似方法仍在讨论之中。

5.3.2.5 **微量营养素**

这一食品安全领域中存在明显的毒代动力学交互作用的可能，但很少考虑补充剂中高剂量的矿物质。低分子量外来化学物已经引起相当大的关注，而这些化学物通常在被动扩散穿过细胞膜后被高效、低特异性的酶代谢。不同于低分子量外来化学物，维生素和矿物质表现出以低效力转运因子和酶为基础的体内稳态平衡机制，这些转运因子和酶可能作用于多种微量营养素。由于这种高特异性和低效力的过程，如果一种微量营养素其摄入量高于正常摄入量时，可能显著影响另一种营养素的吸收或血浆和组织水平。

膳食成分β胡萝卜素使我们认识到了一种可能存在但不经常出现的相互作用。一般认为，β胡萝卜素不是一种致癌剂，但已确认，以膳食补充剂形式摄入β胡萝卜素的吸烟者，其肺癌的危险性增加（Alpha-Tocopherol，Beta Carotene Cancer Prevention Study Group，1994；Omenn et al.，1996)。值得注意的是，在工作现场，职业性致癌剂（如苯和砷）致癌危险性的增加主要出现在大量吸烟的人群中，而非吸烟者中危险性的增加较小。膳食相关的辅致癌剂活性是否主要表现在吸烟者中，这将是膳食相关流行病学试验设计者和危险性管理者共同感兴趣的问题。

5.3.3 *关于人体暴露的不同时间和模式的建议*

在危害特征描述中所制定的指导值通常来源于慢性的或者连续多代的动物实验；因此，该值代表人体的长期暴露。ADI 或 TDI 对于在人类膳食中广泛存在并相对稳定的食物添加剂和食品污染物是最合适的。但是，对于那些能够引起急性毒性作用的偶发性或者变异大的化学物，这些值的指导意义就小得多。

人体对食物中化学物的暴露模式可能是长期的（通常是低水平），短期的（通常是高水平）、或者是长期低水平暴露伴有偶然的高水平暴露。在短期实验中，出现某些效应的剂量通常要高于慢性实验出现该效应的剂量。此外，有时效应的性质有很大不同，例如，在短期实验中出现的变化可能是慢性效应的前兆，也可能是慢性暴露中可产生耐受性的急性反应。因此，对那些长期或终生暴露化学物的指导值，如 ADI 值，则不适用于短期摄入的化学物（如农药）的危险性特征描述。因为，急性暴露产生有害效应的剂量往往要高于产生慢性毒性作用的剂量；所以，急性 NOAEL 和急性暴露的健康指导值往往高于基于慢性 NOAEL 的指导值，如 ADI 值。

5.3.3.1 **急性参考剂量的应用**

需要另一种危害特征描述用于短期人体暴露的原因是农作物中农药残留的变异范围很大。监测计划通常只考虑测定一种农作物的混合样本的残留水平，但现在已认识到同一批次相同品种间变异程度很大，例如，这个胡萝卜与那个胡萝卜。因而，在一天中甚至一餐中短时间内会摄入量过高，得到短时间内这种化学物内剂量的峰值，并在理论上能产生急性效应。当然，如此高的暴露不是常常发生的，而且其体内稳态负荷并不升高。如用混合样品中的平均残留水平所得到的摄入量与慢性暴露的指导值（如 ADI 值）相比是合乎逻辑的。但是如果用某一个样品（例如，一个胡萝卜）的最高残留水平所得到的潜在摄入量与此指导值相比，则过于保守，因为高剂量暴露不是经常发生的（Renwick，2002)。因此，促使制定短期指导值，从而提出了急性参考剂量（acute reference dose，ARfD）这一概念。

ARfD 用于具有以下特征暴露的危险性特征描述，即短期暴露和急性暴露后出现的某些效应以及预计是可逆的反应，例如有机磷酸盐和氨基甲酸酯类农药对乙酰胆碱酯酶的抑制作用。几个法规制定部门（Pesticides Safety Directorate，2001；Codex Committee on Pesticide Residues，2001）宣布，将来所有农药都要考虑应用 ARfD，并且，为了解释与个别样品间残留量的变异有关的可能危险性，估计农药残留短期摄入量要与 ARfD 作比较。

可用建立 ADI 值的同样方法得到 ARfD，但 ARfD 是根据其短期效应。目前所用的急性毒性实验，往往只能识别高剂量条件下的严重急性毒性效应，而在对食品中某些化学物和食物成分进行危害特征描述时，则没有什么应用价值，因为这些实验设计通常不是为确定短期暴露 NOAELs 而建立的。在大多数情况下，ARfD 是用短期试验中关键效应的 NOAEL 除以一个合适的不确定系数（通常的默认值为 100）计算得出。此时，这一效应应取决于血浆峰值浓度（C_{max}），而不是总暴露量，即血浆浓度时间曲线下的面积（AUC)。还应考虑缩小不确定系数，因为 C_{max} 比 AUC 具有更小的种属间差异（Renwick，2000)。

目前还没有建立确定 ARfDs 的合适毒理学实验；因而，在对不同化学物危害特征描述中所计算出来的数值可能有不同种类和范围的不确定性。如果没有合适的短期暴露研究方法，那么，可能有必要利用长期研究来确定 ARfD 值。在这种情况下，危害特征描述需要考虑在短期暴露（超过24 小时）后出现效应的生物学合理性。例如，在28 天试验中发现溶血作用在没有相反资料时可考虑是急性作用而不可能是器官纤维化损伤。在某些情况下，需要进行特殊的实验来确定其潜在的急性毒性作用，尤其是如果某种化学物存在短期、高水平暴露的可能时。目前正在讨论合适的实验程序，包括实验动物的急性、亚致死性暴露后的详细观察、生化和组织病理检查。在每 1～2 周，除农药外，如果某种化学物的危险性特征描述显示出短期或偶发的高暴露值，那么就可表明需要制定 ARfDs 高水平摄入的原因会随食品中化学物种类的不同而各异。例如，一种食品添加剂的摄入水平可能受品牌选择的影响，宏量营养素的摄入水平会受对单个食物喜好程度的影响，而某种污染物的摄入水平受食品供应中的分布范围和居民摄入的这种食品是当地生产的或全国范围内生产的影响。在某些情况下，短期暴露峰值也许是消费者有意造成的。例如，在短期内为了预防或治疗目的而摄入大剂量的微量营养素，如用维生素 C 来预防感冒。

无论 ADI 或 ARfDs 都不能说明慢性损害效应或长期低水平伴有偶然的高峰值暴露造成危险性增加的可能性。一般都通过平均长期低水平暴露伴有偶然峰值暴露来估计危险性的增加。这种平均是基于假设：峰值暴露并不重要，而终生的平均暴露值才是危险性的主要决定因素。在某些生命特殊阶段，如胚胎发育期，持续低水平暴露加上峰值暴露显得尤其重要，这在制定 ARfDs 值时应加以考虑。这种可能性强调了在危险性特征描述中将危害特征描述和可能的暴露情况结合起来考虑的重要性。

5.3.3.2 半衰期很长的化学物

近年来，尽管高水平短期暴露和建立 ARfDs 已受到重视，但是，当 ADI 被用于半衰期较长的化学物时，在危险性特征描述中可出现类似的问题。例如，2,3,7,8-TCDD 这类化学物易于在体内聚积，而且其慢性毒性作用与机体在稳态情况下负荷有关。高于平均膳食摄入量的时间段，如果只是半衰期中的一小部分，则不会显著影响机体负荷量（5.3.4 部分将对此进行进一步的讨论）。所以，危害特征描述和暴露评估应考虑更长的、毒理学上相关的时间段。2,3,7,8-TCDD 在人体内的半衰期是 7.6 年，就其危险性特征描述来说，应考虑长期平均摄入量。第 57 次 JECFA 会议建立了 70pg/kg 体重的暂定可耐受每月摄入量（WHO，2002）。相反，欧洲食品科学委员会（SCF）建立了 14pg/kg 体重的可耐受每周摄入量（Scientific Committee on Foods，2001），而英国食品、消费品和环境中化学物毒性委员会（COT）建立了 2pg/kg 体重的可耐受每日摄入量（TDI）（Committee on Toxicity of Chemicals in Food, Consumer Products and the Environment，2001）。在这三种情况下，危险性特征描述是相似的，明显的不同在于表达暴露的时间单位：JECFA 采用长时期的，SCF 使用污染物的通常累积期，而 COT 则使用每天，因为“每天”是通常表达摄入量的方式。COT 考虑到用 TDI 可能更透明，并且为表明偶尔超过 TDI，不会导致有害效应。需要在危险性特征描述中对这些来自危害特征描述的不同结果针对长时期（即几周或几个月）平均摄入量进行解释。对表达指导值的每种方法都需要认真加以解释，适当的建议既是危害特征描述，也是危险性特征描述的重要部分。事实上，除了孕妇及哺乳期婴幼儿，对二噁英都不是短期高水平暴露，而是人群中相当比例的人超过了健康指导值水平的长期摄入。二噁英的例子表明需要对于阈效应进行一些量化的危害特征描述以便对高于健康指导值的摄入量估计其危险性。

5.3.4 *当人体暴露超过健康指导值时的建议*

健康指导值（例如，有阈效应的 ADI 或无阈效应的计算出的引起低终生危险性如 $1/10^6$ 的剂量）可以认为是一个不引起显著有害健康效应的摄入量估计值。因而，由定义可以看出，超过这一指导值的摄入量不能假设为不引起有害健康的效应；所以，需要向危险性管理者提出建议：首先，是否会增加对健康的危险性，如果有，则其可能的性质和强度。

当考虑这一问题时，JECFA 声称“因为在大多数情况下，资料是由终生动物实验推导来的，如果较长期的平均摄入量不超过 ADI，那么 ADI 与终生暴露相关，并且提供了一个足够大的安全范围，使得毒理学家不必特别关注超过 ADI 的短期暴露”（WHO，1987）。JECFA 没有提供进一步细节。很明显，对于过度暴露的持续时间需要考虑该化学物的毒代动力学及其作用模式或机制。很难评价一段时间超过 ADI 摄入量的意义，这取决于过度摄入的大小和持续时间，以及毒性是与峰值浓度有关还是与平均浓度有关。就慢性毒性来说，过多摄入的持续时间与化学物的半衰期和在稳态下的机体负荷有关。例如，2,3,7,8-TCDD 具有很长的半衰期（见上面的讨论），所以短期的高膳食摄入不会使机体负荷产生很大变化（Renwick，1999b；Vrijens et al.，2002；WHO，2002）。同样，与毒性时程相关的短期摄入可能不足以产生任何效应，而在相同剂量下持续暴露会导致毒理学改变。这也适用于短期从食物摄入高水平的镉。对二噁英的解释更加复杂：因为二噁英既有短期效应也有长期效应，关键在于所关注的危害性质；当关心的危害是癌症时，2,3,7,8-TCDD 的短期高水平暴露没有什么重要性，但如危害与胚胎胎儿暴露相关时，其短期高水平暴露就很重要，因为母体短期高水平暴露可能引起在发育关键期的胚胎或胎儿产生短期的高浓度。

5.3.4.1 无阈值效应

对于已经利用定量的低剂量危险性外推方法进行了危险性特征描述的无阈值效应，如癌症，可以很容易用相同的数学模型来解释随剂量增加的危险性增加。低剂量与人类暴露相关，因为，所有的模型都显示对于在低剂量时近似线性关系，所以暴露增加一倍会使所计算的危险性也增加一倍。这样的话，如果摄入量增加到预计终生危险性 $1/10^6$ 下摄入量的两倍，那么预计的终生危险性将是 $2/10^6$。尽管这一分析和最初计算实际安全剂量一样精确，但也有同样的模拟近似值的问题和潜在的错误。

5.3.4.2 阈值效应

对于阈效应，大于指导值的危险性不能通过计算指导值所采用程序的简单扩展来评估。对大于 ADI 的摄入量应考虑以下两个方面：

- NOAEL 或其他起始点与关键效应的真正生物学阈值之间的关系，而该关键效应是制定指导值的基础。
- 考虑到可能的种属间差异和个体间差异而使用不确定系数。

持续高于 ADI 的摄入量将会以 ADI 和预计过量摄入量之比的比例缩小安全性范围（Renwick，1999a）。给危险性管理者的建议可能包括：超过 ADI 的人群比例（以预计摄入量资料为基础）、超过 ADI 但不产生任何可能危险性的剂量范围（如，以 NOAEL 和真正阈值之间的差异为基础），以及会增高危险性的高摄入量的持续时间（International Life Sciences Institute，1999a，1999b）。

所提出的建议不应仅涉及关键效应，也应该涉及其他效应危险性的可能性。后者需要对危害数据库进行再评价，以确定在高于 NOAEL/LOAEL 剂量下发生的除关键效应之外的其他效应。可以用分类回归分析（categorical regression analysis）和概率方法评估高于指导值摄入量的意义（Edler et al.，2002）。在分类回归分析中，可以将来自不同研究的毒性资料结合起来，显示一个整体的剂量-损害效应反应资料。这种方法的不足之处，尤其是当合并许多研究时，为了找出一个统一的分类体系，需要相当多的毒理学判断以评价不同毒理学研究所报告的不同损害效应的严重程度。另外，因为在同一回归分析中可能包括不同的效应和不同种属的资料，非常困难对结果进行适当的解释，给危险性管理者提出有意义的建议。研究高于指导值摄入量危险性的一个较好方式是使用概率方法。此方法用分布取代 NOAEL 的点估计值和不确定系数（Edler et al.，2002）。但这一方法需要大量危害特征描述资料，甚至涉及与关键效应剂量-反应关系性质相似的更简单的假设。

需要特别关注超过指导值的特定人群。长期暴露指导值（如 ADI、TDI）的定义是即使终生持续暴露也可能没有有害效应。特定的生命阶段，如婴儿期和孕期（见 5.3.1.2），由于持续的时间有限，常被认为是危害特征描述的一部分，通常在计算其 ADI/TDI/RfD 时，已覆盖了所有的生命阶段。在这些情况下，如果暴露没有超过健康指导值，即使在关键的生命阶段，也不必担心这一特定人群。

如果建立一个与具有特别敏感的生命阶段相关的 ADI，这一 ADI 值可能为其他生命阶段提供了一个非常大的安全范围。因而，仅在不敏感的生命阶段超过指导值可能不会对健康产生任何影响。同样可能有这样的情况：终生平均暴露没有超过指导值，而在特定生命阶段超过了指导值。

这种情况可能适用于婴儿通过乳汁暴露于脂溶性污染物（如 2,3,7,8-TCDD 和其他有机卤代化学物）。在这种情况下，给危险性管理者的建议需要仔细权衡危险性和益处。

5.3.5 *与不确定性和敏感性分析有关的建议*

作为任何危险性特征描述基础的数据库的性质是关键。每个实验室或人类研究的范围、相关性和质量，以及任何关于暴露的信息，都将影响到将危险性特征描述应用于人类的可信度，也将会影响到与定量的危险性特征描述的不确定性的大小。伴随危险性特征描述的叙述应当解释危害特征描述和摄入量资料的优势和局限性。

当摄入量评估和危害特征描述是以数学计算为基础时，不确定性可以数值来表示。这种数值分析也能用于敏感性分析，检测数据库的不同方面对整体不确定性的贡献。当为危险性管理者陈述建议以及识别数据库中哪些主要部分需要改进时，敏感性分析是有用的。在大多数情况下，食品中化学物质危险性特征描述涉及有阈值效应、危害特征描述起始点的确定（如 NOAEL），以及考虑到诸如种属间差异和人的个体差异等方面而使用默认的不确定系数。不论 NOAEL 还是默认的不确定系数都不容易用于定量的不确定性估计或敏感性分析。来自研究设计方面的不确定性，如剂量间距、样本大小和 BMD 的生物变异性可以作为敏感性分析的一部分进行评估。将不同来源不确定性的相对贡献大小告知危险性管理者很重要。

5.3.5.1 **与暴露/摄入资料有关的不确定性**

在流行病学研究中，暴露评估的质量取决于定量的方法和个体间差异信息的取得和利用。暴露评估中质的不足是以流行病学为基础的危险性特征描述中不确定性的共同来源。如果不能对与特定结果相关的时间段内的暴露进行评估，就会产生较大的不确定性。例如，对于遗传毒性化学物，发生癌症的危险性可能受到摄入量评估之前暴露的影响；同时，在肿瘤发生前的任何摄入量改变将影响随后的危险性特征描述。相反，最近的摄入量一般对于损害妊娠结果很重要，因为危险性的关键窗口期只有几个星期或几个月，假设该化学物不是持续性存在的。然而，如果化学物不能迅速从体内排出，可能继续对以后的怀孕造成危险，例如由于烹调油被 PCBs（多氯联苯）污染而导致的台湾的 Yu Cheng 事件和日本的米糠油事件（Schantz，1996）。

如果可以获得可靠的暴露生物学标志物，许多问题都可以克服。最近的一个例子是在美国的 8 个化工厂工人中通过队列人群研究对 2,3,7,8-TCDD 进行的危险性评估（Steenland et al.，2001），测定了血清 2,3,7,8-TCDD 水平，并且追踪工人的癌症死亡率。使用与在其剂量-反应分析中发现的与血清 2,3,7,8-TCDD 水平相关的相对危险性计算了 75 岁之内的过量终生危险性，并把这些与美国总癌症死亡率的背景值进行比较。经计算每天摄入 1.0 pg/kg 体重 2,3,7,8-TCDD 的癌症死亡危险性比美国癌症死亡终生危险性的背景值高 0.05%～0.9%（Steelend et al.，2001）。该结果与另一个测定血清 2,3,7,8-TCDD 水平的队列人群研究的结果（Becher et al.，1998）相一致，由此提高了此关联的可信度。

对于在批准之前没有摄入的化学物，与批准时暴露相关的不确定性与预期摄入估计的有效性相关。因此，最初的假设倾向于保守，并可能在很大程度上高估该物质在批准后的实际摄入量。

5.3.5.2 **危害特征描述中的不确定性**

对仅以动物资料为基础的有阈值效应进行危险性特征描述时，最常见的起始点是 NOAEL。来自动物试验的 NOAEL 的精确性取决于与研究质量有关的三个变量：

- 毒理学终点及用于测量该终点方法的敏感性；
- 每组动物数；
- 剂量组间的间距。

NOAEL 的选择通常是以不同处理组反应数据的统计学分析为基础，尽管这一选择也可能受非统计学因素的影响；例如，较高剂量组的剂量-反应曲线的形状和作用机制信息。推导出的 NOAEL 是否完全代表真正的无不良效应水平（NAEL 或阈值）取决于由数据的质量决定的 NOAEL 的精确性以及剂量-反应曲线的斜率。对于相同规模的研究和剂量间隔，在相应的预期效应水平下，一个陡峭的剂量-反应曲线比平直的曲线通常具有更窄的剂量估计值的可信区间，这将影响实验所得的 NOAEL 能否可靠反映真正 NAEL 的可信度。尽管剂量-反应曲线越陡峭，NOAEL 的准确度越大；但 NOAEL 与人某一效应水平的距离也越大；所以，两者会在整个危险性特征描述的可信度上相互抵消。使用 NOAEL 作为对危险性管理者建议的起始点的不利之处在于不可能定量描述可能存在的变异性和不确定性的大小。所有可描述的内容如下：

● 如果用良好的毒理学方法，每组动物数符合推荐的要求及剂量水平之间间距较小，则所得的 NOAEL 应该接近于真正的 NAEL。

● 利用不恰当的毒理学方法和/或每组动物数少，则所得的 NOAELs 可能高于真正的 NAEL。

● 使用较大的剂量水平之间的间距所产生的 NOAELs 可能比真正的 NAEL 低得多。

在实践中，并不经常地对这些不确定性进行系统的特征描述。

为了得到更可靠的起始点，如 BMD，可对剂量-反应资料进行数学模拟，这样会增加 NOAEL 的精确性。选择某一反应水平，如 5%或 10%反应的 95%可信限的低限，可包括与剂量-反应资料相关的不确定性。然而，到目前为止，BMD 还没有被广泛用于食品中化学物，即使在已经使用 BMD 的实例中，也还没有一个标准方法作为危险性特征描述的一部分给危险性管理者提供不确定性的信息。

仅以动物资料为基础的无阈值效应的危险性特征描述的起始点通常是一个固定的反应水平，在接近实验剂量范围较低的末端最低。每一剂量组的动物数、所研究肿瘤类型的本底发生率、实验期末的动物存活率，以及病理检查的质量都将影响与某一反应率相关的不确定性。使用某一个反应水平的较低可信限，而不使用实际的反应水平，可包括某些不确定性。例如，在动物试验中，一般用大于本底肿瘤发生率 10%危险剂量的 95%可信限的下限值作为剂量-反应外推的起始点(Environmental Protection Agency，1999b)。

5.3.5.2.1 *流行病学资料的不确定性*

用流行病学研究危险性特征描述的关键是采用可靠的方法，确保偏倚小、精确性高以及准确测量暴露水平。因为流行病学研究结合了人类暴露量和危害特征描述的许多方面，重要的是描述未测量的混杂因素对所报告的相关性影响的大小，以及暴露量估计中可能的误差大小。

流行病学研究通常涉及评价对不同假设影响的敏感性分析，如模型种类、剂量-反应关系的线性度、暴露分类的切点选择、数据转换、与其他因素（如年龄、性别、营养状况、职业暴露等）是否存在交互作用（相加或相乘），以及极端值的保留或删除。

未知的混杂因素可能是不确定性的一个重要来源，因为在研究中没有对它们进行测量，并且在数据分析也无法对其加以考虑。如果观察到的效应是轻度的，如研究中最大和最小暴露水平的相对危险性增加不到两倍时，对不论是未知的混杂因素还是已知混杂因素的校正方法，都应给予最大的关注。对于较强的效应（相对危险度大于3），则未知的混杂因素不可能全部解释所观察到的相关性，因为它们与所研究的暴露和观察到的作用结果均有很强的相关。对于一种由于其他可能原因的从前没有很好研究过的健康效应，应更加关注未知的混杂因素。

危险性特征描述常常用来自两种暴露水平或不同暴露条件（如持续时间）比较的相对危险性表示。相对危险性是在一个特定时期内，暴露群体中效应的危险性（或发生率）与未暴露群体中效应的危险性（或发生率）之比。对于队列研究，可以估计称之为危险性之差或归因危险性的实际或绝对危险性或发生率的差异，也可以估计相对危险性。由于危险性特征描述目的是给危险性管理者提供由于特定暴露水平而导致额外疾病负荷的信息，如果将相对危险性转化为增加的危险性，即危险性之差或归因危险性，就可以提供更多的信息。这方面的一个例子是最近关于酒精饮料摄入量对妇女乳腺癌影响的 meta 分析（Collaborative Group on Hormonal Factors in Breast Cancer，2002)。结果表明，每天多摄入 10g 酒精，相对危险性增加 7.1%；以这个估计值为基础，并假定其相关性是因果关系，则可计算出酒精可导致发达国家中 4%的乳腺癌。

尽管流行病学研究不能像动物试验那样直接测量终生危险性，但其终生危险性可由在人类的非终生研究来估计（Hertz-Picciotto and Holtzman，1989；Hertz-Picciotto and Hu，1994)。如果可以获得年龄别的疾病发生率基线资料，那么由小于终生的随访（即一生中部分时间随访）的流行病学研究得出的任何相关性都可用于估计终生危险性（van den Brandt et al.，2002)，即使没有计算年龄别的相对危险性。然而，如果流行病学研究中未包括重要的生命阶段，则在危险性特征描述中就会出现显著的不确定性。由 Steenland 及其同事进行的 2,3,7,8-TCDD 危险性评估（2001）是以八个化学工厂工人的资料为基础的。危险性特征描述中重要的不确定性在于计算出的增加终生危险性是否适用于所有生命阶段，也就是那些不包括在流行病学数据库中的生命阶段。基于工人的队列研究得到的危险性特征描述不适用于新生儿、婴儿和儿童，因为这些群体的易感性和剂量-反应关系不同。

5.3.5.2.2 人群试验资料的不确定性

在人群中进行的研究，如临床试验，可以为危险性特征描述提供良好基础；因为暴露是可以控制的并能精确确定，而且可以使用敏感的方法对反应进行评估。然而，出于明显的、必要的伦理道德考虑，这种研究的适用性是有一定限制的。由于试验对象数目通常有限，年龄段也有限制，食物中化学物摄入的持续时间较短，以及随访的时间短，都会产生不确定性效应。如果研究人群不能充分代表暴露人群，在危害特征描述中一般使用不确定系数。

在流行病学研究和/或动物实验中应用已在人群实验中得到证实的反应或效应的生物学标志物，能够大大降低危害特征描述中的不确定性。

5.3.5.2.3 动物资料的不确定性

尽管用动物资料来预测人类的危险性会有不确定性，但在某些情况下，动物资料是可获得的危害识别和危害特征描述资料的主要部分（见表1）。科学界已形成广泛共识：在动物中进行管理毒理学研究是有效的。这一共识的基础是：

• 种属间生理学和病理学过程具有一般的相似性。这一点正在得到基因组分析的证实。

• 已知化学物质的例子（主要来自食品污染物和人类药物）表明，其在动物和人类的毒性上即使在量上有区别在性质上是相似的。

• 具有以动物为基础的危险性评估能够很好地保护公共健康的长期经验。

在给危险性管理者和其他相关的人（包括公众）的建议中，应当确认用动物资料进行危险性特征描述的有效性。

当对危险性管理者陈述建议时，需要考虑如果常用的受试动物种属不敏感，就可能忽略与人类健康相关危害的可能性。另外，一些食品引起的人类急性损害效应可能不能在动物中发现或监测，如过敏或头痛。识别新蛋白质的过敏性危害，如由新食品引起的，主要依靠将其结构与那些已知的人类致敏物进行比较。

使用动物和人类组织的体外试验可提供降低不确定性的信息。例如，这些实验可用于确定靶器官敏感性的差异或提供用于 PBTK 模型的代谢资料。使用体外试验资料确定在种属间差异的标准已由国际化学品安全性规划署（2001a）组织讨论。

5.3.5.2.4 人群差异的不确定性

一种物质在体内的转归及其在细胞水平上的效应都可能存在广泛的个体差异。与治疗药物和治疗反应形成鲜明对照的是，几乎没有资料能确定人类对潜在毒性化学物（包括那些存在于食品中的物质）暴露所产生反应的差异。易感性增高可能是由于毒代动力学或毒效动力学过程的差异。由于危险性评估者倾向于在危险性特征描述中使用 CSAFs 和概率方法，将人群差异纳入毒代动力学和毒效动力学研究变得越来越重要。

由于遗传、暴露模式、生命阶段或先前对化合物的暴露过敏方面的差别人群中的某些亚组可能表现出易感性的增高。而且，有慢性疾病/营养缺乏的人以及那些长期接受药物治疗的人可能尤其敏感。正常人群的差异和易感人群的差别在于前者是一个连续的变异，而后者是表现出可识别特征的个体，这些特征清楚地将他们和其他人群区分开来。这可能影响危害特征描述的性质，如果高危险性个体能够自己意识到他们代表了特定亚人群的一部分，给危险性管理者的建议就可能涉及这部分有较大易感性的特定亚人群。

遗传多样性 现在越来越认识到，涉及失活和生物活化外来化学物的许多酶都具有广泛的遗传多样性。人类体内的许多途径具有表示其多态性的二项或三项分布。由于酶的性质、细胞成分或靶细胞的表达程度等方面的遗传差异，涉及某一有害效应产生的细胞过程也会表现出类似的广泛个体间变异性。诸如 SNP 协会的行动正在迅速增加已知存在于人类基因组多态性的数目。未来危险性评估的重要需要了解这些遗传差异对化学物在人体内的活化、失活和效应的潜在影响。

关于人类遗传多态性对毒性反应影响的研究进展很快（见前面的讨论）。人们越来越关注默认的不确定系数在某些多态性下不能提供足够的保护。这些多态性对当前安全性范围的影响程度尚不清楚，但对于特定的化学物或对于有相同的多态性酶代谢的其他化学物，应获得关于其表型差异的相关毒代动力学资料，需要在推导指导值时考虑这些资料。给危险性管理者的建议通常要包括整个人群，尽管特定的建议可能是给某些亚人群的；例如，对苯丙酮尿患者警示阿斯巴甜中含有苯丙氨酸。当前不再进行遗传多态性的大范围人群筛查，因此在给危险性管理者的建议中应当把某种遗传多态性的可能影响作为一种额外的不确定性加以强调。

包括过敏在内的不耐受性　在某些情况下，所提出的指导值不能对人群中所有亚人群都具有保护作用。指导值不可能包括表现为极端敏感的个体，例如对食物某种成分过敏。对这些个体，避免危险性的唯一方式就是避免暴露。在这种情况下，给危险性管理者的建议应该讨论使用适当的产品标识的需要。

生命阶段　对于某些生命阶段，如胚胎和新生儿，选择关键效应应当包括考虑危害识别中某些生命阶段的敏感性，这样所提出的指导值才能提供充分的保护。由于非常小的婴儿器官和代谢系统尚未成熟，所以ADI不适用于年龄在12周以下的婴儿（International Life Sciences Institute，1992；Scientific Committee on Food，1998）。现有资料表明新生儿代谢外来化学物，如通过CYP1A2氧化作用（Dorne et al.，2001a）和葡萄糖酸结合作用（Dorne et al.，2001b）的能力较弱。对可能进入乳汁或可能存在于婴儿配方食品中的化学物质进行危险性特征描述时应考虑这种变异性。与新生儿不同，有阈值毒物危险性特征描述过程中默认的毒代动力学不确定系数（WHO，1999）。包括了人群中的大多数其他群体，包括较大的婴儿和儿童。

当前的危害识别和危害特征描述方法可能没有充分检测新生婴儿和断奶前婴儿对于婴儿配方食品中污染物的更高的敏感性实验。尚没有标准的检测程序用于建议使用的化学物或存在于婴儿配方食品中污染物的安全性评估。在传统的生殖试验中，新生或断奶前的动物可通过母体乳汁摄入化学物，但这只能反映母体代谢，不能直接模拟摄入婴儿配方食品而使婴儿暴露于化学物的模式。这一不确定性可能与诸如神经行为改变导致的效应极为相关，因为啮齿类大脑发育的某些方面是在出生之后，而人类则发生于出生之前。另外，与啮齿类相比，人类大脑发育延续至出生后的更长一段时间。给予新生动物的受试物质途径不同导致的不确定性可以通过将化学物质灌胃直接给予断奶前动物来克服，但这实际上是困难的。已进行了许多这种研究来研究发育毒性，而且所获得的有限资料表明当前检测方法足以保护发育中胚胎和婴儿。

5.3.6　*有关诸如癌症等极低危险性的不可逆危害的建议*

癌症是人们最为关注的危害，但不论是流行病学研究还是动物试验都不能直接测定低至可以被忽略的危险性水平，如$1/10^6$的终生危险性。因此，在关于危险性特征描述中不确定性的讨论中，癌症的危险性估计也许是最具争议的问题。

几乎没有流行病学研究能够识别1/1 000的危险性增加，更不用说$1/10^6$的危险性增加。例如，据估计，当大于15岁的美国男性的肺癌发生的本底危险性（累积概率）为0.06时，要发现额外增加1/100的危险性需要对4 343个工人进行职业性研究；而要发现$1/10^6$的额外危险性，则需要对3.96亿工人进行研究（Stayner et al.，1999）。因此，流行病学研究对发现危险性管理者和公众关注的危险性水平的能力十分有限。

在动物致癌性试验中，每种性别每一剂量的动物数通常不超过50只，与$1/10^6$的最大危险性对应的特定危险性剂量比平均在动物试验中给予的最大耐受剂量低380 000倍（Gold et al.，1992）。因而，动物试验中不能观察到低暴露的实际危险性，而这一危险性必须由外推得出。正如5.2.5.3部分所讨论的，在外推值方面引入了相当大的不确定性。

给危险性管理者的建议要对证据的性质和与在所定义的人类暴露下危险性相关的可信区间或与定义的危险性相关的暴露进行描述，这一点很重要。

5.3.7　*当资料不足，但提示有严重危害时的建议*

由于不能获得所需类型和质量的资料或由于当前的科学发展还不可能收集到必要的资料，有时不可能进行科学的危险性评估。在这种情况下，危险性评估者就有责任清楚地向危险性管理者表明是否存在对健康有严重效应的可能性。接着危险性管理者必须决定是否采取“预防原则”（preventary principle）并采用适当的危险性管理措施以确保健康。

关于应用预防原则，欧洲委员会（2000）声称：

“由危险性管理的决策制定者在必需的情况下使用的预防原则不应与科学家应用于其科学资料评估中的警示部分相混淆。

应用预防原则的前提是假定来自某一现象、产品或过程的潜在危险效应已经被识别，但是科学评价没有足够的把握确定危险性。

实施基于预防原则的方法应当以尽可能全面的科学评价为起点；如果可能，应当确定每一阶段在科学上不确定性的大小。所采取的管理措施的持续性取决于科学知识的发展和再评价。

在缺乏摄入量和/或危害资料情况下采用预防原则，不应当与上面已讨论过的、通常作为危险性特征描述一部分的保守谨慎方法相混淆。

5.4 对特殊食物种类的专门考虑

上述5.1～5.3部分已经广泛讨论了食物和膳食中化学物的危险性特征描述的原则。这部分将讨论这些原则对2.4部分中不同食物种类的适用性，并强调一些特殊的考虑。

来源于毒理学研究（体外和实验动物）的资料以及来自人类研究的资料（吸收、代谢、排泄、耐受性试验和流行病学）都有助于任何食物种类中化学物的危险性特征描述。然而，现已认识到毒理学方法比较适用于低分子量化学物和非营养素，而流行病学方法可能更适用于微量营养素、膳食补充剂、宏量营养素和完整食品的危险性特征描述。

危险性特征描述的基础对于所有食品种类都是共同的，即对任何危害都必须有充分的特征描述和适当的剂量-反应关系资料以及足够的暴露资料，才能确定不引起损害效应的摄入量。不同食物种类的主要区别在于提出数值化的健康指导值的可能性以及用于将起始点数据（NOAEL、BMD等）转化为有假设阈值的损害效应指导值的方法。

5.4.1 *低分子量的单一化学物*

这类物质包括有意添加到食品中的低分子量物质，如食品添加剂和香料、食品中的残留物，如农药、兽药、来自食品接触材料的迁移物和加工助剂，以及因疏忽（常常是不可避免的）以污染物形式存在于食品中的物质，如天然毒物、无机和有机环境化学物以及诸如油炸过程中产生的化学物。毒理学研究在低分子量化学物的危险性特征描述中发挥着主要作用。关于低分子量化学物危险性特征描述中特殊考虑的问题见图6的决策树。

5.4.1.1 **危害识别和危害特征描述方面**

对于明确的低分子量的单个化学物，如食品添加剂、香料、用于食品接触材料的物质、农药和兽药，在批准使用前所应当进行的体外和实验动物体内试验的范围以及关于开展这些研究程序的指南、都有完善的管理要求。这些研究被用于识别与所有生命阶段相关的危害。也可能会从人群试验和/或流行病学研究中得到关于人类代谢的资料；但常常只能用从体外试验和动物毒性实验所得的资料用于明确的单个低分子量化学物，尤其是在申请上市前批准时。对于这些化学物，管理机构可能要求在批准之前补充缺少的数据。其他低分子量化学物，如天然毒素（如真菌毒素、植物雌激素、生物碱）和有机及无机食品污染物（如二噁英、多氯联苯、重金属）也可通过体外、动物和人类的方法进行研究，但是动物和人类资料的可获得性在不同化学物之间差异相当大。因而，对于污染物的危险性特征描述，由于在数据库上的问题，而有相当大的不确定性。

不得不承认，可以在低分子量化学物的特征描述中进行研究的动物数量和种属在实际上和伦理道德上的局限性可影响关于是否已经检测到所有可能效应的不确定性。也存在关于种属间的定性和定量差异所造成的不确定性。这些差异需要在动物和人类之间的外推中加以考虑。在给危险性管理者的建议中应对此进行讨论。

5.4.1.2 **暴露评估方面**

用于低分子量化学物质暴露评估的方法以及将暴露评估与危害特征描述相匹配，在前面已经进行了讨论（见5.2.2.1和5.2.2.2）。用于动物

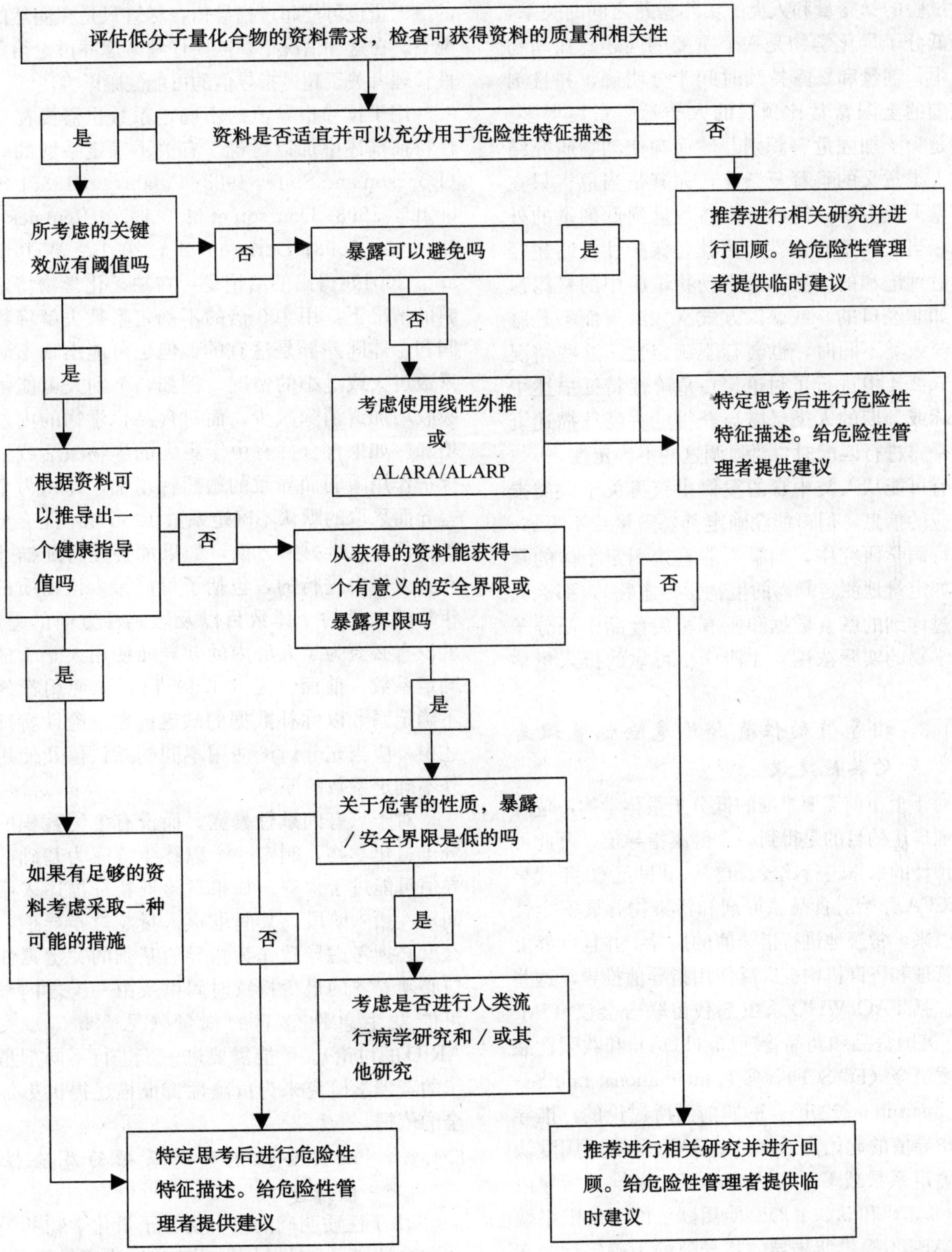

图 6　低分子量化学物危险性特征描述中进行专门考虑的决策树　（不仅要包括所有的结果，还要表明一些特定情况下的事情；应该认识到这是一个根据适宜种类资料的可获得性，可能需要不断修正的反复过程。）

毒性试验的暴露量和人类的实际暴露之间的关系，对于低分子量化学物是一个重要的问题。在动物试验中，剂量和暴露持续时间十分明确，并且剂量范围的上限常常比预期的人类暴露量高得多。目的是为了加强危害识别，然而却使动物研究结果对人类意义的解释复杂化，尤其是当危害只在高剂量下发生时。例如，从高剂量到低剂量的外推有相当大的不确定性，尤其是保护性代谢途径可能达到饱和的情况下。当动物试验中的暴露途径（如非经口的）或暴露方式（如灌胃而不是膳食）与人类不同时，也会有不确定性。这些情况已在 5.2.4 中进行了讨论。在危险性特征描述中将实际或预期的人类暴露与获得危害特征描述资料的暴露进行匹配时，要强调这些不确定性。

有可能从人类中毒的案例中获得关于人类损害效应的信息，但可能没确定其暴露量或不可靠。在流行病学研究中，如果不能直接测定个体的暴露（如定量地测定暴露的生物学标志物），那么只有通过详细的膳食数据和所有相关食品中低分子量化学物的实际浓度，才能作出可靠的摄入量估计。

5.4.1.3 指导值的性质和给危险性管理者的其他建议

对于上市前需要批准的低分子量化学物，危险性特征描述的目的是得到一个健康指导值，藉此可以与预计的暴露进行比较。自从 20 世纪 60 年代早期 JECFA 开始对食品添加剂和污染物开展安全性评估以来，常规地进行指导值的推导，并且世界上其他管理和咨询机构也广泛使用指导值推导，这些机构包括 FAO/WHO 杀虫剂残留联合会议（JMPR）、美国食品和药品管理局（FDA）和欧盟食品科学委员会（EC SCF）（参见 International Life Sciences Institute，2000b）。正如前面所讨论的，推导健康指导值的起始点通常是 NOAEL。随后用默认的不确定系数或 CSAFs 从 NOAEL 来推导指导值（见 5.2.5.2 和 5.3.1.2）。使用默认的不确定系数或 CSAFs 不提供所推导的指导值的不确定性。在大多数情况下，这并不成为一个问题，因为化学物只有在规定的使用条件下才能批准上市（如食物、作物的种类，最大使用水平，处方兽药的停用期等）。在这些使用条件下，不可能超过健康指导值。然而，即使对于上市前需要批准的化学物，上市后的摄入量也可能超过指导值，尽管只是在偶然的情况下。在这种情况下，需要仔细考虑并讨论给危险性管理者关于超过指导值的可能健康影响建议。

用于推导指导值的不确定系数也需要在危险性特征描述中加以讨论。有关不确定系数的综述（Dourson and Stare，1983；Calabrese，1985；Beck et al.，1993；Dourson et al.，1996；Renwick and Lazarus，1998；Dorne et al.，2001a；Walton et al.，2001）得出的结论是：在缺乏化学物特定资料的情况下，用 100 倍的不确定系数去解释物种间和个体间差异是适宜的，但也可能出现不确定系数过大或过小的情况。例如，个别人可能由于吸收增加或消除减少，而对食品化学物的内暴露增加。如果再合并有由于更大的生物激活或细胞保护作用减弱而导致的敏感性增加，那么为个体差异而采取的默认不确定系数 10 可能不能充分覆盖这部分人。另一方面，如果危害性特征描述是在大人群中进行的，包括了可能摄入该物质的各年龄组大量的个体数目以及敏感性方面的差异，就没有必要为了人群内的差异而使用大于 1 的不确定系数。前面（见 5.1.1）已讨论使用额外的不确定系数以弥补数据的缺乏。在危险性特征描述中，应当充分讨论使用不同的默认值及使用额外不确定系数的原因。

对于只有间歇性暴露，而没有生物蓄积的低分子量化学物，制定一个以终生暴露为基础的指导值可能过于保守。如果危险性特征描述表明在间歇性摄入阶段，其间歇摄入量超过指导值，那么就必须考虑导致作为指导值基础的关键毒性效应必须暴露的最少持续时间以及由一天之内暴露可能发生急性效应的剂量（见 5.3.3.1 关于 ARfD 的讨论）。可能需要进一步进行不同剂量持续的毒理学研究来为危险性特征描述提供更加安全的依据。

5.4.1.4 以安全性范围为基础的危险性特征描述

用于性质明确的单个低分子量化学物的另一个方法是“安全性范围”（MOS）或“暴露范围”（MOE）方法。MOS 是 NOAEL（来自动物或人类研究）和实际人类摄入/暴露量的比值。MOE 是 NOAEL 和人类摄入/暴露估计量的比值。只有有限的毒理学资料或人类资料，危害识别和危害特征描述不足以建立健康指导值时，通常要使用这些方法。由于，这些方法最常用于天然有毒物质和其他因疏忽造成的食品污染物，因为缺乏相应的危害数据。评估 MOS 或 MOE 的充分性是按个案进行的。MOS 或 MOE 的可接受性取决于其数值大小，并且是一项危险性管理的决策。为了对决策有所帮助，应该在危险性特征描述中清楚地描述所涉及毒性的性质以及推导 MOS 或 MOE 所涉及的来自毒理学和暴露方面的不确定性。在一些情况下，资料甚至不足以建立 NOAEL，但却可以得到 LOAEL。评估 LOAEL 和实际或估计的暴露量之间范围的充分性，需要像 MOS/MOE 那样个案考虑。

有些食品添加剂有完整的毒性数据库，即使在检测的最高剂量也不表现出有害作用。因为，给危险性管理者的建议可能由于正常使用这一物质（根据良好生产工艺）不会表现出毒性而没有必要建立一个数值的指导值。这些物质可能由 JECFA 评定为“不需规定 ADI”（WHO，1987）。例如，用作增稠剂和稳定剂的改性淀粉和树胶。应该指出，“不需规定 ADI”有时被误解为由于毒理学问题而不制定 ADI。只有在有足够的资料判定为没有预期危险性时，才给予“不需规定 ADI”。

5.4.2 *微量营养素*

微量营养素包括维生素和矿物质，为正常生长和生理、生化功能所必须。微量营养素也是明确的低分子量化学物，用于低分子量化学物危险性特征描述的方法对于微量营养素在许多方面都是适用的。然而，有一些特殊的方面，最明显的是，一定量的摄入为生命所必须，但在必须摄入量和毒性摄入量之间的范围可能较小，例如维生素 A 和钠。基于微量营养素危险性特征描述需要特殊考虑问题的所提出决策树见图 7。

5.4.2.1 **危害识别和危害特征描述**

关于微量营养素，以前可能已有相当多的认识，如化学特征、吸收、分布、排泄和代谢，以及生理学效应，包括有益作用。然而，常常缺乏危害识别和危害特征描述的资料，从而严重阻碍危险性特征描述的进行。由于微量营养素对人类健康和营养的重要性，与其他种类的低分子量化学物相比，更有可能获得给予微量营养素（包括作为药物）的人群试验和流行病学资料。然而，这些研究一般不使用高剂量，尽管它们可以给出营养足够或营养缺乏的明确剂量，却只能提供有限的剂量-反应资料，并且几乎不能提供是否较高剂量可导致有害效应的信息。对于危险性特征描述来说，这一差距并不能完全由实验动物资料来弥补。对于许多微量营养素，来自动物模型研究的危害识别和危险性特征描述资料极其有限（如，维生素 B_{12}）。已知在有些情况下，一些动物模型并不适合于人类危险性评估，例如，啮齿类对 β 胡萝卜素的吸收程度远低于人类。

因为微量营养素缺乏和过剩都可以引起健康问题，危害特征描述需要建立两条不同的剂量-反应曲线。第一条是关于满足最低营养需要的，剂量-反应曲线的低端描述不摄入或低摄入量的有害效应。这方面的建议通常由营养学专家来提供。第二条剂量-反应曲线描述大于满足营养需要摄入量时的任何有害效应，这方面的建议通常由营养学家和毒理学家来提供。

为危害识别而进行的动物研究中，在必须摄入量和毒性摄入量之间的范围一般较窄，这影响到剂量设计。为了适当的探讨这一窄范围，毒性试验中使用的剂量组数目可能需要增加，并且/或者剂量组之间的差别可能比低分子量化学物的传统毒性实验中的要小。

在实验研究中，也必须关注微量营养素之间可能的交互作用，尤其是通过膳食给予的矿物质的水平可能使一般的转运和代谢机制发生饱和时。在有些情况下，可以从农业动物中毒或过量补充微量元素（如钼和硒）后的现场观察推导出关于微量营养素潜在毒性的有用认识。

微量营养素危害识别和危害特征描述的另一个独特的方面在于，不仅需要考虑营养素本身的潜在毒性，并且对于一些用于食品强化或膳食补充剂的营养素，应该考虑其被食用化学形式的潜在毒性。微量营养素可以盐类、强化酵母、维生素前体、乙酰化氨基酸等衍生物的形式被添加或使用，不仅应该考虑微量营养素化学形式的固有毒性，也应该考虑食用形式的营养素生物利用率。微量营养素的生物利用率，不论是低还是高（与其天然存在于食品中时的生物利用率相比），都可能影响危险性特征描述。

摄入的模式也可能引起需要对某一特定类型危险性特征描述。例如，以片剂或胶囊形式摄入的膳食补充剂，由于是一次较大剂量摄入，对其

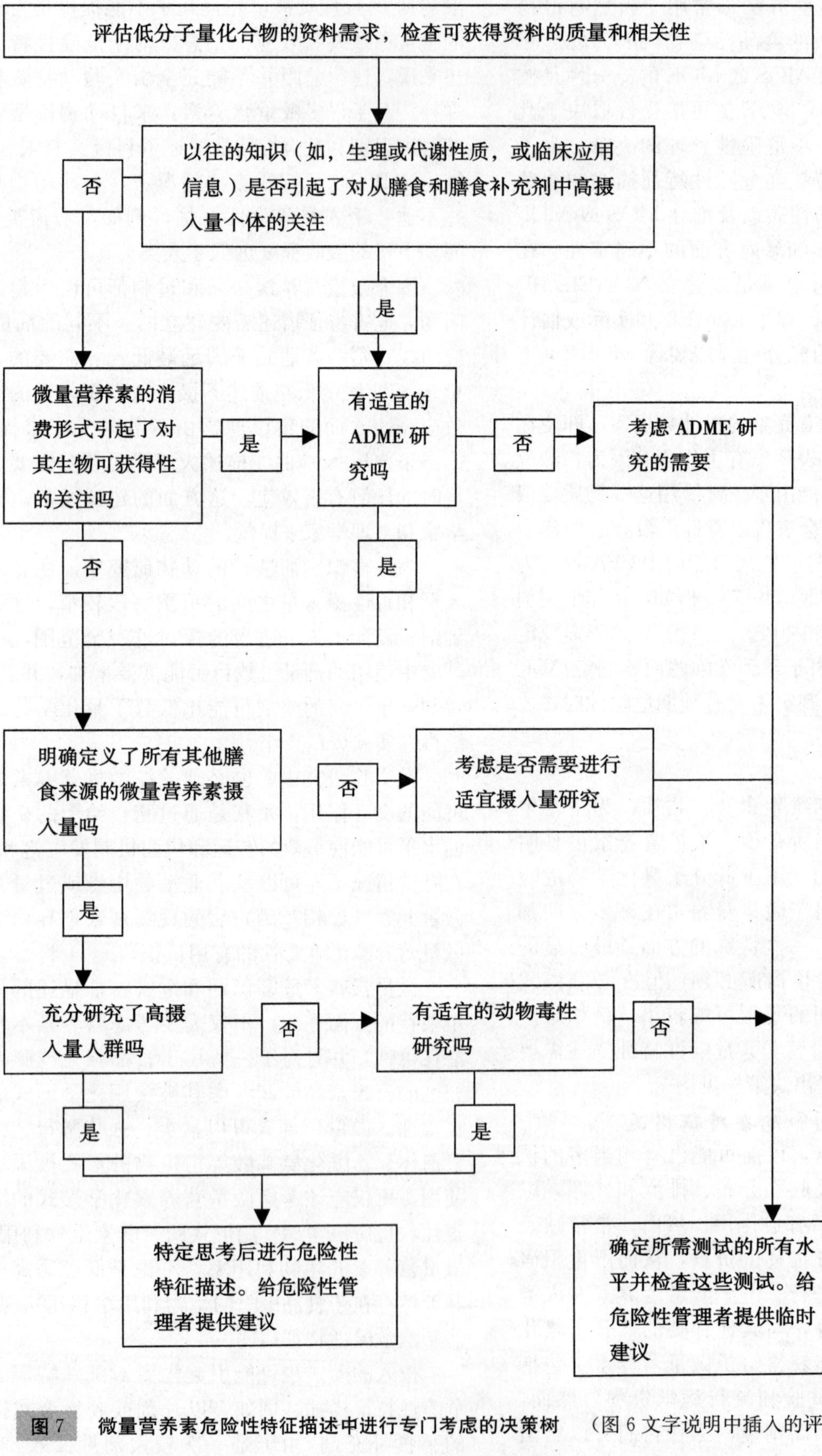

图 7　微量营养素危险性特征描述中进行专门考虑的决策树　（图 6 文字说明中插入的评论在这里也适用）

进行危险性特征描述可能需要考虑急性毒性（见5.3.3.1对于ARfDs的讨论）。

5.4.2.2 暴露评估方面

考虑到微量营养素必须摄入量和毒性摄入量之间的范围通常较小，故对所有来源的摄入量都加以考虑尤其重要。微量营养素可以从食品、强化食品、膳食补充剂和药物摄取。从完整食品中微量营养素的暴露信息容易从食物成分表获得，因为食物成分表在传统上有微量营养素和宏量营养素的含量。加工食品中微量营养素的含量、膳食补充剂中可使用的剂量（及什么人在摄入膳食补充剂）等资料可能不容易获得。暴露生物学标志物，如微量营养素的血液浓度，可能有助于确定总摄入量。

5.4.2.3 指导值的性质及给危险性管理者的其他建议

因为微量营养素缺乏和过剩均可引起健康问题，对于一种微量营养素可以有两个指导值：一种指导值是指推荐的每日摄入量，低于此值则有缺乏或不良功能状态的危险性，如由欧盟食品科学委员会提出的微量营养素人群参考摄入量（PRIs）（1993）或由美国和加拿大提出的膳食参考摄入量（DRIs）（Institute of Medicine，1997）；另一种指导值是UL，其定义是所有来源的一种微量营养素每日慢性摄入量不可能对人类产生不良健康效应危险的最高摄入量（Scientific Committee on Food，2000c）。确定UL要考虑什么水平是生理上可耐受的，以及在某一特定暴露水平下发生某一种不良反应的可能性。

如果微量营养素UL指导值是以动物研究为基础的，那么通常不可能使用低分子量化学物试验性NOAELs的通常默认不确定系数100，尽管事实上两者资料用于危险性特征描述时具有相同的不确定性。为了危害识别和危险性特征描述的目的，可能给动物相对高的剂量，但是使用通常的默认不确定系数可能导致UL值低于推荐的每日营养需要摄入量。因此，通常认为1与10之间的安全范围是适当的；所选择系数的大小取决于数据库的质量以及NOAEL来自人类或动物试验。解释安全范围是否充分需要专家作个案判断，要考虑资料的性质、高剂量时的潜在危害（如果有的话）以及最高的潜在暴露。当使用较低的不确定系数时，即表示危险性特征描述可能低估了真正的危险性，这一点应该在给危险性管理者的建议中指出。当安全性范围较小时，给危险性管理者的建议应该讨论有害效应性质和剂量-反应及暴露估计中任何不确定性。

也应当指出，不论是下限还是上限的微量营养素指导值对于不同的亚人群均可能不同，如婴儿、小孩、孕妇及老人。这是由于他们的生理状态不同，因而在不同的生命阶段有不同的营养需求，对有害效应的敏感性也不同。因此，危险性特征描述需要考虑多个亚人群的PRI/DRI和UL值，并保证相关亚人群的暴露评估与适宜的指导值相统一。

这是解释描述性流行病学研究结果所面临的挑战。由于人类膳食中微量营养素之间的高度关联性，使得很难区分每种维生素或矿物质的效应。这是由于食品或食品类别中有某些营养素的共存所引起的问题。如果营养素之间的关联不是太强，大规模流行病学研究可能会解决这些问题。然而，统计学上共线性是难解决的问题。这一问题有时可通过研究食品类别而不是微量营养素来解决；但这样做改变了要说明的问题并且不能提供单个营养素的危险性特征描述。

5.4.3 *宏量营养素*

宏量营养素包括膳食脂类、蛋白质和碳水化合物，它们的亚成分以及宏量营养素替代物。“宏量营养素”这一名词不是指分子大小，而是由于它们大量的存在于食品/膳食中。它们可能是历来就有的宏量营养素或新的宏量营养素（见下面5.4.4对新食品的论述）。关于对宏量营养素危险性特征描述的特殊考虑决策树见图8。

5.4.3.1 危害识别和危害特征描述方面

宏量营养素危害特征描述中需要考虑耐受性、潜在毒理学作用和营养学影响。和微量营养素一样，以前对宏量营养素可能已有相当多的认识，尤其是关于其化学特征、吸收、分布、排泄和代谢，以及营养效应。人类研究在宏量营养素危险性特征描述中起主要作用。肠道的局部效应，如微生物群的改变以及对其他营养素吸收的影响，可能对于危害特征描述很重要。

对宏量营养素主要考虑是否与一种传统食品等同。如果等同，有以前的知识及化学物质特征描述，可能就不需要动物或人类的危害特征描述资料。例如，根据对现有原材料和生产过程的知

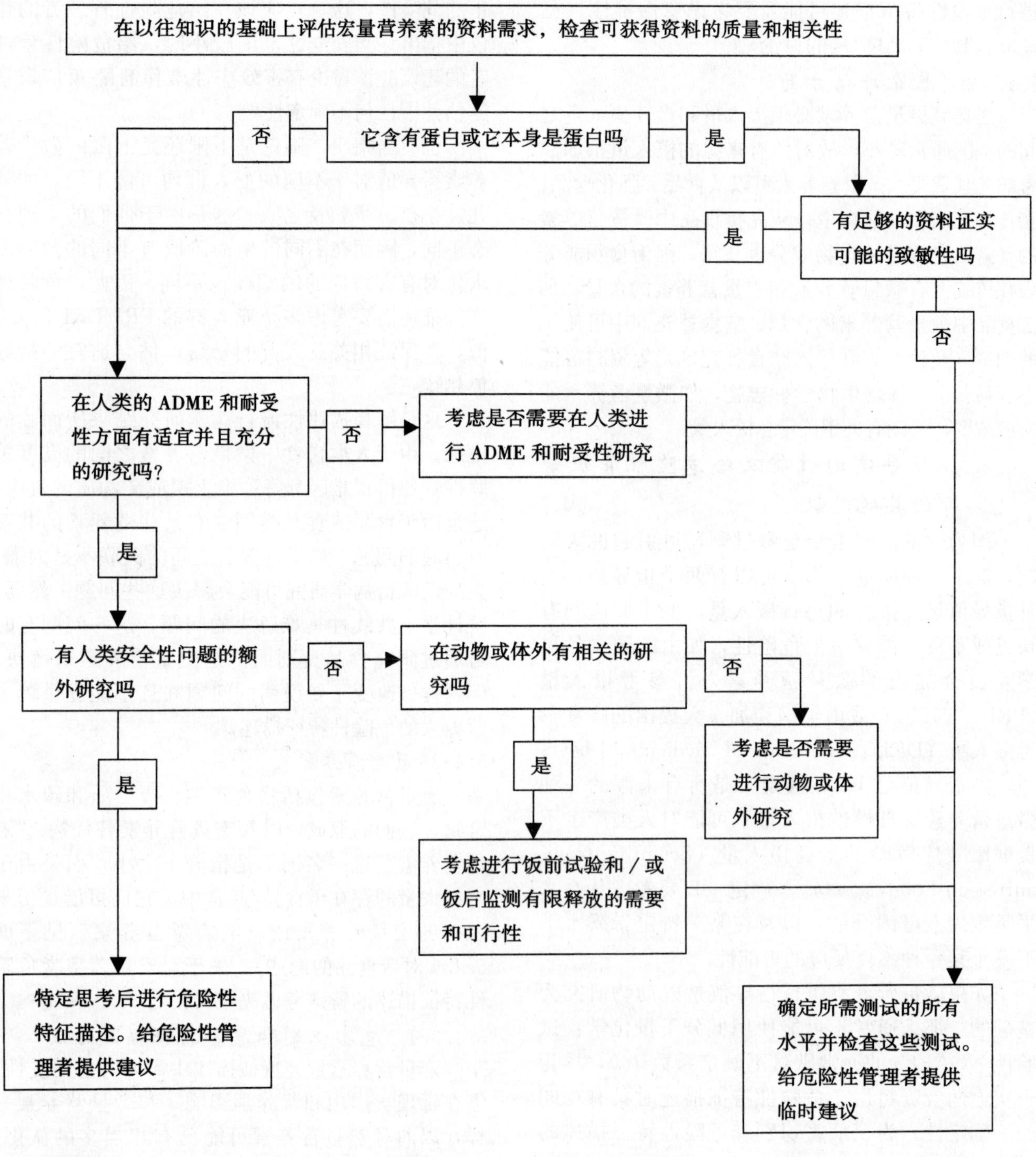

图 8　宏量营养素危险性特征描述中进行专门考虑的决策树　（图 6 文字说明中插入的评论在这里也适用）

识，英国新食品和加工过程咨询委员会批准了使用一种新的含有微粒子鸡蛋和牛奶蛋白的脂肪替代物（Advisory Committee on Novel Foods and Processes，1989）。即使有很相近的传统对应物质，可能也需要考虑存在新的毒性物质或原有毒性物质的水平发生了改变。

应用动物实验进行危害识别和危害特征描述是不可能的，因为在实验饲料中加入比人类膳食中高得多的大量宏量成分可能使饲料不可口和/或引起营养失衡。在这种情况下，很难解释观察到的有害效应和人类健康的意义。FOSIE 的早期出版物对动物研究用于宏量营养素的问题进行了一些详细的讨论（Dybing et al.，2002）。检测低分子量化学物时有意使用高剂量来弥补有限的实验动物数的缺陷。宏量营养素的这一两难困境可以考虑使用较大量的动物数来检测低发生率的效应，但这样将会影响动物的福利，并且是以高昂代价获取了少量信息。在缺乏适宜的人类资料时，较好的方法可能是选择一个与人类有相似胃肠道生理学的动物模型（如微型猪），藉此降低种属间外推的不确定性。

基于这些方面的考虑，普遍地认为人体试验和观察性研究对于宏量营养素来说尤为重要。然而，应该强调指出开展人体试验并不是为了确定安全性，而是为了研究吸收、代谢和排泄、营养问题和耐受性等方面的问题。只有充分考虑保证不可能发生意外反应时，才可进行人体试验。关于对体积大成分的动物和人体研究，需要仔细考虑在危险性特征描述中如何获得尽可能多信息的方法，应当使用什么终点和生物学标志物（见5.2.4）以及如何解释某一测量结果。除了肠道菌群造成的代谢差异，并不希望在处理宏量营养素方面（生物代谢动力学）有重要的种属间差异，因为宏量营养素是由中间代谢的结构酶进行代谢的，而不是经有广泛种属间差异的酶来代谢的，如细胞色素P450。然而，需要考虑动物模型的适用性，例如大鼠与人类代谢脂肪的方式不同。因此，为了预测任何可能的例外情况，每个案例均需要检查相关代谢酶的种属间差异和个体差异。

从流行病学研究结果可发现对人的有害作用。人体试验也可以结合以前对可能有害效应的认识来观察相关的健康终点，证实不存在有害效应。例如，在给予脂肪后追踪观察冠状动脉硬化性心脏病危险性因素的生物学标志物，或者追踪持续摄入富含植物甾醇的食品后血清中β胡萝卜素水平的改变（Scientific Committee on Food，2002a）。体外或在体研究可以提供宏量营养素消化率的信息，并可评价宏量营养素对肠道菌群的可能影响。对于蛋白质，尤其是那些能抗蛋白酶消化的蛋白质，最终只有人体资料才能确定引起过敏的可能。然而，对于新的蛋白质，可以考虑其和已知致敏原之间的序列同源性和/或结构相似性，警惕发生致敏反应。

5.4.3.2 **暴露评估方面**

像微量营养素一样，完整食品中宏量营养素的暴露信息可从食物成分表容易地获得。加工食品中宏量营养素水平也常常能从营养标识中获得。对于新的宏量营养素，需要根据建议的用途来评估暴露，前面讨论过的关于将来使用/暴露所需考虑的问题（见5.2.2.2部分和图1）在这里也适用。要准确预测一种新宏量营养素可能的商业成功及随后的摄入量十分困难；因而，上市后的监测可能对检查危险性特征描述是否适合于实际暴露量起重要作用。在批准后新的宏量营养素也可能被加入到比原来预期的更广的食品种类中去。在这种情况下，需要像对例如膳食中植物甾醇酯那样，综合评估其在各种食品中的危险性（参见5.3.2.3）（Scientific Committee on Food，2002a）。

5.4.3.3 **指导值的性质和给危险性管理者的其他建议**

宏量营养素与微量营养素一样，也需要不止一个指导值。一个是基于满足营养需要的最低需要量，如婴儿配方食品中满足生长婴儿营养需要的蛋白质、脂类和碳水化合物的指导值（Scientific Committee on Food，1984）。另一种指导值类似于UL，是以高摄入量时的任何有害效应为基础的，如推荐的与心血管病危险性相关的每日饱和脂肪摄入量的上限或与乳腺癌或其他癌症危险性相关的每日酒精摄入量的上限值。

在某些情况下，不需要建立指导值，例如当某物质是一种天然宏量营养素十分接近的类似物和/或进行的适当研究没有发现有害效应时。在此情况下，制定一个安全范围可能更可取；因为在动物研究中不可能加大剂量达到通常的不确定系数水平。将潜在的人类摄入量和显示无有害效应的试验剂量进行比较就可得到安全范围。对基本上"没有毒性"的宏量营养素，在检测的剂量水平可能不显示任何有害效应；所计算的安全范围可以被当作可能的最小值。正如前面所讨论的，见5.4.2.3，安全范围充分性的解释需要专家按个案例进行判断。另一个可能是：向危险性管理者建议：正常使用宏量营养素不会有危险；因此，没有必要建立有数值的指导值。

5.4.4 *完整食品（全食品）*

完整食品可能被定义为单独的一种食品，通常是复杂的混合物，可能或不在加工过程中发生改变。完整食品可能在某些消费者的膳食中占有较高比例，根据其摄入量的大小，可能具有营养方面的不良作用。它的代谢过程复杂，并且可预期与其他膳食成分有某些交互作用。它们可能是已上市的食品或是新食品法规正等待批准的尚未上市的新食品。为完整食品危险性特征描述所需的专门评估资料见图 9 的决策树。

5.4.4.1 **危害识别和危害特征描述方面**

完整食品，如宏量营养素，在危害特征描述中需要考虑耐受性、毒理学潜在影响和营养影响等问题。作为问题形成的一部分，应当考虑在评估完整食品时是否可把其分割为单独成分来进行，因为以前可能有对其中许多成分的有认识。危害特征描述也可以排除传统的安全成分，不对其进行深入考虑（除非比传统食品中的含量高），而以其余成分为重点。如果其余成分属于其他食品类别，如低分子量化学物、微量营养素或宏量营养素，并且可以进行单独评价，那么危害特征描述应当适合于相应的食品类别。将各种成分分别检测是一个可能的方法，其优点在于可以更好地识别任何有害成分，但这种方法目前尚没有正式的指导原则。即使与一种传统物质很近似，也需要考虑是否有新毒性物质的存在或现存毒性物质的水平改变。

危害特征描述可能需要考虑食品中各类物质发生交互作用的可能性。例如，当马铃薯在高温下烹调时（如油炸），马铃薯中的天门冬氨酸可能和其他天然存在的成分发生交互作用而生成丙烯酰胺(Mottram et al.，2002)。危害特征描述可能也需要考虑整体食品和其他膳食成分的交互作用。例如，整体食物可能与存在于其他食物中的矿物质微量营养素发生相互作用，从而改变矿物质的生物利用度，例如富含纤维的食品降低矿物质的生物利用度或橘子汁促进铁的吸收。危害识别和危害特征描述中也需要考虑天然毒性物质的存在。

有关新食品危害特征描述的方法已经在各种国内和国际会议中讨论（Advisory Committee on Novel Food and Progresses，1991，1992；Health Canada，1994；Scientific Committee for Food，1997；Life Sciences Research Office，1999）。但是除了推荐需要进行个案考虑外，在世界范围内还没有对最适宜的方法达成共识。对新食品危险性评价的第一步需要考虑该新食品在多大程度上不同于传统的相应食品或其他相关产品，以及是否可以认为它与传统相应食品/相关产品一样安全。对一种食品由于迄今为止尚未被认为是新食品在欧盟国家中消费时，可能该食品已在世界其他地区消费，因而有相关的危害特征描述资料。

对于宏量营养素，用动物试验进行危害识别和危害特征描述也许是不可能的，因为在啮齿类动物实验饲料中添加远远高于人类膳食的大量食品可能会引起一些问题。因此，需要考虑应用与人类胃肠道生理学特征相近的其他动物模型。

只有在没有严重的有害效应时，才可以进行完整食品，包括新食品的人体试验。试验可以是盲法或非盲法的，也可考虑交叉设计，在相同的个体或在随机对照试验中比较新食品和传统相应食品的效应。随机对照试验的优点在于可以很好的描述暴露特征，并且为了消除受试者和观察者的偏倚，可以盲法给予该物质。另外，尤其是在大规模试验中，暴露组的随机分配降低了发生混淆作用的可能性。这种研究可能尤其适合于新食品的上市前评估。上市后的监测可了解与新产品或新成分相关的未预料的危害发生。

对于宏量营养素，可能也能得到观察性流行病学资料，以识别有害效应，包括致敏反应。对于含有蛋白质的新食品，体外的消化率以及与已知致敏源序列的同源性和/或结构相似性可能为有害效应提供线索。

5.4.4.2 **暴露评估方面**

可以通过膳食调查得到已上市的完整食品的暴露资料。只要是新食品，就只能从建议的使用方式估计其暴露量，前面讨论过的对将来使用/暴露所应考虑的问题也适用于这里的新食品，见 5.2.2.2 部分和表 1。对于新的宏量营养素，要准确预计可能的商业成功以及新食品的摄入量尤其困难。因此，上市后的监测可以对检验危险性特征描述是否适合于暴露量起重要作用。

5.4.4.3 **指导值的性质和给危险性管理者的其他建议**

关于完整食品的建议通常不包括指导值，而是采取建议的形式，可能包括量化的成分。例如，可以建议增加或减少每日摄入量（如降低红肉的摄入量）。对于新食品，给危险性管理者的建议通常为是否批准其使用，但也可能包括推荐的每日最大摄入量。

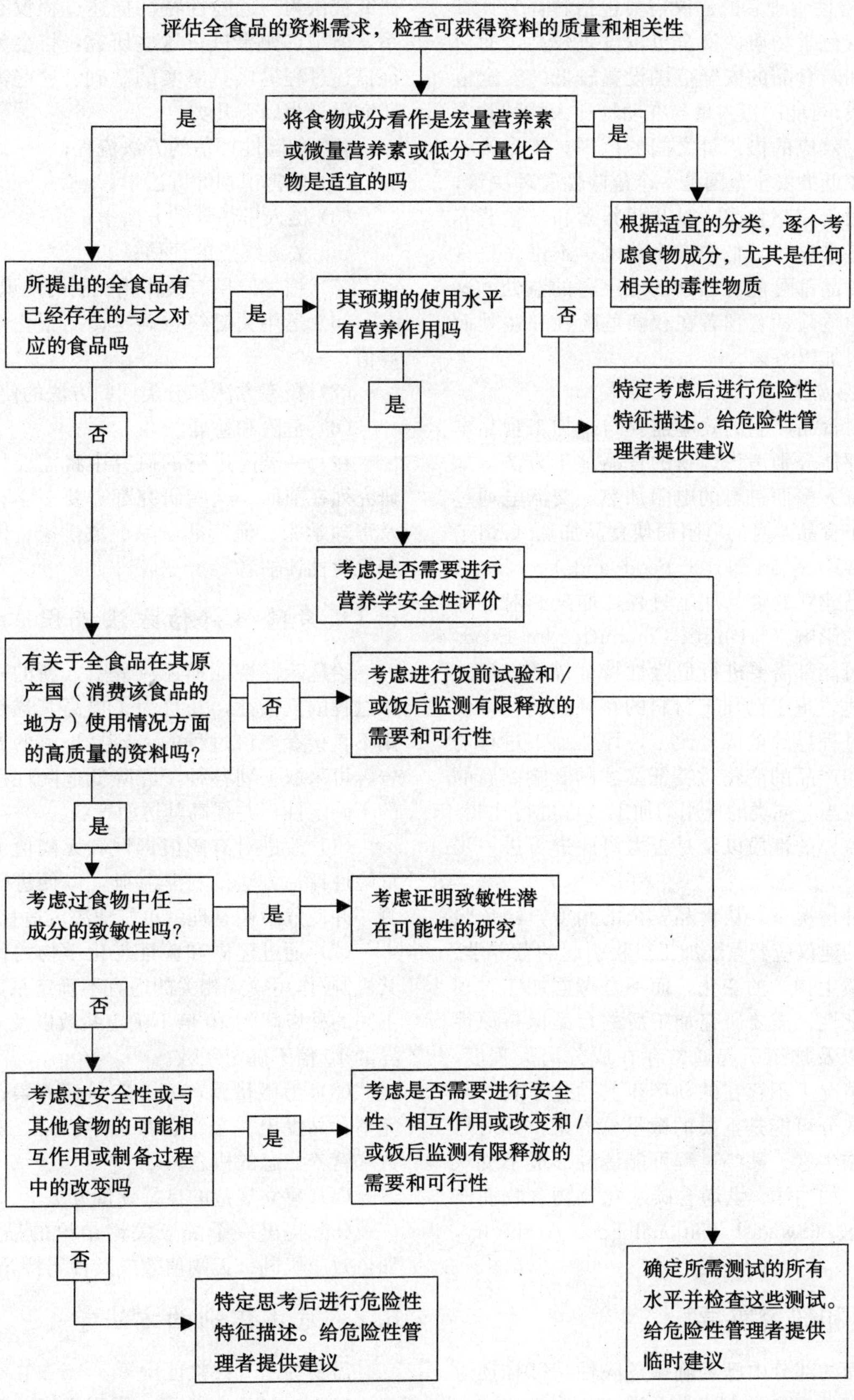

图 9 整体食品危险性特征描述中进行专门考虑的决策树 （图 6 文字说明中插入的评论在这里也适用）

给危险性管理者的建议需要包括解释为什么对低分子量化学物质的安全范围设置较高，而对完整食品和新食品的安全范围设置较低。安全范围是指一般/可能的摄入量与在动物和人群试验中未发现有害效应的摄入量之间的范围。接受或不接受这些较低的安全范围是一个危险性管理决策，但历史上对于完整食品（以及营养素和微量营养素）通常接受这些较低的安全范围。不论完整食品还是新食品都可能有已知的或声称的益处，这些都需要由危险性管理者在权衡危险性和益处而作出决策时加以考虑。

5.4.5 *食品加工*

加工对食品产生的效应需要与未加工食品本身安全性评估分别考虑。新的食品加工方法，如为食品消毒灭菌而进行的电阻加热，交流电通过食品，由于食品本身的电阻而使食品加热（Advisory Committee on Novel Food and Processes，1992）或已建立的食品加工过程，如烹调对多环芳烃形成的影响（Scientific Committee for Food，2002b），可能都需要进行危险性特征描述。危险性特征描述着重于已加工材料的特征描述，以便识别加工过程导致的成分改变，评估加工过程的潜在变化和产品的变化对特征描述的影响。新的加工过程应当与同类的现用的加工过程进行比较，以便确定差异的性质以及是否需对此进行进一步的评价。

在这种情况下，从食品安全的角度，给危险性管理者的建议应着重于加工过程引起的营养学、毒理学或微生物学的变化，而不是考虑加工过程本身的安全性。需要研究加工后的食品保持原性状的程度以及加工引起通常存在成分消失程度，以及一般情况下不存在的新产生其他化学物。某些消失的成分可能是重要的微量营养素，如对热不稳定的维生素。某些过程可能诱导形成不受欢迎的物质，如油炸、烘烤含碳水化合物食物而产生丙烯酰胺（Swedish National Food Authority，2002）。

6 差距和研究需要

在前面的部分中已经确认危险性特征描述过程的各个方面都需要方法学上进一步改进或增加背景科学知识以使整个过程的产生更具有说服力。在这部分概括了确定需要重点进行的研究。有些研究被认为与危险性特征描述过程没有直接的关系，但是，如果进行这些研究，将会为危险性特征描述过程提供更坚实的基础。这些需要进行的研究可分为以下几类：

（1）危险性评估的方法流程；

（2）危害识别的方法学；

（3）摄入量估计的方法学；

（4）关键终点的评估；

（5）增加应用有关作用机制的知识；

（6）运用关键终点确定食品中化学物质的指导值；

（7）概率方法和分类回归方法的使用；

（8）危险和益处。

在每一类需进行的研究中将需要优先进行的研究列在前面。这些研究都需要多学科合作，涉及毒理学家、流行病学家、数学家、模型研究者和危险性评估者。

6.1 危险性评估方法流程

给危险性特征描述过程引入新的程序将增加该过程的复杂性，并且为了提高其透明度，需要用不直接参与该过程的人容易理解的方式进行报告。可采取下列各种步骤降低危险性评估过程中的不确定性，并提高其透明度：

（1）改进对有阈值毒性和无阈值毒性的量化危险性评估方法的科学基础，以便进行危险性预测，并使危险性管理者更好地决定适宜的措施。

（2）通过建立和验证与化学物的代谢转归及其机制/作用模式相关的适宜不确定系数，以代替不同的种属间的10倍不确定系数以及人类个体差异的10倍不确定系数。

（3）为微量营养素、宏量营养素、新食品和完整食品提出一个综合考虑不确定（安全性）系数和营养稳态的概念。

（4）建立规范的良好评价方法学。

（5）提出一个关于关键结论的描述性框架，如：效应机制、无阈值效应及种属特异性的效应。

6.2 危害识别的方法学

需要提出，并验证：

（1）通过营养学家、毒理学家、流行病学家和数学家的密切合作，更好地进行种属间的外推，尤其是在诸如围产期和出生后发育方面。

(2) 改进检测迟发毒性的方法，尤其是对［见6.1的(2)和(3)］人类神经精神症状综合征。

(3) 用于识别被认为是不耐受或过敏的食品和食品化学物的急性有害反应的动物模型。

(4) 人类一般疾病状态的动物模型，以便在必要时可以有目的地评价这些疾病状态对于食品和食品化学物毒性的影响。

6.3 摄入量评估的方法学

需要建立：

(1) 促进协调欧洲食品消耗量的调查方法，以便更好地评价食品化学物的暴露，特别强调确定极端暴露值和潜在的漏报。

(2) 改进的暴露评估程序，包括来自于不同摄入途径暴露或有相似作用模式的不同化学物的摄入。

(3) 一个包括所有食品种类，并且详细叙述适宜的采样和分析方法的全欧洲统一的食物成分数据库。

(4) 研究食品基质变化对该食品中单个化学成分吸收影响的模型。

(5) 能更好的了解加工过程对食品成分的效应，乃至对暴露评估的影响。

(6) 致敏原暴露模型以及预测这一暴露发生有害效应可能性的方法（例如，包括在概率模型中加入反映代表个体易感性的变量）。

(7) 链接评价进入消化道化学物数量的暴露模型和估计内暴露模型的程序。

6.4 关键性终点的评估

需要改进来自人类或动物试验的关键终点（也许可通过回顾性分析现有资料）以便提出或改进。

(1) 发现和建立可靠而且敏感的、毒理学终点的分子或临床生物学标志物（包括在基因组学和蛋白组学领域的终点）。这些生物学标志物应该在短期研究中有效，可预测疾病的危险性，并能以低成本用于相对大规模的流行病学研究。

(2) 对具有遗传毒性和非遗传毒性致癌剂在低剂量下剂量-反应曲线形状的认识［见6.1的(1)］。

(3) 进一步建立基于比较动物和人类细胞体外检测的平行程序法以及分析基于动物和人类暴露资料的生物学标志物。

(4) 一个将效应分为有害效应或适应效应的可接受框架。

(5) 根据动物数量和所使用剂量的最优化实验设计。

6.5 加强作用机制知识的运用

为了将动物试验所见的损害效应结果外推到人类进行预测，有必要很好地了解不同种属间有害作用产生方式的差异。下列一些关键问题是需要的：

(1) 通过联合的毒代动力学/毒效动力学模型开展毒代动力学和靶剂量估计，更好地了解不同终点外推到人的生物学基础。

(2) 为了评估在人类危险性评估中终点的可靠性和相关性，需要更加深入地了解导致某些毒性终点的过程，如那些与生殖、免疫系统和中枢神经系统有关的终点。

(3) 更好地理解两种或更多种化学物联合效应的生物学基础。

6.6 使用关键性终点来确定食物化学物指导值

在已经确定了关键终点，并且知道从作用机制考虑不排除这个终点效应可发生于人类后，危险性评估组就要进一步制定所涉及的食物成分的指导值。在这一阶段，下面一些认识会得益于进一步的研究。

(1) 以不可避免的污染物的流行病学研究资料为基础，确定和应用遗传毒性化学物的实际“阈值”。

(2) 提出在危险性评估过程中运用关于人类和动物已知遗传多态性资料的方法。

(3) 遗传因素及其与其他因素（如，营养状况、微生物疾病状态、肠道菌群、年龄、性别、生理状态）的交互作用，在解释将要使用的不确定性系数的变异性和数值中的作用。

(4) 通过分析关于人类和实验动物之间差异或人类亚人群之间差异的历史资料，重新评估默认的不确定系数的有效性。

(5) 确定适合于推导除杀虫剂外的化学物的急性参考剂量的条件。

6.7 使用概率方法和分类回归

在危险性评估过程中采用概率方法可更好地利用已有的资料，并且能作为验证整个过程的依据。

（1）在暴露评估、估计剂量-反应曲线、毒代动力学和毒效动力学参数、测量人的个体变异性以及资料的准确性中引入和验证概率方法，将会为危险性特征描述提供一个更加合理、更加实际的框架，并且有助于将毒理学和流行病学相结合。

（2）在研究设计和解释危害特征描述和暴露评估中评价资料缺乏情况下分析技术的作用。

（3）为运用分类回归提出效应严重程度的分级标准（效应的大小，而不是效应的性质）以及提出合并各研究的标准（如权衡小规模和大规模研究）。

6.8 危险和效益

FOSIE 项目包括了危险性评估的整个过程，但没有涉及危险-效益分析。在 FOISE 的讨论过程中清楚地显示，有必要考虑建立和验证同时评估危险和效益的方法。

建立和验证同时评估健康危险性和健康效益的方法。由于暴露对某些特定疾病可能有保护作用，而对其他疾病可能增加危险性，进一步建立和使用综合的公共卫生措施对于设定理想暴露范围是有价值的。

7 结论

危险性特征描述是一个将现有的危害特征描述资料和暴露评估资料相结合的过程；其性质、数量和质量因不同的物质而不同。因此，不可能或者是不可取的提供一个如何进行危险性特征描述的详细指南或清单。因此这篇文章主要讨论食品中化学物危险性特征描述的关键特征。本文不可避免地要以低分子量化学物为主，因为对低分子量化学物了解得最多；但是，也讨论了此范例对其他食品类别的适用性。危险性特征描述是一个互动的过程，所有有关部门和人员都应该有适当的贡献，并且随着收集和评估危害和暴露资料而不断发展。危险性特征描述的中心是科学地评价危害识别和危害特征描述及暴露的资料。科学评价必须是独立的、不受外部利益的影响，如，赞助企业或压力集团或危险性管理的考虑。然而，同样很重要的是该过程的结果要被危险性管理者使用，并且可以与所有相关的人交流，并为大家所理解。

危险性特征描述结果可以采取各种形式，包括：

- 关于当前的摄入量或使用模式对人类健康不会产生值得关注的危险的建议。
- 推出一个健康指导值，如 ADI，表明在这个摄入量水平下，长期每天摄入不会对人类健康产生需要关注的危险。
- 不同摄入量水平的危险性定量估计。
- 提出关于已知在实验系统中不产生有害效应的剂量和估计的人类摄入量之比，即安全范围。
- 说明由于危害的性质，不能确定对人类健康未观察到危险的摄入量。

对于低分子量化合物，充分进行危险性特征描述所必需的危害和暴露资料的多少，与所预期的暴露量有关。对于诸如香料和包装材料迁移物等人类摄入量极低的物质，有可能在没有特定化学物的毒性资料情况下进行危险性特征描述，并提出建议。相反，对由于在食物链中有意使用或直接添加到食品中，而可能在食品中存在量较大的化合物，则必须有完整的危害识别和危害特征描述数据库。有时，需要进行污染物的危险性特征描述，但可获得的资料不足以进行全面评价，在这些情况下，需要考虑更多方面的不确定性。

给危险性管理者的建议应该清楚地阐述危害识别和危害特征描述所用资料的性质，以及对资料进行解释以得出给危险性管理者建议的方法。在毒性资料的解释中总是存在不确定性的，如由高剂量资料向较低摄入水平外推、种属间外推以及考虑人类中个体差异和各种亚人群。考虑不确定性的方法，如使用默认的不确定系数，应当作为给危险性管理者建议的一部分加以描述。

摄入量估计中也存在不确定性；例如，在批准前预计一种物质的使用程度，或一段时间内个体食物摄入模式的稳定；例如，用一周内的平均摄入量来估计长期的平均摄入量。同时，给危险性管理者的建议中也应指出危险性特征描述中有关摄入量的任何不确定性和不精确性的性质和范围。

实际上，危险性特征描述中的任何固有的不

确定性都已通过使用保守的假设和方法加以考虑。如果有更多的关于一种物质的资料，不确定性就会减小，并且可以用特定化学物质的资料去代替默认值的方法。然而，如果不进行更多的人类和/或动物研究，就不会产生特定化学物质的资料。所以，一定程度的不确定性将仍会是构成危险性特征描述的一部分。改进默认的方法和假设将为危险性特征描述提供更安全的根据。这份报告中已确定了许多需要开展的研究，这些研究结果可以改进危险性特征描述过程，而不需要更多的特定化学物质资料。

致　谢

ILSI 欧洲分会感谢所有 FOSIE 共同行动的参与者。在该项目的最后阶段，我们感谢所有单个课题组（ITG）成员准备这些文章，感谢专题讨论会第三次全体会议的参加者在出版前审阅这篇文章，尤其要感谢 Andrew Renwick 教授、Sue Barlow 博士和 Irva Hertz-Picciotto 教授最后将这篇文章定稿。感谢 Robert Kroes 教授作为专题组的主席。最后，我们感谢 ILSI 欧洲分会食品中化学物质危险性评估专题工作组成员和 FOSIE 指导委员会成员的支持和指导。最后，感谢欧洲委员会的经费支持。作为共同行动的协调者，ILSI 欧洲分会向上述所有的人表示最真挚的谢意。

协调员：Berry Danse 博士
科学顾问：Juliane Kleiner 博士
项目管理人：Sandra Tuijtelaars，Msc
ILSI 欧洲分会，83 Avenue E. Mounier
Box6，B-1200 Brussels，Belgium

附　录　第三次 FOSIE 会议(葡萄牙,里斯本;2002 年 10 月 23～25 日)代表名单

Dr. P. Abbott	Food Standards Australia New Zealand (FSANZ)	AUS
Dr. S. Barlow	MRC Institute for Environment and Health	UK
Dr. R. Battaglia	Swiss Quality Testing Services (SQTS)	CH
Dr. S. Bausch	TNO Nutrition and Food Research Institute	NL
Dr. D. Benford	Food Standards Agency	UK
Dr. A. Boenke	European Commission- DG Research	B
Prof. A. Boobis	Imperial College	UK
Prof. J. Bridges	University of Surrey	UK
Prof. B. Brunekreef	IRAS - University of Utrecht	NL
Prof. E. Dybing	Norwegian Institute of Public Health (NIPH)	N
Dr. L. Edler	German Cancer Research Centre	D
Prof. G. Eisenbrand	University of Kaiserslautern	D
Dr. P. Fenner-Crisp	ILSI Risk Science Institute (RSI)	USA
Prof. C.L. Galli	University of Milan	I
Prof. M. Gibney	Institute of European Food Studies (IEFS)	IRL
Prof. J. Gilbert	DEFRA - Central Science Laboratory	UK
Dr. J. Godfrey	European Research into Consumer Affairs (ERICA)	UK
Dr. J. Greig		UK
Ir. C. Guittard	NutraSweet	F
Prof. I. Hertz-Picciotto	University of California, Davis	USA
Dr. N. Ito	University of Nagoya City	J
Dr. A. Kadry	US Department of Agriculture/ Food Safety and Inspection Service (USDA/FSIS)	USA
Prof. F. Kemper	University of Münster	D
Ms. B. Kettlitz	The European Consumers Organisation (BEUC)	B
Dr. J. Kleiner	ILSI Europe	B
Dr. A. Knaap	National Institute of Public Health and Environmental Protection (RIVM)	NL
Dr. M. Knowles	Coca-Cola	B
Dr. I. Knudsen	Danish Veterinary and Food Administration	DK
Prof. R. Kroes	IRAS - University of Utrecht	NL
Dr. P. Krykant	Masterfoods	UK
Dr. J. Larsen	Danish Veterinary and Food Administration	DK
Dr. D. Liem	European Commission - DG SANCO	B
Dr. M. Lützow	Food and Agricultural Organization (FAO)	I
Dr. D. Mantelis	General Chemical State Laboratory	GR
Mrs. J. Martinez Sanchez	Confederation of the food and drink industries of the EU (CIAA)	B
Dr. S. Mayer	Red Bull	A

Dr. B. Meek	Health Canada	CDN
Prof. B. Moseley	University of Reading	UK
Dr. D. Müller	Procter & Gamble	D
Dr. I. Munro	CanTox Health Sciences International	CDN
Dr. H. Nordmann	Ajinomoto	CH
Dr. J. O'Brien	Groupe Danone	F
Dr. S. Page	World Health Organization (WHO)	CH
Dr. G. Pascal	National Institute for Agricultural Research (INRA)	F
Prof. P. Peters	Inspectorate for Health Protection and Veterinary Public Health	NL
Prof. F. Pfannkuch	F. Hoffman-La Roche	CH
Dr. I. Pratt	Food Safety Authority Ireland	IRL
Mrs. P. Raunemaa	National Food Agency	FIN
Prof. A. Renwick	University of Southampton	UK
Dr. J. Schlatter	Swiss Federal Office of Public Health	CH
Dr. C. Simoneau	European Commission Joint Research Centre - Institute for Health and Consumer Protection	I
Dr. M. Smith	Unilever	NL
Prof. A. Somogyi	European Commission- DG SANCO	B
Dr. W. Stargel	NutraSweet	USA
Prof. L. Szponar	National Food and Nutrition Institute	PL
Ms. A. Takei	ILSI Japan	JPN
Dr. A. Tritscher	Nestlé	CH
Ir. S. Tuijtelaars	ILSI Europe	B
Prof. V. Tutelyan	National Nutrition Institute	RUS
Prof. P. Van den Brandt	University of Maastricht	NL
Dr. W. Vas Dias	Seven Seas	UK
Dr. P. Verger	National Institute for Agricultural Research (INRA)	F
Dr. A. Wadge	Food Standards Agency	UK
Prof. R. Walker	University of Surrey	UK
Dr. G. Würtzen	Coca-Cola Nordic & Baltics	DK

参考文献

Advisory Committee on Novel Foods and Processes, 1989. Advisory Committee on Novel Foods and Processes Annual Report, 1989. Department of Health, Ministry of Agriculture, Fisheries and Food, London. pp. 7–8.

Advisory Committee on Novel Foods and Processes, 1991. Guidelines on the Assessment of Novel Foods and Processes. Department of Health Report on Health and Social Subjects, p. 38.

Advisory Committee on Novel Foods and Processes, 1992. Advisory Committee on Novel Foods and Processes Annual Report 1992. Department of Health, Ministry of Agriculture, Fisheries and Food, London, Ohmic heating, p. 8.

Alpha-tocopherol, Beta Carotene Cancer Prevention Study Group, 1994. The effect of vitamin E and beta carotene on the incidence of lung cancer and other cancers in male smokers. New England Journal of Medicine 330, 1029–1035.

Arnold, S.F., Klotz, D.M., Collins, B.M., Vonier, P.M., Guillette, L.J., McLachlan, J.A., 1996. Synergistic activation of estrogen receptor with combinations of environmental chemicals. Science 272, 1489–1492.

Ashby, J., Lefevre, P.A., Odum, J., Harris, C.A., Routledge, E.J., Sumpter, J.P., 1997. Synergy between synthetic oestrogens? Nature 385, 494.

Baldwin, J.K., Hoover, B.K., 1991. Quality assurance and quality control in toxicology: how might these concepts apply to epidemiology? Journal of Occupational Medicine 33, 1247–1249.

Barlow, S.M., Greig, J.B., Bridges, J.W., Carere, A., Carpy, A.J.M., Galli, C.L., Kleiner, J., Knudsen, I., Koëter, H.B.W.M., Levy, L.S., Madsen, C., Mayer, S., Narbonne, J.-F., Pfannkuch, F., Prodanchuk, M.G., Smith, M.R., Steinberg, P., 2002. Hazard identification by methods of animal-based toxicology. Food and Chemical Toxicology 40 (2/3), 145–191.

Becher, H., Steindorf, K., Flesch-Janys, D., 1998. Quantitative cancer risk assessment for dioxins using an occupational cohort. Environmental Health Perspectives 106, 663–670.

Beck, B.D., Conolly, R.B., Dourson, M.L., Guth, D., Hattis, D., Kimmel, C., Lewis, S.C., 1993. Improvements in quantitative noncancer risk assessment. Sponsored by the Risk Assessment Specialty Section of the Society of Toxicology. Fundamental and Applied Toxicology 20, 1–14.

Buss, N.E., Tembe, E.A., Prendergast, B.D., Renwick, A.G., George, C.F., 1994. The teratogenic metabolites of vitamin A in women following supplements and liver. Human and Experimental Toxicology 13, 33–43.

Calabrese, E.J., 1985. Uncertainty factors and interindividual variation. Regulatory Toxicology and Pharmacology 5, 190–196.

Cheeseman, M.A., Machuga, E.J., Bailey, A.B., 1999. A tiered approach to threshold of regulation. Food and Chemical Toxicology 37, 387–412.

Codex Committee on Pesticide Residues, 2001. Report of the Thirty-third Session of the CCPR, The Hague, 2–7 April 2001, ALINORM 01/24A.

Collaborative Group on Hormonal Factors in Breast Cancer, 2002. Alcohol, tobacco and breast cancer—collaborative reanalysis of individual data from 53 epidemiological studies, including 58515 women with breast cancer and 95067 women without the disease. British Journal of Cancer 87, 1234–1245.

Commission of the European Communities, 1987. Council Directive 87/18/EEC of 18 December 1986 on the harmonisation of laws, regulations and administrative provisions relating to the application of the principles of good laboratory practice and the verification of their applications for tests on chemical substances. Official Journal of the European Communities No. L 15 (17.1.1987), 29.

Commission of the European Communities, 1988. Council Directive

88/320/EEC of 9 June 1988 on the inspection and verification of Good Laboratory Practice (GLP). Official Journal of the European Communities No. L 145 (11.6.1988), 35.

Commission of the European Communities, 2000. Communication from the Commission on the Precautionary Principle. Brussels 2.2.2000. COM(2000).1 final.

Committee on Toxicity of Chemicals in Food, Consumer Products and the Environment, 2001. Annual Report of the Committees on Toxicity, Mutagenicity and Carcinogenicity of Chemicals in Food, Consumer Products and the Environment. Food Standards Agency/ Department of Health, published in August 2002.

Committee on Toxicity of Chemicals in Food, Consumer Products and the Environment, 2002. Risk Assessment of Mixtures of Pesticides and Similar Substances. Food Standards Agency, London. (Available at http://www.food.gov.uk/science/our advisors/toxicity/ COTwg/wigramp/).

Cramer, G.M., Ford, R.A., Hall, R.L., 1978. Estimation of toxic hazard - a decision tree approach. Food and Cosmetics Toxicology 16, 255–276.

Dorne, J.-L.C.M., Walton, K., Renwick, A.G., 2001a. Uncertainty factors for chemical risk assessment. Human variability in the pharmacokinetics of CYP1A2 probe substrates. Food and Chemical Toxicology 39, 681–696.

Dorne, J.-L.C.M., Walton, K., Renwick, A.G., 2001b. Human variability in glucuronidation in relation to uncertainty factors for risk assessment. Food and Chemical Toxicology 39, 1153–1173.

Dorne, J.-L.C.M., Walton, K., Slob, W., Renwick, A.G., 2002. Human variability in polymorphic CYP2D6 metabolism: is the kinetic default uncertainty factor adequate? Food and Chemical Toxicology 40, 1633–1656.

Dorne, J.-L.C.M., Walton, K., Renwick, A.G., 2003. Polymorphic CYP2C19 and N-acetylation: human variability in kinetics and pathway-related uncertainty factors. Food and Chemical Toxicology 41, 225–245.

Dourson, M.L., Stara, J.F., 1983. Regulatory history and experimental support of uncertainty (safety) factors. Regulatory Toxicology and Pharmacology 3, 224–238.

Dourson, M.L., Felter, S.P., Robinson, D., 1996. Evolution of science-based uncertainty factors in noncancer risk assessment. Regulatory Toxicology and Pharmacology 24, 108–120.

Duffus, J.H., 1993. Glossary for chemists of terms used in toxicology (International Union of Pure and Applied Chemistry recommendations 1993). Pure and Applied Chemistry 65, 2003–2122.

Duffus, J.H., 2000. Some terms used in toxicology, chemical safety and allied subjects. Department of Community Health Sciences, University of Edinburgh Medical School, Edinburgh, Scotland. (Available at http://www.med.ed.ac.uk/HEW/tox/glossall.html; last updated: April 28, 2000; downloaded November 9, 2002).

Dybing, E., Sanner, T., Roelfzema, H., Kroese, D., Tennant, R.W., 1997. T25: a simplified carcinogenic potency index: description of the system and study of correlations between carcinogenic potency and species/site specificity and mutagenicity. Pharmacology and Toxicology 80, 272–279.

Dybing, E., Doe, J., Groten, J., Kleiner, J., O'Brien, J., Renwick, A.G., Schlatter, J., Steinberg, P., Tritscher, A., Walker, R., Younes, M., 2002. Hazard characterisation of chemicals in food and diet: dose response, mechanisms and extrapolation issues. Food and Chemical Toxicology 40 (2/3), 237–282.

Edler, L., Poirier, K., Dourson, M., Kleiner, J., Mileson, B., Nordmann, H., Renwick, A., Slob, W., Walton, K., Würtzen, G., 2002. Mathematical modelling and quantitative methods. Food and Chemical Toxicology 40 (2/3), 283–326.

Eisenbrand, G., Pool-Zobel, B., Baker, V., Balls, M., Blaauboer, B.J., Boobis, A., Carere, A., Kevekordes, S., Lhuguenot, J.-C., Pieters, R., Kleiner, J., 2002. Methods of in vitro toxicology. Food and Chemical Toxicology 40 (2/3), 193–236.

Environmental Protection Agency, 1997. EPA Terms of Environment. U.S. Environmental Protection Agency, Office of Communications, Education, and Public Affairs, Washington, DC. (Available at http://www.epa.gov/OCEPAterms/; last updated May 13, 1998; downloaded May 5, 2000).

Environmental Protection Agency, 1999a. Standard Operating Procedures (SOPs) for the Use of the FQPA Factor. US Environmental Protection Agency, Docket Number OPP-06610. (Available at http://www.epa.gov/oppfead1/trac/science).

Environmental Protection Agency, 1999b. Guidelines for Carcinogen Risk Assessment. NCEA-F-0644. July 1999. Review Draft. Risk Assessment Forum, US Environmental Protection Agency, Washington DC. (Available at http://www.epa.gov).

Environmental Protection Agency, 2001. General Principles for Performing Aggregate Exposure and Risk Assessments. US Environmental Protection Agency, Docket Number OPP-00732. (Available at http://www.epa.gov/oppfead1/trac/science).

Environmental Protection Agency, 2002. Guidance on Cumulative Risk Assessment of Pesticide Chemicals that have a Common Mechanism of Toxicity. US Environmental Protection Agency, Docket Number OPP-00610. (Available at http://www.epa.gov/oppfead1/trac/science).

European Commission, 1993. Reports of the scientific committee for food (thirty-first series). Nutrient and energy intakes for the European Community. (Opinion expressed on 11 December 1992.) Directorate-General Industry. Commission of the European Communities, Luxembourg.

European Commission, 2000. Report of the EC Scientific Steering Committee's Working Group on Harmonisation of Risk Assessment Procedures in the Scientific Committees advising the European Commission in the area of human and environmental health- 26-27 October 2000. Part 2, Appendix 1- Glossary of Terms. (Available at http://europa.eu.int/comm/food/fs/sc/ssc/out82_en.html).

European Commission, 2002. Regulation (EC) No 178/2002 of the European parliament and of the council of 28 January 2002 laying down the general principles and requirements of food law, establishing the European food safety authority and laying down procedures in matters of food safety. Official Journal of the European Commission: L31/1-24.

Fletcher, R.H., Fletcher, S.W., Wagner, E.H., 1988. Clinical Epidemiology; the essentials. Williams & Wilkins, Baltimore.

Food and Drug Administration, 1993. Food additives; threshold of regulation for substances used in food-contact articles. Federal Register 58, 52719–52727.

Food and Drug Administration, 1995. Food additives: threshold of regulation for substances used in food-contact articles; final rule. Federal Register 60, 36582–36596.

Food and Drug Administration, 1997. Federal Register 62(90, May 9), 25691-25709. (Available at http://www.fda.gov/gcp/).

Food Safety in Europe, 2002. Food Safety in Europe (FOSIE): Risk Assessment of Chemicals in Food and Diet, Barlow, S., Dybing, E., Edler, L., Eisenbrand, G., Kroes, R., van den Brandt, P. (Eds.). Food and Chemical Toxicology 40(2/3), pp. 137–427.

German Professional Society of Epidemiology, 2000. Leitlinien und Empfehlungen zur Sicherung von Guter Epidemiologischer Praxis (GEP) [Guidelines and recommendations for ensuring good epidemiological practice (GEP)]. Gesundheitswesen 62, 295–302.

Gold, L.S., Manley, N.B., Ames, B.N., 1992. Extrapolation of carcinogenicity between species: qualitative and quantitative factors. Risk Analysis 12, 579–588.

Goldman, L.R., 2001. Epidemiology in the regulatory arena. American Journal of Epidemiology 154 (Supplement), S18–S26.

Groten, J.P., Schoen, E.D., van Bladeren, P.J., Kuper, F.C.F., van Zorge, J.A., Feron, V.J., 1997. Subacute toxicity of a mixture of nine chemicals in rats: detecting interactive effects with a fractionated two-level factorial design. Fundamental and Applied Toxicology 36, 15–29.

Groten, J.P., Butler, W., Feron, V.J., Kozianowski, G., Renwick, A.G., Walker, R., 2000. An analysis of the possibility for health implications of joint actions and interactions between food additives. Regulatory Toxicology and Pharmacology 31, 77–91.

Hayes, A.W., 2001. Glossary. Principles and Methods of Toxicology, fourth edition. Wallace, Hayes, A. Taylor and Francis Publishers, Philadelphia, pp. 1807–1835.

Health Canada, 1994. Guidelines for the assessment of novel foods.
Hertz-Picciotto, I., 1995. Epidemiology and quantitative risk assessment: a bridge from science to policy. American Journal of Public Health 85, 484–491.
Hertz-Picciotto, I., Holtzman, D.A., 1989. Issues in conducting a cancer risk assessment using epidemiologic data: arsenic as a case study. Experimental Pathology 37, 219–223.
Hertz-Picciotto, I., Hu, S.W., 1994. Contribution of cadmium in cigarettes to lung cancer: an evaluation of risk assessment methodologies. Archives of Environmental Health 49, 297–302.
Institute of Medicine, 1997. Dietary Reference Intakes for Calcium, Phophorus, Magnesium, Vitamin D, and Fluoride. Standing Committee on the Scientific Evaluation of Dietary Reference Intakes. Food and Nutrition Board, Institute of Medicine. National Academy Press, Washington DC, USA.
International Life Sciences Institute, 1992. Similarities and differences between children and adults: implications for risk assessment. ILSI Europe, Brussels.
International Life Sciences Institute, 1999a. Significance of excursions of intake above the acceptable daily intake. Report of a Workshop held in April 1998. ILSI Europe, Brussels.
International Life Sciences Institute, 1999b. ILSI Europe workshop on the significance of excursions of intake above the acceptable daily intake (ADI). Barlow, S., Pascal, G., Larsen, J.C., Richold, M. (Eds.). Regulatory Toxicology and Pharmacology 30(2), Part 2 of 2 Parts, S1–S121.
International Life Sciences Institute, 2000a. Threshold of Toxicological Concern for Chemical Substances Present in the Diet. Report of a Workshop held in October 1999. ILSI Europe Report Series 2000. ILSI Europe, Brussels.
International Life Sciences Institute, 2000b. The Acceptable Daily Intake: A Tool for Ensuring Food Safety. By Diane Benford. ILSI Europe Concise Monograph Series. ILSI Europe, Brussels.
International Programme on Chemical Safety, 2001a. Guidance document for the use of data in development of chemical-specific adjustment factors (CSAFs) for interspecies differences and human variability in dose /concentration response assessments. Document number WHO/IPCS/01.4.
(Available at http://www.ipcsharmonize.org).
International Programme on Chemical Safety, 2001b. Glossary of key exposure assessment terms. Prepared by the Exposure Terminology Subcommittee of the IPCS Exposure Assessment Planning Workgroup for the Harmonization of Approaches to the Assessment of Risk from Exposure to Chemicals. November 1, 2001.
Joint Expert Committee on Food Additives, 1993. Evaluation of certain food additives and contaminants. Safety evaluation of flavouring agents. Forty-first report of the Joint FAO/WHO Expert Committee on Food Additives. WHO Technical Report Series 837. Geneva: World Health Organization.
Joint Expert Committee on Food Additives, 1995. Evaluation of certain food additives and contaminants. Safety evaluation of flavouring agents. Forty-fourth report of the Joint FAO/WHO Expert Committee on Food Additives. WHO Technical Report Series 859. Geneva: World Health Organization.
Joint Expert Committee on Food Additives, 1999. Evaluation of certain food additives and contaminants. Forty-ninth report of the Joint FAO/WHO Expert Committee on Food Additives. WHO Technical Report Series 884. Geneva: World Health Organization.
Joint Expert Committee on Food Additives, 2000. Evaluation of certain food additives. Fifty-first report of the Joint FAO/WHO Expert Committee on Food Additives. WHO Technical Report Series 891. Geneva: World Health Organization.
Joint FAO/WHO Meeting on Pesticide Residues, 2002. Report of the 2002 joint FAO/WHO meeting on pesticide residues, Rome, 16–25 September 2002. (Available at
http://www.fao.org/ag/agp/agpp/pesticid/jmpr/pm_jmpr.htm).
Jonker, D., Woutersen, R.A., Feron, V.J., 1996. Toxicity of mixtures of nephrotoxicants with similar or dissimilar mode of action. Food and Chemical Toxicology 34, 1075–1082.
Knudsen, L.E., Loft, S.H., Autrup, H., 2001. Risk assessment: the importance of genetic polymorphisms in man. Mutation Research 482, 83–88.
Kroes, R., Galli, C., Munro, I., Schilter, B., Tran, L.-A., Walker, R., Würtzen, G., 2000. Threshold of toxicological concern for chemical substances present in the diet: a practical tool for assessing the need for toxicity testing. Food and Chemical Toxicology 38, 255–312.
Kroes, R., Müller, D., Lambe, J., Löwik, M.R.H., van Klaveren, J., Kleiner, J., Massey, R., Mayer, S., Urieta, I., Verger, P., Visconti, A., 2002. Assessment of intake from the diet. Food and Chemical Toxicology 40 (2/3), 327–385.
Lambe, J., Kearney, J., Leclerc, C., Berardi, D., Zunft, H.F., Sulzer, S., De Henauw, S., De Volder, M., Lamberg-Allardt, C.J., Karkkainen, M.U., Dunne, A., Gibney, M.J., 2000. Enhancing the capacity of food consumption surveys of short duration to estimate long-term consumer-only intakes by combination with a qualitative food frequency questionnaire. Food Additives and Contaminants 17, 177–187.
Lovell, D.P., Thomas, G., 1996. Quantitative risk assessment and the limitations of the linearized multistage model. Human and Experimental Toxicology 15, 87–104.
Life Sciences Research Office, 1999. The LSRO Report on Alternative and Traditional Models for Safety Evaluation of Food Ingredients. Raiten, D.J. (Ed.). Life Sciences Research Office, American Society for Nutritional Sciences, Bethesda MD, USA.
Lutz, W.K., 1998. Dose-response relationships in chemical carcinogenesis: superposition of different mechanisms of action, resulting in linear-nonlinear curves, practical thresholds, J-shapes. Mutation Research 405, 117–124.
Malmfors, T., Di Marco, P. and Savolainen, K., 2001. Good evaluation practice. Guidelines proposal.
(Available at http://www.toxicology.org/iutox/GEP.htm).
McLachlan, J.A., 1997. Synergistic effect of environmental estrogens: Report withdrawn. Science 277, 462–463.
Mottram, D.S., Wedzicha, B.L., Dodson, A.T., 2002. Acrylamide is formed in the Maillard reaction. Nature 419, 448–449.
Munro, I.C., 1990. Safety Assessment Procedures for Indirect Food Additives: an overview. Report of a workshop. Regulatory Toxicology and Pharmacology 12, 2–12.
Munro, I.C., Ford, R.A., Kennepohl, E., Sprenger, J.G., 1996. Correlation of structural class with no-observed effect levels: a proposal for establishing a threshold of concern. Food and Chemical Toxicology 34, 829–867.
Omenn, G.S., Goodman, G.E., Thornquist, M.D., Balmes, J., Cullen, M.R., Glass, A., Keogh, J.P., Meyskens, F.L., Valanis, B., Williams, J.H., Barnhart, S., Cherniack, M.G., Brodkin, C.A., Hammar, S., 1996. Risk factors for lung cancer and for intervention effects in CARET, the beta-carotene and retinol efficacy trial. Journal of the National Cancer Institute 88, 1550–1559.
Organisation for Economic Co-operation and Development, 1998. OECD Guideline for the Testing of Chemicals. Updated Guideline 408, adopted 21 September 1998. OECD, Paris.
Organisation for Economic Co-operation and Development, 2000. OECD Guidelines for the Testing of Chemicals. Eleventh Addendum, subsequent revisions. OECD, Paris.
Organisation for Economic Co-operation and Development, 2002. Chemical definitions of generic terms used in hazard and risk assessment. Joint OECD/IPCS Project on the Harmonisation of Hazard/Risk Assessment Terminology. Draft Report January 2002.
Pesticides Safety Directorate, 2001. Data Requirements Handbook. (Available at http://www.pesticides.gov.uk/applicant/registration_guides/data_reqs_handbook/datareqhandbook.pdf).
Rajapakse, N., Ong, D., Kortenkamp, A., 2001. Defining the impact of weakly estrogenic chemicals on the action of steroidal estrogens. Toxicological Sciences 60, 296–304.
Renwick, A.G., 1993. Data-derived safety factors for the evaluation of food additives and environmental contaminants. Food Additives and Contaminants 10, 275–305.
Renwick, A.G., 1995. The use of an additional safety or uncertainty factor for nature of toxicity in the estimation of acceptable daily intake and tolerable daily intake values. Regulatory Toxicology and Pharmacology 22, 250–261.
Renwick, A.G., 1999a. Incidence and severity in relation to magnitude of intake above the ADI or TDI: use of critical effect data. Reg-

ulatory Toxicology and Pharmacology 30, S79–S86.
Renwick, A.G., 1999b. Duration of intake above the ADI/TDI in relation to toxicodynamics and toxicokinetics. Regulatory Toxicology and Pharmacology 30, S69–S78.
Renwick, A.G., 2000. The use of safety or uncertainty factors in the setting of acute reference doses. Food Additives and Contaminants 17, 627–635.
Renwick, A.G., 2002. Pesticide residue analysis and its relationship to hazard characterisation (ADI/ARfD) and intake estimations (NEDI/NESTI). Pest Management Science 58, 1073–1082.
Renwick, A.G., Lazarus, N.R., 1998. Human variability and noncancer risk assessment-an analysis of the default uncertainty factor. Regulatory Toxicology and Pharmacology 27, 3–20.
Renwick, A.G., Walton, K., 2001. The use of surrogate endpoints to assess potential toxicity in humans. Toxicology Letters 120, 97–110.
Rushton, L., 2000. Reporting of occupational and environmental research: use and misuse of statistical and epidemiological methods. Occupational and Environmental Medicine 57, 1–9.
Sanner, T., Dybing, E., Willems, M.I., Kroese, E.D., 2001. A simple method for quantitative risk assessment of non-threshold carcinogens based on the dose descriptor T25. Pharmacology and Toxicology 88, 331–341.
Schantz, S.L., 1996. Developmental neurotoxicity of PCBs in humans: what do we know and where do we go from here? Neurotoxicology and Teratology 18, 217–227.
Scientific Committee for Food, 1984. Commission of the European Communities. Reports of the Scientific Committee for Food of the European Community. Fourteenth series. Essential requirements of infant formulae and follow-up milks based on cows' milk proteins. Commission of the European Communities, Luxembourg.
Scientific Committee for Food, 1993. Commission of the European Communities. Reports of the Scientific Committee for Food of the European Community (Thirty-first series). Nutrient and energy intakes for the European Community. (Opinion expressed on 11 December 1992.) Directorate-General Industry. Commission of the European Communities, Luxembourg.
Scientific Committee for Food, 1997. Recommendations concerning the scientific aspects of information necessary to support applications for placing on the market of novel foods and novel food ingredients. Part I. Opinion expressed on 7 June 1996. Scientific Committee for Food (Thirty-ninth Series). Part II. Opinion expressed on 13 December 1996. Scientific Committee for Food (Fortieth Series). Part III. Opinion expressed on 13 December 1996. Scientific Committee for Food (Fortieth Series).
Scientific Committee on Food, 1998. Opinion on the applicability of the ADI (Acceptable Daily Intake) for food additives to infants, expressed on 17/09/1998. Scientific Commitee on Food. Annex 1 to Doc XXIV/2/10/98.
Scientific Committee on Food, 2000a. Guidelines for presentation of an application for assessment of a substance to be used in food contact materials prior to its authorisation. Opinion of the Scientific Committee on Food. Annex III to the Minutes of the 124th Plenary Meeting of the Scientific Committee on Food held on 21–22 November 2000, Brussels.
Scientific Committee on Food, 2000b. Opinion of the Scientific Committee on Food on the risk assessment of dioxins amd dioxin-like PCBs in food. Adopted on 22 November 2000. (Available at http://europa.eu.int/comm/food/fs/sc/scf/outcome_en.html).
Scientific Committee on Food, 2000c. Guidelines of the Scientific Committee on Food for the development of tolerable upper intake levels for vitamins and minerals. Opinion expressed on 19 October 2000. (Available at http://europa.eu.int/comm/food/fs/sc/scf/out80a_en.pdf).
Scientific Committee on Food, 2001. Opinion of the Scientific Committee on Food on the risk assessment of dioxins and dioxin-like PCBs in food (update based on the new scientific information available since the adoption of the SCF opinion on 22 November 2000). Adopted by the SCF on 30 May 2001. (Available at http://europa.eu.int/comm/food/fs/sc/scf/outcome_en.html).
Scientific Committee on Food, 2002a. A general view on the long-term effects of the intake of elevated levels of phytosterols from multiple dietary sources, with particular attention to the effects on b-carotene. Opinion expressed on 26 September 2002. (Available at: http://www.europa.eu.int/comm/food/fs/sc/scf/index_en.html).
Scientific Committee on Food, 2002b. Opinion of the Scientific Committee on Food on the risks to human health of Polycyclic Aromatic Hydrocarbons in food. Opinion expressed on 4 December 2002. (Available at http://www.europa.eu.int/comm/food/fs/sc/scf/index_en.html).
Shore, R.E., Iyer, V., Altshuler, B., Pasternack, B.S., 1992. Use of human data in quantitative risk assessment of carcinogens: impact on epidemiologic practice and the regulatory process. Regulatory Toxicology and Pharmacology 15, 180–221.
Smith, M., 2002. Food Safety in Europe (FOSIE): risk assessment of chemicals in food and diet: overall introduction. Food and Chemical Toxicology 40 (2/3), 141–144.
Stayner, L., Bailer, A.J., Smith, R., Gilbert, S., Rice, F., Kuempel, E., 1999. Sources of uncertainty in dose-response modeling of epidemiological data for cancer risk assessment. Annals of the New York Academy of Sciences 895, 212–222.
Steenland, K., Deddens, J., Piacitelli, L., 2001. Risk assessment for 2,3,7,8-tetrachlorodibenzo-p-dioxin (TCDD) based on an epidemiologic study. American Journal of Epidemiology 154, 451–458.
Swedish National Food Authority, 2002. Acrylamide is formed during the prepartion of food and occurs in many food stuffs. (Available at http://www2.slv.se).
Tajima, O., Schoen, E.D., Feron, V.J., Groten, J.P., 2002. Statistically designed experiments in a tiered approach to screen mixtures of Fusarium mycotoxins for possible interactions. Food and Chemical Toxicology 40, 685–695.
van den Brandt, P., Voorrips, L., Hertz-Picciotto, I., Shuker, D., Boeing, H., Speijers, G., Guittard, C., Kleiner, J., Knowles, M., Wolk, A., Goldbohm, A., 2002. The contribution of epidemiology to risk assessment of chemicals in food and diet. Food and Chemical Toxicology 40 (2/3), 387–424.
Van Landingham, C.B., Allen, B.C., Shipp, A.M., Crump, K.S., 2001. Comparison of the EU T25 single point estimate method with benchmark dose response modeling for estimating potency of carcinogens. Risk Analysis 21, 641–656.
van Leeuwen, C.L., Hermens, J. (Eds.), 1996. Risk Assessment of Chemicals: An Introduction. Kluwer Academic Publishers, Dordrecht, Boston and London.
Vermeire, T., Stevenson, H., Peiters, M.N., Rennen, M., Slob, W., Hakkert, B.C., 1999. Assessment factors for human health risk assessment: a discussion paper. Critical Reviews in Toxicology 29, 439–490.
Vineis, P., Schulte, P., McMichael, A.J., 2001. Misconceptions about the use of genetic tests in populations. Lancet 357, 709–712.
Vrijens, B., De Henauw, S., Dewettinck, K., Talloen, W., Goeyens, L., De Backer, G., Willems, J.L., 2002. Probabilistic intake assessment and body burden estimation of dioxin-like substances in background conditions and during a short food contamination episode. Food Additives and Contaminants 19, 687–700.
Wade, M.G., Desaulniers, D., Leingartner, K., Foster, W.G., 1997. Interactions between endosulfan and dieldrin on estrogen-mediated processes in vitro and in vivo. Reproductive Toxicology 11, 791–798.
Walton, K., Dorne, J.-L.C.M., Renwick, A.G., 2001. Default factors for interspecies differences in the major route of xenobiotic elimination. Human and Ecological Risk Assessment 7, 181–201.
Wilkinson, C.F., Christoph, G.R., Julien, E., Kelley, J.M., Kronenberg, J., McCarthy, J., Reiss, R., 2000. Assessing the risks of exposures to multiple chemicals with a common mechanism of toxicity: how to cumulate? Regulatory Toxicology and Pharmacology 31 (1), 30–43.
World Health Organization, 1987. Principles for the Safety Assessment of Food Additives and Contaminants in Food. Environmental Health Criteria 70. International Programme on Chemical Safety, Geneva.
World Health Organization, 1990. Principles for the Toxicological Assessment of Pesticide Residues in Food. Environment Health Criteria 104. International Programme on Chemical Safety, Geneva.
World Health Organization, 1994. Assessing Human Health Risks of

Chemicals: Derivation of Guidance Values for Health-based Exposure Limits. Environment Health Criteria 170. International Programme on Chemical Safety, Geneva.
World Health Organization, 1997. Guidelines for predicting dietary intake of pesticide residues. Programme of Food Safety and Food Aid. World Health Organization, Geneva.
World Health Organization, 1999. Principles for the Assessment of Risks to Human Health from Exposure to Chemicals. International Programme on Chemical Safety. Environment Health Criteria 210. WHO, Geneva.
World Health Organization, 2002. Safety evaluation of certain food additives and contaminants. WHO Food Additive Series 48, 451-658. World Health Organization, Geneva.
Zito, R., 2001. Low doses and thresholds in genotoxicity: from theories to experiments. Journal of Experimental and Clinical Cancer Research 20, 315–325.

词 汇 表

这一词汇表中使用的大部分定义选自参考文献中出现的现有词汇。对其中的一部分定义略做调整，以使其与其他术语相一致。

● 可接受的每日摄入量：以身体质量（公斤体重）为基础表示的某一物质的估计（最大）摄入量，终生每日暴露于此量也没有可观察到的健康危险性（Organization for Economic Co-operation and Development，2002）。相关术语：参考剂量。

● 可接受的危险性：是指一个个体、群体、系统或人群可以耐受的有害效应的可能性。危险性的可接受性取决于科学资料、社会、经济和政治因素，也取决于来自对该物质暴露的可观察到的效益（Organization for Economic Co-operation and Development，2002）。

● 蓄积性：一种物质在重复给予时导致该物质在机体、器官或组织中的浓度渐进性增高，导致后续暴露产生潜在的更显著的效应（Duffus，2000）。

● 急性毒性：短时间内以单一剂量给予某物质或短期连续暴露之后或 24 小时或更短时间内给予多种剂量而发生的有害效应（Duffus，2000）。

● 相加性：两种或两种以上物质共同作用的结果，是单独作用效应的简单相加（Duffus，2000）。

● 急性参考剂量：以公斤体重表示的一种物质在食品或饮水中的估计量，在 24 小时或更短时间内摄入，根据评价时的所有已知事实对消费者不产生值得关注的健康危险（Joint Meeting on Pesticide Residues，2002）。

● ADME：吸收、分布、代谢和排泄。决定给予物质的处置和转归的过程（Hayes，2001）。

● 有害效应：一个有机体、系统或（亚）人群的形态学、生理学、生长、发育或生命期的改变导致功能损伤、对应代偿能力损伤或对其他外部影响的易感性增高（Organization for Economic Co-operation and Development，2002）。

● 总危险性评估：是美国食品质量保护法（1996）中的术语，用于描述考虑一种杀虫剂的所有来源摄入量的危险性评估（Committee on Toxicity of Chemicals in Food，Consumer Products and the Environment，2002）。

● 拮抗作用：指两种或更多种物质的联合效应小于这些物质中任何一种的单独效应（Duffus，1993）。

● 评估：对一种物质或过程的事实分析和可能结果的推论进行评价（Organization for Economic Co-operation and Development，2002）。

● 评估系数：用于从剂量-反应关系外推估计某物质暴露的校正数值，低于此暴露水平不可能发生有害效应（Organization for Economic Co-operation and Development，2002）。相关术语：不确定系数和安全系数。

● 基准剂量（BMD）：与特定反应水平相关剂量的下限值可信限（Hayes，2001）。

● 生物利用度：以原形化学物形式进入体循环的量占给予剂量的比例或百分比（Hayes，2001）。

● 生物学标志物：表示对一种物质暴露，对这种暴露的效应或对这种暴露所产生效应的易感性的检测指标（Hayes，2001）。

● 致癌性：由一种物质导致恶性肿瘤的过程（Duffus，1993）。

● 病例-对照研究：在该研究中，有特定疾病个体（病例）的过去情况与那些没有该疾病的个体（对照）进行比较（Hayes，2001）。

● 慢性毒性：每天反复接触一种物质或在很大一部分生命期，通常为 50%以上的生命期，都暴露于该物质，所发生的有害效应（Duffus，2000）。

● 队列研究：是一种流行病学研究方法。集中一群人（一个队列），其中的任何人都没有出现所感兴趣的结果。在进入研究时，将队列中的人根据其观察到的暴露量和其他可能与结果有关的特征进行分类。接着对这些人在一段时期内进行随访，观察哪些人出现了该结果。在前瞻性队列研究中，在结果事件发现前就确定了暴露水平，这保证了暴露和结果之间的时间关系是适宜的；随访过程可以在每个所研究的暴露群体中直接测量结果的发生率（Fletcher et al.，1988）。

● 混杂因子：所研究疾病的另外一种病因，这种病因在暴露于所研究的物质的人群和未暴露人群中的分布不相同（Hayes，2001）。

● 累积的危险性评估：美国食品质量保护法案（1996）中的术语。是考虑不止一种杀虫剂摄入的危险性评估（Committee on Toxicity of Chemicals in Food，Consumer Products and the Environment，2002）。

● 累积暴露：指一个机体、系统或（亚）人群在一段时间内对同一种物质的总暴露量（Environmental Protection Agency，1997）。

● 膳食参考摄入量（DRIs）：可用于为健康人群进行膳食计划和评估以及许多其他目的的参考值（Institute of Medicine，1997）。

● 剂量：一个机体、系统或（亚）人群被给予、摄入或吸收的一种物质的总量（Organization for Economic Co-operation and Development，2002）。

● 剂量-反应评估：确定对危险性的来源暴露的程度与相关有害效应大小或频率和/或严重性之间的关系（European Commission，2000）。

● 剂量-反应曲线：用图表示剂量-反应关系（van Leeuwen and Hermens，1996）。

● 剂量-反应关系：一个机体、系统或（亚）人群被给予、摄入或吸收的一种物质的量与该机体、系统或（亚）人群由于对该物质反应而发生的改变之间的关系（Organization for Economic Co-operation and Development，2002）。

● 生态学危险性评估：由于暴露于一个或更多的因素而发生生态学有害效应的可能性或正在发生有害效应的危险性评估过程（Organization for Economic Co-operation and Development，2002）。

● 效应：一个机体、系统或（亚）人群由于某种物质的作用而发生的状态或生态学的改变（Organization for Economic Co-operation and Development，2002）。

● 效应评估：根据特定目标个体、系统或（亚）人群与某一特定物质有关的剂量-反应关系，推论暴露于该特定物质的可能后果（Organization for Economic Co-operation and Development，2002）。

● 专家判断：权威人士对于某一特定问题的看法（Organization for Economic Co-operation and Development，2002）。

● 暴露：在规定的时间内某一特定物质以某一特定频率进入目标机体、系统或（亚）人群的浓度或量（Organization for Economic Co-operation and Development，2002）。

● 暴露评估：对某一物质暴露的强度、频率和持续时间进行估计或测量的过程。理想的状况是描述暴露的来源、途径、路径、大小、持续时间及模式，暴露人群的特征，以及评估中的不确定性（International Program on Chemical Safety，2001b）。

● 暴露情景：在某一情况下，用于帮助暴露评价和定量描述暴露的关于暴露来源、途径、所暴露物质的数量和浓度以及暴露的机体、系统或（亚）人群（即数量、特征、习惯）的一系列条件和假设（Organization for Economic Co-operation and Development，2002）。

● 转归：一种物质在一个机体、系统或（亚）人群或室，由转运、分配、转化或降解所导致的原形物或其衍生物或代谢产物的分布模式（Organization for Economic Co-operation and Development，2002）。

● 食品：加工、部分加工或未加工的，准备或理论上可以被人类摄入的任何物质或产品。“食品”包括饮料、胶糖和包括水在内的在生产、制备或加工过程中有目的的加入食品中的任何物质（European Commission，2000）。

● 遗传毒性：某物质引起 DNA 损伤变化的性质（Duffus，2000）。

● 良好实验室规范（GLP）：关于纳入国家规范的有效的组织过程和实验研究适当计划、实施、监测、记录和报告条件的基本原则（Duffus，1993）。

● 良好评价规范：关于有效组织和危险性评估的适宜计划、实施、监测、记录和报告条件的原则（Malmfors et al.，2001）

● 危害：一个危险性来源引起有害效应/事件的潜在可能性（European Commission，2000）。

• 危害特征描述：定量或半定量地评价暴露于某一危险性来源之后对人类和/或环境所产生有害健康效应的性质。可能的话，必须包括剂量-反应评估（European Commission，2000）。

• 危害识别：确定可导致对人类或环境有损害效应/事件的危险性来源，并定性地描述这些效应/事件的性质（European Commission，2000）。

• 稳态：生物体内固有的保持生理学和心理学稳定的功能（Duffus，2000）。

• 交互作用：混合物中化学物产生的增大的或不同于混合物中单个化学物反应总和的反应（Committee on Toxicity of Chemicals in Food，Consumer Products and the Environment，2002）。

• 内剂量：通过物理学或生物学过程透过吸收屏障的某物质的量（Hayes，2001）。

• 体外试验：在活的机体之外的试验系统所进行的试验（Duffus，2000）。

• 体内试验：在活的机体内进行的试验（Duffus，2000）。

• 不可逆性：结构或功能的持续性改变（Duffus，1993）。

• 可观察到损害效应最低剂量（LOAEL）：通过实验或观察而发现的对一个机体、系统或（亚）人群引起形态学、功能、生长、发育或生命期损害改变的某物质的最低量或浓度（Duffus，1993）。

• 暴露范围（MOE）：没有可观察到有害效应的水平（NOAEL）和理论的、预期的或估计的暴露剂量或浓度之比（Organization for Economic Co-operation and Development，2002）。

• 安全范围（MOS）：没有可观察到有害效应的水平（NOAEL）和实际的暴露剂量或浓度之比（Environmental Protection Agency，1997）。

• 测量终点：与选作评估点的以数值表示的特征相关的可测量的生态学特征（Organization for Economic Co-operation and Development，2002）。

• 没有可观察到有害效应的水平（NOAEL）：通过实验和观察而发现的对一个机体、系统或（亚）人群不引起形态学、功能、生长、发育或生命期有害改变的某物质的最大量或浓度（Duffus，2000）。

• PBTK 模型（生理毒代动力学模型）：一种定量描述某物质在机体、系统或（亚）人群中的摄取、分布、代谢和排泄的基于生理学作用机制的模型（Hayes，2001）。

• 人群参考摄入量（PRI）：对人群中所有健康人都足够的摄入量（European Commission，1993）。

• 上市后监测（PLM）：评估一种新产品上市后的人体摄入量和模式，并发现预期和非预期效应发生的性质和大小（van den Brandt et al.，2002）。

• 问题形成：确定议题和问题，并提出分析和描述危险性的计划的过程。

• 前瞻性（队列）研究：见队列研究。

• 定量的结构-活性关系（QSAR）：定量地分析某物质生物效应与其分子结构的依赖性关系（Duffus，2000）。

• 参考剂量：即使终生持续暴露也不可能有可观察到的健康效应的每日暴露剂量的估计值（Organization for Economic Co-operation and Development，2002）。相关术语：可接受的每日摄入量。

• 反应：机体、系统或（亚）人群由对某物质的暴露而发生的静态或动态的改变（Organization for Economic Co-operation and Development，2002）。

• 危险性：在一定的条件下，暴露于一种危险性来源之后，人体或环境发生有害效应/事件的可能性和严重性（European Commission，2000）。

• 危险性分析：是一个由危险性评估、危险性管理和危险性信息交流三个部分组成的过程（European Commission，2000）。

• 危险性评估：是一个评价过程，包括确定所伴随的不确定性，以及确定在一定条件下暴露于一种危险性来源后，人体或环境发生有害效应/事件的可能性和严重性。危险性评估包括危害识别、危害特征描述、暴露评估和危险性特征描述四个部分（European Commission，2000）。

• 危险性特征描述：以危害识别、危害特征描述和暴露评估为基础，定量或半定量地估计伴随的不确定性以及某人群在规定暴露条件下发生有害效应/事件的可能性和严重性（European Commission，2000）。危险性特征描述是危险性评估过程的第 4 步。

● 危险性信息交流：在危险性评估者、危险性管理者、消费者和其他实际或潜在有关人士之间的互相交换关于危险性的信息和科学信息（European Commission，2000）。

● 危险性估计：定量地估计包括伴随的不确定性在内的由于实际或预计暴露而在机体、系统或（亚）特定效应人群发生特定有害效应的可能性（Organization for Economic Co-operation and Development，2002）。

● 危险性管理：根据危险性评估和其他相关评价结果权衡可选择的政策，并且在需要时选择并实施适宜的控制办法（如果适宜，应该包括监测）的过程（European Commission，2000）。危险性管理由三个部分组成：危险性评价、排放和暴露控制以及危险性监测。

● 危险性监测：跟踪随访危险性管理的决策和行动的过程，其目的是确保与某一特定危害相关的危险得到控制或减小（Organization for Economic Co-operation and Development，2002）。

● 危险性来源：具有引起有害效应/事件潜在可能性的物质、媒介、商业或工业过程、程序或场所（European Commission，2000）。

● 安全性：一种物质在一定的情况下，不会引起有害效应的实际确定性（Organization for Economic Co-operation and Development，2002）。

● 安全系数：一个观察到的或估计的无可观察到有害效应水平浓度或剂量除以一个减少系数得出一个认为是安全或没有可观察到危险性的值。该减少系数即为安全系数（Organization for Economic Co-operation and Development，2002）。相关术语：不确定系数、评估系数。

● 结构-活性关系（SAR）：某物质的生物学效应依赖与其分子结构的定性分析（Duffus，2000）。

● 亚慢性毒性：在实验动物的部分生命期（不超过10%）反复每日暴露于某剂量的化学物所发生的有害效应（Organization for Economic Co-operation and Development，1998）。

● 阈值：某种化学物的剂量或暴露浓度，低于此剂量或浓度，则不能观察到或预计不发生所限定的效应（Organization for Economic Co-operation and Development，2002）。

● 毒理学关注的阈值（TTC）：人类膳食中各种物质的暴露阈值，低于此值则对人体健康没有显著的危险性（Kores et al.，2000）。

● 可耐受的每日摄入量（TDI）：类同于可接受的每日摄入量。

● 可耐受的（每日、每周、每月）摄入量：在一生中的特定时间段内某物质不引起可观察到的健康危险性的摄入量或吸收量（Duffus，2000）。

● 可耐受的摄入水平上限（UL）：一种营养素对人体不引起有害的健康效应危险性的总的慢性每日摄入量的最大水平。"可耐受的摄入量"表示生理上的耐受量，并且是通过危险性（即在某一特定暴露水平发生的有害效应的可能性）评估得出的科学判断。可对不同的亚人群提出不同的UL（Scientific Committee on Food，2000c）。

● 毒性物质：能在生物系统中引起有害效应的物质（van Leeuwen，1996）。

● 毒性：一种物质引起有害生物学效应的固有性质（Organization for Economic Co-operation and Development，2002）。

● 毒性当量因子（TEF）：以标志化学物的变更点（POD）和其他有共同毒性机制化学物中每一其他化学物的POD值之比得出的系数。将该类化学物中的每一化学物质的暴露量乘以适宜的TEF即可表示标志化学物的总暴露（Wilkinson et al.，2000）。

● 毒效动力学：化学物与靶点之间的交互作用过程，随后发生的导致有害效应的反应（WHO，1994）。

● 毒代动力学：是指机体摄取潜在毒性物质，以及该物质在体内的生物转化、该物质及其代谢产物在组织中的分布，以及该物质及其代谢产物从机体的消除等过程。对该物质及其代谢产物的量和浓度均进行研究。该术语基本上和药代动力学的意义相同，但后者只限于研究药物（WHO，1994）。

● 上限水平（UL）：一种营养素不会对人体产生有害健康效应危险性的（所有来源）总的慢性每日摄入量的最大水平（Scientific Committee on Food，2000c）。

● 不确定性：对于所研究的机体、系统或（亚）人群的当前或将来状态的不完全了解（Organization for Economic Co-operation and Development，2002）。

- 不确定系数：与安全系数同义。
- 外源性化学物：不是机体、系统或（亚）人群内天然成分的化学物（Duffus，2000）。

附　录

节录自欧共体科学规划指导委员会科学委员会（2000）危险性评估程序协调工作组报告——术语表。

危险性分析是一个不断变化的领域。大范围的国内和国际学术团体就像各个独立作者一样，（为该领域）提供了不断增多的危险性分析、管理和危险交流的文献。这些文献中大部分包含术语表、术语学和其他一些名词作为附录，以便阐明这些术语的特定意义。

这些术语间彼此偶有不同。当涉及特定的上下文时，术语间微小的差别可能显出不同的含义，模棱两可的术语表会使语义混淆，导致对句子理解的误解。典型之例子是“危险性分析”和“危险性评估”这两个术语。实际上，越来越多的人认为，危险性分析这个术语涵盖此学科的三个主要部分（危险性评估、危险性管理和危险性信息交流），还有许多人认为危险性分析和危险性评估是同义词。

鉴于此，“危险性评估程序协调”执行工作组认为有必要统一定义，尽可能实用地，为所有科学委员会编辑一套通用的由主要的国际组织提出的定义一致的术语表。

执行工作组确定了有一致定义的关键术语，以黑色斜体字列在下面。不是按字母顺序排列，而是按照功能组编排。

执行工作组进行术语学工作时，发现一项由化学品良好管理国际项目（IOMC）资助，由国际化学物安全项目（IPCS）及经济合作和发展组织（OECD）积极参与的，危险性评估术语项目也在进行。该项目包括：（a）选出 50 个术语，并从参考资料中收集相应的定义（每个术语的定义从 1 个到 23 个）；（b）邀请 200 个专家对每一个选出的术语进行评估、讨论，以选出最佳的定义，每个术语只能选一个定义。评估术语项目共收到 10 000 条的记录，发表了评论性综述［P. Lewalle. 危险性评估术语学、方法学的考量和暂时性的结果，WHO 实验报告。术语学标准化和一致性，第二卷（1999），nosl-4］。该出版物通过调查对危险性评估的术语进行了简明解释。由于只是暂时的定义，术语的一致性定义尚未达成。尽管如此，执行工作组认为提及 IOMC 危险性术语评估项目中所选择的关键术语并能了解该调查结果有意义。因此，IPCS 和 OECD 调查的定义以方括号间的缩排表示，列在下文中。

本报告中使用其他一些目前正使用的未经执行工作组讨论通过的术语。在下文将其按字母顺序单独排列，并列出参考文献中提供的一个定义（有时两个）及出处。为便于理解，有时附上短文解释。

此术语名单及定义不是最终定义，仅希望为欧共体科学委员会提供回顾目前正在使用的术语、明确其定义的机会，并在适当之处，进行必要的修订以保证术语具有更大的适用性。由于使用的参考文献不是直接与危险性分析相关，因此该名单并不完善。尽管如此，人们已经注意到，由 IUPAC 委员会出版的环境化学和药物化学/毒理学领域的名词的术语表规律性的更新。可以在 IUPAC 网站上找到（www. iupac. org）.

危害（Hazard）

——可能造成不良作用/反应（events）的潜在危险性来源。

［对某物可能造成不良作用的因素或状况的内在特性。因此，具有该特征的物质、因素、能量或状况的来源。］

危险（Risk）

——在特定条件下，人或环境暴露于危险来源后，出现不良作用/反应的可能性和严重性。

［在特定环境下，在个体、人群、生态系统内由某因素造成的不良作用的可能性。］

危险来源（Risk Source）

——可能造成不良作用/反应的因素、媒介、商业/工业加工、程序或场所。

危险性分析（Risk Analysis）

——危险性分析包含三部分：危险性评估、危险性管理、危险性信息交流。

[对暴露于某危害的人群或生态系统采取控制措施的过程。它通常包括三个步骤，即危险性评估、危险性管理、危险性信息交流。]

危险性评估
(Risk Assessment)

——评估在特定条件下，人或环境暴露于某危险来源后出现不良作用/反应的可能性和严重性的过程，包括对伴随的不确定性的识别。危险性评估包括危害识别、危害特征的描述、暴露量评估和危险性特征的描述。

[旨在计算或估计特定靶系统暴露于某特殊物质后的危险性的过程，要同时考虑该物质的本质特征和此特殊靶系统的特性。此过程包括四步，即危害识别、剂量-反应评估、暴露量评估和危险性特征的描述。]

危害的识别
(Hazard Identification)

——对能对人或环境造成不良作用/反应的危险来源的识别，以及对不良作用/反应本质的定性描述。

[危险性评估的第一阶段，包括对可能暴露于特殊危害的特定靶系统和伴随的毒理学资料的确定。(根据上下文，另一个定义：利用毒理学资料，确定在特定暴露条件下所评估化学物可能对靶系统造成的不良作用。)]

危害特征的描述
(Hazard Characterisation)

——对人和/或环境暴露于某危险来源后的有害作用本质的定量或半定量评价。如可能，必须包括剂量-反应评估。

[对危害本质（或可能的不良作用本质）的定性及可能情况下的定量描述）与生物性、化学性或物理性因子有关的，以一个或多个因素为基础，例如有关的作用机制、生物学的外推、剂量-反应和剂量-效应关系以及其各自伴随的不确定性。]

剂量-反应评估
(Dose-Response Assessment)

——确定暴露于危险来源的数量（剂量）与相关有害作用的大小或频率和/或严重程度的关系。

[分析一组生物体吸收的一种物质（agent）总量与机体内对该物质的反应形成的变化的关系，并将此分析外推到整体人群。]

暴露评估
(Exposure Assessment)

——人和/或环境通过一种或多种媒介暴露于危险源的可能性的定量或半定量评价。

[对可能存在于特定环境里的一种物质（包括其衍生物）进行定量和定性分析，并且推论该物质对特殊人群可能造成的后果。]

危险性特征的描述
(Risk Characterisation)

——以危害识别、危害特征的描述和暴露评估为基础，定量或半定量地估计特定人群在特定暴露状态下不良作用/反应出现的可能性及其严重性，包括伴随的不确定性。

[综合在危害识别、剂量-反应评估、暴露评估中收集到的证据、理由和结论，并估计假设某物质被特殊机体或人群服用、食用或吸收后发生不良作用的可能性，包括伴随的不确定性。或定性和/或定量地估计特定人群中某物质的已知的或潜在的不良作用发生的严重性和可能性，包括伴随的不确定性。]

危险性管理
(Risk Management)

——根据危险性评估和其他有关的评价结果，权衡选择决策的过程，在必要时，选择和实施适宜的控制点（谁应该、哪儿合适，包括监测/监督）。

[包括考虑与某危害的危险性评估信息有关的政治、社会、经济和技术因素，为免除危害而制定、分析、比较限制的和非限制的意见，并选择和实施适宜的决定和行动的决策过程]

[N.B. 食品法典委员会，ALINORM 99/37 (CAC 第 23 次会议报告)：危险性管理是与危险

性评估截然不同的过程，它是为了促进公平贸易，而权衡政策选择、与有关各方商讨、考虑危险性评估和其他与保障消费者身体健康有关的因素，并在必要时，选择适宜的预防和控制意见的过程。]

危险性信息交流
(Risk Communication)

——在危险性评估者、危险性管理者、消费者及其他实际的或潜在的股票持有者之间，就有关危险性的信息和科学认识进行相互交流。

[在危险性评估者、管理者、新闻媒体、有关团体和大众间就危险性信息进行相互交流。]

Appendix/Food and Chemical Toxicology 40 (2002) 425-427 427